JN285040

バイオマテリアル研究の最前線

The Advanced Research of Biomaterials

編集責任者

東北大学大学院工学研究科教授
博士（工学）　成島　尚之

大阪大学大学院工学研究科教授
博士（工学）　中野　貴由

公益社団法人　日本金属学会
The Japan Institute of Metals and Materials

執筆者一覧

明石　満　大阪大学大学院工学研究科応用化学専攻・教授：5-2-10
安達泰治　京都大学再生医科学研究所附属ナノ再生医工学研究センター・教授：9-4, 9-7, 9-8
池尾直子　神戸大学大学院工学研究科機械工学専攻・助教：2-6-2
池田勝彦　関西大学化学生命工学部化学・物質工学科・教授：2-1-3, 2-7-2
石原一彦　東京大学大学院工学系研究科マテリアル工学専攻・教授：1-7
石本卓也　大阪大学大学院工学研究科マテリアル生産科学専攻・講師：2-3-8, 7-4, 7-7
伊東　学　国立病院機構北海道医療センター・脊椎脊髄病センター長：7-6, 9-11
稲邑朋也　東京工業大学精密工学研究所・准教授：2-4-4, 2-4-6
上田恭介　東北大学大学院工学研究科材料システム工学専攻・助教：2-1-4, 3-3-2, 6-1-2
上田正人　関西大学化学生命工学部化学・物質工学科・准教授：6-2-3, 6-2-4
鵜沼英郎　山形大学大学院理工学研究科物質化学工学専攻・教授：2-6-4, 5-1-11
大津直史　北見工業大学工学部機器分析センター・准教授：6-2-6
岡崎義光　産業技術総合研究所ヒューマンライフテクノロジー研究部門・上級主任研究員：2-3-2
小幡亜希子　名古屋工業大学大学院工学研究科未来材料創成工学専攻・助教：5-1-9, 5-1-10, 8-2
柏井将文　大阪大学大学院医学系研究科外科系臨床医学専攻・助教：7-2
春日敏宏　名古屋工業大学大学院工学研究科未来材料創成工学専攻・教授：5-1-9
上高原理暢　東北大学大学院環境科学研究科環境科学専攻・准教授：5-1-6
亀尾佳貴　大阪府立大学大学院工学研究科機械系専攻・助教：9-7
川下将一　東北大学大学院医工学研究科医工学専攻・准教授：5-1-3
菊池明彦　東京理科大学基礎工学部材料工学科・教授：5-2-5
京本政之　京セラメディカル株式会社研究部・課責任者：5-2-2
金　熙榮　筑波大学数理物質系物質工学域・准教授：2-4-2, 2-4-3, 2-4-5
久保木芳徳　北海道大学・名誉教授：2-6-4
黒須信吾　岩手県工業技術センター・研究員：3-1-3
黒田健介　名古屋大学エコトピア科学研究所・准教授：6-2-2
小泉雄一郎　東北大学金属材料研究所・准教授：3-1-5
小林郁夫　東京工業大学大学院理工学研究科材料工学専攻・准教授：2-7-3
小林千悟　愛媛大学大学院理工学研究科物質生命工学専攻・准教授：2-1-2
小林元康　工学院大学工学部応用化学科・教授：5-2-7
金野智浩　東京大学大学院工学系研究科バイオエンジニアリング専攻・特任准教授：5-2-8
清水達也　東京女子医科大学先端生命医科学研究所・教授：5-2-4
城﨑由紀　九州工業大学若手研究者フロンティア研究アカデミー・准教授：5-1-4
鈴木　治　東北大学大学院歯学研究科顎口腔機能創建学分野・教授：5-1-1, 5-1-2
芹澤　愛　芝浦工業大学工学部材料工学科・助教：2-6-2
高野直樹　慶應義塾大学理工学部機械工学科・教授：1-9, 9-1, 9-2, 9-5, 9-10
多根正和　大阪大学産業科学研究所・准教授：2-1-1, 2-2-1
田原大輔　龍谷大学理工学部機械システム工学科・講師：9-3
千葉晶彦　東北大学金属材料研究所・教授：3-1-3, 3-1-4, 3-1-5, 3-2-1, 3-3-1
趙　研　東北大学金属材料研究所・助教：2-4-1, 2-6-1
土谷博昭　大阪大学大学院工学研究科マテリアル生産科学専攻・准教授：6-4-2, 6-4-3
堤　祐介　東京医科歯科大学生体材料工学研究所・准教授：2-5-1, 4-3-2, 6-2-1
坪田健一　千葉大学大学院工学研究科人工システム科学専攻・准教授：9-4
當代光陽　大阪大学大学院工学研究科マテリアル生産科学専攻・助教：2-2-2
東藤　貢　九州大学応用力学研究所・准教授：9-6, 9-9

仲井 正昭	東北大学金属材料研究所・准教授：2-3-6, 2-7-4
中平　敦	大阪府立大学大学院工学研究科物質・化学系専攻・教授：5-1-8
中野 貴由	大阪大学大学院工学研究科マテリアル生産科学専攻・教授：1-6, 2-2-2, 2-3-3, 7-1, 7-4, 7-7, 8-4
中村 美穂	東京医科歯科大学生体材料工学研究所・准教授：1-8, 5-1-5
成田 健吾	東北大学金属材料研究所・助教：2-3-7
成島 尚之	東北大学大学院工学研究科材料システム工学専攻・教授：1-4, 2-7-1, 3-1-1, 3-1-2, 6-1-1
新家 光雄	東北大学金属材料研究所・教授：1-2, 2-3-1, 2-3-4, 2-3-6, 2-3-7, 2-4-1, 2-6-1, 2-7-4, 4-4-1
西山 伸宏	東京工業大学資源化学研究所・教授：5-2-6
野村 直之	東北大学大学院工学研究科材料システム工学専攻・准教授：3-2-2, 3-2-3, 4-3-1, 4-3-3
野山 義裕	ナカシマメディカル株式会社薬事品証部・係長：6-4-1
萩原 幸司	大阪大学大学院工学研究科知能・機能創成工学専攻・准教授：2-3-3, 4-2-1
塙　隆夫	東京医科歯科大学生体材料工学研究所・教授：1-1, 1-3, 1-5, 3-4-1, 4-1-1, 6-2-9, 6-3-1, 6-3-2
浜田 賢一	徳島大学大学院ヘルスバイオサイエンス研究部生体材料工学分野・教授：2-3-5, 4-4-2, 6-2-5
春名　匠	関西大学化学生命工学部化学・物質工学科・教授：2-5-2
稗田 純子	東北大学金属材料研究所・助教：2-3-4, 4-4-1
久森 紀之	上智大学理工学部機能創造理工学科・准教授：2-5-3
廣本 祥子	物質・材料研究機構生体機能材料ユニット・MANA研究者（主幹研究員）：6-2-7, 6-2-8
福田 英次	ナカシマメディカル株式会社開発部・係長：2-6-2
藤本 慎司	大阪大学大学院工学研究科マテリアル生産科学専攻・教授：4-1-2
古澤 利武	山形大学大学院理工学研究科物質化学工学専攻・客員教授：2-6-4
細田 秀樹	東京工業大学精密工学研究所・教授：2-4-4, 2-4-6
前田 浩孝	名古屋工業大学若手研究イノベータ養成センター・特任助教：5-1-9
松垣 あいら	大阪大学大学院工学研究科マテリアル生産科学専攻・特任助教：8-4, 8-6
松﨑 典弥	大阪大学大学院工学研究科応用化学専攻・助教：5-2-10
松本 卓也	岡山大学大学院医歯薬学総合研究科機能再生・再建科学専攻・教授：7-3, 8-3, 8-5
松本 洋明	香川大学工学部材料創造工学科・准教授：3-1-3
三浦 永理	兵庫県立大学大学院工学研究科物質系工学専攻・准教授：2-5-5
宮崎 修一	筑波大学数理物質系物質工学域・教授：2-4-2, 2-4-3, 2-4-5
宮部 さやか	大阪大学大学院工学研究科マテリアル生産科学専攻・助教：7-5
森　真奈美	仙台高等専門学校マテリアル環境工学科・助教：3-1-4, 3-2-1
茂呂　徹	東京大学大学院医学系研究科関節機能再建学講座・特任准教授：5-2-1
山岡 哲二	国立循環器病研究センター研究所生体医工学部・部長：5-2-3
山中 謙太	東北大学金属材料研究所・助教：3-1-4, 3-2-1
山本 玲子	物質・材料研究機構国際ナノアーキテクトニクス研究拠点・グループリーダー： 2-6-3, 4-2-2, 6-1-3, 6-4-4, 8-1
山本 雅哉	京都大学再生医科学研究所・准教授：5-2-9
横井 太史	東北大学大学院環境科学研究科環境科学専攻・助教：5-1-7
横山 賢一	九州工業大学大学院工学研究院物質工学研究系・准教授：2-5-4
吉川 秀樹	大阪大学大学院医学系研究科外科系臨床医学専攻・教授：1-6, 7-2
吉田 裕安材	大阪大学大学院工学研究科応用化学専攻・特任研究員：5-2-10

(50音順)

序

　今後の世界的な高齢者人口の増大を背景に生体機能の低下・喪失に対応したバイオマテリアルの研究開発は緊急の課題である．特に，人工関節，ステント，人工歯根などの素材である金属系バイオマテリアル高機能化への期待は大きい．

　2010年に日本金属学会から刊行した「生体用金属材料概論（塙隆夫編集）」は，金属系バイオマテリアル研究のバイブルとして活用が期待されている．「生体用金属材料概論」は，教科書としての位置づけから，基本事項を中心に編集されたため，最新のトピックスは必ずしも十分には盛り込まれていない．基礎・応用の両面から世界的にバイオマテリアル研究が進展する中，日本における最近のバイオマテリアル研究の進歩をまとめる必要性が認識されるに至った．

　それらを踏まえ，日本金属学会第4分科会内で検討を繰り返し行い，日本発の最先端バイオマテリアル研究を広く理解していただくことを目的に，2000年以降の重要なバイオマテリアル研究の成果について，その内容を異分野や同じ分野でも異なる研究領域の研究者・技術者に対しても分かりやすい形で，論文等の著者本人に執筆いただくこととした．端的にその内容を理解できるように，1中心論文／書籍に対し2頁とし，日本発のバイオマテリアル研究のトピックスが一目でわかる参考書的な内容の学術図書を制作した．

　対象となる研究内容については金属系バイオマテリアルを中心としながらもセラミックス系，高分子系，バイオマテリアルに関連した計算機シミュレーションに関する内容も加えることとし，本委員会が中心となって論文／書籍を選定した．さらに，執筆者には若手研究者を積極的に登用することとした．論文等のタイトルとして，執筆者には日本語主題に加えてキャッチーな副題を付けていただくなどの工夫もした．

　本書が日本発の最先端バイオマテリアル研究成果の理解を通して，バイオマテリアル技術の進歩ならびに関連治療技術や高齢者のQOL向上に寄与することを期待している．

2014年10月

公益社団法人日本金属学会学術図書類刊行委員会
委員長　西方　篤

編集にあたって

　日本における金属材料をはじめとした高分子，セラミックスといったバイオマテリアル研究，さらには金属材料工学的観点からの生体組織・組織再生に関する研究は，世界でもトップクラスである．しかしながらバイオマテリアル研究が生体組織から様々な種類の材料に至るまで複合領域的な理解を必要とすることから，その情報量は極端に多い．日本から発信される情報に限定しても，その数は膨大であり，どの論文から勉強すべきかさえ判断に迷う場合もしばしばである．

　そこで本書においては，日進月歩で研究が進む中，2000年以降の日本発のバイオマテリアル研究成果のうち，International Journalに掲載された最新の重要な研究成果について，原著論文の執筆者本人が異なる分野の研究者・技術者の方にとってその内容をわかりやすい形でまとめることとした．日本発の最新のバイオマテリアル研究のトピックスが一目でわかる参考書的な内容の学術図書とすることを目指したものである．

　ただし，編集の過程で原著論文のみの紹介に限定すると，重要度の高い論文をすべては収録できない点，さらには生体材料をこれから学ぼうとする研究者・技術者にとって情報が偏る可能性を危惧するに至った．そこでバイオマテリアルを勉強するためのバイブル的な著書を巻頭で紹介することにより，広くバイオマテリアル研究を網羅するよう努め，和文書籍，英文書籍を加えた．最終的には，9編の書籍と116編の原著論文について，発表後の新たな知見を加えつつ，バイオマテリアルの第一線で活躍する先生方に執筆をお願いすることで，最新の研究成果を網羅することができたものと自負する．

　本書は以下の9章から構成される．

　第1章は，"総合書にみるバイオマテリアル研究の基礎と最前線"とし，金属バイオマテリアル，高分子バイオマテリアル，セラミックスバイオマテリアル，バイオマテリアルの総論，人工関節デバイス，バイオメカニクスに関する最新の書籍について紹介した．

　第2章は，"チタン系バイオマテリアル研究の最前線"とし，生体親和性の高いチタン系合金の微細組織解明・組織制御，物理的特性，力学特性，形状記憶・超弾性特性，化学的特性，細胞・生物学的特性さらには新材料開発・製造プロセスに関する最新の原著論文とその後の新展開についてまとめた．

　第3章は，"コバルト-クロム系バイオマテリアル研究の最前線"とし，耐摩耗性が高く，相変態による組織制御が比較的容易であるコバルト-クロム系バイオマテリアルについて，相安定性や耐摩耗性，さらにはそれを制御する新しい晶析出相の発見などについて紹介した．

　第4章は，"その他の金属系バイオマテリアル研究の最前線"とし，ステンレス鋼のニッケルフリー化，細胞挙動，新たなバイオマテリアルとして期待されるマグネシウム合金，低磁化率によるMRIアーチファクトの低減が期待されるジルコニウム合金，さらには歯科材料としても期待される貴金属系合金のバイオマテリアル応用について最新のトピックスを紹介した．

第5章は，"セラミックス系・高分子系バイオマテリアル研究の最前線"とし，日本発の最もインパクトがあると考えられるセラミックス，高分子からなるバイオマテリアルの研究開発について，紹介した．

　第6章は，"表面処理・形状制御研究の最前線"とし，バイオマテリアルを生体組織と接触させる際に最も重要になる界面，さらにはその高機能化のためのバイオマテリアルの表面処理技術について，表面被覆（ドライプロセス・ウエットプロセス），高分子電着，表面形状制御などの最新の手法についてまとめた．

　第7章は，"骨組織・骨組織再生研究の最前線"とし，研究者人口の多い骨代替バイオマテリアルに対して，骨微細組織そのものを再認識し，その重要性と骨再生過程，さらには薬剤の投与効果による骨配向性の変化，骨質評価手法の最前線について紹介した．

　第8章は，"細胞ならびに細胞外基質制御研究の最前線"とし，バイオマテリアルと細胞，さらには産生される細胞外基質，とりわけ骨芽細胞や関連細胞に注目した，バイオマテリアルと細胞・生体組織との相互作用について紹介した．

　第9章は，"バイオマテリアルならびに生体組織への計算機シミュレーション研究の最前線"とし，生体組織シミュレーションの最前線について注目すべき最新の知見に関してまとめた．

　本書が対象とする読者層は極めて広く，初心者から専門家までの教科書さらには参考書として多くの方に活用いただけるものと信じている．特にバイオマテリアル研究の最前線のトピックスと知見を理解するために好適であり，これから長い年月が経っても注目度の高い書籍，原著論文を収録したつもりである．本書から，バイオマテリアル研究の奥の深さを理解し，バイオマテリアル，さらには生体組織や細胞の世界についての理解が深まれば幸いである．

　本書の発行にあたって，お忙しいところ執筆をご快諾いただいた先生方には，この場をお借りして改めて感謝申し上げます．また，編集・校正・印刷などで多大なご尽力をいただいた，公益社団法人 日本金属学会の梶原義雅様，千葉博紀様，遠藤昭子様，小宮山印刷工業株式会社の小野貴史様，本書をまとめるにあたり多方面からご支援いただいた，公益社団法人 日本金属学会 第4分科会のメンバーに厚く御礼申し上げます．最後に，編集作業などで多大なご負担をおかけした東北大学・上田恭介先生，大阪大学・石本卓也先生に深謝いたします．

2014年10月

編集責任者
成島尚之・中野貴由

目　次

第1章　総合書にみるバイオマテリアル研究の基礎と最前線　　　1

第2章　チタン系バイオマテリアル研究の最前線
- 2-1　微細組織解明・組織制御　　　19
- 2-2　物理的特性　　　27
- 2-3　力学特性　　　31
- 2-4　形状記憶・超弾性特性　　　47
- 2-5　化学的特性　　　59
- 2-6　細胞・生物学的特性　　　69
- 2-7　新材料開発・製造プロセス　　　77

第3章　コバルト-クロム系バイオマテリアル研究の最前線
- 3-1　微細組織解明・組織制御　　　85
- 3-2　力学特性　　　95
- 3-3　摩耗特性　　　101
- 3-4　化学的特性　　　105

第4章　その他の金属系バイオマテリアル研究の最前線
- 4-1　ステンレス鋼　　　107
- 4-2　マグネシウム合金　　　111
- 4-3　ジルコニウム合金　　　115
- 4-4　貴金属系合金　　　121

第5章　セラミックス系・高分子系バイオマテリアル研究の最前線
- 5-1　セラミックス系バイオマテリアル　　　125
- 5-2　高分子系バイオマテリアル　　　147

第6章　表面処理・形状制御研究の最前線
- 6-1　表面被覆：ドライプロセス　　　167
- 6-2　表面被覆：ウェットプロセス　　　173
- 6-3　高分子電着による表面改質　　　191
- 6-4　表面形状制御による改質　　　195

第7章　骨組織・骨組織再生研究の最前線　　　203

第8章　細胞ならびに細胞外基質制御研究の最前線　　　217

第9章　バイオマテリアルならびに生体組織への計算機シミュレーション研究の最前線　　　229

キーワード索引

第1章 総合書にみるバイオマテリアル研究の基礎と最前線

1-1
～金属系バイオマテリアルを概観できる初級教科書～
「金属バイオマテリアル」（共著：塙 隆夫，米山隆之），コロナ社，(2007)
塙 隆夫 　　　　　　　　　　　　　　　　　　　　　　　　　　　1

1-2
～医療器具への金属系バイオマテリアルの基礎・応用に関する英文書～
「医療器具用金属系バイオマテリアルの基礎と応用」
新家光雄 　　　　　　　　　　　　　　　　　　　　　　　　　　　3
Metals for biomedical devices (edited by M. Niinomi), Woodhead Publishing Ltd., (2010)

1-3
～金属系バイオマテリアル全般を網羅した教科書～
「医療用金属材料概論」（編集：塙 隆夫），日本金属学会，(2010)
塙 隆夫 　　　　　　　　　　　　　　　　　　　　　　　　　　　5

1-4
～バイオマテリアルコーティングの基礎と応用に関する英文参考書～
「生体医療用コーティングハンドブック」
成島尚之 　　　　　　　　　　　　　　　　　　　　　　　　　　　7
Biological and Biomedical Coatings Handbook (edited by Sam Zhang), CRC Press, (2011)

1-5
～他分野の読者の理解を助けるバイオマテリアルの基本を知るための教科書～
「バイオマテリアルの基礎」（編集：石原一彦，塙 隆夫，前田瑞夫），日本医学館，(2010)
塙 隆夫 　　　　　　　　　　　　　　　　　　　　　　　　　　　9

1-6
～将来を見据え人工関節の研究開発を網羅的に解説した教科書・参考書～
「未来型人工関節を目指して」（編集：吉川秀樹，中野貴由，松岡厚子，中島義雄），日本医学館，(2013)
中野貴由　　吉川秀樹 　　　　　　　　　　　　　　　　　　　　　11

1-7
～ポリマーを医療現場に導入するための分子設計に関する入門書～
「ポリマーバイオマテリアル—先端医療のための分子設計—」（著：石原一彦），コロナ社，(2009)
石原一彦 　　　　　　　　　　　　　　　　　　　　　　　　　　　13

1-8
～バイオセラミックスに関する入門書～
「セラミックバイオマテリアル」（編著：岡崎正之，山下仁大），コロナ社，(2009)
中村美穂 　　　　　　　　　　　　　　　　　　　　　　　　　　　15

1-9
～バイオメカニクスのマルチスケール理論・計算に関する教科書～
「マイクロメカニカルシミュレーション」（共著：高野直樹，上辻靖智，浅井光輝），コロナ社，(2008)
高野直樹 　　　　　　　　　　　　　　　　　　　　　　　　　　　17

第 2 章　チタン系バイオマテリアル研究の最前線

2-1　微細組織解明・組織制御

2-1-1
～酸素添加と冷間加工を利用した低ヤング率化と高強度化の両立～
「Ti-Nb-Ta-Zr-O 合金における低ヤング率化」
多根正和　　　　　　　　　　　　　　　　　　　　　　　　　　　　　　　　19
M. Tane, T. Nakano, S. Kuramoto, M. Hara, M. Niinomi, N. Takesue, T. Yano and H. Nakajima: Low Young's modulus in Ti–Nb–Ta–Zr–O alloys: cold working and oxygen effects, Acta Mater. **59** (2011) 6975–6988.

2-1-2
～Ti 合金 β 相の焼入れ組織に与える合金組成の影響～
「生体用 Ti-15Zr-4Nb-4Ta 合金 β 相の相分解挙動」
小林千悟　　　　　　　　　　　　　　　　　　　　　　　　　　　　　　　　21
S. Kobayashi, A. Matsuzaki, K. Nakai and Y. Okazaki: Decomposition processes of β phase in a Ti–15Zr–4Nb–4Ta alloy, Mater. Trans. **45** (2004) 1624–1628.

2-1-3
～省資源・低コスト β 型 Ti-Mn 系合金の基礎～
「β 型 Ti-Mn 二元合金の等温時効挙動」
池田勝彦　　　　　　　　　　　　　　　　　　　　　　　　　　　　　　　　23
M. Ikeda, M. Ueda, R. Matsunaga, M. Ogawa and M. Niinomi: Isothermal aging behavior of beta titanium–manganese alloys, Mater. Trans. **50** (2009) 2737–2743.

2-1-4
～Y_2O_3 析出物によるピニングが β 粒を微細化する～
「極微量イットリウム添加による α+β 型チタン合金 SP-700 の β 粒微細化」
上田恭介　　　　　　　　　　　　　　　　　　　　　　　　　　　　　　　　25
S. Hotta, K. Yamada, T. Murakami, T. Narushima, Y. Iguchi and C. Ouchi: β grain refinement due to small amounts of yttrium addition in α+β type titanium alloy, SP-700, ISIJ Int. **46** (2006) 129–137.

2-2　物理的特性

2-2-1
～単結晶化による低弾性化と応力遮蔽の低減手法の開発～
「Ti-Nb-Ta-Zr 合金単結晶の弾性特性」
多根正和　　　　　　　　　　　　　　　　　　　　　　　　　　　　　　　　27
M. Tane, S. Akita, T. Nakano, K. Hagihara, Y. Umakoshi, M. Niinomi and H. Nakajima: Peculiar elastic behavior of Ti–Nb–Ta–Zr single crystals, Acta Mater. **56** (2008) 2856–2863.

2-2-2
～単結晶化を利用した次世代骨プレートの提案と設計理論～
「薬事認可された β 型 Ti-15Mo-5Zr-3Al 単結晶の低弾性化と異方化機構の解明」
當代光陽　　中野貴由　　　　　　　　　　　　　　　　　　　　　　　　　　29
S.H. Lee, M. Todai, M. Tane, K. Hagihara, H. Nakajima and T. Nakano: Biocompatible low Young's modulus achieved by strong crystallographic elastic anisotropy in Ti–15Mo–5Zr–3Al alloy single crystal, J. Mech. Behav. Biomed. Mater. **14** (2012) 48–54.

2-3 力学特性

2-3-1
〜新開発の低弾性β型チタン合金の時効処理による微細組織制御を用いた疲労強度の改善と細胞毒性評価〜
「低弾性率チタン合金 Ti-29Nb-13Ta-4.6Zr 合金の疲労特性と細胞毒性」
新家光雄　　　　　　　　　　　　　　　　　　　　　　　　　　　　　　　　　　　　　31
M. Niinomi: Fatigue performance and cyto-toxicity of low rigidity titanium alloy, Ti-29Nb-13Ta-4.6Zr, Biomaterials **24** (2003) 2673-2683.

2-3-2
〜高生体適合性 Ti 合金の低コスト製造プロセスに関する総説〜
「生体用 Ti 合金の熱間加工による組織制御と機械的性質」
岡崎義光　　　　　　　　　　　　　　　　　　　　　　　　　　　　　　　　　　　　　33
Y. Okazaki: On the effects of hot forging and hot rolling on the microstructural development and mechanical response of a biocompatible Ti alloy, Materials **5** (2012) 1439-1461.

2-3-3
〜薬事認可された β 型 Ti-15Mo-5Zr-3Al 合金単結晶の塑性挙動の解明〜
「β 型 Ti-15Mo-5Zr-3Al 合金単結晶の塑性挙動の結晶方位および組織依存性」
萩原幸司　　中野貴由　　　　　　　　　　　　　　　　　　　　　　　　　　　　　　　35
S.-H. Lee, K. Hagihara and T. Nakano: Microstructural and orientation dependence of the plastic deformation behavior in β-type Ti-15Mo-5Zr-3Al alloy single crystals, Metall. Mater. Trans. A **43** (2012) 1588-1597.

2-3-4
〜生体用 β 型チタン合金の TiB による力学的特性制御〜
「生体用 β 型チタン合金の力学的特性に及ぼす TiB の影響」
稗田純子　　新家光雄　　　　　　　　　　　　　　　　　　　　　　　　　　　　　　　37
X. Song, M. Niinomi, H. Tsutsumi, M. Nakai and L. Wang: Effects of TiB on the mechanical properties of Ti-29Nb-13Ta-4.6Zr alloy for use in biomedical applications, Mater. Sci. Eng. A **528** (2011) 5600-5609.

2-3-5
〜tailor-made チタン多孔体歯質修復物の作製に向けて〜
「モールドレス法で作製したチタン多孔体の成形性と機械的特性」
浜田賢一　　　　　　　　　　　　　　　　　　　　　　　　　　　　　　　　　　　　　39
Y. Naito, J.Y. Bae, Y. Tomotake, K. Hamada, K. Asaoka and T. Ichikawa: Formability and mechanical properties of porous titanium produced by a moldless process, J. Biomed. Mater. Res. B Appl. Biomater. **10** (2013) 1090-1094.

2-3-6
〜応力遮蔽とスプリングバックとを抑制する弾性率自己調整機能〜
「脊椎固定器具用ヤング率可変型 β 型 Ti-Cr 合金における Cr 含有量の最適化」
仲井正昭　　新家光雄　　　　　　　　　　　　　　　　　　　　　　　　　　　　　　　41
X.F. Zhao, M. Niinomi, M. Nakai, J. Hieda, T. Ishimoto and T. Nakano: Optimization of Cr content of metastable β-type Ti-Cr alloys with changeable Young's modulus for spinal fixation applications, Acta Biomater. **8** (2012) 2392-2400.

2-3-7
〜脊椎固定用ロッドとして求められる特性とその評価〜
「脊椎固定用ロッドとしての適用を目指した力学的・生物学的適合性チタン合金の特性」
成田健吾　　新家光雄　　　　　　　　　　　　　　　　　　　　　　　　　　　　　　　43
K. Narita, M. Niinomi, M. Nakai, J. Hieda and K. Oribe: Specific characteristics of mechanically and biologically compatible titanium alloy rods for use in spinal fixation applications, Mater. Lett. **86** (2012) 178-181.

2-3-8
〜再生骨のナノインデンテーション法による力学特性の精密解析法〜
「ナノインデンテーション法による再生骨力学機能解析法」
石本卓也　　　　　　　　　　　　　　　　　　　　　　　　　　　　　　　　45
T. Ishimoto, T. Nakano, M. Yamamoto and Y. Tabata: Biomechanical evaluation of regenerated long bone by nano-indentation, J. Mater. Sci. Mater. Med. **22**（2011）969–976.

2-4　形状記憶・超弾性特性

2-4-1
〜加工熱処理による引張特性の制御と超弾性挙動の発現〜
「生体用低ヤング率超弾性β型チタン合金」
趙　研　　新家光雄　　　　　　　　　　　　　　　　　　　　　　　　　　　47
M. Niinomi, T. Akahori, T. Hattori, K. Morikawa, T. Kasuga, H. Fukui, A. Suzuki, K. Kyo and S. Niwa: Super elastic functional β titanium alloy with low Young's modulus for biomedical applications, J. ASTM Int. Paper ID JAI12818.

2-4-2
〜生体用チタン合金の結晶学的集合組織と形状記憶挙動の相関〜
「Ti-22Nb-6Ta合金の集合組織および形状記憶挙動」
金　熙榮　　宮崎修一　　　　　　　　　　　　　　　　　　　　　　　　　　49
H.Y. Kim, T. Sasaki, K. Okutsu, J.I. Kim, T. Inamura, H. Hosoda and S. Miyazaki: Texture and shape memory behavior of Ti-22Nb-6Ta alloy, Acta Mater. **54**（2006）423–433.

2-4-3
〜酸素添加β型Ti合金の格子変調と超弾性の発現〜
「酸素添加β型Ti合金の格子変調と超弾性」
金　熙榮　　宮崎修一　　　　　　　　　　　　　　　　　　　　　　　　　　51
M. Tahara, H.Y. Kim, T. Inamura, H. Hosoda and S. Miyazaki: Lattice modulation and superelasticity in oxygen-added β-Ti alloys, Acta Mater. **59**（2011）6208–6218.

2-4-4
〜生体用形状記憶合金における耐久性向上の組織制御原理〜
「生体用βチタン形状記憶合金の自己調整組織の解明」
稲邑朋也　　細田秀樹　　　　　　　　　　　　　　　　　　　　　　　　　　53
T. Inamura, H. Hosoda and S. Miyazaki: Incompatibility and preferred morphology in the self-accommodation microstructure of β-titanium shape memory alloy, Philos. Mag. **93**（2013）618–634.

2-4-5
〜高強度・超弾性Ti-Niマイクロチューブの開発〜
「スパッタ蒸着による高強度・超弾性Ti-Niマイクロチューブの作製」
金　熙榮　　宮崎修一　　　　　　　　　　　　　　　　　　　　　　　　　　55
P.J.S. Buenconsejo, K. Ito, H.Y. Kim and S. Miyazaki: High-strength superelastic Ti-Ni microtubes fabricated by sputter deposition, Acta Mater. **56**（2008）2063–2072.

2-4-6
〜形状記憶合金の内耗に及ぼす結晶方位と応力振幅の効果〜
「方位制御されたTi-Nb-Al形状記憶合金の内耗特性」
稲邑朋也　　細田秀樹　　　　　　　　　　　　　　　　　　　　　　　　　　57
T. Inamura, Y. Yamamoto, H. Hosoda, H.Y. Kim and S. Miyazaki: Crystallographic orientation and stress-amplitude dependence of damping in martensite phase in textured Ti-Nb-Al shape memory alloy, Acta Mater. **58**（2010）2535–2544.

2-5 化学的特性

2-5-1
~体内埋入後の腐食挙動と金属イオン溶出の予測~
「擬似体液中における医療用金属材料の長期腐食挙動の評価とその重要性」
堤　祐介　59
Y. Tsutsumi, S. Bartakova, P. Prachar, Suyalatu, S. Migita, H. Doi, N. Nomura and T. Hanawa: Long-term corrosion behavior of biocompatible β-type Ti alloy in simulated body fluid, J. Electrochem. Soc. **159** (2012) C435-C440.

2-5-2
~環境条件で異なる生体用Ti-6Al-4Vの環境脆化感受性に対する理解~
「生体用 Ti-6Al-4V の環境脆化と電気化学的特性」
春名　匠　61
T. Haruna, M. Hamasaki and T. Shibata: Influences of potential and pH on environment-assisted cracking of Ti-6Al-4V, Mater. Trans. **46** (2005) 2190-2196.

2-5-3
~生体用 Ti-6Al-4V 合金の腐食摩耗損傷メカニズムに及ぼすスクラッチ速度の影響~
「生体用 Ti-6Al-4V 合金の腐食摩耗損傷メカニズム」
久森紀之　63
J. Komotori, N. Hisamori and Y. Ohmori: The corrosion/wear mechanism of Ti-6Al-4V alloy for different scratching rates, Wear **263** (2007) 412-418.

2-5-4
~口腔内における Ti 系合金の水素脆化とその対策~
「過酸化水素添加による酸性フッ化物水溶液中における Ni-Ti 超弾性合金の水素脆化抑制」
横山賢一　65
K. Yokoyama, Y. Yazaki and J. Sakai: Inhibition of hydrogen embrittlement of Ni-Ti superelastic alloy in acid fluoride solution by hydrogen peroxide addition, J. Biomed. Mater. Res. A **98** (2011) 404-411.

2-5-5
~付けやすく，強く，長持ちするろう接を目指して~
「金属ガラスの歯科用ろう材への応用」
三浦永理　67
E. Miura, H. Kato, T. Ogata, N. Nishiyama, E.D. Specht, T. Shiraishi, A. Inoue and K. Hisatsune: Mechanical property and corrosion resistance evaluations of Ti-6Al-7Nb alloy brazed with bulk metallic glasses, Mater. Trans. **48** (2007) 2235-2243.

2-6 細胞・生物学的特性

2-6-1
~骨折治癒に対する低剛性インプラントデバイスの有効性の検証~
「家兎脛骨骨折モデルにおける低剛性チタン合金製骨プレートによる骨折固定に関する実験的研究」
趙　研　新家光雄　69
N. Sumitomo, K. Noritake, T. Hattori, K. Morikawa, S. Niwa, K. Sato and M. Niinomi: Experiment study on fracture fixation with low rigidity titanium alloy —plate fixation of tibia fracture model in rabbit—, J. Mater. Sci. Mater. Med. **19** (2008) 1581-1586.

2-6-2
〜チタン合金製かご型異方性造形体の新生骨誘導機能〜
「電子ビーム積層造形法により作製された新しい異方性ポーラス型インプラントによる骨配向化誘導」
福田英次　　池尾直子　　芹澤　愛　　　　　　　　　　　　　　　　　　　　　71
T. Nakano, W. Fujitani, T. Ishimoto, J.W. Lee, N. Ikeo, H. Fukuda and K. Kuramoto: Formation of new bone with preferentially oriented biological apatite crystals using a novel cylindrical implant containing anisotropic open pores fabricated by the electron beam melting (EBM) method, ISIJ Int. **51** (2011) 262–268.

2-6-3
〜孔構造による細胞侵入性制御〜
「皮質骨と同等の強度を有する発泡 Ti 積層体とその細胞適合性」
山本玲子　　　　　　　　　　　　　　　　　　　　　　　　　　　　　　　　73
K. Kato, S. Ochiai, A. Yamamoto, Y. Daigo, K. Honma, S. Matano and K. Omori: Novel multilayer Ti foam with cortical bone strength and cytocompatibility, Acta Biomater. **9** (2013) 5802–5809.

2-6-4
〜骨中に埋植されたチタン表面と骨が結合する生化学的機構の解明〜
「チタンビーズ充填カラムクロマトグラフィーによるチタンとリン蛋白質との相互作用」
久保木芳徳　　古澤利武　　鵜沼英郎　　　　　　　　　　　　　　　　　　　　75
Y. Kuboki, T. Furusawa, M. Sato, Y. Sun, H. Unuma, R. Fujisawa, S. Abe, T. Akasaka, F. Watari, H. Takita and R. Sammons: Interaction between titanium and phosphoproteins revealed by chromatography column packed with titanium beads, Biomed. Mater. Eng. **22** (2012) 283–288.

2-7　新材料開発・製造プロセス

2-7-1
〜NiTi 中軽元素濃度と非金属介在物との関係解明〜
「Ba 脱酸による NiTi 融体からの酸素除去と非金属介在物への影響」
成島尚之　　　　　　　　　　　　　　　　　　　　　　　　　　　　　　　　77
D. Ito, N. Nishiwaki, K. Ueda and T. Narushima: Effect of Ba deoxidation on oxygen content in NiTi alloys and non-metallic inclusions, J. Mater. Sci. **48** (2013) 359–366.

2-7-2
〜生体用低コスト Al 添加 β 型 Ti-13Cr-1Fe 合金の開発〜
「溶体化処理後焼き入れした Ti-13Cr-1Fe 合金の引張りおよび疲労特性に及ぼす Al 添加の影響」
池田勝彦　　　　　　　　　　　　　　　　　　　　　　　　　　　　　　　　79
M. Ogawa, T. Shimizu, T. Noda and M. Ikeda: The effect of Al content on tensile and fatigue properties of solution-treated and quenched Ti–13Cr–1Fe alloys, Mater. Trans. **48** (2007) 390–394.

2-7-3
〜スペースホルダー法で多孔質化したチタンの弾性率〜
「放電プラズマ焼結法で作製した生体用多孔質チタンの力学的性質に及ぼす焼結条件の影響」
小林郁夫　　　　　　　　　　　　　　　　　　　　　　　　　　　　　　　　81
T. Hasebe, E. Kobayashi, H. Tezuka and T. Sato: Effects of sintering conditions on mechanical properties of biomedical porous Ti produced by spark plasma sintering, Jpn. J. Appl. Phys. **52** (2013) 01AE03-1–01AE03-4.

2-7-4
～多孔質化と医療用ポリマー充填の両用による金属材料の低ヤング率化と機械的強度維持の可能性～
「気孔にモノマー溶液を浸透させ，その場重合させて医療用ポリマーを充填した生体用多孔質チタンの開発」
仲井正昭　　　新家光雄　　　　　　　　　　　　　　　　　　　　　　　　　　　　　　　83
M. Nakai, M. Niinomi, T. Akahori, H. Tsutsumi, S. Itsuno, N. Haraguchi, Y. Itoh, T. Ogasawara, T. Onishi and T. Shindoh: Development of biomedical porous titanium filled with medical polymer by in-situ polymerization of monomer solution infiltrated into pores, J. Mech. Behav. Biomed. Mater. 3 (2010) 41–50.

第3章　コバルト-クロム系バイオマテリアル研究の最前線

3-1　微細組織解明・組織制御

3-1-1
～生体用 Co-Cr 合金中の晶析出物に関する総説～
「生体用コバルト-クロム合金中の晶析出物」
成島尚之　　　　　　　　　　　　　　　　　　　　　　　　　　　　　　　　　　　　　85
T. Narushima, S. Mineta, Y. Kurihara and K. Ueda: Precipitates in biomedical Co–Cr alloys, JOM 65 (2013) 489–504.

3-1-2
～生体用 Co-Cr-Mo 合金中における π 相析出物の発見～
「生体用 Co-Cr-Mo 合金の炭化物形成および溶解」
成島尚之　　　　　　　　　　　　　　　　　　　　　　　　　　　　　　　　　　　　　87
S. Mineta, S. Namba, T. Yoneda, K. Ueda and T. Narushima: Carbide formation and dissolution in biomedical Co–Cr–Mo alloys with different carbon contents during solution treatment, Metall. Mater. Trans. A 41 (2010) 2129–2138.

3-1-3
～生体用 Co-Cr-Mo 合金の塑性加工を施さない結晶粒微細化～
「生体用 Co-Cr-Mo 合金の逆変態を利用した微細化」
黒須信吾　　　松本洋明　　　千葉晶彦　　　　　　　　　　　　　　　　　　　　　　　89
S. Kurosu, H. Matsumoto and A. Chiba: Grain refinement of biomedical Co–27Cr–5Mo–0.16N alloy by reverse transformation, Mater. Lett. 64 (2010) 49–52.

3-1-4
～生体用 Co-Cr-Mo 合金における窒素添加の相安定性への影響と新たな組織制御の可能性～
「窒素添加による生体用 Co-Cr-Mo 合金のナノ構造変化」
山中謙太　　　森真奈美　　　千葉晶彦　　　　　　　　　　　　　　　　　　　　　　　91
K. Yamanaka, M. Mori and A. Chiba: Nanoarchitectured Co–Cr–Mo orthopedic implant alloys: Nitrogen-enhanced nanostructural evolution and its effect on phase stability, Acta Biomater. 9 (2013) 6259–6267.

3-1-5
～力学挙動を支配する構造変化と双晶界面の役割の解明～
「生体用 Co-Cr-Mo 合金の結晶粒界でのマルテンサイト変態挙動」
小泉雄一郎　　　千葉晶彦　　　　　　　　　　　　　　　　　　　　　　　　　　　　　93
Y. Koizumi, S. Suzuki, K. Yamanaka, B.-S. Lee, K. Sato, Y. Li, S. Kurosu, H. Matsumoto and A. Chiba: Strain-induced martensitic transformation near twin boundaries in biomedical Co–Cr–Mo alloy with negative stacking fault energy, Acta Mater. 61 (2013) 1648–1661.

3-2　力学特性

3-2-1
～動的再結晶を利用した生体用 Co–Cr–Mo 合金の結晶粒超微細化と窒素添加による高延性化～
「生体用 Co–Cr–Mo 合金の結晶粒超微細化と力学特性」
山中謙太　　森真奈美　　千葉晶彦　　　　　　　　　　　　　　　　　　　　　　　95
K. Yamanaka, M. Mori and A. Chiba: Enhanced mechanical properties of as-forged Co–Cr–Mo–N alloys with ultra-fine-grained structures, Metall. Mater. Trans. A **43**（2012）5243-5257.

3-2-2
～Cr および N を添加した歯科用 Co–Cr–Mo 合金の開発～
「歯科用 Co–Cr–Mo 合金の組織と機械的性質に及ぼすクロムと窒素の影響」
野村直之　　　　　　　　　　　　　　　　　　　　　　　　　　　　　　　　　　97
K. Yoda, Suyalatu, A. Takaichi, N. Nomura, Y. Tsutsumi, H. Doi, S. Kurosu, A. Chiba, Y. Igarashi and T. Hanawa: Effects of chromium and nitrogen content on the microstructures and mechanical properties of as-cast Co–Cr–Mo alloys for dental applications, Acta Biomater. **8**（2012）2856-2862.

3-2-3
～レーザー積層造形法による Co–29Cr–6Mo 合金の特性改善～
「レーザー積層造形法により作製した歯科用 Co–29Cr–6Mo 合金の組織と機械的性質」
野村直之　　　　　　　　　　　　　　　　　　　　　　　　　　　　　　　　　　99
A. Takaichi, Suyalatu, T. Nakamoto, N. Joko, N. Nomura, Y. Tsutsumi, S. Migita, H. Doi, S. Kurosu, A. Chiba, N. Wakabayashi, Y. Igarashi and T. Hanawa: Microstructures and mechanical properties of Co–29Cr–6Mo alloy fabricated by selective laser melting process for dental applications, J. Mech. Behav. Biomed. Mater. **21**（2013）67-76.

3-3　摩耗特性

3-3-1
～生体用 Co–Cr 合金の耐摩耗特性と歪み誘起マルテンサイト変態の役割～
「高炭素鋳造・低炭素鍛造 Co–29Cr–6Mo 合金の生体環境中での同種材ピンオンディスク摩耗挙動」
千葉晶彦　　　　　　　　　　　　　　　　　　　　　　　　　　　　　　　　　　101
A. Chiba, K. Kumagai, N. Nomura and S. Miyakawa: Pin-on-disk wear behavior in a like-on-like configuration in a biological environment of high carbon cast and low carbon forged Co–29Cr–6Mo alloys, Acta Mater. **55**（2007）1309-1318.

3-3-2
～生体用 Co–Cr–Mo ピンとアルミナディスクの界面反応～
「ピンオンディスク摩耗試験における生体用 Co–Cr–Mo 合金の質量損失とイオン溶出」
上田恭介　　　　　　　　　　　　　　　　　　　　　　　　　　　　　　　　　　103
K. Ueda, K. Nakaie, S. Namba, T. Yoneda, K. Ishimizu and T. Narushima: Mass loss and ion elution of biomedical Co–Cr–Mo alloys during pin-on-disk wear tests, Mater. Trans. **54**（2013）1281-1287.

3-4 化学的特性

3-4-1
～耐食性と組織適合性を支配する Co-Cr-Mo 合金および Co-Ni-Cr-Mo 合金（MP35N）上の表面酸化物皮膜の評価～
「Co-Cr 合金上の大気中形成表面酸化皮膜の解析とその生体環境中での変化」
塙　隆夫　　105
*A. Nagai, Y. Tsutsumi, Y. Suzuki, K. Katayama, T. Hanawa and K. Yamashita: Characterization of air-formed surface oxide film on a Co-Ni-Cr-Mo alloy (MP35N) and its change in Hanks' solution, Appl. Surf. Sci. **258** (2012) 5490-5498.*

第 4 章　その他の金属系バイオマテリアル研究の最前線

4-1　ステンレス鋼

4-1-1
～低廉化と簡易化を目指した新プロセスの開発～
「窒素吸収処理によるニッケルフリーステンレス鋼の新製造プロセス」
塙　隆夫　　107
*D. Kuroda, T. Hanawa, T. Hibaru, S. Kuroda, M. Kobayashi and T. Kobayashi: New manufacturing process of nickel-free stainless steel with nitrogen absorption treatment, Mater. Trans. **44** (2003) 414-420.*

4-1-2
～細胞培養下における金属材料の腐食挙動評価～
「模擬生体環境下での SUS304, 316L ステンレス鋼の電気化学挙動」
藤本慎司　　109
*Y.-C. Tang, S. Katsuma, S. Fujimoto and S. Hiromoto: Electrochemical study of Type 304 and 316L stainless steels in simulated body fluids and cell cultures, Acta Biomater. **2** (2006) 709-715.*

4-2　マグネシウム合金

4-2-1
～新たな（Mg, Ca）基生分解性金属材料の開発～
「(Mg, Ca)基金属間化合物の新規生体内分解性金属材料としての可能性」
萩原幸司　　111
*K. Hagihara, K. Fujii, A. Matsugaki and T. Nakano: Possibility of Mg- and Ca-based intermetallic compounds as new biodegradable implant materials, Mater. Sci. Eng. C **33** (2013) 4101-4111.*

4-2-2
～表面特性制御による細胞適合性向上～
「生体応用を目指したシラン処理 AZ91 合金の表面解析および細胞適合性評価」
山本玲子　　113
*A. Witecka, A. Yamamoto, H. Dybiec and W. Swieszkowski: Surface characterization and cytocompatibility evaluation of silanized magnesium alloy AZ91 for biomedical applications, Sci. Tech. Adv. Mater. **13** (2012) 064214.*

4-3 ジルコニウム合金

4-3-1
〜Zr 合金の構成相と磁化率の関係〜
「Zr-Nb 合金の磁化率に及ぼす相構成の影響」
野村直之   115
N. Nomura, Y. Tanaka, Suyalatu, R. Kondo, H. Doi, Y. Tsutsumi and T. Hanawa: Effects of phase constitution of Zr-Nb alloys on their magnetic susceptibilities, Mater. Trans. **50** (2009) 2466–2472.

4-3-2
〜生体活性 (Bioactive) と生体不活 (Bioinert) の由来の検討〜
「チタンとジルコニウムの擬似体液中における表面反応の違い」
堤 祐介   117
Y. Tsutsumi, D. Nishimura, H. Doi, N. Nomura and T. Hanawa: Difference in surface reactions between titanium and zirconium in Hanks' solution to elucidate mechanism of calcium phosphate formation on titanium using XPS and cathodic polarization, Mater. Sci. Eng. C **29** (2009) 1702–1708.

4-3-3
〜MRI アーチファクトを抑制する低磁性医療用材料の設計指針〜
「MRI 画像中に発生する各種金属による磁化率アーチファクトの 3 次元的定量評価」
野村直之   119
H. Imai, Y. Tanaka, N. Nomura, Y. Tsutsumi, H. Doi, Z. Kanno, K. Ohno, T. Ono and T. Hanawa: Three-dimensional quantification of susceptibility artifacts from various metals in magnetic resonance images, Acta Biomater. **9** (2013) 8433–8439.

4-4 貴金属系合金

4-4-1
〜歯科用 Ag-Pd-Au-Cu 合金の機械的特性〜
「溶体化処理を施した Ag-Pd-Au-Cu 合金中における $L1_0$ 型 β' 規則相の形成と硬化挙動」
稗田純子   新家光雄   121
Y. H. Kim, M. Niinomi, J. Hieda, M. Nakai and H. Fukui: Formation of $L1_0$-type ordered β' phase in as-solutionized dental Ag-Pd-Au-Cu alloys and hardening behavior, Mater. Sci. Eng. C **32** (2012) 503–509.

4-4-2
〜MRI アーチファクトフリー医療用合金の開発〜
「MRI 適合 Au-xPt-yNb 合金の磁化率と機械的特性」
浜田賢一   123
E. Uyama, S. Inui, K. Hamada, E. Honda and K. Asaoka: Magnetic susceptibility and hardness of Au-xPt-yNb alloys for biomedical applications, Acta Biomater. **9** (2013) 8449–8453.

第5章 セラミックス系・高分子系バイオマテリアル研究の最前線

5-1 セラミックス系バイオマテリアル

5-1-1
〜OCP の骨伝導能発現のメカニズム〜
「Ca 欠損ハイドロキシアパタイトへの転換プロセスが関与する OCP の骨形成促進作用」
鈴木　治　　　　　　　　　　　　　　　　　　　　　　　　　　　　　　　　　125
O. Suzuki, S. Kamakura, T. Katagiri, M. Nakamura, B. Zhao, Y. Honda and R. Kamijo: Bone formation enhanced by implanted octacalcium phosphate involving conversion into Ca-deficient hydroxyapatite, Biomaterials **27** (2006) 2671-2681.

5-1-2
〜OCP 析出ゼラチン複合体による骨欠損の修復法〜
「OCP 析出ゼラチン複合体によるラット頭蓋冠臨界径骨欠損の修復」
鈴木　治　　　　　　　　　　　　　　　　　　　　　　　　　　　　　　　　　127
T. Handa, T. Anada, Y. Honda, H. Yamazaki, K. Kobayashi, N. Kanda, S. Kamakura, S. Echigo and O. Suzuki: The effect of an octacalcium phosphate co-precipitated gelatin composite on the repair of critical-sized rat calvarial defects, Acta Biomater. **8** (2012) 1190-2000.

5-1-3
〜交流磁場を用いた低侵襲がん治療の実現に向けて〜
「高い発熱効率を有するがん温熱治療用マグネタイトナノ粒子」
川下将一　　　　　　　　　　　　　　　　　　　　　　　　　　　　　　　　　129
Z. Li, M. Kawashita, N. Araki, M. Mitsumori, M. Hiraoka and M. Doi: Magnetite nanoparticles with high heating efficiencies for application in hyperthermia of cancer, Mater. Sci. Eng. C **30** (2010) 990-996.

5-1-4
〜有機-無機複合材料による神経組織再生への挑戦〜
「キトサン複合体材料および N1E-115 細胞を用いた神経組織の再生」
城﨑由紀　　　　　　　　　　　　　　　　　　　　　　　　　　　　　　　　　131
S. Amado, M.J. Simões, P.A.S. Armada da Silva, A.L. Luís, Y. Shirosaki, M.A. Lopes, J.D. Santos, F. Fregnan, G. Gambarotta, S. Raimondo, M. Fornaro, A.P. Veloso, A.S.P. Varejão, A.C. Maurício and S. Geuna: Use of hybrid chitosan membranes and N1E-115 cells for promoting nerve regeneration in an axonotmesis rat model, Biomaterials **29** (2008) 4409-4419.

5-1-5
〜アパタイトの表面特性と細胞挙動制御〜
「ハイドロキシアパタイトエレクトレットのぬれ性向上と骨芽細胞挙動制御」
中村美穂　　　　　　　　　　　　　　　　　　　　　　　　　　　　　　　　　133
M. Nakamura, A. Nagai, T. Hentunen, J. Salonen, Y. Sekijima, T. Okura, K. Hashimoto, Y. Toda, H. Monma and K. Yamashita: Surface electric fields increase osteoblast adhesion through improved wettability on hydroxyapatite electret, ACS Appl. Mater. Interfaces **1** (2009) 2181-2189.

5-1-6
〜骨代謝に組み込まれるカルシウム欠損水酸アパタイト〜
「水熱合成したカルシウム欠損水酸アパタイトの骨による置換に伴う緩やかな吸収」
上高原理暢　　　　　　　　　　　　　　　　　　　　　　　　　　　　　　　　135
T. Okuda, K. Ioku, I. Yonezawa, H. Minagi, Y. Gonda, G. Kawachi, M. Kamitakahara, Y. Shibata, H. Murayama, H. Kurosawa and T. Ikeda: The slow resorption with replacement by bone of a hydrothermally synthesized pure calcium-deficient hydroxyapatite, Biomaterials **29** (2008) 2719-2728.

5-1-7
〜リン酸カルシウムの結晶相と結晶形態の精密制御〜
「リン酸イオンを含有する水和シリカゲル中でのリン酸カルシウム結晶の合成」
横井太史　　　　　　　　　　　　　　　　　　　　　　　　　　　　　　　　137
T. Yokoi, M. Kawashita, G. Kawachi, K. Kikuta and C. Ohtsuki: Synthesis of calcium phosphate crystals in a silica hydrogel containing phosphate ions, J. Mater. Res. **24** (2009) 2154–2160.

5-1-8
〜層状 OCP の合成と評価〜
「湿式化学プロセスにより合成した層状 OCP の合成と評価」
中平　敦　　　　　　　　　　　　　　　　　　　　　　　　　　　　　　　　139
A. Nakahira, S. Aoki, K. Sakamoto and S. Yamaguchi: Synthesis and evaluation of various layered octacalcium phosphate by wet-chemical processing, J. Mater. Sci. Mater. Med. **12** (2001) 793–800.

5-1-9
〜細胞接着性を飛躍的に向上させるコーティング材料〜
「骨修復材料への応用を目指したシリコン含有バテライト・ポリ乳酸複合体不織布へのアルミニウムケイ酸ナノチューブコーティング」
前田浩孝　　　小幡亜希子　　　春日敏宏　　　　　　　　　　　　　　　　　141
S. Yamazaki, H. Maeda, A. Obata, K. Inukai, K. Kato and T. Kasuga: Aluminum silicate nanotube coating of siloxane–poly(lactic acid)–vaterite composite fibermats for bone regeneration, J. Nanomater. **2012** (2012) 463768.

5-1-10
〜骨芽細胞様細胞に対するニオブイオンの影響〜
「酸化ニオブ含有リン酸カルシウムインバートガラスから溶出するニオブイオンの骨芽細胞様細胞に対する影響」
小幡亜希子　　　　　　　　　　　　　　　　　　　　　　　　　　　　　　　143
A. Obata, Y. Takahashi, T. Miyajima, K. Ueda, T. Narushima and T. Kasuga: Effects of niobium ions released from calcium phosphate invert glasses containing Nb_2O_5 on osteoblast-like cell functions, ACS Appl. Mater. Interfaces **4** (2012) 5684–5690.

5-1-11
〜室温では硬化しにくく体内では速やかに硬化する CPC〜
「硬化挙動を改良したリン酸カルシウムセメント」
鵜沼英郎　　　　　　　　　　　　　　　　　　　　　　　　　　　　　　　　145
H. Unuma and Y. Matsushima: Preparation of calcium phosphate cement with an improved setting behavior, J. Asian Ceram. Soc. **1** (2013) 26–29.

5-2　高分子系バイオマテリアル

5-2-1
〜ポリマーナノグラフト表面構築によるバイオミメティック技術〜
「骨溶解の抑制を目指した耐摩耗人工股関節の開発」
茂呂　徹　　　　　　　　　　　　　　　　　　　　　　　　　　　　　　　　147
T. Moro, Y. Takatori, K. Ishihara, T. Konno, Y. Takigawa, T. Matsushita, U.I. Chung, K. Nakamura and H. Kawaguchi: Surface grafting of artificial joints with a biocompatible polymer for preventing periprosthetic osteolysis, Nat. Mater. **3** (2004) 829–836.

5-2-2
〜MPC を用いたラジカルグラフト重合による PEEK 表面処理に関する総説〜
「PEEK 表面における自己開始光グラフト重合」
京本政之　　149
M. Kyomoto, T. Moro, Y. Takatori, H. Kawaguchi, K. Nakamura and K. Ishihara: Self-initiated surface grafting with poly(2-methacryloyloxyethyl phosphorylcholine) on poly(ether-ether-ketone), Biomaterials **31** (2010) 1017-1024.

5-2-3
〜細胞の分布と生存の低侵襲同時追跡〜
「虚血ラットに移植した血管内皮前駆細胞の MRI 追跡」
山岡哲二　　151
C.A. Agudelo, Y. Tachibana, A.F. Hurtado, T. Ose, H. Iida and T. Yamaoka: The use of magnetic resonance cell tracking to monitor endothelial progenitor cells in a rat hindlimb ischemic model, Biomaterials **33** (2012) 2439-2448.

5-2-4
〜細胞から心臓を創る〜
「細胞シート工学による心筋再生」
清水達也　　153
T. Shimizu, M. Yamato, A. Kikuchi and T. Okano: Cell sheet engineering for myocardial tissue reconstruction, Biomaterials **24** (2003) 2309-2316.

5-2-5
〜感温性ポリマー層厚みは細胞の接着・脱着を大きく左右する〜
「細胞の接着・脱着を制御する超薄層感温性表面」
菊池明彦　　155
Y. Akiyama, A. Kikuchi, M. Yamato and T. Okano: Ultrathin poly(N-isopropylacrylamide) grafted layer on polystyrene surfaces for cell adhesion/detachment control, Langmuir **20** (2004) 5506-5511.

5-2-6
〜シスプラチンの抗腫瘍効果の増強と副作用軽減を実現する新規 DDS〜
「シスプラチン内包高分子ミセルによる固形がん治療」
西山伸宏　　157
N. Nishiyama, S. Okazaki, H. Cabral, M. Miyamoto, Y. Kato, Y. Sugiyama, K. Nishio, Y. Matsumura and K. Kataoka: Novel cisplatin-incorporated polymeric micelles can eradicate solid tumors in mice, Cancer Res. **63** (2003) 8977-8983.

5-2-7
〜生体適合性ポリマーブラシの低摩擦特性に関する総説〜
「超親水性ポリマーブラシによる低摩擦特性」
小林元康　　159
M. Kobayashi, Y. Terayama, N. Hosaka, M. Kaido, A. Suzuki, N. Yamada, N. Torikai, K. Ishihara and A. Takahara: Friction behavior of high-density poly(2-methacryloyloxyethyl phosphorylcholine) brush in aqueous media, Soft Matter **3** (2007) 740-746.

5-2-8
〜細胞固定化ポリマーマトリックス・セルコンテナー〜
「生細胞を可逆的に固定化する細胞親和性リン脂質ポリマーハイドロゲル」
金野智浩　　161
T. Konno and K. Ishihara: Temporal and spatially controllable cell encapsulation using a water-soluble phospholipid polymer with phenylboronic acid moiety, Biomaterials **28** (2007) 1770-1777.

5-2-9
～生体吸収性ハイドロゲルによる骨形成因子の徐放化～
「骨形成因子徐放化ハイドロゲルによる骨再生の増強」
山本雅哉　　　　　　　　　　　　　　　　　　　　　　　　　　　　163

M. Yamamoto, Y. Takahashi and Y. Tabata: Controlled release by biodegradable hydrogels enhances the ectopic bone formation of bone morphogenetic protein, Biomaterials **24** (2003) 4375–4383.

5-2-10
～合成物フリーな三次元組織体の構築法～
「ハイドロゲルテンプレート法による培養細胞と細胞外マトリックスから構成された三次元組織の構築」
吉田裕安材　　松崎典弥　　明石　満　　　　　　　　　　　　　　　165

M. Matsusaki, H. Yoshida and M. Akashi: The construction of 3D-engineered tissues composed of cells and extracellular matrices by hydrogel template approach, Biomaterials **28** (2007) 2729–2737.

第6章　表面処理・形状制御研究の最前線

6-1　表面被覆：ドライプロセス

6-1-1
～ドライプロセスによるチタン表面へのアナターゼ皮膜作製～
「二段階熱酸化法によるチタン上へのアナターゼ形成」
成島尚之　　　　　　　　　　　　　　　　　　　　　　　　　　　　167

T. Okazumi, K. Ueda, K. Tajima, N. Umetsu and T. Narushima: Anatase formation on titanium by two-step thermal oxidation, J. Mater. Sci. **46** (2011) 2998–3005.

6-1-2
～Ti表面への非晶質リン酸カルシウムコーティング～
「RFマグネトロンスパッタリング法によるリン酸カルシウム膜の作製」
上田恭介　　　　　　　　　　　　　　　　　　　　　　　　　　　　169

T. Narushima, K. Ueda, T. Goto, H. Masumoto, T. Katsube, H. Kawamura, C. Ouchi and Y. Iguchi: Preparation of calcium phosphate films by radiofrequency magnetron sputtering, Mater. Trans. **46** (2005) 2246–2252.

6-1-3
～材料表面の親水性向上による骨芽細胞機能活性化～
「体材料表面の光機能化ナノスケール TiO_2 膜による骨芽細胞接着特性の向上」
山本玲子　　　　　　　　　　　　　　　　　　　　　　　　　　　　171

T. Miyauchi, M. Yamada, A. Yamamoto, F. Iwasa, T. Suzawa, R. Kamijo, K. Baba and T. Ogawa: The enhanced characteristics of osteoblast adhesion to photofunctionalized nanoscale TiO_2 layers on biomaterials surfaces, Biomaterials **31** (2010) 3827–3839.

6-2　表面被覆：ウェットプロセス

6-2-1
～生体不活性金属の生体活性化～
「マイクロアーク陽極酸化(MAO)処理と化学処理によるジルコニウムの硬組織適合性の向上」
堤　祐介　　　　　　　　　　　　　　　　　　　　　　　　　　　　173

J.Y. Ha, Y. Tsutsumi, H. Doi, N. Nomura, K.H. Kim and T. Hanawa: Enhancement of calcium phosphate formation on zirconium by micro-arc oxidation and chemical treatments, Surf. Coat. Technol. **20** (2011) 4948–4955.

6-2-2
〜骨伝導性の異なる各種アパタイトコーティング〜
「水溶液プロセスによる水酸アパタイトコーティングとその骨伝導性」
黒田健介　　　　　　　　　　　　　　　　　　　　　　　　　　　　　　　　175
K. Kuroda and M. Okido: *Hydroxyapatite coating of titanium implants using hydroprocessing and evaluation of their osteoconductivity*, Bioinorg. Chem. Appl. **2012** (2012) ID 730693.

6-2-3
〜光化学反応を利用したアパタイトの析出制御に関する総説〜
「化学・水熱複合処理で合成した TiO_2 におけるハイドロキシアパタイトの光誘起析出」
上田正人　　　　　　　　　　　　　　　　　　　　　　　　　　　　　　　　177
M. Ueda, T. Kinoshita, M. Ikeda and M. Ogawa: *Photo-induced formation of hydroxyapatite on TiO_2 synthesized by a chemical-hydrothermal treatment*, Mater. Sci. Eng. C **29** (2009) 2246-2249.

6-2-4
〜生体活性な酸化物膜の低温合成に関する総説〜
「チタンの骨伝導能向上をめざした化学・水熱複合処理による表面修飾」
上田正人　　　　　　　　　　　　　　　　　　　　　　　　　　　　　　　　179
M. Ueda, M. Ikeda and M. Ogawa: *Chemical-hydrothermal combined surface modification of titanium for improvement of osteointegration*, Mater. Sci. Eng. C **29** (2009) 994-1000.

6-2-5
〜チタン酸カルシウム修飾に関する総説〜
「カルシウム含有溶液中で水熱処理したチタン表面のアパタイト析出能」
浜田賢一　　　　　　　　　　　　　　　　　　　　　　　　　　　　　　　　181
K. Hamada, M. Kon, T. Hanawa, K. Yokoyama, Y. Miyamoto and K. Asaoka: *Hydrothermal modification of titanium surface in calcium solutions*, Biomaterials **23** (2002) 2265-2272.

6-2-6
〜新しいウェットプロセスによる生体機能性薄膜の形成〜
「スラリーを利用したチタン表面への HAp コーティング」
大津直史　　　　　　　　　　　　　　　　　　　　　　　　　　　　　　　　183
N. Ohtsu, Y. Nakamura and S. Semboshi: *Thin hydroxyapatite coating on titanium fabricated by chemical coating process using calcium phosphate slurry*, Surf. Coat. Technol. **206** (2012) 2616-2621.

6-2-7
〜生体吸収性 **Mg** 合金の疲労強度を維持する高密着性耐食被膜〜
「化学溶液析出法で作製した水酸アパタイト被覆生体吸収性マグネシウム合金の疲労特性」
廣本祥子　　　　　　　　　　　　　　　　　　　　　　　　　　　　　　　　185
S. Hiromoto, M. Tomozawa and N. Maruyama: *Fatigue property of a bioabsorbable magnesium alloy with a hydroxyapatite coating formed by a chemical solution deposition*, J. Mech. Behav. Biomed. Mater. **25** (2013) 1-10.

6-2-8
〜高生体適合性被膜で生体吸収性 **Mg** 合金の劣化速度をコントロール〜
「様々な pH での処理でマグネシウム表面に作製した水酸アパタイトおよびリン酸八カルシウム被膜の微細構造」
廣本祥子　　　　　　　　　　　　　　　　　　　　　　　　　　　　　　　　187
M. Tomozawa and S. Hiromoto: *Microstructure of hydroxyapatite- and octacalcium phosphate-coatings formed on magnesium by a hydrothermal treatment at various pH values*, Acta Mater. **59** (2011) 355-363.

6-2-9
〜生体高分子と金属の接合複合化技術〜
「シランカップリング材によるセグメント化ポリウレタンとチタンの接合における界面構造と接着強度」
塙　隆夫　　189
H. Sakamoto, H. Doi, E. Kobayashi, T. Yoneyama, Y. Suzuki and T. Hanawa: Structure and strength at the bonding interface between a titanium-segmented polyurethane composite through 3-(trimethoxysilyl) propyl methacrylate for artificial organs, J. Biomed. Mater. Res. A **82** (2007) 52-61.

6-3　高分子電着による表面改質

6-3-1
〜チタン表面の生体機能化による血小板粘着とバイオフィルム形成の抑制〜
「チタン表面へのバイオフィルム付着に及ぼす電着ポリエチレングリコールの効果」
塙　隆夫　　191
Y. Tanaka, K. Matin, M. Gyo, A. Okada, Y. Tsutsumi, H. Doi, N. Nomura, J. Tagami and T. Hanawa: Effects of electrodeposited poly(ethylene glycol) on biofilm adherence to titanium, J. Biomed. Mater. Res. A **95** (2010) 1105-1113.

6-3-2
〜骨形成促進のために固定化ペプチドの性能を高める技術〜
「電着PEGを介してチタンへ固定化されたRGDペプチド上のMC3T3-E1細胞による石灰化」
塙　隆夫　　193
K. Oya, Y. Tanaka, H. Saito, K. Kurashima, K. Nogi, H. Tsutsumi, Y. Tsutsumi, H. Doi, N. Nomura and T. Hanawa: Calcification by MC3T3-E1 cells on RGD peptide immobilized on titanium through electrodeposited PEG, Biomaterials **30** (2009) 1281-1286.

6-4　表面形状制御による改質

6-4-1
〜骨配向性を考慮した配向溝による新たな表面設計の提案〜
「骨微細構造健全化のための人工股関節インプラント表面の配向溝設計とその最適化」
野山義裕　　195
Y. Noyama, T. Nakano, T. Ishimoto, T. Sakai and H. Yoshikawa: Design and optimization of the oriented groove on the hip implant surface to promote bone microstructure integrity, Bone **52** (2013) 659-667.

6-4-2
〜β型チタン合金表面への自己組織化ナノ構造形成〜
「陽極酸化によるTi-29Nb-13Ta-4.6Zr合金表面への酸化物ナノチューブ層形成」
土谷博昭　　197
H. Tsuchiya, J.M. Macak, A. Ghicov, Y.C. Tang, S. Fujimoto, M. Niinomi, T. Noda and P. Schmuki: Nanotube oxide coating on Ti-29Nb-13Ta-4.6Zr alloy prepared by self-organizing anodization, Electrochim. Acta **52** (2006) 94-101.

6-4-3
〜自己組織化ナノ構造がアパタイト生成に及ぼす影響〜
「陽極酸化TiO$_2$ナノチューブ層上でのアパタイト成長」
土谷博昭　　199
H. Tsuchiya, J.M. Macak, L. Müller, J. Kunze, F. Müller, P. Greil, S. Virtanen and P. Schmuki: Hydroxyapatite growth on anodic TiO$_2$ nanotubes, J. Biomed. Mater. Res. A **77** (2006) 534-541.

6-4-4
～ナノトポグラフィとタンパク質・血小板相互作用制御～
「マイクロ流路を用いた材料表面特性と血液の相互作用に関する研究」
山本玲子　　201
C. Minelli, A. Kikuta, N. Tsud, M.D. Ball and A. Yamamoto: A micro-fluidic study of whole blood behaviour on PMMA topographical nanostructures, *J. Nanobiotech.* **6** (2008) 3.

第7章　骨組織・骨組織再生研究の最前線

7-1
～骨密度よりも敏感な骨部位に特異的なアパタイトの結晶学的配向性～
「微小領域X線回折法を用いた生体骨における *in vivo* 応力に基づく骨部位に依存した生体アパタイト配向性の解明」
中野貴由　　203
T. Nakano, K. Kaibara, Y. Tabata, N. Nagata, S. Enomoto, E. Marukawa and Y. Umakoshi: Unique alignment and texture of biological apatite crystallites in typical calcified tissues analyzed by micro-beam X-ray diffractometer system, *Bone* **31** (2002) 479–487.

7-2
～骨形成速度増加は骨組織の異方性を低下させる～
「アレンドロネートは異方性の低い骨基質形成を促進する」
柏井将文　　吉川秀樹　　205
M. Kashii, J. Hashimoto, T. Nakano, Y. Umakoshi and H. Yoshikawa: Alendronate treatment promotes bone formation with a less anisotropic microstructure during intramembranous ossification in rats, *J. Bone Miner. Metab.* **26** (2008) 24–33.

7-3
～三次元細胞集合体を用いた内軟骨骨化の再現に成功～
「三次元細胞集合体を用いた内軟骨骨化の *in vitro* での再現」
松本卓也　　207
J. Sasaki, T. Matsumoto, M. Nishiguchi, M. Matsusaki, H. Egusa, T. Nakano, M. Akashi, S. Imazato and H. Yatani: In vitro reproduction of endochondral occification using 3D cell constructs, *Integr. Biol.* **4** (2012) 1207–1214.

7-4
～再生骨における骨配向性は骨密度に遅れて再生し，骨力学特性を支配する～
「骨力学機能を支配する生体アパタイト結晶学的配向性」
石本卓也　　中野貴由　　209
T. Ishimoto, T. Nakano, Y. Umakoshi, M. Yamamoto and Y. Tabata: Degree of biological apatite c-axis orientation rather than bone mineral density controls mechanical function in bone regenerated using recombinant bone morphogenetic protein-2, *J. Bone Miner. Res.* **28** (2013) 1170–1179.

7-5
～骨疾患治療薬剤の新たな評価～
「骨粗鬆症の骨質に及ぼす薬剤投与効果」
宮部さやか　　211
A. Shiraishi, S. Miyabe, T. Nakano, Y. Umakoshi, M. Ito and M. Mihara: The combination therapy with alfacalcidol and risedronate improves the mechanical property in lumbar spine by affecting the material properties in an ovariectomized rat model of osteoporosis, *BMC Musculoskelet. Disord.* **10** (2009) paper #66.

7-6
～ダブルロッド同時回旋による脊柱変形3次元矯正～
「特発性脊柱側弯症に対する新しい後方矯正手術法」
伊東　学　　　　　　　　　　　　　　　　　　　　　　　　　　　213

M. Ito, K. Abumi, Y. Kotani, M. Takahata, H. Sudo, Y. Hojo and A. Minami: Simultaneous double-rod rotation technique in posterior instrumentation surgery for correction of adolescent idiopathic scoliosis, J. Neurosurg. Spine **12** (2010) 293-300.

7-7
～骨密度に代わる新たな高精度骨評価指標の確立～
「生体アパタイト集合組織によるbFGF徐放再生硬組織評価」
石本卓也　　中野貴由　　　　　　　　　　　　　　　　　　　　　215

T. Nakano, K. Kaibara, T. Ishimoto, Y. Tabata and Y. Umakoshi: Biological apatite (BAp) crystallographic orientation and texture as a new index for assessing the microstructure and function of bone regenerated by tissue engineering, Bone **51** (2012) 741-747.

第8章　細胞ならびに細胞外基質制御研究の最前線

8-1
～材料-細胞間接着機構の解明と接着力向上のためのヒント～
「細胞剪断接着力・細胞剥離エネルギー測定による細胞接着の定量的評価」
山本玲子　　　　　　　　　　　　　　　　　　　　　　　　　　　217

A. Yamamoto, S. Mishima, N. Maruyama and M. Sumita: Quantitative evaluation of cell attachment to glass, polystyrene, and fibronectin- or collagen-coated polystyrene by measurement of cell adhesive shear force and cell detachment energy, J. Biomed. Mater. Res. **50** (2000) 114-124.

8-2
～シリコンを溶出する材料が示す細胞の活性化効果～
「シリコン徐放型足場材料上での間葉系幹細胞および骨芽細胞の活性化効果」
小幡亜希子　　　　　　　　　　　　　　　　　　　　　　　　　　219

A. Obata and T. Kasuga: Stimulation of human mesenchymal stem cells and osteoblasts activities in vitro on silicon-releasable scaffolds, J. Biomed. Mater. Res. A **91** (2009) 11-17.

8-3
～腺組織分岐形態形成を制御する生体擬似的環境～
「ハイドロゲルを基板とした生体擬似的環境の構築と組織成長制御」
松本卓也　　　　　　　　　　　　　　　　　　　　　　　　　　　221

H. Miyajima, T. Matsumoto, T. Sakai, S. Yamaguchi, S.H. An, M. Abe, S. Wakisaka, K.Y. Lee, H. Egusa and S. Imazato: Hydrogel-based biomimetic environment for in vitro modulation of branching morphogenesis, Biomaterials **32** (2011) 6754-6763.

8-4
～転位運動に由来するすべり線段差により世界初の骨芽細胞配列制御に成功～
「金属すべり線による骨芽細胞の配列化制御」
松垣あいら　　中野貴由　　　　　　　　　　　　　　　　　　　　223

A. Matsugaki, G. Aramoto and T. Nakano: The alignment of MC3T3-E1 osteoblasts on steps of slip traces introduced by dislocation motion, Biomaterials **33** (2012) 7327-7335.

8-5
～細胞/有機/無機複合ゲル材料を細胞に作らせる～
「細胞を利用した有機/無機複合ゲル系材料の作製」
松本卓也　225
T. Matsumoto, A. Mizuno, M. Kashiwagi, S. Yoshida, J. Sasaki and T. Nakano: Cell-based fabrication of organic/inorganic composite gel material, Materials **4**（2011）327-338.

8-6
～骨芽細胞の応力刺激感受を介した異方性骨基質構築制御～
「応力刺激負荷による骨芽細胞および産生コラーゲン線維配向化制御」
松垣あいら　227
A. Matsugaki, N. Fujiwara and T. Nakano: Continuous cyclic stretch induces osteoblast alignment and formation of anisotropic collagen fiber matrix, Acta Biomater. **9**（2013）7227-7235.

第9章　バイオマテリアルならびに生体組織への計算機シミュレーション研究の最前線

9-1
～確率均質化法による海綿骨の等価物性値の予測～
「確率均質化法を用いた等価な力学的特性予測における不確かさのモデリングと多孔質な海綿骨への適用」
高野直樹　229
K.S. Basaruddin, N. Takano, H. Akiyama and T. Nakano: Uncertainty modeling in the prediction of effective mechanical properties using stochastic homogenization method with application to porous trabecular bone, Mater. Trans. **54**（2013）1250-1256.

9-2
～海綿骨の動的応答解析とモルフォロジー解析～
「マルチスケール理論による動的荷重下における海綿骨のモルフォロジー解析」
高野直樹　231
K.S. Basaruddin, N. Takano, Y. Yoshiwara and T. Nakano: Morphology analysis of vertebral trabecular bone under dynamic loading based on multi-scale theory, Med. Biol. Eng. Comput. **50**（2012）1091-1103.

9-3
～イメージベースモデリングに基づく骨強度の経時的解析～
「患者別非線形有限要素解析による骨粗鬆症椎体の投薬治療効果に関する力学的評価」
田原大輔　233
D. Tawara, J. Sakamoto, H. Murakami, N. Kawahara, J. Oda and K. Tomita: Mechanical therapeutic effects in osteoporotic L1-vertebrae evaluated by nonlinear patient-specific finite element analysis, J. Biomech. Sci. Eng. **5**（2010）499-514.

9-4
～力学環境下の細胞応答～骨組織形成のマルチスケールメカニズム～
「大規模ボクセル有限要素モデルを用いたヒト大腿骨近位部の海綿骨リモデリングシミュレーション：Wolffの法則の理解に向けて」
坪田健一　安達泰治　235
K. Tsubota, Y. Suzuki, T. Yamada, M. Hojo, A. Makinouchi and T. Adachi: Computer simulation of trabecular remodeling in human proximal femur using large-scale voxel FE models: Approach to understanding Wolff's law, J. Biomech. **42**（2009）1088-1094.

9-5
～主応力ベクトル表示を用いた荷重伝達経路の解明～
「口腔インプラント周囲海綿骨構造の生体力学的役割」
高野直樹　　　　　　　　　　　　　　　　　　　　　　　　　　　　　　　237
S. Matsunaga, Y. Shirakura, T. Ohashi, K. Nakahara, Y. Tamatsu, N. Takano and Y. Ide: Biomechanical role of peri-implant cancellous bone architecture, Int. J. Prosthodont. **23** (2010) 333-338.

9-6
～生体力学に基づく口腔インプラント周囲の骨吸収の予測～
「口腔インプラント周囲の骨吸収に関する有限要素解析」
東藤　貢　　　　　　　　　　　　　　　　　　　　　　　　　　　　　　　239
L. Qian, M. Todo, Y. Matsushita and K. Koyano: Finite element analysis of bone resorption around dental implant, J. Biomech. Sci. Eng. **4** (2009) 365-377.

9-7
～骨梁の多孔質弾性解析に向けた材料定数の定量評価～
「骨小腔－骨細管形態を考慮した骨梁透水係数の推定」
亀尾佳貴　　安達泰治　　　　　　　　　　　　　　　　　　　　　　　　　241
Y. Kameo, T. Adachi, N. Sato and M. Hojo: Estimation of bone permeability considering the morphology of lacuno-canalicular porosity, J. Mech. Behav. Biomed. Mater. **3** (2010) 240-248.

9-8
～構造剛性を維持する骨再生スキャフォールド設計の枠組み～
「骨再生シミュレーションによる多孔質スキャフォールドの微視構造最適設計」
安達泰治　　　　　　　　　　　　　　　　　　　　　　　　　　　　　　　243
T. Adachi, Y. Osako, M. Tanaka, M. Hojo and S.J. Hollister: Framework for optimal design of porous scaffold microstructure by computational simulation of bone regeneration, Biomaterials **27** (2006) 3964-3972.

9-9
～多孔質バイオセラミックスを用いた骨再生のバイオメカニクス～
「2種類の多孔質ハイドロキシアパタイト中での骨再生の生体力学的検討」
東藤　貢　　　　　　　　　　　　　　　　　　　　　　　　　　　　　　　245
L.-M. Ren, M. Todo, T. Arahira, H. Yoshikawa and A. Myoui: A comparative biomechanical study of bone ingrowth in two porous hydroxyapatite bioceramics, Appl. Surf. Sci. **262** (2012) 81-88.

9-10
～多孔質材料のミクロ応力に基づく強度予測～
「多孔質チタンのマイクロCTイメージベースシミュレーションによる強度予測」
高野直樹　　　　　　　　　　　　　　　　　　　　　　　　　　　　　　　247
N. Takano, K. Fukasawa and K. Nishiyabu: Structural strength prediction for porous titanium based on micro-stress concentration by micro-CT image-based simulation, Int. J. Mech. Sci. **52** (2010) 229-235.

9-11
～手術時の生体内ロッド形状変化に基づく有限要素法解析～
「脊柱側弯症矯正時の脊椎インプラント応力解析」
伊東　学　　　　　　　　　　　　　　　　　　　　　　　　　　　　　　　249
R. Salmingo, S. Tadano, K. Fujisaki, Y. Abe and M. Ito: Corrective force analysis for scoliosis from implant rod deformation, Clin. Biomech. **27** (2012) 545-550.

1-1　金属バイオマテリアル
―金属系バイオマテリアルを概観できる初級教科書―

塙　　隆　夫*

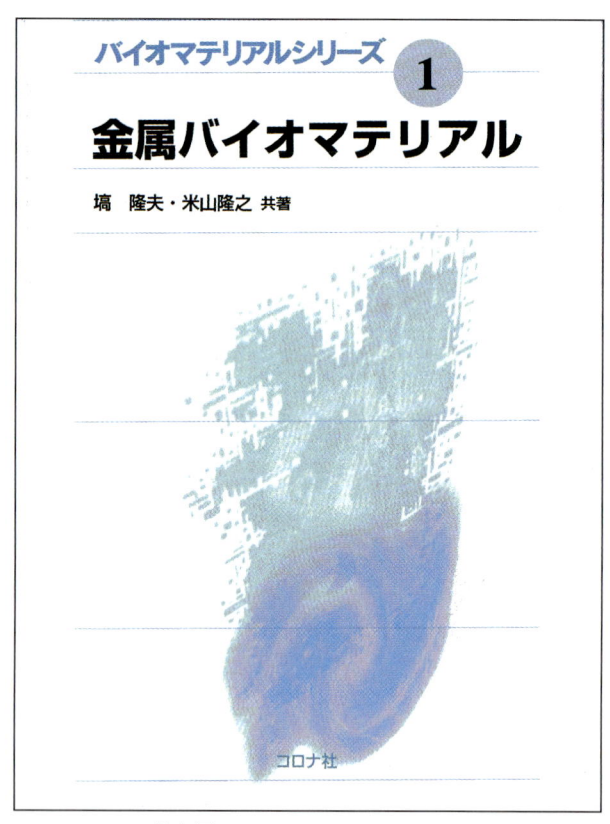

書籍：金属バイオマテリアル　―バイオマテリアルシリーズ 1
　　　（共著：塙　隆夫，米山隆之），コロナ社，(2007)

バイオマテリアルにおける金属材料の位置づけから，その必要性，臨床現場での使用例と問題点，使用される材料の具体例，人体中での劣化，生体組織との反応，毒性，新合金や表面処理法の開発までを網羅し，金属バイオマテリアルを学ぶ学生，技術者にとってバイブルともいうべき教科書である．本書は，金属材料工学や医歯学の知識がなくても通読できることを目標に執筆されており，一読するだけで金属バイオマテリアルに関するかなりの知識を身に付けることができる．

This book is a sort of bible for students and engineers containing the position of metals in the field of biomaterials, its necessity, use and problem in clinic, example of metallic biomaterials, degradation in the human body, reaction with living tissue, toxicity, development of new alloys and surface treatment techniques. The readers will obtain enough knowledge of metallic biomaterials after reading the book through, because this book could be read without knowledge of metallurgical engineering and medicine.

1. 趣　　旨

　金属材料は，優れた強度と靭性を兼ね備えていることから，依然として多くの医療用デバイスに使用され，医療分野で重要な役割を果たしている．それにもかかわらず，金属バイオマテリアルに関する教科書はこれまでにほとんどなかった．金属材料は，バイオマテリアルの教科書中でも大きく取り上げられることがなかったか，あるいは全体像を理解するには十分な記述がなされてこなかった．

　本書は，金属バイオマテリアルに関する知識を必要としている材料工学を専門とする学生，大学院生，技術者，金属材料を学んでいない工学系他分野の学生，さらには医歯学系の学生や研究者を対象としているが，実際には金属材料の知識があっても十分読み応えのある内容となっている．本書は，金属材料工学や医歯学の知識がなくても通読できることを目標に執筆されており，一読するだけで金属バイオマテリアルに関するかなりの知識を身に付けることができる．

　金属バイオマテリアルの全体像を限られた紙面に収めたため，材料工学的にみて記述が曖昧になっている点がある一方，医療応用に関する記述では，医学的な説明が不十分な点が多々あることを認識している．さらに，各章の内容は互いに密接に関係しているため，用語の説明を初出時ではなく後の章で説明している場合がある．その場合には参照すべき箇所を示し，脚注と付録を設けることで，全体の流れを妨げないようにしている．金属バイオマテリアルの全貌を理解するためには，金属工学，金属材料学に関する多くの知識，生物学的知識，臨床医学に関する知識が必要であるが，これらを

図 1　『金属バイオマテリアル』の表紙．

限られた紙面で説明することは困難であり，我々執筆者の浅薄な知識だけでは不可能である．本書の内容に関して，さらに深い内容を勉強される場合は，それぞれの専門書にあたっ

---

* 東京医科歯科大学生体材料工学研究所・教授（〒101-0062 東京都千代田区神田駿河台 2-3-10）
　Takao Hanawa (Institute of Biomaterials and Bioengineering, Tokyo Medical and Dental University, Tokyo)
　e-mail: hanawa.met@tmd.ac.jp
　Keywords：バイオマテリアル，金属材料，疲労，摩耗，腐食，毒性，合金開発，表面処理，承認申請，規格

ていただきたい．

本書を金属バイオマテリアル概論の教科書として，大学学部あるいは大学院の講義で使用すると90分講義6回分程度に相当するが，周辺知識も含めた講義を行えば15回は必要となろう．

2. 構成と内容

(1) 第1章：バイオマテリアルとしての金属

(1-1) バイオマテリアルとはなにか，(1-2) バイオマテリアルの種類：セラミック材料，高分子材料，(1-3) なぜ金属が使われるのか—金属材料の特徴—，(1-4) 合金とは何か，(1-5) 合金の結晶構造，の5項目から構成され，バイオマテリアルとその中での金属材料の位置づけが理解できる．

(2) 第2章：どこに使われるのか？—臨床応用例と問題点—

(2-1) 整形外科：人工関節，骨固定材，脊椎固定器具，(2-2) 循環器科：ステント・ステントグラフト，塞栓コイル，(2-3) 歯科：歯冠修復，欠損補綴，歯科矯正，歯内療法，口腔外科，の3項目から構成され，臨床現場で金属材料がどのように使用され，どのような問題があるのかについて解説している．

(3) 第3章：どんな材料が使われているのか？—金属バイオマテリアルの種類と性質—

(3-1) ステンレス鋼，(3-2) コバルトクロム合金，(3-3) チタン・チタン合金，(3-4) チタン-ニッケル合金，(3-5) タンタル，(3-6) 貴金属合金：歯科鋳造用金合金，歯科鋳造用銀合金，陶材焼付用合金，の6項目から構成され，医療用に使用される金属材料の概要を網羅している．

(4) 第4章：人体内での劣化の原因—耐久性とその評価—

(4-1) 生体環境因子，(4-2) 疲労とフレッティング，(4-3) 摩擦摩耗とトライボロジー，(4-4) 腐食：腐食とはなにか，不動態皮膜—腐食から金属をまもる—，摩耗による腐食促進，耐食性評価—腐食をはかる—，人体中での腐食，(4-5) 生体適合性，の5項目から構成され，生体環境とその環境下での疲労や腐食，生体適合性について解説している．

(5) 第5章：金属と生体とのかかわり—金属バイオマテリアルの表面反応—

(5-1) 金属材料の表面，(5-2) 表面水酸基と零電荷点，(5-3) 表面酸化物(不動態皮膜)の組成変化，(5-4) タンパク質の吸着，(5-5) 細胞の接着，(5-6) 細菌の付着・抗菌性，(5-7) 骨組織—材料界面，(5-8) 軟組織との界面，の8項目から構成され，金属材料表面と人体中での変化，生体組織との反応要素について解説している．

(6) 第6章：金属材料は人体に安全か？—毒性と安全性—

(6-1) 毒性の考え方，(6-2) 生命元素(生体必須元素)と毒性，(6-3) 毒性評価方法，(6-4) 金属アレルギー，(6-5) 発がん性，の5項目から構成され，金属材料の毒性に対する独特の解釈を展開している．

(7) 第7章：人体になじむ金属・人体に働きかける金属—生体適合性・生体機能性—

(7-1) 新しい生体用合金：チタン合金，ニッケルフリー合金，アモルファス合金，マグネシウム合金，(7-2) 金属を生体適合化・生体機能化する—表面処理・表面改質—：骨形成促進処理，骨形成防止処理，耐食性・耐摩耗性改善処理，高分子・生体機能分子による金属の生体機能化，(7-3) 表面形態制御—表面の形をつくる—，いかにして創られるか—金属バイオマテリアルの研究開発—，の3項目から構成され，新合金開発，表面処理法の開発，形態制御など，新しい金属バイオマテリアルの開発とその考え方を示している．

(8) 第8章：いかにして製品となるか—許認可制度—

(8-1) 医療機器承認制度，(8-2) 申請内容と規格，の2項目から構成され，実用化には欠かせない承認申請の概要について解説している．

(9) 付録

(9-1) 金属材料の組織と機械的性質，(9-2) 腐食の形態，(9-3) 金属バイオマテリアルの規格，金属製医療デバイスおよびこれらの試験法の規格，の3項目からなる．

3. 特徴

本書の特徴をまとめると次のようになろう．(1) 細部は脚注や付録に収められているので，本文を一気に通読することが可能である．(2) 金属材料に関して初学者が疑問に感じる点をうまく解説している．(3) 材料の種類と性質，腐食や疲労などの現象を実際に医療用に使用されている材料を例に取り説明している．(4) 金属バイオマテリアルの組成，機械的性質，材料と試験法に関するASTM，ISO，JISの規格が巻末にまとめてある．(5) 金属バイオマテリアルの問題点が各所で説明してあり，研究のヒントがちりばめられている．基本的事項の理解を助けるという方針は一貫しており，金属バイオマテリアルを勉強するためには必読の書であろう．

1-2 医療器具用金属系バイオマテリアルの基礎と応用
―医療器具への金属系バイオマテリアルの基礎・応用に関する英文書―

新 家 光 雄*

書籍：Metals for biomedical devices
　　　（edited by M. Niinomi），Woodhead Publishing Ltd., (2010)

生体用金属材料の物理的特性，力学特性，摩耗特性，腐食特性，評価法等の基礎からその加工プロセス，生体機能化表面処理技術，滅菌技術，さらには応用までを網羅した金属系バイオマテリアルの技術解説書である．本書は，4部構成で全16章からなり，金属系バイオマテリアルに関する各分野の世界的に権威ある研究者が執筆を担当している．

This book begins with an overview of metals used for biomedical applications, including metal selection for biomedical devices. Part II contains a discussion of mechanical behaviors, degradation and testing of metals used for biomedical devices, including physical, mechanical, and corrosion properties, fatigue and failure properties, mechanical testing and wear testing, and biocompatibility of metallic biomaterials. Part III has chapters on metal processing techniques used for biomedical applications, including forging metals and alloys used for biomedical applications, surface treatment of metallic biomaterials, coating used for metallic biomaterials, biocompatible polymer assembly on metal surfaces, and sterilization/cleaning of metallic biomaterials. Part IV focuses on specific applications of metals used for biomedical devices, including orthopedic applications of metallic biomaterials, new-generation metallic biomaterials, and degradable metallic biomaterials, made of Mg and Fe, used in cardiovascular stents and orthopedic fixation devices.

1. 趣　旨

　本書は，医療器具用金属系バイオマテリアルの選択を含め，最も代表的な金属系バイオマテリアルであるステンレス鋼，Co-Cr-Mo合金ならびにチタンおよびチタン合金から，形状記憶合金，貴金属合金，タンタル，マグネシウム合金，アモルファス合金および永久磁石材料までの金属系バイオマテリアルの全体像の解説から始まっている．続いて，疲労および破壊特性，力学的試験，摩耗試験，生体親和性試験を含む金属系バイオマテリアルの力学特性，劣化および試験，さらには鍛造プロセス，表面処理，表面被覆，バイオポリマー修飾および滅菌を含む金属系バイオマテリアルのプロセス技術についての解説がなされている．最後に，整形外科での応用，次世代金属系バイオマテリアルおよび心臓血管用ステントおよび整形外科固定器具用マグネシウム合金を含めた金属系バイオマテリアルの応用に焦点を当てた解説が記述されている．このように，本書は金属系バイオマテリアルの最近の情報を含めた基礎から応用までが記述されている，比較的上級研究者向けの書籍であり，4部構成で全16章からなっている．本書の総項数は420項であり，各章はそれぞれの分野で世界的権威である研究者が執筆しており，国際的に通用する金属系バイオマテリアルの専門書である．

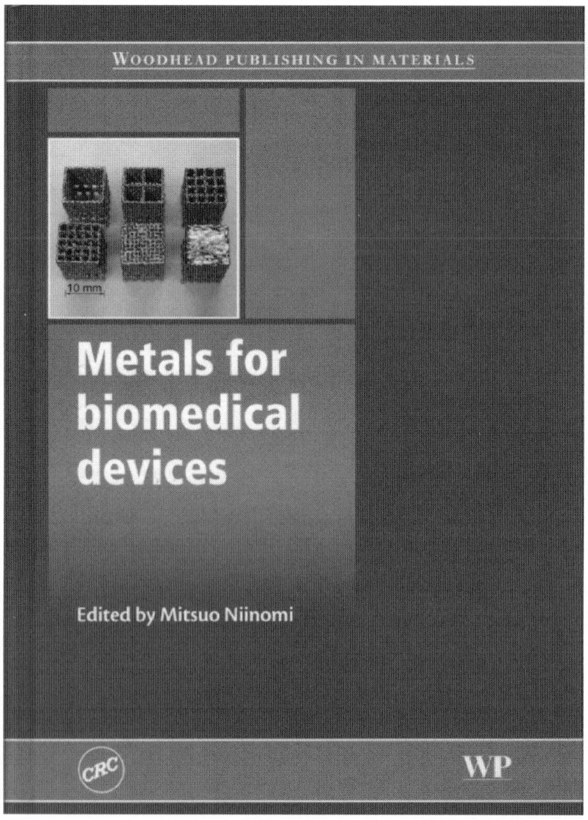

図1　EBM積層造形法により作製されたインプラントの外観が掲載されている"Metals for biomedical devices"の表紙．

---

*　東北大学金属材料研究所・教授（〒980-8577 宮城県仙台市青葉区片平 2-1-1）
　Mitsuo Niinomi (Institute for Materials Research, Tohoku University, Sendai)
　e-mail: niinomi@imr.tohoku.ac.jp
　Keywords：医療器具，金属系バイオマテリアル，力学特性，腐食，摩耗，加工プロセス，生体機能化表面修飾，生体親和性，滅菌，整形外科，生分解性

2. 構成と内容

(1) 第1部：一般的基礎

(1-1) 第1章：金属系バイオマテリアルと応用の概説

最も代表的な金属系バイオマテリアルであるステンレス鋼，Co-Cr-Mo合金ならびにチタンおよびチタン合金から，形状記憶合金，貴金属合金，タンタル，マグネシウム合金，アモルファス合金および永久磁石材料までの金属系バイオマテリアルの全体像が示されている．

(1-2) 第2章：材料選択

整形外科用金属系材料で求められる金属系バイオマテリアルの機能および耐久性に及ぼす因子が述べられ，金属系バイオマテリアルの腐食抵抗，力学的適合性等の生体適合性の支配因子およびそれらの試験法について記述されている．

(2) 第2部：医療器具用金属系バイオマテリアルの力学的挙動，劣化および評価

(2-1) 第3章：金属系バイオマテリアルの力学的特性

Co-Cr-Mo合金，純チタンおよびチタン合金等の金属系バイオマテリアルの力学的特性の基本的支配因子を結晶構造，すべり変形，転移相変態および再結晶の観点から記述し，強化法に関しても概説している．さらに，インプラントに要求される因子が骨組織との関係から示されている．

(2-2) 第4章：金属系バイオマテリアルの腐食

金属系バイオマテリアルの腐食試験法および電気化学的背景が示され，さらには金属系バイオマテリアルの生体内での腐食因子が示されている．

(2-3) 第5章：金属系バイオマテリアルの疲労破壊

金属系バイオマテリアルに関して，生体内外での疲労強度，切欠き疲労強度，疲労強度に及ぼす表面処理や表面修飾の影響，熱処理や加工熱処理による疲労強度の改善，き裂の進展挙動，擬似生体内および大気中でのフレッティング疲労強度，新開発のチタン合金製ワイヤーの疲労特性等が記述されている．

(2-4) 第6章：金属系バイオマテリアルの力学的試験

整形外科領域で用いられる金属系バイオマテリアルの擬似体液中での疲労およびフレッティング疲労試験法が示されている．次いで，代表的な金属系バイオマテリアルの擬似体液中での疲労およびフレッティング疲労挙動が述べられている．

(2-5) 第7章：金属系バイオマテリアルの摩耗試験と解析

バイオマテリアルの種々の摩耗試験法について解説し，腐食環境での摩耗試験法に関しても解説されている．摩耗シミュレーター試験に関しての情報も示されている．

(2-6) 第8章：生体活性セラミックス表面修飾チタン合金の製造と生体親和性

純チタンおよびチタン合金の生物学的，化学的および力学的特性を改善するため，機械的処理，溶射，ゾル・ゲル法，化学的・電気化学的処理およびイオンプレーティング等の表面修飾の解説がなされている．

(3) 第3部：金属系バイオマテリアルのプロセシング

(3-1) 第9章：鍛造した金属系バイオマテリアル

金属系バイオマテリアルからなるインプラントの鍛造プロセスの種類，鍛造プロセス条件等に関し解説している．

(3-2) 第10章：表面処理

体内およびインプラント間の相互作用に関連するバイオマテリアルの表面特性に関して述べている．

(3-3) 第11章：金属系バイオマテリアルの表面被覆

金属系バイオマテリアルへの生体活性セラミックス修飾の最近のトピックスならびに最近の純チタンおよびチタン合金の新しい生体活性表面修飾法に関して解説している．

(3-4) 第12章：金属系バイオマテリアルの生体親和性高分子修飾

チタン合金の生体機能化のためのMPC，PVAおよびPMVB等の高分子修飾およびその生体機能性を示している．

(3-5) 第13章：金属系バイオマテリアルの滅菌と清浄化

滅菌のコンセプトおよびチャレンジが述べられ，主な滅菌技術とその利点および限界が示されている．

(4) 第4部：金属系バイオマテリアルの応用

(4-1) 第14章：金属系バイオマテリアルの整形外科への応用

整形外科領域で使用される種々の金属系インプラントが示され，次いで人工股関節に関して，使用される金属材料，ステムのデザイン，固定法および関節表面等が記述されている．続いて骨折修復器具に関して，構造，機能，破損等に関連して記述されている．

(4-2) 第15章：次世代金属系バイオマテリアル

次世代の生体用ステンレス鋼，Co-Cr-Mo合金，チタン合金，マグネシウム合金や金属ガラスについて解説している．その中で，ポーラス金属，積層造形法等の新しい金属系バイオマテリアルに関するプロセシングも紹介されている．

(4-3) 第16章：心臓血管用生分解性金属系バイオマテリアル

マグネシウム系合金を中心に，鉄系合金からなる生分解性金属系バイオマテリアルに関して，これからの傾向を含め解説されている．

3. 特徴

金属系バイオマテリアルの種類，その生体活性セラミックスや高分子修飾，力学的特性，加工法，インプラントへの応用，滅菌法等，金属系バイオマテリアルの基礎から応用まで，金属系バイオマテリアルの全貌が理解できる一冊である．

バイオマテリアル研究の最前線

1-3 医療用金属材料概論
―金属系バイオマテリアル全般を網羅した教科書―

塙　　隆　夫*

書籍：医療用金属材料概論
　　　（編集：塙　隆夫），日本金属学会，（2010）

医療用に使用されている金属材料の必要性と問題点を理解するために必須の書であり，金属工学の基礎を学んだ材料工学を専門とする学生，大学院生，技術者などの，医療用金属材料に関する知識を必要としている方々を対象としている．全6章からなり，医療用金属材料の特徴から，金属材料の医療用途，医療における金属材料の問題点，医療用金属材料，表面処理・多孔質化，生体環境での性質と評価法まで全てを網羅している．医療用金属材料の基礎から応用まで学べる1冊である．

This book is a sort of bible for undergraduate and graduate students and engineers studied basic metallurgical engineering who need knowledge of metals for medicine to understand necessity and problems of metallic materials used in medicine and dentistry. The book contains 6 chapters: characteristics of metals for medicine, use in medicine, problem in medicine, metals and alloys for medicine, surface treatment and porous body, properties and evaluation techniques in biological environments. This book finally provides you the knowledge of metals for medicine from the basis to clinical applications.

1. 趣　　旨

本書は，社団法人日本金属学会第4分科（生体・福祉材料）のメンバーが中心となって執筆した．対象は，金属工学の基礎を学んだ材料工学を専門とする学生，大学院生，技術者などの，医療用金属材料に関する知識を必要としている方々である．本書は，医療用金属材料に関する必須事項を習得し，発展的に応用展開できる知識を身に付けることを目標に編集されている．

医療における診断と治療には多くの材料が使用されており，特に歯科や整形外科では，材料の進歩が治療技術の進歩をもたらしてきたといっても過言ではない．最近では，循環器科におけるステントや脳神経外科における脳動脈クリップなど，その用途はますます広がっており，体内埋入部材の約80％が金属製であることからも，金属材料が医療において極めて重要な役割を果たしていることは明白である．

最近では医療における材料の重要性が増しており，先端医療を実施するために材料の存在は必須となっている．医療用に要求される性能はその使用目的によって異なるが，基本となるのは人体機能の代替であり，多様な生体機能を持つ材料を創出することが必要であるが，臨床現場の医師，歯科医師，医療デバイス開発技術者は，必ずしも材料の重要性に目を向けていない．これは医療に限らず工学一般でよくみられる現象である．このような研究の注目度と現実的重要性との乖離は，生体材料の分野で特に大きい．

本書は，医療用に使用されている金属材料の必要性と問題点を理解するために必須である．

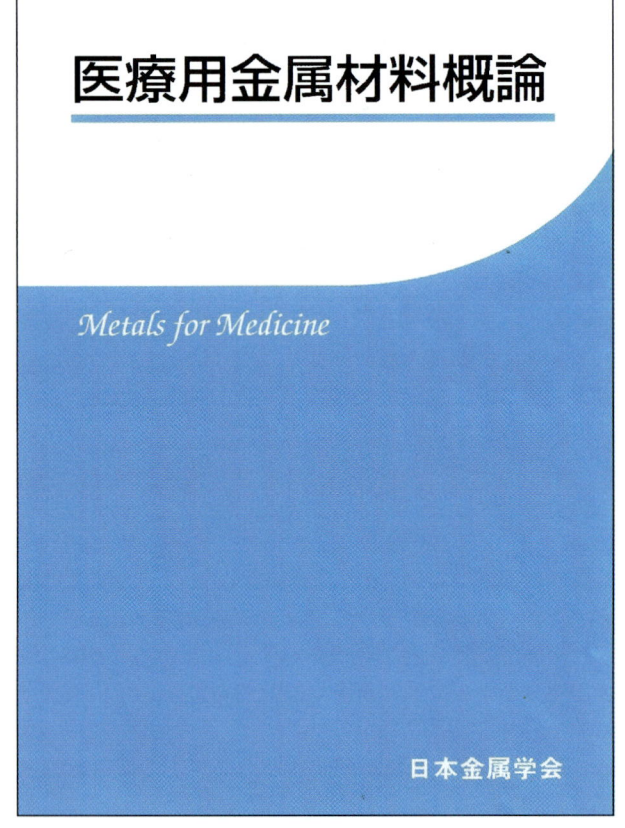

図1　『医療用金属材料概論』の表紙.

---

* 東京医科歯科大学生体材料工学研究所・教授（〒101-0062　東京都千代田区神田駿河台 2-3-10）
　Takao Hanawa (Institute of Biomaterials and Bioengineering, Tokyo Medical and Dental University, Tokyo)
　e-mail: hanawa.met@tmd.ac.jp
　Keywords：医療，金属材料，生体環境，表面処理，生体外評価，細胞評価，動物評価

2. 構成と内容

(1) 第1章：医療用金属材料の特色と現状

（1-1）金属材料の必要性，（1-2）医療用金属材料の歴史，（1-3）需要と国際市場，（1-4）医療用途と材料の種類，（1-5）医療用材料に必要な性質，（1-6）これからの医療用金属材料，の6項目から構成される．医療用金属材料の概要および本書の全体像が理解できることを目的としており，本章を一読するだけでもかなりの知識が得られる．

(2) 第2章：金属材料の医療用途

（2-1）整形外科：人工関節，骨固定，脊椎固定，（2-2）循環器科：ガイドワイヤー・カテーテル，ステント・ステントグラフト，塞栓コイルおよびクリップ，ペースメーカーハウジング他，（2-3）歯科：歯冠修復，欠損補綴，歯科鋳造用合金，歯科インプラント，歯科矯正，その他，の3項目から構成され，臨床現場でどのような金属材料がどのように使われているかを解説している．

(3) 第3章：医療における金属材料の問題点

（3-1）感染症，（3-2）MRIアーチファクト：アーチファクト発生原理，多様なMRI撮像法によるさまざまなアーチファクト，評価方法，アーチファクト対策，（3-3）金属アレルギー，（3-4）腐食：歯科における腐食事例，整形外科・循環器科における腐食事例，（3-5）摩耗：摩耗機構，摩耗特性とその改善，（3-6）破壊：疲労破壊，擬似生体内環境および生体内環境での疲労破壊，フレッティング疲労破壊，単発荷重による破壊，の6項目から構成され，医療現場で金属材料が引き起こす問題について詳述している．一般の生体材料の教科書ではこのようなマイナスのイメージを持たれるような章は設けておらず，本書独自の特徴的な章となっている．

(4) 第4章：医療用金属材料

（4-1）ステンレス鋼：生体材料としてのステンレス鋼，生体用ステンレス鋼の歴史，生体用ステンレス鋼の特性，研究開発動向，（4-2）コバルト・クロム合金：生体材料としてのコバルト・クロム・モリブデン合金，生体用コバルト・クロム合金の歴史，生体用コバルト・クロム合金の特性，今後の課題，（4-3）チタン・チタン合金：生体材料としてのチタン，生体用チタン材料の歴史，チタン材料の化学的特性，チタン材料の力学的特性，新合金開発，（4-4）形状記憶・超弾性合金：形状記憶効果の医用応用，マルテンサイト変態，形状記憶効果と超弾性効果，Ti-Ni合金の特性と形状記憶・超弾性処理，Ti-Ni合金の問題点と新合金の開発動向，（4-5）貴金属合金：貴金属，貴金属合金の所要性質，金，カラット，歯科鋳造用金合金など，（4-6）その他の合金：タンタル，マグネシウム合金，ジルコニウム合金，金属ガラス，の6項目から構成され，医療用に使用される金属材料に焦点を絞り，系統的に医療用金属材料の構成が学べるようになっている．本章は，便覧代わりにも利用できる．

(5) 第5章：表面処理・多孔質化

（5-1）表面処理の必要性，（5-2）ドライプロセス：表面組成・相制御，表面形態制御，（5-3）ウェットプロセス：電気化学的被覆，化学処理による表面改質層形成，（5-4）生体分子・生体機能分子の固定化：生体分子の固定化，生体機能分子の固定化，（5-5）再生医療への応用，（5-6）多孔質化：多孔質化の必要性，バルクとしての多孔質体，スキャッフォールドとしての多孔質体，将来展望，の6項目から構成され，金属材料の生体組織適合性や生体機能性を金属材料に付与するための技術・多孔質化の概要を解説している．

(6) 第6章：生体環境での性質と評価法

（6-1）力学的特性と評価法：医療用材料における力学特性の重要性，生体組織から見た医療用材料の力学特性，医療用材料に必要な力学特性，生体環境を意識した力学特性の評価法，（6-2）耐食性と評価法：腐食試験環境と代表的な医療用金属材料の腐食挙動，耐食性評価法の種類，腐食挙動に影響する生体内特有の因子，腐食試験における注意点，（6-3）表面反応と評価法：金属材料の表面と生体反応，表面酸化物（不動態皮膜）の解析，表面水酸基と電離，不動態皮膜の生体環境での変化など，（6-4）金属材料の毒性と安全性，（6-5）細胞による毒性評価法：細胞を用いた毒性試験の意義と位置づけ，細胞を用いた毒性試験の種類，材料の細胞毒性試験法など，（6-6）細胞適合性・機能性評価法：細胞種の選択，細胞適合性評価など，（6-7）抗血栓性評価法，（6-8）細菌の付着・バイオフィルム形成評価法，（6-9）動物埋入評価法：実験計画立案，周術管理，サンプルの摘出と保存など，の9項目から構成され，生体組織と接触した状態あるいは生体中での金属材料の挙動と生体環境を意識した材料評価について述べている．実際に研究などで評価を行う際には熟達した技術が要求されるが，本章では，どのような方法があるかを学ぶことができる．

3. 特徴

このように，本書の構成は他に類を見ない独特の構成となっているが，これは医療用金属材料を理解するための最適な道筋であるとの信念のもとに編集されているためである．医学と金属との接点を明快に解説した，医療用金属材料の開発，特性，問題点，評価法を網羅した待望の書であり，医療用金属材料を学ぶ医工学系学生・研究者には必携である．

1-4 生体医療用コーティングハンドブック
―バイオマテリアルコーティングの基礎と応用に関する英文参考書―

成 島 尚 之*

書籍：Biological and Biomedical Coatings Handbook
(edited by Sam Zhang), CRC Press, (2011)

医療用コーティングのプロセスと特性（第1巻）および応用（第2巻）に関するハンドブックであり，全19章からなる．各章は当該分野の専門家によって基礎から系統的に記述されており，研究者ばかりでなく初学者でも理解できるように工夫されている．コーティング膜としてはリン酸カルシウム，チタニアなどのセラミックスが中心であるが高分子や金属も含まれている．コーティング膜作製プロセスが詳しく記述されている点が本書の特徴となっている．応用分野としてはインプラント系デバイス，薬剤放出，バイオセンサーなどを対象としている．

This handbook consists of 19 chapters set out in two volumes focused on processing and characterization (Vol. 1) and applications (Vol. 2) of biological and biomedical coatings. Each chapter, authored by top researchers in their respective fields, is designed for both novice and expert researchers. The handbook provides a comprehensive introduction to the different phases of coatings such as calcium phosphates and titania; the wide array of applications of these coatings such as in implanted devices, drug release, and biosensing; and the involved processing steps.

1. 趣　旨

タイトルから分かるとおり，生体医療用コーティングに関するハンドブックであり，プロセスと特性編（Processing and Characterization，第1巻）と応用編（Applications，第2巻）の2冊からなる（図1）．第1巻は全9章，第2巻は全10章より構成される．各章は世界各国の各分野第一線で活躍する研究者により執筆されている．

総頁数は2巻合わせて900頁を越えているので，各章の平均の頁数は40頁以上である．編者のSam Zhangが Preface で述べているとおり，各章の著者には投稿段階において本文，参考文献，図面，表，すべてを合わせて最低A4で100枚以上との指示があった．加えて各章，最低2名による査読がなされ学術的なレベルが保証されている．実際に著者らの分担（第1巻第7章）に関しても査読者からタイトルや加えるべき表などに関して有益なコメントがあった．

本書は Advances in Materials Science and Engineering シリーズの一環として2011年に出版されたものである．このシリーズは材料工学分野における最先端の研究開発に関するup-to-dateな内容の紹介を主眼としている．加えて，本書はハンドブックとして，図表を通して各分野のポイントが把握できるように工夫され，表面処理を専門としない研究者や初学者にも配慮されている．各章末の参考文献も豊富である．学部授業の教科書としてはやや難解であろうが，研究室配属されている学部学生・大学院生には十分に理解できる内容である．

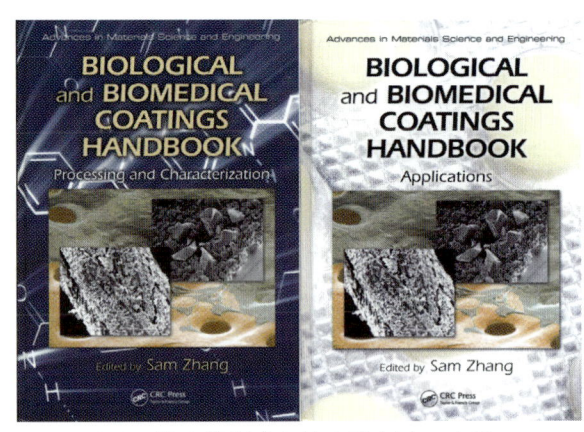

図1　第1巻（左）と第2巻（右）の表紙．

2. 構成と内容

(1) 第1巻：プロセスと特性

第1巻には生体医療用コーティング作製プロセスと特性が記述されている．以下に各章のタイトルを示す．なお，ハイドロキシアパタイト（$Ca_{10}(PO_4)_6(OH)_2$）は HAp と略すこととする．

第1章　骨様および有機改変骨様無機コーティング
第2章　ゾルゲル法による HAp ナノコーティング膜の合成と特性
第3章　電気泳動堆積法による HAp およびその他の医療用コーティング

---

* 東北大学大学院工学研究科材料システム工学専攻・教授（〒980-8579 宮城県仙台市青葉区荒巻字青葉6-6-02）
Takayuki Narushima (Department of Materials Processing, Tohoku University, Sendai)
e-mail: narut@material.tohoku.ac.jp
Keywords：コーティング，薄膜，プロセス，評価，セラミックス

第4章　溶射法によるバイオセラミックコーティング：
　　　HApおよびHAp基複合体
第5章　ナノ組織チタニアコーティング：作製とその特性
第6章　プラズマスプレー法により作製された自己修復性
　　　HApコーティングの力学・破壊挙動に及ぼす水熱処理に
　　　伴う結晶化の影響
第7章　気相析出法によるTi上へのバイオセラミックコーティング
第8章　層状に制御された高分子電解質膜コーティング
第9章　生体活性ガラスコーティングによる表面改質：再
　　　生医療へ向けた作製・評価・応用戦略

　多層高分子電解質膜を取り扱う第8章以外はバイオセラミックコーティングに関するものである．第1章で骨形成能向上を目的としたセラミックコーティング全般に関する記述があり，第2章以降でゾルゲル法(第2章)，電気泳動堆積法(第3章)，溶射法(第4章および第6章)，電気化学的方法(第5章)，気相析出法(第7章)などによるバイオセラミックコーティングがプロセスを中心に解説されている．コーティング膜の相はリン酸カルシウムを中心に，チタニア(第5章)やバイオガラス(第9章)も取りあげられている．
　著者らは第7章を担当し，化学的気相析出(CVD)法および物理的気相析出(PVD)法によるTi基板へのバイオセラミック膜の作製および生体内外評価を解説した．気相析出法の特徴である膜質制御性と薄層領域における膜厚制御性の良さを活かしたHAp，チタン酸カルシウム($CaTiO_3$)，リン酸三カルシウム($Ca_3P_2O_8$)，非晶質リン酸カルシウム(Amorphous Calcium Phosphate, ACP)などのコーティング膜の作製を紹介している．CVD法は制御可能なプロセスパラメータが多く，配向性を制御したリン酸カルシウム膜の作製が可能である．図2[1]にレーザーCVD法により作製した(002)および(300)配向HAp膜の表面形態を示す．PVD法の一つであるスパッタリング法に関しては，低温プロセスであることを利用したACP膜の作製と評価を中心に記述した．

(2) 第2巻：応用

　第1巻のコーティングの作製プロセスと特性を踏まえ，第2巻ではコーティング膜の医療分野への応用が述べられている．以下に各章のタイトルを示す．

第1章　ゾルゲル法による金属製インプラントへのHAp
　　　コーティング：特性と生体内外評価
第2章　非晶質カーボンコーティングの生物学的応用
第3章　炭素基材料の医療応用
第4章　生体用炭素基材料のインピーダンス分析
第5章　コーティング膜からの薬剤放出制御：理論と方法論

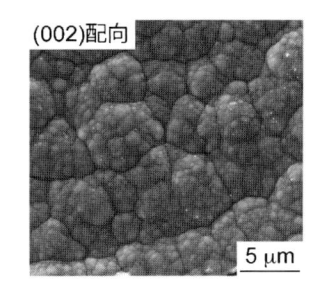

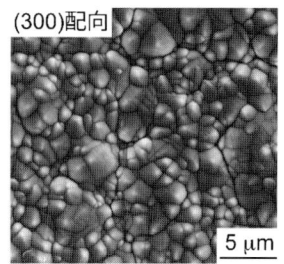

図2　レーザーCVD法により作製された配向性HAp
コーティング膜表面．
(文献(1)より改変し引用)

第6章　放出制御コーティング
第7章　整形外科用および歯科用インプラントの表面と
　　　コーティング
第8章　圧電効果を有する酸化亜鉛と窒化アルミニウムの
　　　マイクロ流体およびバイオセンサー応用
第9章　スパッタリング法により作製された形状記憶合金
　　　薄膜の医療応用
第10章　インプラント用生体活性コーティング

　応用分野としてはインプラント系デバイス(第1章，第7章および第10章)，薬剤放出(第5章および第6章)，バイオセンサー(第8章)などが取りあげられている．コーティング材料としては炭素を含めたセラミックスが中心であるが，形状記憶合金などの金属材料も言及されている．

3. 特　　徴

　これまでも，例えば生体活性セラミックスのコーティング[2]や医療用Tiの表面処理[3]に関しては成書の中でそれなりの頁数が割かれている．しかしながら，本書のように2巻にわたりセラミックス系を中心としながらも金属や高分子も含めた生体医療用コーティングを基礎から応用まで幅広く網羅した成書は見あたらない．特に，各コーティング膜製造プロセスに関する系統的かつ詳細な記述が本ハンドブックの大きな特徴となっている．

文　献

(1) T. Goto, T. Narushima and K. Ueda: Bio-ceramic coating on titanium by physical and chemical vapor deposition. In Biological and Biomedical Coatings Handbook: Processing and Characterization, ed. by Sam Zhang, CRC Press, Boca Raton, FL, (2011) 299-332.
(2) Handbook of Bioactive Ceramics Vol. I and Vol. II, ed. by T. Yamamuro, L.L. Hench and J. Wilson, CRC Press, Boca Raton, FL, (1990).
(3) Titanium in Medicine, ed. by D.M. Brunette, P. Tengvall, M. Textor and P. Thomsen, Springer, Berlin, (2001).

1-5 バイオマテリアルの基礎
―他分野の読者の理解を助ける
バイオマテリアルの基本を知るための教科書―

塙　隆夫*

書籍：バイオマテリアルの基礎
　　（編集：石原一彦，塙　隆夫，前田瑞夫），日本医学館，(2010)

本書は，専門外の分野でも内容が理解できることを目指した基本書であり，バイオマテリアルにおける異分野融合には必須の書である．基本的な知識体系を伝えることに主眼を置き，まったくの専門外の人にとって当該分野の俯瞰的ナビゲーターとなるような解説であることを目指している．本書は，バイオマテリアルを広く知り，専門外の材料についての理解を深めるために必読の書である．

This book is a sort of basic textbook to understanding unfamiliar field in biomaterials, independent of readers' professional field. The target of this book is to give basic academics of biomaterials and to be a review as comprehensive and useful navigator of unfamiliar field. This book finally provides readers the comprehensive knowledge of biomaterials to understand unfamiliar materials for the readers.

1. 趣　旨

バイオマテリアルの分野は，生体に関わる材料を共通の基礎として，基礎科学者，生命科学者，臨床家，企業研究者など，専門やバックグラウンドの異なる研究者・技術者が集う学際的なフォーラムであり，分野融合が最も有効に進んでいる領域である．しかし，ひとくちに材料といっても，有機，無機，金属など，それぞれまったく異なる性質を有しており，当該材料の専門家以外には理解しにくいことも少なくない．より緊密な学際協力を推進するためには，基本的な概念や手法，研究の進め方など，おたがいの研究基礎を理解しあうことが不可欠である．

そこで日本バイオマテリアル学会編集委員会では，バイオマテリアルを知るための入門書として本書を発刊している．本書では，学会誌「バイオマテリアル―生体材料―」上で6回にわたり特集した「異分野融合のためのバイオマテリアルの基礎」の原稿を基に編集を行っている．本書は，バイオマテリアルを広く知り，専門外の材料についての理解を深めるために必読の書である．

2. 構成と内容

(1) 第1章：金属系バイオマテリアル

(1-1) 概観：必要性と特徴，臨床応用と問題点，研究開発，(1-2) 種類と性質：ステンレス鋼，コバルトクロム合金，チタンとチタン合金，形状記憶と超弾性合金，貴金属合金，その他の合金，(1-3) 内部構造と力学的性質：結晶と

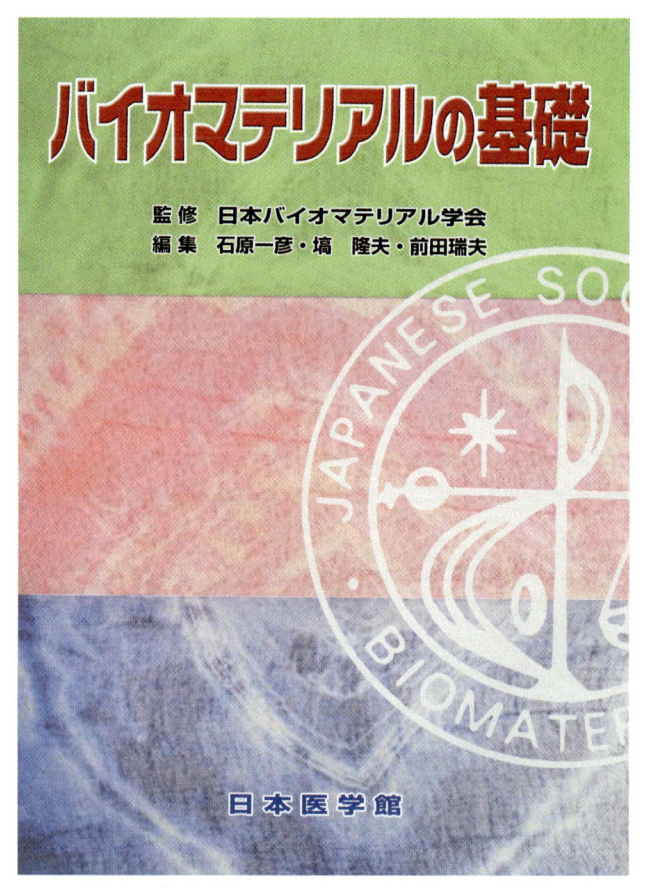

図1　『バイオマテリアルの基礎』の表紙．

---

* 東京医科歯科大学生体材料工学研究所・教授（〒101-0062　東京都千代田区神田駿河台2-3-10）
　Takao Hanawa (Institute of Biomaterials and Bioengineering, Tokyo Medical and Dental University, Tokyo)
　e-mail: hanawa.met@tmd.ac.jp
　Keywords：医療，金属材料，セラミックス，ポリマー，生体機能界面，評価，再生医療

結晶構造，弾性変形と塑性変形，すべり変形，転位，強化法，力学的性質評価法など，(1-4) 表面と耐食性：電気化学の基礎，腐食，腐食の評価法，(1-5) 表面処理：表面形態制御，表面組成と相制御，の5項目から構成される．金属系バイオマテリアルの基礎と全体像が理解できることを目的としている．

(2) 第2章：セラミックス系バイオマテリアル

(2-1) 特徴と種類：歴史的背景，人工関節用セラミックス，骨修復用セラミックス(人工骨)，深部がん治療用セラミックス，(2-2) 合成：ガラス，結晶化ガラス，多結晶焼結体，コーティング，ゾル-ゲル法，擬似体液を用いたバイオミメティック法，(2-3) 構造解析：X線回折法，赤外分光法，電子顕微鏡，X線光電子分光法，固体核磁気共鳴法分光法，多孔体の構造解析，(2-4) 物性：骨の特徴，セラミックスの化学的特性と生体との反応，セラミックスの機械的特性の支配因子，(2-5) 臨床応用の評価：要求される特性，評価の項目と手法，最近の評価法と標準化，の5項目から構成される．セラミックス系バイオマテリアルの基礎と全体像が理解できることを目的としている．

(3) 第3章：ポリマー系バイオマテリアル

(3-1) 生体に学ぶ分子設計：ポリマー系バイオマテリアルの特色，精密合成と生体機能界面の設計，自己組織化と超分子化学，分子認識とデリバリー技術，刺激応答性とヒドロゲル，生分解性と薬剤徐放，力学特性と組織融合，(3-2) 合成：重合とは，連鎖重合，逐次重合，ポリマーの構造制御，天然ポリマーと合成ポリマーの複合体，(3-3) ポリマーの化学構造の解析：ポリマーの溶解度パラメーター，化学構造の解析，ポリマー分子の形と大きさ，ポリマーの分子量，混入低分子物質の影響，(3-4) バルクと表面解析の基礎：ガラス転移点，結晶性ポリマー，示差走査型熱量分析，粘弾性の理論と測定，ポリマー表面の物性，(3-5) 臨床応用：血液浄化，輸血関連，循環器系人工臓器，の5項目から構成される．ポリマー系バイオマテリアルの基礎と全体像が理解できることを目的としている．

(4) 第4章：生体機能ソフト界面の設計

(4-1) スマート界面：9000年前のバイオマテリアル界面，表面極性のon-offスイッチ，蝶の羽のon-offスイッチ，刺激応答性ポリマーのon-offスイッチ，スマート化のダウンサイジング，(4-2) バイオミメティック界面：生体機能界面，細胞膜界面(化学・生物学的)，リン脂質ポリマー界面の特性，ポリエチレングリコール界面，有機-無機ハイブリッド，(4-3) 細胞操作弾性界面：細胞接着のメカノバイオロジー，弾性勾配界面設計による細胞メカノタクシスの誘導，弾性マイクロパターン化界面設計による細胞機能操作，(4-4) リン脂質機能界面：生体膜のモデルシステム，固体基板表面に固定化されたモデル生体膜，支持型脂質平面膜のバイオマテリアルとしての特徴，安定な脂質膜界面を創製する試み，(4-5) 糖鎖機能界面：糖鎖界面の形成と基本的な性質，糖鎖が認識する病原体や細胞，糖鎖とタンパク質の相互作用と病原体のセンシング，糖鎖マイクロアレイ，(4-6) ペプチド機能界面，ペプチドに秘められたポテンシャル，ペプチド探索の実際，ペプチドの結合特性と界面構築，ペプチドのターゲットとしての合成高分子，高分子結合性ペプチド，の6項目から構成される．生体機能界面の基礎と全体像が理解できることを目的としている．

(5) 第5章：バイオマテリアルの分子生物学による評価と設計

(5-1) 分子生物学の基礎知識：遺伝子工学の基礎，細胞工学の基礎，生物学的評価技術の基礎，タンパク質工学の基礎，糖鎖工学の基礎，(5-2) バイオマテリアルの安全性評価：生体と材料の相互作用，生体安全性評価，生体適合性評価，(5-3) バイオマテリアルの生物学的評価技術：細胞接着とシグナル伝達，遺伝子発現，細胞の応答，組織学と顕微鏡，生体イメージング，(5-4) タンパク質工学を用いたバイオマテリアルの設計：生物を利用した人工タンパク質の合成，人工タンパク質のデザイン，人工タンパク質の固定化，タンパク質性基材とポリペプチドの複合化，材料へのポリペプチドの担持，(5-5) 組換えタンパク質の発現と糖鎖修飾：組換えタンパク質の発現，翻訳後修飾と糖鎖修飾，組換えタンパク質の糖鎖修飾と機能，の5項目から構成される．バイオマテリアルの開発と評価に必要な分子生物学の基礎と全体像が理解できることを目的としている．

(6) 第6章：再生医療とバイオマテリアル

(6-1) 幹細胞と再生医療：ES細胞，iPS細胞，体性幹細胞，幹細胞のためのバイオマテリアル，(6-2) バイオマテリアルとしての細胞：神経細胞，血液細胞，肝細胞，膵細胞，骨芽細胞，心筋細胞，口腔粘膜上皮細胞，(6-3) 再生医療に必要なバイオマテリアル：足場材料，細胞成長因子，の3項目から構成される．再生医療とバイオマテリアルとの関係と再生医療の全体像が理解できることを目的としている．

3. 特徴

本書は，読者の専門が異なる分野でも内容が理解できることを目指した基本書であり，バイオマテリアル分野において，異分野融合には欠かせない書である．基本的な知識体系を伝えることに主眼を置き，まったくの専門外の人にとって専門外分野の俯瞰的ナビゲーターとなるような解説となることを目指している．一読すれば，バイオマテリアルの全体像と現状が理解できる．

1-6 未来型人工関節を目指して
―将来を見据え人工関節の研究開発を網羅的に解説した教科書・参考書―

中野 貴由* 吉川 秀樹**

書籍：未来型人工関節を目指して―その歴史から将来展望まで―
（編集：吉川秀樹，中野貴由，松岡厚子，中島義雄），日本医学館，(2013)

人工関節の歴史から将来展望までを含む人工関節の研究者・開発者，さらには患者にとってバイブルともいうべき教科書・参考書である．全9章からなり，人工関節市場から，人工関節開発の歴史，人工関節の設計法，実際の置換術，構成する材料，カスタム化，表面処理法，周囲骨の評価法，製品化にあたっての薬事申請まですべてを網羅している．人工関節の基礎から応用まで学べる最新の1冊である．

This book is a sort of bible containing the development of artificial joints from its history to future prospects for researchers and developers of artificial joints and patients. It consists of 9 chapters focusing on the market of orthopedic implants, the history and development of joints, the optimal design of joints, the current trend of arthroplasty, the various materials for biomedical applications, the developmental strategy for customized implants, the surface coatings for improvement of bone tissue compatibility, the bone cell function and evaluation of bone quality, and the approval and standardization to novel medical devices. This book finally provides the knowledge of artificial joints from the basic science to clinical applications.

1. 趣 旨

本書は，未来型人工関節を目指し，材料から製品化まで，基礎研究から臨床応用までを網羅した参考書・教科書となっている．副題のとおり，人工関節開発の歩んできた歴史から現在の人工関節，さらには人工関節の未来予想図に至るまでを網羅している．初心者から人工関節研究者・開発者，臨床医といった専門家までを広く対象とし，第一線で活躍する科学者，臨床医，企業研究・開発者のみならず，行政府も含め総勢87名で完成させた渾身の1冊といえる．人工関節の現在・過去[1]を専門家の視点から客観視することで，人工関節を中心とした関連デバイスの長寿命化，カスタム化，再生医学的要素の付与など人工関節の未来を俯瞰するための最新の要素技術がすべて込められている．全9章からなり，人工関節ならびに関連科学・技術の新たなバイブル・指南書である．

総頁数は400頁を超え，カラー図面を多数用いることで，様々な基礎科学・医学，臨床現場での実際の術式，計算機シミュレーション・医療用ナビゲーション手法，積層造形をはじめとするカスタム化手法，そして製品の薬事認可・標準化に至るまでの基礎から応用までを示している．さらに，大阪大学医学系研究科（整形外科学）吉川秀樹教授，大阪大学工学研究科 中野貴由教授，国立医薬品食品衛生研究所 松岡厚子部長（現 PMDA；医薬品医療機器総合機構），ナカシマメディカル㈱ 中島義雄社長が編集し，医学・工学・行政府・産業界を越え，さらにオールジャパン体制での執筆者による成書とすることで，今後大きく発展が期待される日本の生命科学・医療産業への道しるべとなっている．

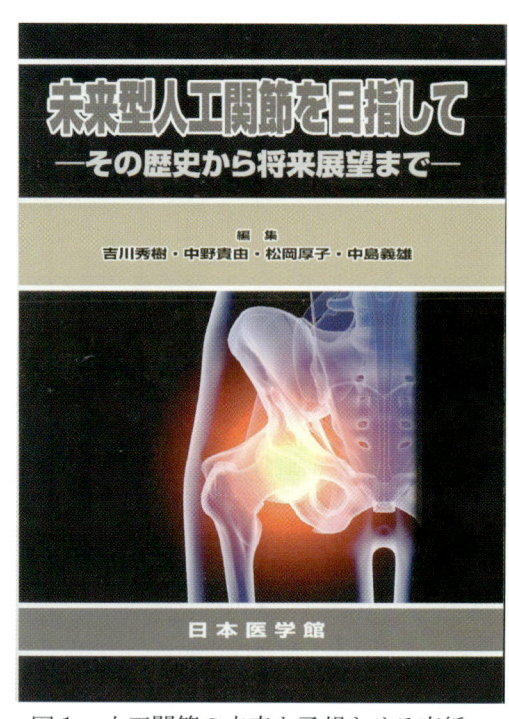

図1 人工関節の未来を予想させる表紙．

---

* 大阪大学大学院工学研究科マテリアル生産科学専攻・教授（〒565-0871 大阪府吹田市山田丘2-1）
** 大阪大学大学院医学系研究科外科系臨床医学専攻・教授（〒565-0871 大阪府吹田市山田丘2-2）
 * Takayoshi Nakano (Division of Materials and Manufacturing Science, Graduate School of Engineering, Osaka University, Suita)
** Hideki Yoshikawa (Department of Orthopaedic Surgery, Osaka University Graduate School of Medicine, Suita)
   e-mail: nakano@mat.eng.osaka-u.ac.jp
   Keywords：バイオマテリアル，人工関節，骨質，骨微細構造，積層造形，アパタイト配向性

2. 構成と内容

(1) 第1章：人工関節市場の現在と未来

(1-1) 未来型人工関節開発への方向性と動向，(1-2) 現在の人工関節・骨インプラントの市場，(1-3) 人工関節の市場動向，(1-4) 人工関節の日本・アジア・世界市場予測，(1-5) カスタムメードインプラントの市場ニーズ，(1-6) スーパー特区(先端医療開発特区)，の6項目から構成され，未来型人工関節を開発するにあたっての理解すべき現状のニーズ，市場の把握と今後の国内外での人工関節市場を正確に把握することを目的としている．

(2) 第2章：人工関節・インプラントの開発の現状と歴史

(2-1) 人工膝関節，人工股関節の種類とその特徴，(2-2) 人工膝関節の開発の歴史，(2-3) 人工股関節の開発の歴史，(2-4) その他の整形外科用インプラントの開発状況，(2-5) 歯科用インプラントの開発の現在と未来，(2-6) 手術用器械の現在と未来，(2-7) 人工関節の問題点，の7項目から構成され，先人に学ぶ人工関節の開発と現状の人工関節，整形外科インプラント，手術器械の現状・未来・問題点について解説している．

(3) 第3章：人工関節・インプラントの設計・加工

(3-1) 人工膝関節のデザイン，(3-2) 人工股関節のデザイン，(3-3) 応力解析を用いた設計，(3-4) 人工関節・インプラントの加工法，(3-5) 新しい人工関節・インプラントの設計，の5項目から構成され，人工関節の基本設計から応力解析，加工法，新規人工関節までを網羅している．

(4) 第4章：人工関節の置換術

(4-1) 人工関節置換術の適用疾患，(4-2) 人工股関節のデザイン，(4-3) 人工股関節置換術の現在，(4-4) 人工関節置換術の未来，の4項目から構成され，実際の臨床現場での適用疾患や人工関節置換術について示すとともに，手術用ロボットやナビゲーションシステム，CGシステムに代表される未来の人工関節置換術について解説している．

(5) 第5章：人工関節に利用される材料の現在と未来

(5-1) 医療用金属系材料，(5-2) 医療用高分子材料，(5-3) 医療用セラミックス系材料，の3項目から構成され，金属・セラミックス・高分子に代表される人工関節を構成する数多くのバイオマテリアルの基本特性，さらには現状と未来のバイオマテリアルの方向性について解説している．

(6) 第6章：カスタマイズドインプラントの現状と必要性

(6-1) 科学技術戦略推進プロジェクトにおけるカスタマイズドインプラント開発戦略，(6-2) 材質の制御とカスタマイズ，(6-3) 形状のカスタマイズ方法，(6-4) カスタマイズのための手法(電子ビーム・レーザービームを用いた積層造形法を含む)，の4項目から構成され，政府の国家プロジェクトとして推進されている未来型人工関節研究のポイントと最新の知見について紹介している．

(7) 第7章：表面処理技術

(7-1) 組織適合性向上を目的とした表面処理，(7-2) 組織適合性の付与のための表面処理法，(7-3) 形状のカスタマイズ方法，の3項目から構成され，バイオマテリアルと生体組織の界面をつなぐための現状ならびに最先端の表面処理技術とその手法について示している．

(8) 第8章：人工関節・周囲骨の評価方法

(8-1) 骨系細胞の種類と働き，(8-2) 関節軟骨における力学環境と細胞動態，(8-3) 骨質の評価法(コラーゲン架橋)，(8-4) 骨質の評価法(骨梁構造)，(8-5) 骨質の評価法(生体アパタイト配向性)，(8-6) 海綿骨の応力解析法，(8-7) 人工関節の評価法，の7項目から構成され，未来型人工関節の研究には欠かせない骨系細胞の振る舞いや骨の内部構造，さらには骨質の様々な評価方法とその重要性を示している．

(9) 第9章：人工関節の標準化と薬事申請

(9-1) 薬事申請のための基礎知識，(9-2) 標準化のための経済産業省の取組み，(9-3) 薬事承認の迅速化に向けた厚生労働省の取組み，(9-4) 標準化に向けた試験方法，(9-5) カスタマイズドインプラントのための標準化，(9-6) スーパー特区と薬事申請，の6項目から構成され，製品化のために必要な標準化と薬事申請の基礎知識，要求される試験手法，さらには行政府の取り組みについてまとめている．

3. 特徴

「この一冊で人工関節のすべてがわかる(東京大学医学系研究科(整形外科学)田中栄教授)」の帯のフレーズからもわかるように，今後ますます深刻になる高齢化社会での人工関節のあり方について，医歯薬工連携，産官学連携，オールジャパン体制で執筆されており，手元に是非おいておきたい1冊となっている．

文 献

(1) J. Charnley: Total hip replacement by low-friction arthroplasty, Clin. Orthop. Rel. Res. **72** (1970) 7-21.

1-7 ポリマーバイオマテリアル―先端医療のための分子設計―
―ポリマーを医療現場に導入するための分子設計に関する入門書―

石　原　一　彦*

書籍：ポリマーバイオマテリアル―先端医療のための分子設計―
（著：石原一彦），コロナ社，（2009）

医療デバイスに利用する要素材料の一つであるポリマーは，様々な化学構造を持つモノマーの重合反応によって合成される分子量の大きな分子である．バイオマテリアルとしての特性・機能を分子内に導入する分子設計は不可欠な技術である．これを理解するために，本書はポリマーの合成，基礎物性を解説しながら，これまで医療デバイスとして実際に応用されてきているポリマーの分子設計に触れており，これらの研究者には必読の入門書である．

One of the useful materials to fabricate biomedical devices is polymer, which is synthesized from various kinds of monomers by polymerization reaction. During developing the polymer biomaterials, molecular design of polymer is significant technology for introduction of properties and functions in the polymer molecules. To understand this technology, in this book, synthesis of polymer and fundamental properties of them are explained. Moreover, molecular design of polymers for clinically applicable biomedical devices is demonstrated. Thus, this book is a must primer for these biomaterials researchers.

1. 趣　　旨

本書では，新たなポリマーバイオマテリアルを中心に，医療機能性を考え，その分子設計概念について解説している．

高齢社会に突入し，質の良い医療の提供が求められるようになってきていることは周知の事実である．医療は直接患者と接している医師だけでなく，周辺技術の開発過程において様々な分野の先端科学を結集して実行されてきているのである．中でも医療デバイスは治療や検査・診断を補助することから，生体内に長期間埋め込んで生体臓器の機能の一部を代替することまで，その役割は多岐である．安心，安全の観点からも個々に滅菌包装された医療デバイスが一般に広く普及している．一方，従来，医療デバイスを創製する際には，そこに利用するマテリアルの選択が，医療機能とは大きく異なった視点でなされてきた．これからの低侵襲医療への展開や組織再生医療，遺伝子操作技術を基盤とした医療など，医療新技術の開拓を考えると，利用する医療デバイスに求められるマテリアルの選択基準は大きく変化する．

ここでは様々なポリマーの分子設計方法について，バイオマテリアル創製に"新しい概念"を提示し，かつその研究が"臨床段階"あるいはそれに近い段階まで進んでいることを条件に選択している．すなわち，これまでの成功実例に基づく入門書としている．

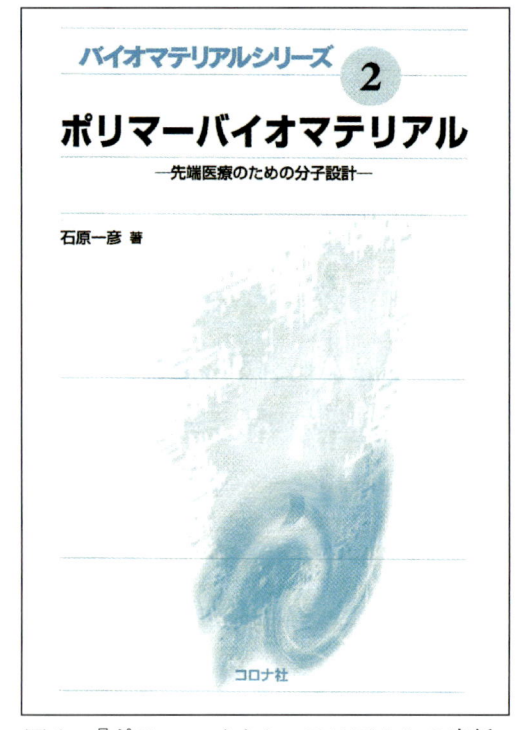

図1　『ポリマーバイオマテリアル』の表紙．

2. 構成と内容

(1) 第1章：序説

(1-1) 現在の医療に欠かせないポリマーについて，(1-2) ポリマーとバイオマテリアルとの違い，(1-3) マテリアル設計の重要性とポリマー分子制御の基礎，の3項目から構

---

* 東京大学大学院工学系研究科マテリアル工学専攻・教授（〒113-8656 東京都文京区本郷7-3-1）
　Kazuhiko Ishihara (Department of Materials Engineering, School of Engineering, The University of Tokyo, Tokyo)
　e-mail: ishihara@mpc.t.u-tokyo.ac.jp
　Keywords：バイオマテリアル，ポリマー，分子設計

成され，バイオマテリアルとしてのポリマーの有用性と，担持すべき機能・特性について解説している．従来の工業材料としてのポリマーと，ポリマーバイオマテリアルとの違いを明確にし，そのための分子設計の必要性について解説している．

(2) 第2章：ポリマー生成の化学反応

ポリマーを合成する化学反応として，(2-1) 付加重合，(2-2) 重縮合，(2-3) 重付加，(2-4) 開環重合，を解説するとともに，さらに，(2-5) 分子構造の制御法および(2-6) バイオ分子との複合化，の6項目から構成されている．

(3) 第3章：ポリマーバイオマテリアルの生体親和性

(3-1) 生体環境と接触する界面の重要性，(3-2) タンパク質の吸着にかかわる要因，(3-3) 細胞の応答，(3-4) マテリアルが生体から受ける影響，の4項目から構成され，バイオマテリアルとして要求される特性・必要な機能について解説している．

(4) 第4章：接着の概念を変えた生体組織内でのポリマーの合成

(4-1) 生体組織との接着，(4-2) エナメル質への接着，(4-3) 象牙質への接着，(4-4) 歯科用金属，セラミックスへの接着，の4項目から構成され，実際の歯科臨床現場での適用される接着剤としてのポリマーバイオマテリアルについて紹介している．特に，生体内において重合反応を行う新しい概念と，このためのモノマーの分子構造について解説している．

(5) 第5章：ポリマーの相分離を利用した空間的機能発現

(5-1) ミクロ相分離構造の構築と生体親和性，(5-2) 相分離構造を基盤とするポリマーミセルと高機能生理活性分子送達システム，(5-3) ポリイオンコンプレックスを基盤とした自己組織体形成，の3項目から構成され，ポリマーの特徴である相分離現象を利用し，異なる特性を有する表面や分子集合体の構築法について解説している．表面では生体親和性が発現すること，分子集合体では新しい薬物キャリアとしての有効性を示している．

(6) 第6章：人工細胞膜表面構造のポリマーバイオマテリアル

(6-1) 細胞膜表面構造の特殊性とマテリアル設計，(6-2) 人工細胞膜構造による自由水界面の創製，(6-3) 水の構造制御と生体親和性の相関，(6-4) 人工細胞膜表面をもつ医療用デバイス，の4項目から構成され，生体親和性表面としての細胞膜模倣の有効性とこれを実現するポリマーの分子設計の一例を示している．この界面で発現する生体親和性，特にタンパク質吸着抑制の機構について界面の水の構造に着目して解説している．人工細胞膜表面を持つ医療デバイスとして，人工心臓と人工股関節について例示している．

(7) 第7章：ポリマーの相転移現象による刺激応答性界面創製と細胞工学への展開

(7-1) 刺激応答性ポリマーと界面特性制御，(7-2) 温度応答性ポリマー界面での細胞接着の制御，の2項目から構成され，外部刺激によるポリマーの相転移現象と表面特性の変化および細胞の接着特性の変化につなげる表面創製を紹介している．細胞培養基材として利用することで，細胞をシート状に回収でき，新しい治療に適用できることを示している．

(8) 第8章：動的機能を組み入れたバイオマテリアルとしての超分子

(8-1) 分子貫通型ロタキサン構造，(8-2) ポリロタキサンの機能，の2項目から構成され，界面での分子運動性と生体成分との相互作用に関連させて解説している．

(9) 第9章：体内で分解するポリマーバイオマテリアル

(9-1) 生体内分解吸収性ポリエステルの合成，(9-2) 脂肪族ポリエステルの臨床応用，(9-3) 新しい生分解性ポリマーの分子設計，の3項目から構成され，生体埋め込み材料としてだけでなく組織再生医療にも利用されるポリマーについて紹介している．

(10) 第10章：新時代のポリマーバイオマテリアルとは

(10-1) ナノテクノロジーとバイオテクノロジーの融合，(10-2) ナノバイオ領域のサイエンスからエンジニアリングへ，(10-3) ナノバイオエンジニアリングの展開，(10-4) ナノバイオの新研究領域，の4項目から構成され，ナノテクノロジーとバイオテクノロジーから生まれる新しい医療と，それに適用するバイオマテリアルについて解説している．

3. 特　徴

「本書が，バイオマテリアル研究に関して，これまでのポリマー分子設計の進歩を記す一つのマイルストーンとなり，若い世代にその流れが引き継がれていく機会を与えることができれば，大変幸せである（著者）」からもわかるように，医療デバイスの開発を目指して，これまでの実例を学びつつ新しいポリマーの分子設計を行う際にまず読んでおきたい1冊となっている．

1-8 セラミックバイオマテリアル
―バイオセラミックスに関する入門書―

中　村　美　穂*

書籍：セラミックバイオマテリアル
　　　（編者：岡崎正之，山下仁大），コロナ社，(2009)

セラミックス系バイオマテリアルの教科書として位置づけられており，15回の講義で完結する内容と分量が7章で構成されている．そのため，理工学分野や医歯薬学分野の学生が自主学習したり，講義の教材として活用するのに適している．さまざまな分野の専門家が各人の個性を生かしながら執筆しており，工学分野での「セラミックス」の知識と医歯薬学分野での「バイオ」の知識をうまく融合するように工夫されている．

The book is intended for use in an introductory course on ceramic biomaterials. It provides the reviews of aspects of material engineering and biomedical science. All aspects of biomaterials science are thoroughly addressed from ceramic science to medical applications. Eight contributors from academic fields of ceramics, dentistry and biology detail the principles of material science, biological interactions and biomedical applications.

1. 趣　旨

本書は，バイオマテリアルシリーズ（①金属バイオマテリアル，②ポリマーバイオマテリアル―先端医療のための分子設計―，③セラミックバイオマテリアル）の一環として，2009年に出版された．このシリーズはバイオマテリアル分野における教科書として位置づけられている．理工学分野や医歯薬学分野の学生が自主的に学習したり，教員が教材として活用するのに便利なように，15回の講義で完結する内容と分量になっている．工学分野での「セラミックス」の知識と医歯薬学分野での「バイオ」の知識をうまく融合するように工夫されている．巻末の引用・参考文献も豊富であり，詳細な知識を得るためのさらなる自主学習にも役立つ．

2. 構成と内容

総頁数は197頁であり，セラミックバイオマテリアルの概論から最先端研究について，7つの章立てで構成されている．以下に各章の概要と各項目のタイトルを示す．

(1) 第1章　バイオマテリアルとは(岡崎正之著)

【概要】バイオマテリアルの歴史，課題，方向性などが概説されており，知識の習得のみならず，研究者としてのフィロソフィーが示されている．

【項目】1.1 バイオマテリアルの歴史的変遷，(1.1.1) 温故知新，(1.1.2) バイオマテリアルの登場，1.2 バイオマテリアル研究登場の機運と背景，1.3 バイオマテリアルの分類と用途，1.4 バイオマテリアルと人工臓器，(1.4.1) 人工臓器の概念，(1.4.2) 人工心臓，(1.4.3) 人工腎臓，(1.4.4) その他の人工臓器，(1.4.5) 人工軟組織および人工硬組織，1.5 バイオマテリアルの目指すもの，1.6 バイオマテリアルの課題．

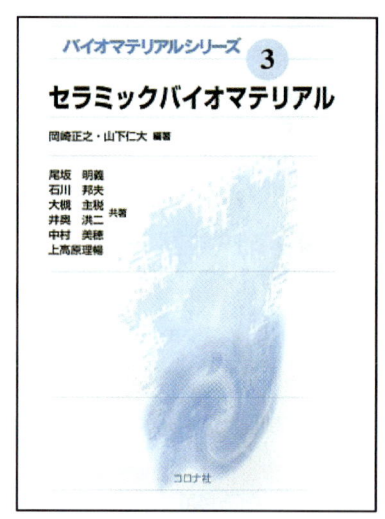

図1　『セラミックバイオマテリアル』の表紙．

(2) 第2章　セラミックスの科学(尾坂明義著)[1]

【概要】セラミックスの分類，焼結機構，材料特性が概説されており，セラミックス科学の基礎の学習に適している．

【項目】2.1 セラミック材料の概観，2.2 セラミック材料の構造，(2.2.1) 化学結合から見たセラミックス，(2.2.2) 原子配列構造，(2.2.3) 縮合型ケイ酸塩とリン酸塩系酸化物，(2.2.4) ―OH基を含むセラミックス，2.3 セラミック材料

---

*　東京医科歯科大学生体材料工学研究所・准教授（〒101-0062　東京都千代田区神田駿河台2-3-10）
　 Miho Nakamura (Institute of Biomaterials and Bioengineering, Tokyo Medical and Dental University, Tokyo)
　 e-mail: miho-bcr@tmd.ac.jp
　 Keywords：バイオセラミックス，硬組織，材料―細胞間相互作用

の作製，(2.3.1) 焼成と焼結，(2.3.2) 粒子の表面と焼結の機構，(2.3.3) ガラスとガラスの結晶化，(2.3.4) 生体材料ガラスセラミックスの例，(2.3.5) ゾル-ゲル法，2.4 セラミック材料の破壊と強度，(2.4.1) セラミックスの微細構造，(2.4.2) セラミックスの理論強度と実測強度，(2.4.3) 寿命予測-ワイブル分布，(2.4.4) 高強度化の手法.

(3) 第3章 セラミックバイオマテリアルの科学（中村美穂，山下仁大著）[2]

【概要】細胞生物学の基礎，セラミックスと細胞の相互作用が概説されており，バイオマテリアル分野における細胞生物学の学習に適している.

【項目】3.1 セラミックバイオマテリアルと細胞，(3.1.1) バイオインタフェース，(3.1.2) バイオインタフェースにおける細胞挙動，(3.1.3) 生体硬組織とセラミックバイオマテリアル，(3.1.4) バイオミネラリゼーション機構，(3.1.5) 硬組織進化から見たバイオミネラル，3.2 組織工学用生体活性セラミックス，(3.2.1) 再生材料とスキャフォールド，(3.2.2) ES細胞，iPS細胞への応用，(3.2.3) エレクトロベクトル効果.

(4) 第4章 硬組織の化学（石川邦夫著）[3]

【概要】硬組織ミネラルと人工材料の相違，硬組織の解剖学について材料科学的見地から概説されており，硬組織化学，解剖学の学習に適している.

【項目】4.1 無脊椎動物と脊椎動物の硬組織組成，4.2 骨組織の組成と変化，4.3 骨組織の構造と機能，4.4 骨の発生と成長，4.5 骨リモデリングと細胞，4.6 歯の構造，4.7 リン酸カルシウムの物理化学.

(5) 第5章 医用セラミックス（大槻主税著）[4]

【概要】医用セラミックス市販品の紹介，材料設計と機能が概説されており，基礎研究から臨床応用へ向けての研究の方向性が示されている.

【項目】5.1 医用セラミックスの歴史と現状，5.2 骨や関節を修復するセラミックスの役割，5.3 セラミックスの生体に対する挙動に基づいた分類，(5.3.1) 生体不活性セラミックス，(5.3.2) 生体活性セラミックス，(5.3.3) 生体吸収性セラミックス，(5.3.4) リン酸カルシウムペースト，5.4 歯科領域で用いられるセラミックス，(5.4.1) 歯科用陶材，(5.4.2) 充てん材およびセメント，5.5 セラミックスの生体機能を生かす材料設計，(5.5.1) 生体活性結晶化ガラスA-Wの設計概念，(5.5.2) 結晶化ガラスA-Wと骨組織の結合機構，(5.5.3) 生体活性ガラスと骨組織の結合機構に基づく材料設計，(5.5.4) 生体活性セラミックスの特性を生かす金属材料の表面処理，5.6 生体中の反応を模倣した材料設計，(5.6.1) 生体を模倣した水溶液の利用，(5.6.2) 擬似体液の調整法，(5.6.3) SBFを用いた有機高分子表面への骨類似アパタイトの形成，(5.6.4) 天然有機高分子表面を利用したバイオミメティック環境での骨類似アパタイト層の形成，(5.6.5) アパタイトの不均一核を誘起する官能基の配列，5.7 生体機能を修復するセラミックスの新しい設計，(5.7.1) 生体の機能を促進するセラミックス，(5.7.2) 治療を支援するセラミックス（がん治療用セラミックス）.

(6) 第6章 リン酸カルシウム系セラミックバイオマテリアルの創製法（上高原理暢，井奥浩二著）[4]

【概要】アパタイト合成法，金属表面へのコーティング，有機物との複合について概説されており，バイオマテリアル分野における材料学の学習に適している.

【項目】6.1 アパタイト合成法，6.2 金属表面へのリン酸カルシウムコーティング法，6.3 リン酸カルシウムセメント，6.4 骨置換材としての炭酸アパタイト，6.5 生体活性セラミックス/セラミックス複合体，(6.5.1) アパタイト/β型リン酸三カルシウム，(6.5.2) 結晶化ガラス，(6.5.3) アパタイト/ジルコニア，(6.5.4) アパタイト/各種セラミック柱状粒子，(6.5.5) アパタイト/酸化亜鉛ユージノールセメント複合材料，6.6 生体活性セラミックス/ポリマー複合体，(6.6.1) アパタイト/ポリエチレン複合体，(6.6.2) アパタイト/ポリ乳酸，(6.6.3) リン酸カルシウム/コラーゲン，(6.6.4) 歯科分野で用いられる複合材料.

(7) 第7章 生体親和性（岡崎正之著）

【概要】生体親和性に関わる免疫学的知識，評価方法が概説されており，バイオマテリアル分野における生理学，組織学，解剖学，生化学といった生物学的知識の必要性が示されている.

【項目】7.1 生体親和性の概念，7.2 生体反応，7.3 免疫反応，7.4 生体由来材料，7.5 生物学的安全性評価.

3. 特　徴

　本書は，さまざまな分野の専門家が各人の個性を生かしながら執筆しているため，工学分野での「セラミックス」の知識と医歯薬学分野での「バイオ」の知識を余すところなく学習することが可能である．最近，ES細胞やiPS細胞を使用した硬組織再生研究も始まった．ますます発展する再生医療分野において，高い生体親和性と硬組織ミネラルと類似した組成を有するセラミックス人工材料の役割，必要性，方向性について，組織工学という概念を取り入れながら，どのように考えていくかについても記述されている.

文　献

(1) 日本セラミックス協会編：これだけは知っておきたいセラミックスのすべて，日刊工業新聞社，(1996).
(2) 中村桂子，松原謙一監訳：細胞の分子生物学第5版，ニュートンプレス，(2010).
(3) 須田立雄編：新骨の科学，医歯薬出版，(2007).
(4) 日本セラミックス協会編：生体材料，日刊工業新聞社，(2008).

バイオマテリアル研究の最前線

1-9　マイクロメカニカルシミュレーション
―バイオメカニクスのマルチスケール理論・計算に関する教科書―

高 野 直 樹*

書籍：マイクロメカニカルシミュレーション
　　　（共著：高野直樹，上辻靖智，浅井光輝），コロナ社，(2008)

有限要素法による変形・応力シミュレーションの中で，ミクロ構造・ミクロ特性に基づきマクロ挙動とミクロ応力を解析するためのマルチスケール理論，数値解析法とモデリング手法を纏めた教科書であり，全7章からなる．マルチスケール法として主に均質化法と重合メッシュ法が紹介されている．理論式の持つ意味を理解するために多数の解析事例が示されており，繊維強化プラスチック複合材料，多孔質セラミックス，生体硬組織（骨）が取り上げられている．これらの対象のモデリングにはマイクロCTに基づくイメージベースモデリングが用いられており，ボクセル要素の利点と，欠点を補うポストプロセシング技法が解説されている．

This textbook consists of 7 chapters, the contents of which are multiscale theory to analyze both macroscopic behavior and microscopic stress based on the microstructure, the numerical techniques and modeling methodologies for multiscale analysis, together with finite element method. The homogenization method and finite element mesh superposition are highlighted with many numerical examples including fiber reinforced plastics, porous ceramics and biological hard tissues (bone). In the micro-CT image-based modeling, the advantages of voxel finite element are presented as well as the post-processing techniques to cover its disadvantage.

1. 趣　　旨

　計算力学の分野で1990年代以降に世界中で盛んに研究されているマルチスケールシミュレーション法に関する教科書であり，著者とともに上辻靖智准教授(大阪工業大学)，浅井光輝准教授(九州大学)の共著書である．A5版のコンパクトな教科書で，頁数は225頁である．現在，産業界の広範な分野で多用される有限要素法(finite element method, FEM)をベースとしたミクローマクロ連成解析を幅広く網羅している．基礎となる有限要素法の理論については姉妹図書[1]があり，本書の理論までじっくりと理解するにはあわせて読破することを推奨する．

　一方で，計算力学分野の研究対象であるマルチスケール法は，材料開発の研究者や技術者はもちろんのこと，生体組織を扱う医師にも使用していただきたいとの思いから，例題を多数掲載し，理論を読み飛ばしてもマルチスケールシミュレーションでどのようなことができるかというエッセンスをつかんでいただけるように編集されている．工業材料としては，繊維強化プラスチック複合材料，多孔質セラミックス，圧電セラミックスが収められている．MEMS(micro electro mechanical system)も取り上げられている．さらに，生体硬組織の海綿骨も上記の多孔質セラミックスと類似の多孔質体の事例として取り上げられている．自分の専門でない対象であっても，マルチスケールにとらえるべき対象としては共通であるとして，幅広い実現象からマルチスケールシミュレー

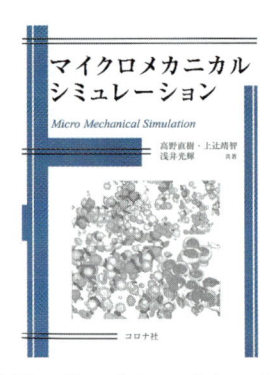

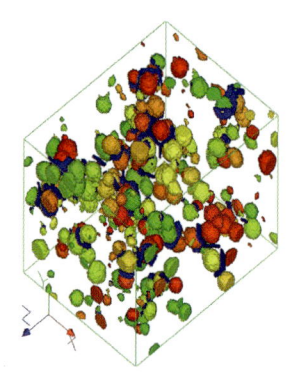

図1　『マイクロメカニカルシミュレーション』の表紙と挿絵の原図．（右図は文献(2)より改変し引用）　挿絵は球状気孔を有する多孔質アルミナのマイクロCTイメージに基づくモルフォロジー解析結果であり，気孔がクラスタリングした部位での破壊危険性を簡便に予測したもの．

ションの有用性を理解することができる．

　逆に，マルチスケールモデリングの留意点も実例に沿って解説されている．著者らの豊富な経験に基づき，陥りがちな失敗を避けるための知識やノウハウを学ぶことができる．

　具体的なマルチスケール法として，均質化法(homogenization method)と重合メッシュ法(finite element mesh superposition method)が主に取り上げられている．均質化法は，マルチスケール法の核となる手法で多くの研究事例もあり，2000年以降ありとあらゆる非線形問題に拡張されてきた．本書でも繊維強化プラスチック複合材料の成形プロセスシミュレーションにおいて大変形問題への適用事例が紹介されて

---

* 慶應義塾大学理工学部機械工学科・教授(〒223-8522 神奈川県横浜市港北区日吉 3-14-1)
　Naoki Takano (Department of Mechanical Engineering, Keio University, Yokohama)
　e-mail: naoki@mech.keio.ac.jp
　Keywords：有限要素法，マルチスケール法，均質化法，重合メッシュ法，イメージベースモデリング，ボクセル要素

いる．この事例をはじめ，実験・計測結果との比較に基づく均質化法の信頼性も述べられている．一方で，均質化法の適用限界も示されている．この限界を克服するために，重合メッシュ法が紹介され，異材界面き裂などへの応用事例が示されている．

マルチスケールシミュレーションの実用化の障壁となるミクロ構造のモデリングには，マイクロCT画像に基づく全自動のイメージベースモデリングが多数の事例とともに紹介されている．全体を通じ，高精度・高品質・高分解能の有限要素シミュレーションに必要な知識が多くの事例と図とともにコンサイスに綴られている．

2. 構成と内容

以下に各章のタイトルとその概要を示す．

(1) 第1章 ソリッドモデリングと有限要素メッシング

有限要素解析データ作成のため，CADデータからのメッシングだけでなく，CTやMRI画像をもとにするイメージベースモデリングの得失，大規模解析のための数値解析法も解説されている．さらに，MEMSのモデリングのため，薄膜堆積やエッチングプロセスのレシピと連動したモデリングソフトの具体例も示されている．

(2) 第2章 マルチスケール法

古典的なマイクロメカニクスの概説の後，均質化法，重合メッシュ法を中心に理論の解説がなされている．加えて，局所的な詳細解析に便利な異メッシュ接合法が実例とともに紹介されている．特に，均質化法は本書の9-1，9-2，9-5，9-10で用いられた理論であり，マルチスケール法の核となる手法である．

(3) 第3章 繊維強化プラスチック複合材料のマルチスケールシミュレーション

損傷シミュレーション，RTM（resin transfer molding）成形シミュレーション，深絞り成形シミュレーションの解析例を通じてマルチスケールシミュレーションを理解させるように記述されている．

(4) 第4章 高分解能イメージベースマルチスケールシミュレーション

多孔質セラミックスと生体硬組織（主に海綿骨）の豊富な事例とともに，モデリング上の留意点とポストプロセシング（可視化と定量的評価）上のキーポイントが解説されている．骨のマルチスケールモデリングでは，マイクロスケールの骨梁構造だけでなく，ナノスケールの生体アパタイト結晶（Biological Apatite, BAp）の結晶配向に起因する異方性も考慮されている点に特徴がある．

(5) 第5章 き裂を有する不均質部材のマルチスケールシミュレーション

不均質材料のマルチスケールシミュレーションの中でも注意を要するき裂周辺のミクロ応力，異材界面，板曲げなどの非一様マクロ歪み場でのミクロ応力評価などの問題を解くため，重合メッシュ法と均質化法を併用した解法が示されている．非一様マクロ歪み場は，書籍でとりあげられた板曲げの問題以外にも薄膜中に温度分布がある場合の熱応力問題もある．均質化法のような平均場を用いるマルチスケールシミュレーションの理論的限界を学ぶにはこの章を読むべきである．

(6) 第6章 圧電体のマルチフィジックスシミュレーション

マルチスケール・マルチフィジックス問題の事例として圧電材料の理論の概要と$BaTiO_3$多結晶体，PZT多孔質体の解析事例が示されている．

(7) 第7章 MEMSのシミュレーション

マイクロセンサ，くし歯アクチュエータの事例などが紹介されている．

3. 特徴

マルチスケール法の中で最も頻繁に利用される均質化法の理論や数学的記述は文献[3]に詳しく述べられているが，実用的例題がなく，材料科学やバイオメカニクスの研究者には難解であった．本書はマルチスケールシミュレーションのユーザーとなるべき読者向けの教科書であり，市販ソフトウェアを用いた事例も含まれるため，エントリー本として最適である．

特に「均質化」は「平均化」であるとの概念を強調している．図2に示すように，CTの分解能より細かいFIB-SEMやTEMトモグラフィー（TEMT）などの3次元微視構造観察手法が普及している昨今，「均質化によるアップスケーリング」がシミュレーションに限らず常套手段となっている．実験などにおける事象観察にも「マルチスケールの目」を持つことを呼びかけており，数値シミュレーションに縁がないと思われる方にもぜひ読んでいただきたい書である．

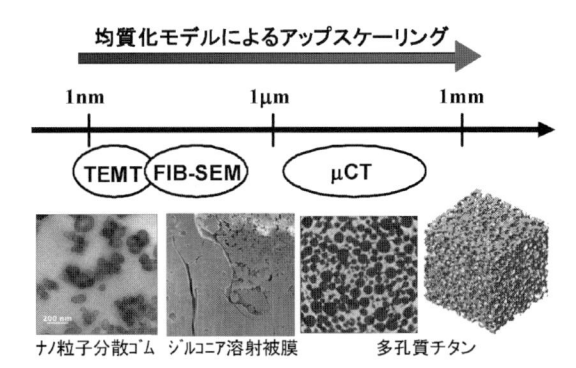

図2 均質化による不均質体のマルチスケールモデリング．

文献

(1) 高野直樹，浅井光輝：メカニカルシミュレーション入門，コロナ社，(2006).
(2) 高野直樹，辻村幸治：日本機械学会論文集（A編）**70** (2004) 787-793.
(3) 寺田賢二郎，菊池　昇：均質化法入門，丸善 (2003).

2-1-1　Ti–Nb–Ta–Zr–O 合金における低ヤング率化
―酸素添加と冷間加工を利用した低ヤング率化と高強度化の両立―

多根　正和*

中心論文：M. Tane, T. Nakano, S. Kuramoto, M. Hara, M. Niinomi, N. Takesue, T. Yano and H. Nakajima: Low Young's modulus in Ti–Nb–Ta–Zr–O alloys: cold working and oxygen effects, Acta Mater. 59 (2011) 6975–6988.

bcc 構造を有する β 型 Ti–Nb–Ta–Zr–O 合金に対して，弾性特性に及ぼす酸素濃度および冷間スウェージング加工の影響を調べた．Ti–Nb–Ta–Zr–O 合金のヤング率は加工率約90％の冷間加工によって増加し，冷間加工材のヤング率は酸素濃度の増加によって低下することが明らかとなった．ヤング率増加は加工による ω 相生成によって引き起こされることから，添加により ω 相生成を抑制可能な酸素濃度の増加に伴って加工材のヤング率が低下する．酸素添加は Ti 合金の強度を増加させることから，冷間加工を施した Ti–Nb–Ta–Zr–O 合金において，酸素添加は高強度化と低ヤング率化の両立に重要な役割を果たす．

The effects of cold working and oxygen concentration on the elastic properties in Ti–Nb–Ta–Zr–O alloys were studied, which revealed that the Young's modulus was increased by the formation of ω phase induced by the cold working. The increase in the oxygen concentration suppressed the formation of ω phase, and thus, the Young's modulus after the cold working decreased with an increase in the oxygen concentration. In Ti alloys, the oxygen addition and cold working increase the strength of the alloys, and thus, cold working combined with oxygen addition produces a low Young's modulus compatible with high strength.

1. はじめに

人工骨等の生体硬組織代替材料として生体骨（20〜40 GPa）よりも高いヤング率を有する金属材料を用いた場合，生体骨との弾性率差により生体骨に十分な応力が加わらず骨量の減少および骨質の劣化が生じる．このため，生体用金属材料の低ヤング率化が強く求められている．現在，生体適合性かつ低ヤング率を示す金属材料として，生体適合性の高い Ti に細胞無毒性の元素である Nb, Ta, Zr, Sn 等を添加した bcc 構造を有する β 型 Ti 合金が高い注目を集め，その弾性および強度特性に関して国内外において活発な研究がなされている[1][2]．

一方で，Ti–Nb–Ta–Zr 合金に酸素を添加し，さらに強加工を施すことで高強度と低ヤング率を両立させたゴムメタル（Ti–Nb–Ta–Zr–O 合金）が開発され[3]，高い関心を集めている．しかしながら，Ti 合金おける強加工および酸素添加と弾性特性との相関関係は未だ十分に明らかにされていない．

本稿では，bcc 構造を有する Ti–Nb–Ta–Zr–O 合金の弾性特性に及ぼす酸素濃度および冷間スウェージング加工の影響について述べる．材料中に加工による集合組織が形成されている場合において，添加元素等が弾性特性に及ぼす影響を集合組織の影響を取り除いた上で正確に評価する方法について述べる．

2. 冷間スウェージング加工によって形成される集合組織

図1に Ti–36Nb–2Ta–3Zr–0.30O 合金に対して約90％の冷間スウェージング加工を施した際の棒の長手方向に垂直な断面の{110}面のX線極点図を示す[4]．α=90°（極点図の中心）および30°の位置に強い回折強度が観測されていることから，冷間加工材の棒の長手方向に bcc 結晶の〈110〉方位が強く配向していることが分かる．α=30°の位置に観測される

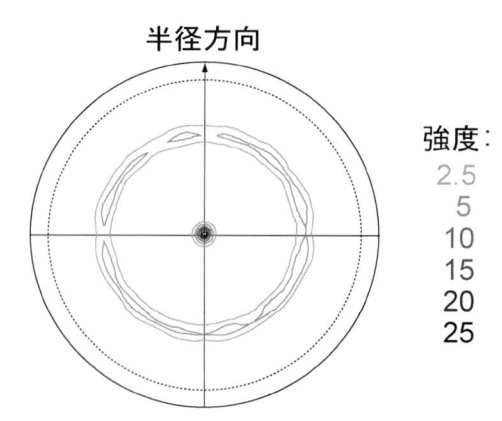

図1　冷間スウェージング加工後の棒の長手方向に垂直な断面の{110}面のX線極点図（Ti–36Nb–2Ta–3Zr–0.30O 合金）．
Reprinted from Ref. (4) with permission from Elsevier.

---

* 大阪大学産業科学研究所・准教授（〒567-0047 大阪府茨木市美穂ヶ丘8-1）
  Masakazu Tane (The Institute of Scientific and Industrial Research, Osaka University, Ibaraki)
  e-mail: mtane@sanken.osaka-u.ac.jp
  Keywords：チタン合金，酸素添加，加工，集合組織

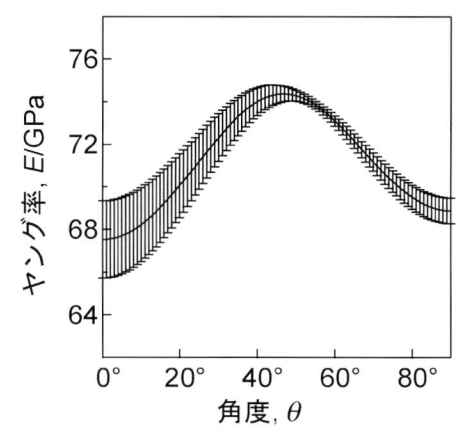

図2 冷間スウェージング加工を施したTi-36Nb-2Ta-3Zr-0.30O合金のヤング率の方位依存性.角度θは棒の長手方向に平行な方向からの角度.
Reprinted from Ref. (4) with permission from Elsevier.

回折強度がリング状(等方的)であることから,棒の長手方向に垂直な面内では結晶方位がランダムに分布していることが分かる.このように材料中に強い集合組織が存在する場合,材料は集合組織に応じた弾性異方性を有する.図1に示すような集合組織の場合,材料は巨視的に六方晶系の弾性対称性を示す.超音波共鳴法と電磁超音波共鳴法を組み合わせた方法により,六方晶系のすべての独立な弾性スティフネスを測定し,弾性スティフネスの座標変換により算出した棒の長手方向に平行な方向からの角度θに対するヤング率変化を図2に示す.ヤング率は角度θに依存しており,加工材の弾性特性を正確に評価するためには集合組織に対応した弾性異方性の影響を詳細に解析することが必要であることが分かる.

3. 弾性率に及ぼす酸素濃度および冷間スウェージング加工の影響

図3に集合組織を反映した異方的な弾性スティフネスをHill近似により等方化することで得られた加工材のヤング率と加工前の溶体化処理材のヤング率との比較を示す.ここで,集合組織による弾性異方性が存在する場合でも,集合組織を反映したすべての独立な弾性スティフネスを測定し,Hill近似により等方体多結晶の弾性率を算出することで集合組織の影響を取り除いて,加工および酸素濃度が弾性特性に及ぼす影響を正確に評価することが可能である.図3に示すように全ての酸素濃度の合金において加工によりヤング率が増加し,加工材のヤング率は酸素濃度によって低下することが分かる.透過型電子顕微鏡による解析により,冷間加工によってβ相よりも高い弾性率を有するナノサイズのω相(六方晶構造)[5]が生成することによりヤング率が増加することが明らかになっている[6][7].酸素濃度の増加はω相の生成を抑制するため,酸素濃度の増加によって加工材のヤング率は低下する.Ti合金において酸素添加は強度を増加させることから,冷間加工を施したTi-Nb-Ta-Zr-O合金における

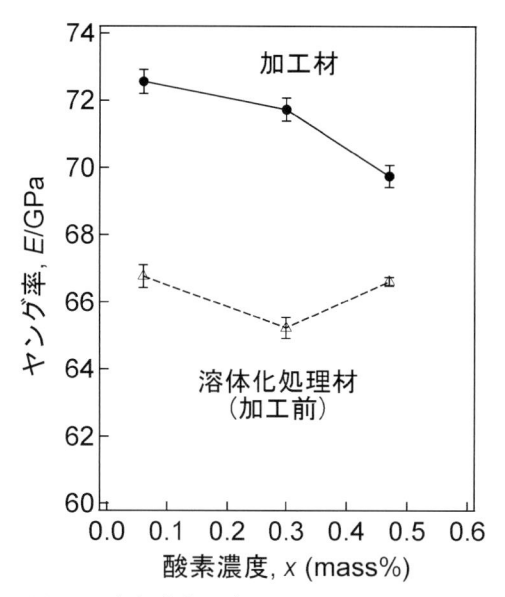

図3 異なる酸素濃度を有するTi-36Nb-2Ta-3Zr-xO合金の加工前の溶体化処理材と冷間スウェージング加工材のヤング率の比較.
Reprinted from Ref. (4) with permission from Elsevier.

酸素添加は高強度化と低ヤング率化の両立の実現において重要な役割を果たすことが分かる.

4. まとめと将来展望

酸素濃度の異なるTi-Nb-Ta-Zr-O合金に対して,冷間加工に伴う弾性率変化を調べた.その結果Ti-Nb-Ta-Zr-O合金における酸素添加は高強度化と低ヤング率化の両立の実現において重要な役割を果たすことを示した.生体用インプラント材料の開発において,生体埋入時の応力遮蔽効果を低減する低ヤング率化と長期埋入時の信頼性を確保するための高強度化の両立は重要な課題であることから,今後の生体用インプラント材料の開発において酸素添加を利用した手法が積極的に利用されることが期待できる.

文　献

(1) D. Banerjee and J.C. Williams: Acta Mater. **61** (2013) 844–879.
(2) M. Geetha, A.K. Singh, R. Asokamani and A.K. Gogia: Prog. Mater. Sci. **54** (2009) 397–425.
(3) T. Saito, T. Furuta, J.-H. Hwang, S. Kuramoto et al.: Science **300** (2003) 464–467.
(4) M. Tane, T. Nakano, S. Kuramoto, M. Hara, M. Niinomi, N. Takesue, T. Yano and H. Nakajima: Acta Mater. **59** (2011) 6975–6988.
(5) M. Tane, Y. Okuda, Y. Todaka, H. Ogi and A. Nagakubo: Acta Mater. **61** (2013) 7543–7554.
(6) T. Yano, Y. Murakami, D. Shindo and S. Kuramoto: Acta Mater. **57** (2009) 628–633.
(7) M. Tane, T. Nakano, S. Kuramoto, M. Niinomi, N. Takesue and H. Nakajima: Acta Mater. **61** (2013) 139–150.

バイオマテリアル研究の最前線

2-1-2　生体用 Ti-15Zr-4Nb-4Ta 合金 β 相の相分解挙動
―Ti 合金 β 相の焼入れ組織に与える合金組成の影響―

小　林　千　悟*

中心論文：S. Kobayashi, A. Matsuzaki, K. Nakai and Y. Okazaki: Decomposition processes of β phase in a Ti-15Zr-4Nb-4Ta alloy, Mater. Trans. **45** (2004) 1624-1628.

生体用 Ti 合金には Nb や Ta などの β 相安定化元素がしばしば添加され，その添加量により高温の β 相の焼入れ時の相変態挙動は多様なものとなる．Ti-15Zr-4Nb-4Ta 合金の β 相を 873 K で等温保持すると β 相中に α 相が生成するが，保持時間が短時間の場合，未変態 β 相は焼入れの際に α' 相となる．しかし，保持時間が長時間になると未変態 β 相は焼入れの際，α" 相，athermal ω＋β 2 相となり，そして最終的には焼入れ時に変態が生じず β 相が残留する．このような変化は，873 K 等温保持中に未変態 β 相中に Nb, Ta, Zr が濃化したことに原因がある．

Ti alloys for biomedical applications often contain β-stabilizing elements such as Nb and Ta, resulting in diversity of phase transformation of β phase during quenching. The β phase of Ti-15Zr-4Nb-4Ta alloy decomposed into β＋α phase during isothermal holding at 873 K. After holding at 873 K for a short duration, untransformed β phase was transformed into α' martensite during quenching. As increasing holding time at 873 K, untransformed β phase was transformed into α" or athermal ω phases during quenching. After prolonged holding at 873 K, untransformed β phase was not transformed during quenching. Enrichment of Nb, Ta and Zr into remaining β phase occurred with increasing holding time at 873 K, resulting in the variation of transformation of untransformed β phase during quenching.

1.　はじめに

Ti-6Al-4V ELI 合金は優れた機械的特性と耐食性を有するため，外科用のインプラント材料として利用されている．しかし，合金元素として添加されている V は細胞毒性を有し[1][2]，Al は神経疾患を引き起こす懸念がある[3]．それゆえ生体為害性の低い合金元素（例えば Zr, Nb, Ta など）を利用した生体用 Ti 合金が積極的に開発されている[4]．Ti-15Zr-4Nb-4Ta 合金（JIS T 7401-4）は，細胞毒性の低い Zr, Nb および Ta を合金元素として添加した合金であり，高耐食性とともに優れた強度・靭性バランスを有している[5]-[11]．今後，生体用 Ti 合金に要求される機械的特性はますます高くなると考えられ，さらなる機械的特性の制御を相変態組織制御に基づき行う必要がある．

本稿では，生体用 Ti-15Zr-4Nb-4Ta 合金中 β 相の等温保持に伴う相変態と焼入れ組織の変化について述べる[12]．

2.　Ti-15Zr-4Nb-4Ta 合金の等温保持後の焼入組織変化

図 1 (a)-(c) に Ti-15Zr-4Nb-4Ta 合金を 1273 K で β 相溶体化処理後に 873 K, 773 K および 673 K で 3.6 ks 等温保持し氷塩水中焼入れした際の光学顕微鏡組織観察結果を示す．等温保持により β 相中に α 相が析出し，等温保持温度

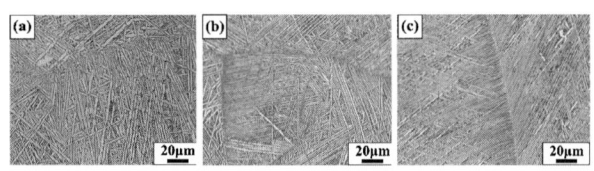

図1　Ti-15Zr-4Nb-4Ta 合金を 1273 K で溶体化後に，(a) 873 K，(b) 773 K および (c) 673 K で 3.6 ks 等温保持した試料の光学顕微鏡組織．（文献(12)より改変し引用）

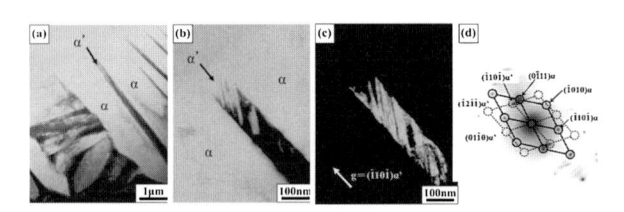

図2　Ti-15Zr-4Nb-4Ta 合金を 1273 K で溶体化後に，873 K にて 3.6 ks 等温保持した試料の TEM 観察結果．(a), (b) 明視野像，(c) α' 相の暗視野像，(d) 電子回折図形．（文献(12)より改変し引用）

が低温であるほど α 相は微細化した．図 2 には，図 1 (a) の試料を透過型電子顕微鏡（TEM）にて観察した結果を示す．約 1 μm 幅の粗大なラスとそれらのラスの間に幅約 20 nm の微細なラスの生成が認められる．それらのラスは両者とも hcp 構造を有していたが，粗大なラスには転位などの欠陥が含まれておらず，一方，微細ラスには多数の欠陥が含まれて

---

* 愛媛大学大学院理工学研究科物質生命工学専攻・准教授（〒790-8577 愛媛県松山市文京町 3）
　Sengo Kobayashi (Department of Materials Science & Biotechnology, Ehime University, Matsuyama)
　e-mail: kobayashi.sengo.me@ehime-u.ac.jp
　Keywords：Ti-Zr-Nb-Ta 合金，相分解，組織制御

いた．それら大小のラスはそれぞれ，873 K 等温保持中に生成した α 相とその後の焼入れ時に未変態 β 相がマルテンサイト変態し α′ 相へと変化したものといえる．図 3 には，873 K で 86.4 ks 等温保持した試料の組織を TEM にて観察した結果を示している．等温保持中に生成した粗大な α 相ラスの間に微細で欠陥を伴った組織が形成されている．電子回折図形を解析した結果，その領域は α″ 相であることが確認された．同一試料において別領域では，図 4 に見られるように，粗大なラス状 α 相の間に微細な ω 相粒子が β 中に生成した β+ω 領域が観察された．等温保持温度が 873 K と，等温保持 ω 相生成に対しては高温であることから，図 4 に観察された ω 相は焼入れ時に生成した athermal ω と考えられる．図 5 に 873 K で 172.8 ks 等温保持した試料の TEM 内部組織観察結果を示す．等温保持により生成した粗大な α 相ラスの間には，β+ω 組織の他に athermal ω が生成していない領域が確認され，β 単相組織が認められた．以上，873 K 等温保持に伴い β 相中に α 相が形成されるが，等温保持時間により未変態 β 相領域は焼入れに際し α′ 相，α″ 相，athermal ω+β の 2 相へと変態し，そして最終的には β 相のまま残留する結果となった．

3. 相変態中の合金組成分配と焼入れ組織変化

873 K 等温保持において未変態の β 相は，保持時間によって焼入れの際に α′ 相，α″ 相，athermal ω+β の 2 相そして β 相となった．その原因を明らかにするために，873 K で 172.8 ks 等温保持した試料の内部組織に対し組成分析を行った．図 5 (a) の組織写真中の①，②および③における組成分析を行った結果を図 5 (f) に示す．②の α 相領域より明らかに①の athermal ω+β の領域ならびに③の β 相の領域において Nb, Ta そして Zr が濃化していることがわかる．873 K 等温保持によって β 相中に α 相が析出する際，組成分配が生じ β 相中に β 相安定化元素が分配された結果，873 K において未変態であった β 相の熱力学的安定性が変化し，氷塩水中焼入れ時の相変態に変化が生じたといえる．

4. 将 来 展 望

生体用 Ti 合金は，Ti-6Al-4V という工業用の Ti 合金の転用から，Nb, Ta, Zr といった細胞毒性の低い合金元素の利用へと生体適合性向上の観点から進歩してきた．そして近年では，β 型の低弾性率 Ti 合金の開発によりストレスシールディングの低減へと発展してきた．さらに今後は，低コスト化の観点から Fe や Mn といった安価な合金元素の利用や合金元素量の低減が進められ α′ もしくは α″ 相を構成相とする生体用 Ti 合金が検討されていくであろう．合金元素を固溶型の β 相安定化元素である Nb, Ta 等から共析型の Fe や Mn 等に変えることは，β 相の相変態挙動を大きく変化させるため，それら合金元素の相違による相変態挙動の変化を詳細に調べ，適切な組織制御から機械的特性等を最適化することが重要といえる．

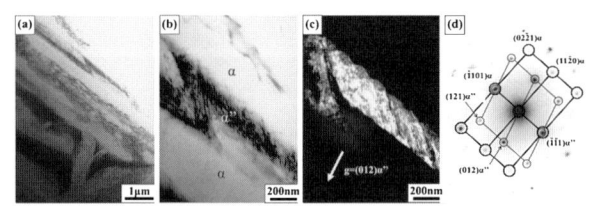

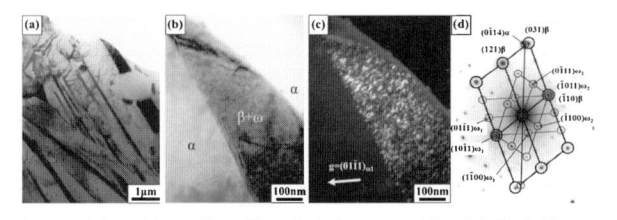

図 3　Ti-15Zr-4Nb-4Ta 合金を 1273 K で溶体化後に，873 K にて 86.4 ks 等温保持した試料の TEM 観察結果．(a), (b) 明視野像，(c) α″ 相の暗視野像，(d) 電子回折図形．（文献(12)より改変し引用）

図 4　Ti-15Zr-4Nb-4Ta 合金を 1273 K で溶体化後に，873 K にて 86.4 ks 等温保持した試料の TEM 観察結果．(a), (b) 明視野像，(c) ω 相の暗視野像，(d) 電子回折図形．（文献(12)より改変し引用）

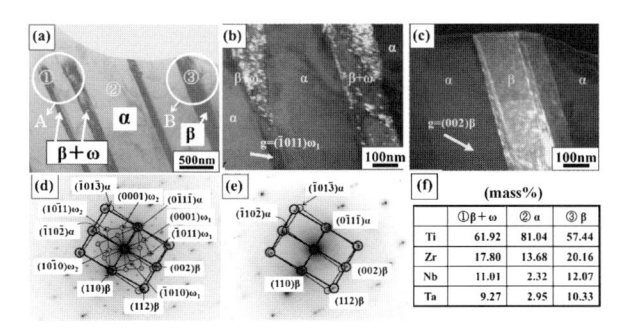

図 5　Ti-15Zr-4Nb-4Ta 合金を 1273 K で溶体化後に，873 K にて 172.8 ks 等温保持した試料の TEM 観察結果．(a) 明視野像，(b) ω 相の暗視野像，(c) β 相の暗視野像，(d), (e) 電子回折図形((a) の A および B 領域より取得)，(f) 組成分析結果((a) の領域①～③より取得)．（文献(12)より改変し引用）

文　献

(1) M. Semlitsch, F. Staub and H. Webber: Biomed. Tech. **30** (1985) 334–339.
(2) Y. Okazaki, Y. Ito, T. Tateishi and A. Ito: J. Japan Inst. Metals **59** (1995) 108–115.
(3) D. P. Perl and A. R. Brody: Science **208** (1980) 297–299.
(4) H. Kawahara: Bullet. Japan Inst. Metals. **31** (1992) 1033–1039.
(5) Y. Okazaki, Y. Ito, K. Kyo and T. Tateishi: Mater. Sci. Eng. A **231** (1996) 138–147.
(6) Y. Okazaki, S. Rao, T. Tateishi and Y. Ito: Mater. Sci. Eng. A **234** (1998) 250–256.
(7) Y. Okazaki, Y. Ito, T. Tateishi and A. Ito: J. Japan Inst. Metals **59** (1995) 108–115.
(8) Y. Okazaki, M. Ota, Y. Ito and T. Tateishi: J. Japan Inst. Metals **59** (1995) 229–236.
(9) Y. Okazaki, K. Kyo, Y. Ito and T. Tateishi: J. Japan Inst. Metals **59** (1995) 1061–1069.
(10) Y. Okazaki, K. Kyo, Y. Ito and T. Tateishi: J. Japan Inst. Metals **59** (1995) 1070–1077.
(11) Y. Okazaki, K. Kyo, Y. Ito and T. Tateishi: J. Japan Inst. Metals **59** (1995) 1078–1083.
(12) S. Kobayashi, A. Matsuzaki, K. Nakai and Y. Okazaki: Mater. Trans. **45** (2004) 1624–1628.

バイオマテリアル研究の最前線

2-1-3　β型 Ti-Mn 二元合金の等温時効挙動
―省資源・低コスト β 型 Ti-Mn 系合金の基礎―

池　田　勝　彦*

中心論文：M. Ikeda, M. Ueda, R. Matsunaga, M. Ogawa and M. Niinomi: Isothermal aging behavior of beta titanium-manganese alloys, Mater. Trans. **50** (2009) 2737-2743.

持続可能な社会を支える金属材料の一つとして，地殻埋蔵量の多いチタンも候補となる．しかし，使用される主な合金元素が，V, Mo, Nb のような稀少金属であることが障害の一つとなっている．これを克服する手段として地殻埋蔵量の多い Mn を採用し，Ti-Mn 二元系合金の相構成と時効特性を検討した．これらの結果，冷間加工性，熱処理性さらに溶製によるインゴット法の製造プロセスに適する Mn 組成範囲は 10～12 mass% であることを明らかにした．

The abundance of titanium in the Earth's crust makes it a promising metallic candidate for use in a sustainable society. However, for practical applications, titanium is usually alloyed with rare metals such as vanadium, molybdenum and niobium, and this presents a barrier to the expanded application of titanium alloys. To address this problem, manganese was investigated as an alloying element in the present study, due to its high natural abundance. Experiments were carried out to determine the phase constitution of titanium-manganese binary alloys and their behavior during heat treatment. The results indicated that alloys containing 10 to 12 mass% Mn exhibited good cold workability and heat treatability, and allowed good productivity during hot forging and rolling.

1. はじめに

チタンおよびチタン合金は高い比強度，良好な耐食性と生体適合性を持つ，非常に魅力的な金属系材料である[1]．さらに，その地殻埋蔵量は Al, Fe, Mg についで多く[2]，持続可能な社会を構築する上で重要な金属材料となりうる．しかし，合金元素の多く，例えば，β 安定化元素である V, Mo, Nb などは稀少金属であり，さらにそれらを大量に使用することも多い[3]．これがチタン合金を高コストにし，稀少金属材料にしている原因の一つである．そこで，これらの合金元素と同等な効果を示し，地殻中に豊富に存在する Mn を取り上げ，高コストの稀少金属材料から低コストのユビキタス金属材料への転換を目指す上で，Ti-Mn 系合金の開発が重要となる．

本稿では，Ti-Mn 二元系合金の相構成と熱処理挙動に及ぼす Mn 添加量の影響について述べる．

2. 相構成，電気比抵抗およびビッカース硬さに及ぼす Mn 添加量の影響

図1に Ti-Mn 二元系合金の溶体化処理状態での相構成を示す[4]．1173 K で 3.6 ks 保持後，氷水中で急冷された状態では，Ti-6.0 mass%Mn 合金のみが α′マルテンサイトと残留 β 相で構成され，8.7, 11.3 および 14.8 mass%Mn 合金は残留 β 相のみで構成されている．光学顕微鏡観察でも，Ti-

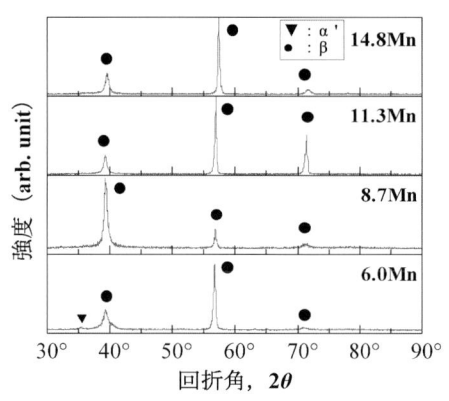

図1　Ti-Mn 二元系合金の溶体化処理状態での相構成．
（文献(4)より改変し引用）

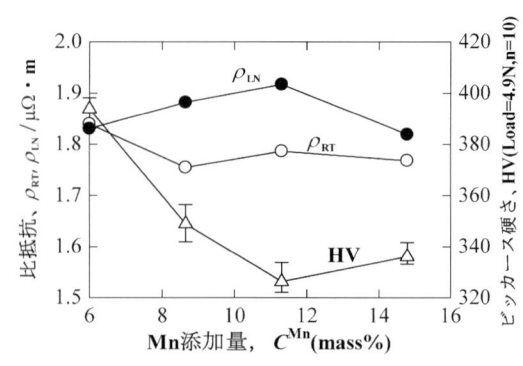

図2　溶体化処理状態での室温と液体窒素温度の温度での電気比抵抗（ρ_{RT}, ρ_{LN}）およびビッカース硬さ（HV）の Mn 添加量に伴う変化．
（文献(4)より改変し引用）

---

* 関西大学化学生命工学部化学・物質工学科・教授（〒564-8680 大阪府吹田市山手町 3-3-35）
　Masahiko Ikeda（Faculty of Chemistry, Materials and Bioengineering, Kansai University, Suita）
　e-mail: hikoik@kansai-u.ac.jp
　Keywords：Ti-Mn 合金，低コスト，時効挙動，ω 相

6.0 mass%Mn 合金でマルテンサイトの特徴である針状組織が観察されている．図2に溶体化処理状態での室温と液体窒素温度での電気比抵抗（ρ_{RT}, ρ_{LN}）およびビッカース硬さ（HV）の Mn 添加量に伴う変化を示す[4]．

ρ_{RT} は 8.0Mn で減少し，その後ほぼ一定で，ρ_{LN} は 11.3Mn まで増加し，それ以上で減少した．また，HV は ρ_{LN} の変化と逆に，11.3Mn まで減少し，それ以後増加した．これらの変化は，Mn のチタン中への固溶と Mn の固溶による非熱的 ω の生成量の変化が原因である[5]．

以上の結果から，β 相を室温まで完全に残留させるためには，8.7 mass% 程度の Mn 添加量が必要である．冷間加工性の点からは，できる限り室温での HV が低いことが望まれる．HV の Mn 添加量による変化から，Mn 添加量として 10～12 mass% の組成が良いと考えられる．

3. 673 K 等温時効挙動

図3に 6.0Mn, 8.7Mn, 11.3Mn および 14.8Mn 合金の 673 K 等温時効に伴う室温と液体窒素温度での電気比抵抗（ρ_{RT}, ρ_{LN}），抵抗比（ρ_{LN}/ρ_{RT}）およびビッカース硬さ（HV）の変化を示す[4]．

6.0Mn および 8.7Mn 合金では，ρ_{RT}，ρ_{LN} および抵抗比（ρ_{LN}/ρ_{RT}）は 0.06 ks で減少し，HV は 0.06 ks で急激に増加している．11.3Mn 合金では，0.06 ks までは比抵抗，抵抗比およびビッカース硬さは変化せず，それ以後で比抵抗，抵抗比は減少を開始し，HV は増加を開始した．14.8Mn 合金では，明確な潜伏期間が 120 ks まで比抵抗・抵抗比・HV に認められた．その後，比抵抗・抵抗比は減少し，HV は増加した．

X線回折の結果，6.0Mn および 8.7Mn 合金では，等温 ω 相がまず析出し，120 ks で α 相の析出が認められた．11.3Mn 合金でも，0.12 ks で等温 ω 相が析出し，120 ks で α 相の析出が確認された．14.8Mn 合金では，等温 ω 相の析出は認められず，α 相のみの析出が認められた[4]．773 K での等温時効では，11.3Mn 合金でも等温 ω 相の析出は認められなくなり，α 相の析出のみとなった．これは，11.3Mn 合金の等温 ω 相の析出限界が，673 K と 773 K の間にあることを示唆している．

時効現象から，溶製法による大型インゴットを作製し，その後の熱間鍛造・熱間圧延作業を考えると，等温 ω 相や α 相が短時間で析出するような Mn 組成は避けるべきである[6]．しかし，時効処理に長時間を要するような組成も，熱処理性の観点から避けるべきである．これらのことから総合的に判断すると，10～12 mass%Mn の範囲で合金組成を選択することが望まれる．また，この組成範囲は前項で述べられている HV の極小の範囲でもある．

4. 将 来 展 望

Ti-Mn 合金は，チタン合金の代表である Ti-6Al-4V 合金が現れる前の $\alpha+\beta$ 型合金として開発されたが，それ以降 Ti-Mn 系の新たな合金の開発は皆無であった．しかし，地殻に豊富に存在する金属資源を有効利用することが必須となる時代が到来し，チタン合金として Ti-Mn 系合金に注目が集まり，積極的に研究を進めるグループも少なくない．今後，これらのグループにより Ti-Mn 系合金の開発・研究が進み，近い将来構造材向けの Ti-Mn 系合金の開発は，達成できると予想される．しかし，これらの合金を生体材料として使用するには，生体適合性や使用部位の検討が不可欠である．

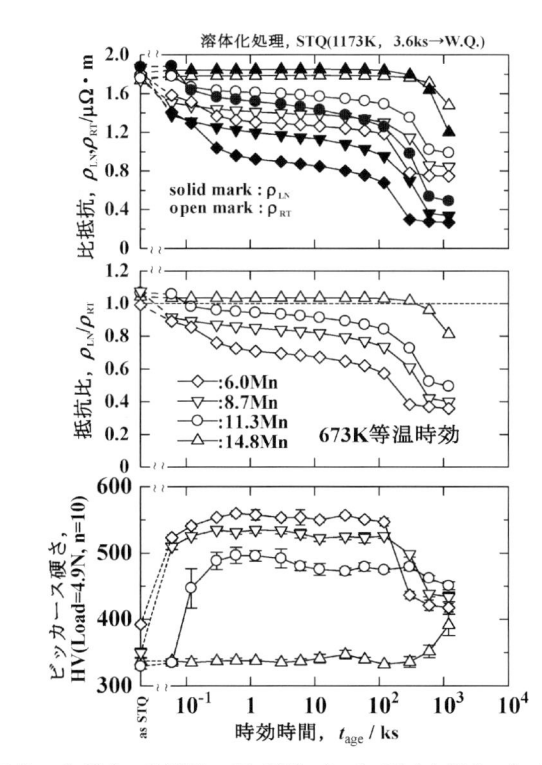

図3 6.0Mn, 8.7Mn, 11.3Mn および 14.8Mn 合金の 673 K 等温時効に伴う室温と液体窒素温度の温度での電気比抵抗（ρ_{RT}, ρ_{LN}）およびビッカース硬さ（HV）の Mn 添加量に伴う変化．
（文献(4)より改変し引用）

文 献

(1) M. Niinomi: Recent Biocompatible Metallic Materials, edited by N. Niinomi, T. Okabe, E. M. Taleff, D.R. Lesure and H.E. Lippard, in Structural Biomaterials for the 21st Century, TMS, Warrendale, (2001) 3-14.
(2) 平成25年理科年表，国立天文台編，丸善出版株式会社，東京，(2012) 642.
(3) Materials Properties Handbook Titanium Alloys, ed. by R. Boyer, G. Welsch and E.W. Collings, ASM International, Materials Park, (1994) 767-1007.
(4) M. Ikeda, M. Ueda, R. Matsunaga, M. Ogawa and M. Niinomi: Mater. Trans. **50** (2009) 2737-2743.
(5) E.W. Collings: Physical Metallurgy of Titanium Alloys, Materials Properties Handbook Titanium Alloys, ed. by R. Boyer, G. Welsch and E.W. Collings, ASM International, Materials Park, (1994) 13-16, 102-104.
(6) M. Ogawa, T. Noda, S. Doi, M. Ueda and M. Ikeda: J. JILM **58** (2008) 611-616.

バイオマテリアル研究の最前線

2-1-4　　　　　極微量イットリウム添加による
　　　　　　α+β型チタン合金SP-700のβ粒微細化
　　　　　―Y₂O₃析出物によるピニングがβ粒を微細化する―

上　田　恭　介*

中心論文：S. Hotta, K. Yamada, T. Murakami, T. Narushima, Y. Iguchi and C. Ouchi: β grain refinement due to small amounts of yttrium addition in α+β type titanium alloy, SP-700, ISIJ Int. **46** (2006) 129–137.

Yを0.007～0.07 mass%および酸素を0.017～0.086 mass%含有するα+β型Ti-4.5Al-3V-2Fe-2Mo（SP-700）合金を作製し，β域（1223～1573 K）における熱処理を施した．合金中のYと固溶酸素との反応により生じた微細Y₂O₃粒子（0.1～0.2 μm）の析出により，熱処理に伴うβ粒成長を抑制することができた．β粒成長が顕著となる温度は合金中Yおよび酸素濃度に依存し，Yおよび酸素濃度上昇に伴い高温側に移動した．β粒成長挙動からSP-700合金におけるY₂O₃の溶解度積の温度依存性を見積もった．

α+β type Ti alloys (Ti-4.5Al-3V-2Fe-2Mo, SP-700), with Y contents ranging from 0.007 to 0.07 mass% and oxygen contents ranging from 0.017 to 0.086 mass%, were heat treated at 1223 to 1573 K. Fine Y₂O₃ precipitates with a diameter of 0.1 to 0.2 μm, formed by the reaction of Y and dissolved oxygen, were found to suppress β-grain growth during heat treatment. Furthermore, the threshold temperature at which rapid grain growth occurred was increased with increasing Y and/or oxygen content. The temperature dependence of the Y₂O₃ solubility product in SP-700 alloys was estimated using the data obtained for β-grain growth.

1. はじめに

Tiは同素変態を示す材料であり，高温ではbcc構造のβ相，低温ではhcp構造のα相となる．展伸用Ti合金の加工熱処理は，加工性に優れたβ変態点以上の温度で行うβ-processingによる粗加工後，β変態点以下の温度で行うα+β-processingによる最終加工が行われている．これは，β単相域におけるβ粒成長速度が大きいためである．一方，鉄鋼材料においてはAl, Ti, V等の炭化物や窒化物を母相中に微細に析出させることで，ピニングによる結晶粒粗大化抑制が行われている．しかし，Tiはこれらの炭化物や窒化物の溶解度積が大きく析出させることができない．Ti合金中においても溶解/再析出可能な微細析出物があれば，最終加工をβ-processingで行うことや，新たな加工熱処理プロセスの開発に繋がる．これらの知見を基に，著者らのグループではY添加による結晶粒微細化[1]に関する研究を行ってきた．これは式（1）に示すように，添加したYがTi合金中に固溶している酸素と反応し，Y₂O₃として微細に析出することでピニングにより結晶粒成長を抑制するものである．

$$2\underline{Y}(\text{in Ti alloy}) + 3\underline{O}(\text{in Ti alloy}) = Y_2O_3(s) \quad (1)$$

本中心論文[2]においては，超塑性成形能に優れたSP-700（Ti-4.5Al-3V-2Fe-2Mo）に微量Y（0.007～0.07 mass%）および酸素（0.017～0.086 mass%）を添加した合金を溶製し，熱間鍛造材に対して，1223～1573 Kの熱処理を施した．Yおよび酸素添加量と熱処理条件がβ粒径に及ぼす影響およびY₂O₃析出物の溶解/析出挙動を調査し，β粒成長挙動から本合金におけるY₂O₃の溶解度積の温度依存性を見積もった．

2. 熱処理に伴うβ粒径の変化

1073 Kにおける仕上げ鍛造および1123 Kにおける溶体化処理後のα粒径は，添加したYおよび酸素濃度によらず約2.3 μmであった．図1に熱処理時間3.6 ksに固定した際の熱処理温度とβ粒径の関係を示す．Y添加無し材（無添加材）においては低温から比較的大きなβ粒径であり，1473 K以上では顕著なβ粒成長が生じていた．一方，Y添加材においてはβ粒成長は抑制されており，0.01 mass%という僅かなY添加においてもβ粒成長抑制に有効であることが明らかとなった．ただし，ある温度からβ粒成長が生じており（β粒成長開始温度），Y添加量の増加に伴いβ粒成長開始温度も上昇していた．Yを0.04 mass%添加した合金中においても添加酸素濃度の増加に伴いβ粒成長開始温度は上昇した．このような挙動は，Al, Nb, Ti添加低合金鋼においても見られ[3]，粒成長開始温度においては炭化物や窒化物が固溶したためであると報告されている．したがって，本合金系においてもβ粒成長開始温度よりも低い温度ではY₂O₃が析出したため，ピニングにより粒成長が抑制されていたが，高い温度になるとY₂O₃が固溶したために粒成長が生じたと考

---

* 東北大学大学院工学研究科材料システム工学専攻・助教（〒980-8579 宮城県仙台市青葉区荒巻字青葉6-6-02）
　Kyosuke Ueda (Department of Materials Processing, Tohoku University, Sendai)
　e-mail: ueda@material.tohoku.ac.jp
　Keywords：チタン合金，Y₂O₃，ピニング，結晶粒微細化，溶解度積

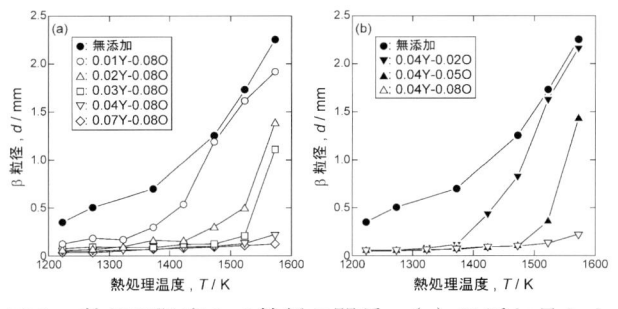

図1　熱処理温度とβ粒径の関係．(a) Y 添加量および(b) 酸素濃度依存性．(文献(2)より改変し引用)

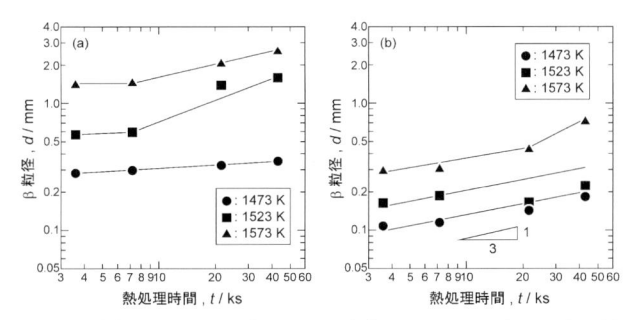

図2　(a) 0.02 mass％および(b) 0.07 mass％Y 添加材における熱処理時間とβ粒径の関係．(文献(2)より改変し引用)

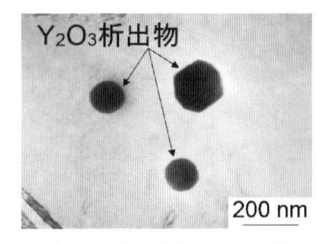

図3　0.04 mass％Y 添加材1373 K 熱処理後のY$_2$O$_3$ 析出物．(文献(2)より改変し引用)

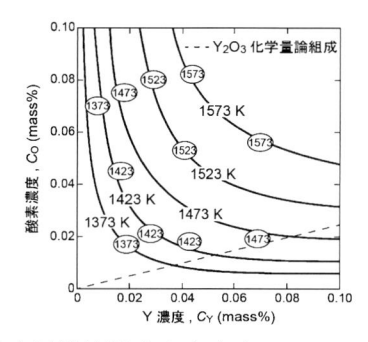

図4　β粒成長開始温度と合金中Y および酸素濃度の関係．(文献(2)より改変し引用)

えられる．

図2に熱処理時間とβ粒径の関係を示す．0.02 mass％Y 添加材(a)において，β粒径は1473 K では熱処理時間に対して僅かに増大していたが，1523 K においては7.2 ks 以降，顕著なβ粒成長が見られた．0.07 mass％Y 添加材(b)においても同様の結果が得られた．ここで，低結晶粒成長速度領域においては，両対数プロットの傾きはおよそ1/3 となり，析出物の粗大化が拡散律速であることを示している[4]．これはY$_2$O$_3$ 析出物がオストワルド成長し，ピニングに有効な析出物数が減少したためと考えられる．

β粒成長開始温度よりも低い1373 K にて熱処理後の0.04 mass％Y 添加材中Y$_2$O$_3$ 析出物のTEM 像を図3に示す．析出物粒径はおよそ0.2 μm であり，球状であった．式(2)に示すNishizawa らによって修正されたZener の式[5]から析出粒子径を算出すると，およそ0.1〜0.2 μm となり，観察結果とよく一致していた．

$$R = \beta(r/f_v^m) \quad (2)$$

ここでR は母相結晶粒の半径，f_v は析出粒子の体積分率，r は析出粒子の半径，β およびm は定数であり4/3[6]および2/3[5]が提唱されている．

3. Y$_2$O$_3$ 溶解度積の温度依存性

β粒成長開始温度においてはY$_2$O$_3$ が完全に固溶したと仮定して溶解度積の温度依存性を見積もった．図4に，β粒成長開始温度を合金中のY および酸素濃度に対してプロットしたものを示す．なお，図中の点線はY$_2$O$_3$ の化学量論組成を示している．いずれの条件においても酸素が過剰となっていることが分かる．このプロットから等温曲線を実線にて示したが，これが各温度におけるY$_2$O$_3$ の溶解度積を表すと仮定し，Y$_2$O$_3$ の溶解度積の温度依存性を式(3)のように見積もった．

$$\log([\text{mass\%Y}]^2 \cdot [\text{mass\%O}]^3) = 13 - 30300/T \quad (3)$$

4. 将来展望

現在，展伸用Ti 合金の加工熱処理は鉄鋼設備を用いて行われているものの，加工温度域が鉄鋼材料とは異なるため生産性の低下および高コスト化につながっている．析出粒子の溶解/析出を利用した本プロセスは，β域における結晶粒粗大化抑制に有効であると考えられる．本中心論文[2]においては，β粒成長開始温度からY$_2$O$_3$ の溶解度積を見積もったが，著者らのグループでは最近，電解抽出法を用いたY$_2$O$_3$ の分離およびこれを応用した溶解度積の算出等を行っており，より精密なデータが得られると期待される．

文　　献

(1) T. Nomura, N. Yamamoto, T. Narushima, Y. Iguchi and C. Ouchi: Proc. of Ti-2003, Science and Technology, ed. by G. Lutjering and J. Albrecht, DGM, Germany, (2004) 1235–1242.
(2) S. Hotta, K. Yamada, T. Murakami, T. Narushima, Y. Iguchi and C. Ouchi: ISIJ Int. **46** (2006) 129–137.
(3) 津村輝隆，鎌田芳彦，田ノ上修二，大谷泰夫：鉄と鋼 **70** (1984) 1993–2000.
(4) S. Björklund, L.F. Donaghey and M. Hillert: Acta Metall. **20** (1972) 867–874.
(5) T. Nishizawa, I. Ohnuma and K. Ishida: Mater. Trans., JIM **38** (1997) 950–956.
(6) C. Wagner: Z. Electrochem. **65** (1961) 581–591.

バイオマテリアル研究の最前線

2-2-1 Ti-Nb-Ta-Zr合金単結晶の弾性特性
―単結晶化による低弾性化と応力遮蔽の低減手法の開発―

多　根　正　和*

中心論文：M. Tane, S. Akita, T. Nakano, K. Hagihara, Y. Umakoshi, M. Niinomi and H. Nakajima: Peculiar elastic behavior of Ti-Nb-Ta-Zr single crystals, Acta Mater. **56** (2008) 2856-2863.

生体用Ti-Nb-Ta-Zr合金のβ相(bcc構造)の安定性は低く，多結晶低ヤング率は低いβ相の安定性に関連した単結晶のせん断弾性率c'およびc_{44}の低下によって引き起こされている．結晶の弾性異方性によりTi-Nb-Ta-Zr合金および低いβ相の安定性を有するTi合金の〈100〉方位のヤング率は生体骨と同等の値を示すことから，単結晶化および集合組織形成により結晶の弾性異方性を利用した画期的な低弾性率化が可能である．このような生体骨と同等の低弾性率化により，応力遮蔽効果を低減可能である．

The elastic properties of Ti-Nb-Ta-Zr alloy single crystals were studied, which indicated that the Ti-Nb-Ta-Zr alloys exhibited low bcc-phase stability and the low Young's modulus in the Ti-Nb-Ta-Zr alloy polycrystals was caused by the softening of shear moduli c' and c_{44} in the single crystals. Furthermore, it was revealed that the Ti-Nb-Ta-Zr alloys and Ti alloys with low bcc-phase stability exhibited quite low Young's modulus in the 〈100〉 direction, which was close to the Young's modulus of human bones. By utilizing the crystallographic anisotropy in the Ti alloys, the Young's modulus of biomedical implants can be decreased drastically, which can suppress stress-shielding effects.

1．はじめに

骨折用プレートや人工股関節等の生体インプラント用材料として生体骨(20～40 GPa)よりも高い弾性率(ヤング率)を有する金属材料を用いた場合，生体骨との弾性率差により生体骨に十分な応力が加わらず(応力遮蔽)骨量の減少および骨質の劣化が生じる．このため，生体用金属材料の低弾性率化が強く求められている．現在，生体適合性かつ低弾性率を示す金属材料として，Tiに細胞無毒性元素を添加した体心立方(bcc)構造のβ型Ti合金が高い注目を集め，その弾性特性に関して国内外において活発な研究がなされている[1][2]．

本稿では，低弾性率型の生体用Ti合金として開発されたTi-Nb-Ta-Zr合金を対象とし，その低弾性率化のメカニズムについて述べる．さらに，単結晶化および集合組織形成を利用した低弾性化と応力遮蔽効果の低減手法についても述べる．

2．Ti-Nb-Ta-Zr合金単結晶の弾性特性と低ヤング率化メカニズム

図1にbcc遷移金属のせん断弾性率c'と生体用Ti-Nb-Ta-Zr合金のせん断弾性率c'を価電子濃度(e/a)に対してプロットした結果を示す[3]．ここで，Ti-29Nb-13Ta-4.6Zr，Ti-30Nb-10Ta-5ZrおよびTi-35Nb-10Ta-5Zr合金をそれぞれ29Nb，30Nbおよび35Nbと表記する．bcc遷移金属の

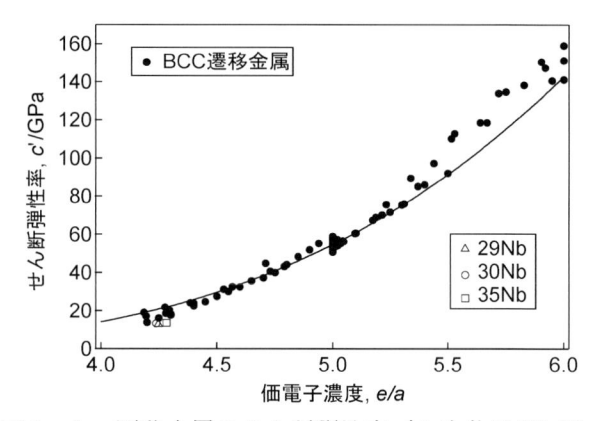

図1　bcc遷移金属のせん断弾性率c'と生体用Ti-Ta-Zr合金のせん断弾性率c'の比較．
Reprinted from Ref. (3) with permission from Elsevier.

せん断弾性率c'は価電子濃度の低下に伴って単調に減少することが分かる．せん断弾性率c'はβ相の安定性の指標であることから[4]，bcc遷移金属におけるβ相の安定性は価電子濃度の低下に伴って単調に減少することが分かる．29Nb，30Nbおよび35Nb合金のせん断弾性率c'はbcc遷移金属の値と比較して小さく，Ti-Nb-Ta-Zr合金のβ相の安定性は非常に低いことが分かる．

図2に二元系のβ型Ti-Cr，Ti-VおよびTi-Nb合金の(a)せん断弾性率c'および(b)せん断弾性率c_{44}と生体用Ti-Nb-Ta-Zr合金の値との比較を示す．生体用Ti-Nb-Ta-Zr合金(29Nb，30Nbおよび35Nb合金)のせん断弾性率c'およびc_{44}はTi-CrおよびTi-V合金の値よりも小さいことが分か

---

* 大阪大学産業科学研究所・准教授(〒567-0047 大阪府茨木市美穂ヶ丘8-1)
  Masakazu Tane (The Institute of Scientific and Industrial Research, Osaka University, Ibaraki)
  e-mail: mtane@sanken.osaka-u.ac.jp
  Keywords：チタン合金，低ヤング率，応力遮蔽，単結晶

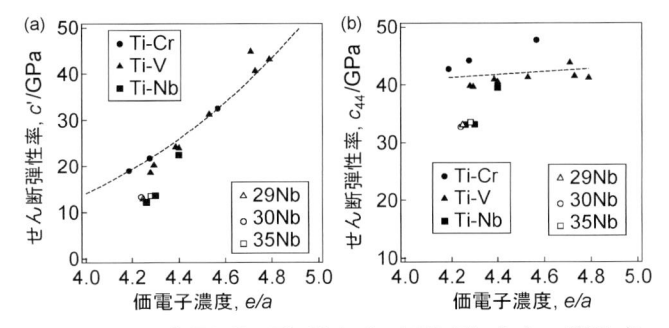

図2 二元系 Ti-Cr, Ti-V および Ti-Nb 合金の弾性率と生体用 Ti-Nb-Ta-Zr 合金の弾性率との比較：(a) せん断弾性率 c' および (b) せん断弾性率 c_{44}.
Reprinted from Ref. (7) with permission from Elsevier.

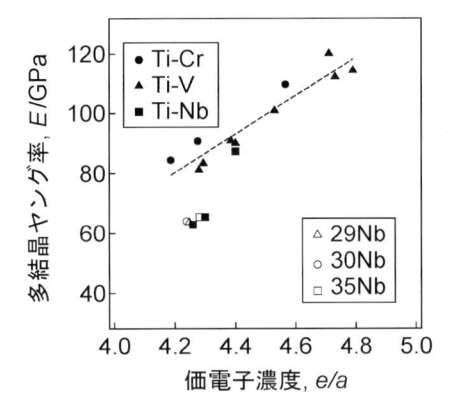

図3 二元系 Ti-Cr, Ti-V および Ti-Nb 合金の多結晶ヤング率と生体用 Ti-Nb-Ta-Zr 合金の多結晶ヤング率との比較.
Reprinted from Ref. (7) with permission from Elsevier.

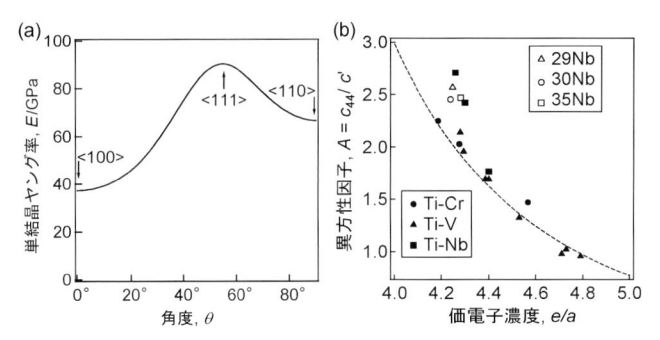

図4 (a) Ti-29Nb-13Ta-4.6Zr 合金（29Nb 合金）の単結晶ヤング率の結晶方位依存性[3]．(b) 二元系 Ti-Cr, Ti-V および Ti-Nb 合金の異方性因子 A と生体用 Ti-Nb-Ta-Zr 合金の異方性因子 A との比較[7]．
Reprinted from Ref. (3) with permission from Elsevier.

る．一方，価電子濃度の低い Ti-Nb 合金[5][6]も Ti-Nb-Ta-Zr 合金と同様に小さなせん断弾性率 c' および c_{44} を示すことが分かる．

単結晶弾性率の温度依存性の測定により，Ti-Nb-Ta-Zr 合金における低い c' および c_{44} は，室温付近での c' および c_{44} の軟化現象と関係していることが明らかになっている[7]．このような室温付近での c' および c_{44} の軟化現象は，β 相の安定性の低い Ti-Nb 合金[5]および Ti-Nb-Ta-Zr-O 合金[8]でも生じるため，軟化現象は Nb 添加と低い β 相の安定性に関係していると考えられる．

図3に二元系 Ti-Cr, Ti-V および Ti-Nb 合金の多結晶ヤング率と生体用 Ti-Nb-Ta-Zr 合金の多結晶ヤング率との比較を示す．価電子濃度の低い Ti-Nb 合金および Ti-Nb-Ta-Zr 合金の多結晶ヤング率は Ti-Cr および Ti-V 合金の値よりも低いことが分かる．Hill 近似[9]による解析により，室温付近での c' および c_{44} の軟化によって多結晶ヤング率の低下が引き起こされていることが示されている．

3. 単結晶化による低弾性化と応力遮蔽の低減

図4(a)に 29Nb 合金の単結晶ヤング率の結晶方位依存性を示す[3]．単結晶ヤング率は結晶方位に強く依存し，$\langle 100 \rangle$方位と$\langle 111 \rangle$方位のヤング率には2倍以上の差があることが分かる．$\langle 100 \rangle$方位のヤング率は 40 GPa 以下と非常に小さく単結晶化および$\langle 100 \rangle$方位を配向させた集合組織の形成によって生体骨とほぼ同等の画期的な低ヤング率化が可能である．

図4(b)に示すように低い価電子濃度を有する β 型 Ti 合金は 29Nb 合金と同様の比較的高い異方性因子 $A (= c_{44}/c')$ を有することから，29Nb 合金と同様に$\langle 100 \rangle$方位のヤング率が低下することが分かる．そのため，価電子濃度が低く β 相を不安定化させた Ti 合金においては$\langle 100 \rangle$方位の配向を利用した低ヤング率化により，応力遮蔽効果を抑制することが可能である．

4. まとめと将来展望

単結晶化および集合組織形成を利用した Ti 合金の低弾性率化は Ti-Nb-Ta-Zr 合金だけではなく β 相を不安定化させた数多くの Ti 合金において利用可能な手法である．そのため，今後，このような結晶の弾性異方性を積極的に利用した手法による新規インプラント材料の設計および開発が期待できる．

文　献

(1) D. Banerjee and J.C. Williams: Acta Mater. **61** (2013) 844-879.
(2) M. Geetha, A.K. Singh, R. Asokamani and A.K. Gogia: Prog. Mater. Sci. **54** (2009) 397-425.
(3) M. Tane, S. Akita, T. Nakano, K. Hagihara, Y. Umakoshi, M. Niinomi and H. Nakajima: Acta Mater. **56** (2008) 2856-2863.
(4) C. Zener: Phys. Rev. **71** (1947) 846-851.
(5) H.W. Jeong, Y.S. Yoo, Y.T. Lee and J.K. Park: J. Appl. Phys. **108** (2010) 063515.
(6) R. Hermann, H. Hermann, M. Calin, B. Büchner and J. Eckert: Scr. Mater. **66** (2012) 198-201.
(7) M. Tane, S. Akita, T. Nakano, K. Hagihara, Y. Umakoshi, M. Niinomi, H. Mori and H. Nakajima: Acta Mater. **58** (2010) 6790-6798.
(8) M. Tane, T. Nakano, S. Kuramoto, M. Hara, M. Niinomi, N. Takesue, T. Yano and H. Nakajima: Acta Mater. **59** (2011) 6975-6988.
(9) R. Hill: Proc. Phys. Soc. A **65** (1952) 349-355.

バイオマテリアル研究の最前線

2-2-2 薬事認可されたβ型 Ti-15Mo-5Zr-3Al 単結晶の低弾性化と異方化機構の解明
―単結晶化を利用した次世代骨プレートの提案と設計理論―

當代光陽[*1)]　中野貴由[*2)]

中心論文：S.H. Lee, M. Todai, M. Tane, K. Hagihara, H. Nakajima and T. Nakano: Biocompatible low Young's modulus achieved by strong crystallographic elastic anisotropy in Ti-15Mo-5Zr-3Al alloy single crystal, J. Mech. Behav. Biomed. Mater. **14** (2012) 48-54.

ω 相が抑制されたβ型 Ti 合金単結晶は組成によらず，e/a 減少に伴い c' は軟化を示し，一方で異方性因子 A は増加を示す．これらは e/a の減少に伴ってβ型 Ti 合金単結晶における〈100〉方位のヤング率（E_{100}）を減少させ，その異方性を増大させる．この原理を利用することで，すでに医療認可された Ti-15Mo-5Zr-3Al（mass%）合金単結晶の E_{100} を生体骨程度（44.4 GPa）まで低減させることに成功した．単結晶化を利用した次世代インプラント開発の先進的合金設計指針として大きな期待が寄せられる．

The elastic anisotropy of the Ti-15Mo-5Zr-3Al (mass%) β-Ti alloy, an ISO certified biomedical material, was investigated using its single crystal. The Young's modulus is reduced to 44.4 GPa along the 〈100〉 direction in the Ti-15Mo-5Zr-3Al single crystal, that is comparable to that of human cortical bones. We determined the strategy that β-Ti alloys with extremely low moduli can be developed by reduction of the electron-atom (e/a) ratio in these alloys, and by suppressing the formation of the ω-phase at the same time. This new knowledge must lead to the development of "single crystalline β-Ti implant materials" as hard tissue replacement for reduction of the stress shielding.

1. はじめに

β型 Ti 合金は低ヤング率を示すことから人工関節や歯科用インプラントへの応用が期待されている[(1)]．低ヤング率化は金属性インプラントと生体骨とのヤング率差により生じる骨量や骨質劣化の原因となる，いわゆる応力遮蔽（stress shielding）を回避するために，骨生体用金属材料にとって特に重要である[(2)-(4)]．このことから，これまで様々な低ヤング率を示すβ型 Ti 合金が開発されてきたが[(5)-(9)]，生体骨程度の値（10～30 GPa）には及んでいない．本稿では，β型 Ti 合金を単結晶化することによって，それらが示す強い弾性異方性を巧みに利用した新しい低ヤング率合金設計の指針を示すとともに，Ti-15Mo-5Zr-3Al 合金単結晶体を例としたβ型 Ti 合金単結晶インプラント（ボーンプレートなど）を提案する[(10)]．

2. 単結晶化によるβ型 Ti 合金の低ヤング率化

図1に各種β型 Ti 合金単結晶が示す弾性定数（$c' = (c_{11} - c_{12})/2$，$B = (c_{11} + 2c_{12})/3$，c_{44}），異方性因子（$A = c_{44}/c'$）を1原子あたりの価電子数（e/a）で整理したものを示す．図より

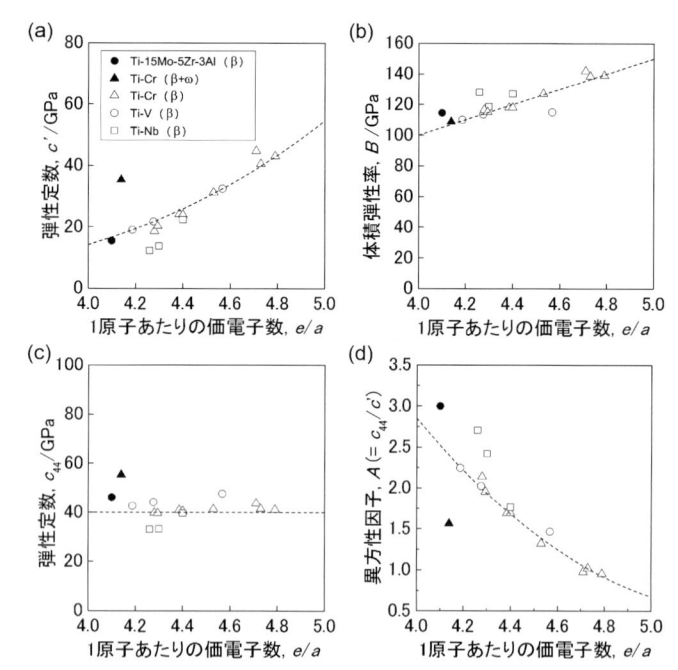

図1　Ti-15Mo-5Zr-3Al 合金ならびに種々のβ型 Ti 合金単結晶における弾性定数の比較．（文献(10)より改変し引用）

---

*　大阪大学大学院工学研究科マテリアル生産科学専攻；1)助教，2)教授（〒565-0871 大阪府吹田市山田丘 2-1）
　1)Mitsuharu Todai, 2)Takayoshi Nakano (Division of Materials and Manufacturing Science, Graduate School of Engineering, Osaka University, Suita)
　e-mail: todai@mat.eng.osaka-u.ac.jp
　Keywords：Ti-15Mo-5Zr-3Al 合金，単結晶，弾性スティフネス

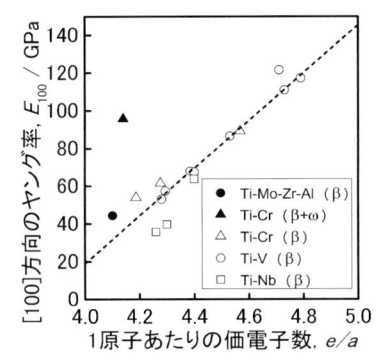

図2 β型Ti合金単結晶の⟨100⟩方向におけるヤング率(E_{100})のe/a依存性．（文献(10)より改変し引用）

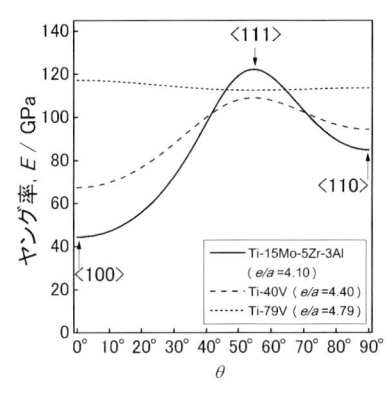

図3 β型Ti合金単結晶におけるヤング率の方位依存性．（文献(10)より改変し引用）

ω相が抑制されたβ単相状態において，β型Ti合金単結晶は組成によらずそれぞれの弾性定数はe/aに依存している[10][11]．中でもc'（{110}面における⟨1$\bar{1}$0⟩方向へのシアーに対応)はe/aの減少に伴って減少し，一方でAは大きく増大することが分かる．これらの値から(1)の関係式を用いると単結晶体においてヤング率の値が最も低くなる⟨100⟩方向のヤング率(E_{100})を算出することができる．

$$E_{100} = \frac{9}{1/B + 3/c'} = \frac{(c_{11}-c_{12})(c_{11}+2c_{12})}{c_{11}+c_{12}} \quad (1)$$

そのe/a依存性を図2に示す．この図よりe/aを減少させることならびにω相を抑制させ，かつ単結晶化を成し遂げることで，多結晶体では得られないような生体骨程度までのヤング率の低減が可能な次世代インプラント用β型Ti合金が得られるものと考えられる．

3. Ti-15Mo-5Zr-3Al 合金単結晶

上述の合金設計の一例としてe/aが4.10と低く，室温にてω相が抑制され[12][13]，さらにISOによる薬事認可されたTi-15Mo-5Zr-3Al合金単結晶を挙げる．本合金単結晶を浮遊帯溶融法にて育成し，室温にてω相析出が抑制されていることを透過型電子顕微鏡観察により確認した後，弾性定数を測定すると，上述の予想通り，c'の軟化とE_{100}が44.4 GPaまで低減することが明らかとなった．ここでE_{100}と以下の式(2)に示すHill近似[14]によって予測される多結晶体におけるヤング率(E_H)との比(E_{100}/E_H)は約0.5であり，単結晶化によって多結晶体のヤング率から約50％も低減させることに成功した．

$$E_H = \frac{1}{2}\left\{\frac{9}{1/B + 15/(2c'+3c_{44})} + \frac{5}{5/(9B) + 2/(3c') + 1/c_{44}}\right\} \quad (2)$$

さらに本合金単結晶体におけるヤング率の方位依存性を図3に示す．β型Ti合金単結晶体において最もヤング率が低い値を示すE_{100}と最も高い値を示すE_{111}の差は図1(d)で示したAのe/a依存性に影響を受け，e/aの減少に伴って増加する．すなわち低いe/aを示すTi-15Mo-5Zr-3Al合金単結晶は荷重軸を制御することで生体骨程度の低ヤング率から約120 GPaまでヤング率を変化させることも可能である．

4. 将来展望

e/aの減少とω相の抑制ならびに単結晶化による，これまでにない生体用低弾性β型Ti合金の低ヤング率化の設計指針，ならびにその一例としてのTi-15Mo-5Zr-3Al合金の単結晶化がもたらす⟨100⟩方向への著しいヤング率の低減と強い弾性異方性は荷重軸方向を制御したボーンプレート等へと応用できる．単結晶の実用化は高コスト化が懸念されるが，本稿で示したような特筆すべき低ヤング率化を実現できるため，航空機のタービンブレードへのNi基超合金単結晶の利用のように，医療用インプラントへの単結晶材料の適用においても，コスト面では十分クリアできると考えられる．加えて，単結晶インプラント開発は基礎的な研究である合金設計から実際の臨床応用までの道筋が明確であり，新規材料設計の観点および，単結晶材料の新規市場開拓の面にて極めて強い研究意義を持ち，今後の整形外科等において医療の進歩に大きく貢献できるものと期待される．

文　献

(1) M. Geetha, A.K. Singh, R. Asokamani and A.K. Gogia: Prog. Mater. Sci. **54** (2009) 397–425.
(2) Y. Noyama, T. Miura, T. Ishimoto, T. Itaya, M. Niinomi and T. Nakano: Mater. Trans. **53** (2012) 565–570.
(3) T. Nakano, K. Kaibara, T. Ishimoto, Y. Tabata and Y. Umakoshi: Bone **51** (2012) 741–747.
(4) A. Matsugaki, G. Aramoto and T. Nakano: Biomaterials **33** (2012) 7327–7335.
(5) R. Hermann, H. Hermann, M. Calin, B. Büchner and J. Eckert: Scr. Mater. **66** (2012) 198–201.
(6) T. Inamura, H. Hosoda, K. Wakashima and S. Miyazaki: Mater. Trans. **46** (2005) 1597–1603.
(7) H. Matsumoto, S. Watanabe and S. Hanada: Mater. Trans. **46** (2005) 1070–1078.
(8) Y.W. Zhang, S.J. Li, E.G. Obbard, H. Wang, S.C. Wang, Y.L. Hao and R. Yang: Acta Mater. **59** (2011) 3081–3090.
(9) M. Niinomi: Biomaterials **24** (2003) 2673–2683.
(10) S.H. Lee, M. Todai, M. Tane, K. Hagihara, H. Nakajima and T. Nakano: J. Mech. Behav. Biomed. Mater. **14** (2012) 48–54.
(11) M. Tane, S. Akita, T. Nakano, K. Hagihara, Y. Umakoshi, M. Niinomi and H. Nakajima: Acta Mater. **56** (2008) 2856–2863.
(12) S.H. Lee, K. Hagihara and T. Nakano: Metall. Mater. Trans. A **43** (2012) 1588–1597.
(13) J.C. Williams, B.S. Hickman and D.H. Leslie: Metall. Trans. **2** (1971) 477–484.
(14) R. Hill: Proc. Phys. Soc. A **65** (1952) 349–354.

2-3-1 低弾性率チタン合金 Ti-29Nb-13Ta-4.6Zr 合金の疲労特性と細胞毒性
―新開発の低弾性β型チタン合金の時効処理による微細組織制御を用いた疲労強度の改善と細胞毒性評価―

新 家 光 雄*

中心論文：M. Niinomi: Fatigue performance and cyto-toxicity of low rigidity titanium alloy, Ti-29Nb-13Ta-4.6Zr, Biomaterials **24** (2003) 2673-2683.

β型チタン合金である Ti-29Nb-13Ta-4.6Zr 合金を新たに開発した．この新合金は，毒性の指摘のない合金元素である Ti に加え Nb, Ta および Zr で構成されている．本研究では，新合金に種々の時効処理を施した場合の相変態挙動を硬さ試験およびミクロ組織観察により明確とした．さらに，新合金の疲労特性とミクロ組織との関係を検討し，ヤング率および細胞毒性についても評価した．

A β-type titanium alloy, Ti-29Nb-13Ta-4.6Zr, was newly designed and developed for biomedical applications. The new alloy is composed of non-toxic elements such as Nb, Ta, and Zr. In the present study, phases that appeared in the new alloy through various aging treatments were characterized by hardness tests and microstructural observations in order to identify the phase transformation. Fatigue properties of the new alloy were investigated related to microstructure. Young's modulus and cyto-toxicity of the new alloy were also evaluated.

1. はじめに

純チタン（Ti）および（α+β）型チタン合金である Ti-6Al-4V ELI 合金は，インプラント構造用材料としてよく用いられているが，前者では強度不足が，後者では構成元素の生体為害性が指摘されたために，毒性の指摘のない元素で構成される生体用チタン合金の開発が進められるようになった．最近では，インプラント構造用材料の弾性率が骨のそれに比べより大きい場合には，応力がインプラントを優先的に伝達し，骨への応力負荷が低減される現象，いわゆる応力遮蔽による骨吸収や骨のリモデリング異常が問題視されるようになった．その結果，チタン合金の中でもβ型チタン合金の弾性率がαおよび（α+β）型チタン合金のそれらに比べてより低いことから，無毒性および非アレルギー性元素構成からなる低弾性率β型チタン合金の開発が進められるようになっている．そこで，我々のグループでも無毒性・非アレルギー元素からなる低弾性率生体用β型チタン合金として Ti-29Nb-13Ta-4.6Zr 合金を開発した[1][2]．一方，生体用材料では，高耐久性が必要であり，中でも疲労寿命が最も重要な因子の一つとして挙げられる．さらに，生体安全性を保証することも重要であり，その間接的評価指標として細胞毒性が挙げられる．

以上のような背景から，本研究では，新たに開発した Ti-29Nb-13Ta-4.6Zr 合金に種々の時効処理を施した場合の微細組織と疲労強度との関係を調査し，さらにそのヤング率および細胞毒性に関しても検討した．

2. 時効微細組織

溶体化処理，溶体化処理後 573 K および 598 K にて 259.2 ks 時効処理を施した Ti-29Nb-13Ta-4.6Zr 合金の X 線回折図形から，溶体化処理のみを施した場合（ST）には，β 相のピークのみが認められた．溶体化処理後 573 K および 598 K にて 259.2 ks 時効処理を施した場合（それぞれ ST + 573 K, 259.2 ks, ST + 598 K, 259.2 ks および ST + 673 K, 259.2 ks）には，β 相のピークに加え，ω 相や α 相のピークも認められた．すなわち，ST + 573 K, 259.2 ks および ST + 598 K, 259.2 ks では，β 相のピークに加えて，ω 相のピークのみが認められた．一方，ST + 673 K, 259.2 ks では，β 相のピークに加えて，ω 相および α 相のピークも認められた．

3. 疲労強度

図1に溶体化処理，溶体化処理後 573 K および 598 K にて 259.2 ks 時効処理を施した Ti-29Nb-13Ta-4.6Zr 合金（それぞれ，As-ST, ST + 573 K, 259.2 ks, ST + 598 K, 259.2 ks および ST + 673 K, 259.2 ks）の疲労強度を S-N 曲線にて示す．同時に，Ti-6Al-4V 合金および Ti-6Al-7Nb 合金の

---

* 東北大学金属材料研究所・教授（〒980-8577 宮城県仙台市青葉区片平2-1-1）
  Mitsuo Niinomi (Institute for Materials Research, Tohoku University)
  e-mail: niinomi@imr.tohoku.ac.jp
  Keywords：低弾性率，β型チタン合金，疲労強度，微細組織，ヤング率，細胞毒性

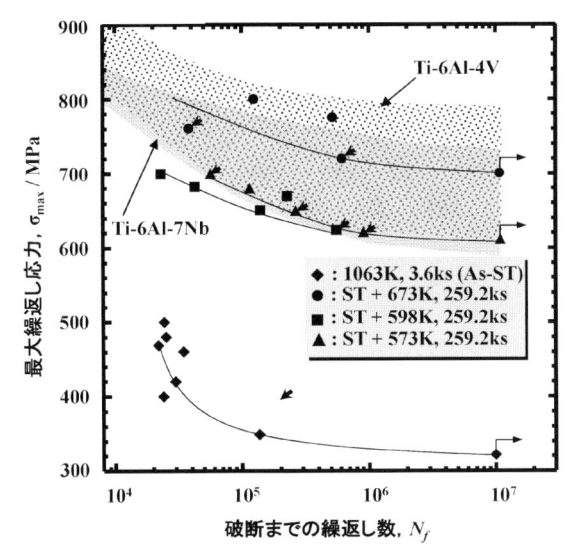

図1 各熱処理を施した Ti-29Nb-13Ta-4.6Zr 合金の S-N 曲線ならびに Ti-6Al-4V および Ti-6Al-7Nb 合金の S-N 曲線の範囲．（文献(3)より改変し引用）

S-N 曲線の範囲も示してある．時効処理により Ti-29Nb-13Ta-4.6Zr 合金の疲労強度は著しく改善され，ST+673 K, 259.2 ks の場合には Ti-6Al-4V 合金の疲労強度範囲の中間位置にまで疲労強度が改善されている．

4．ヤング率

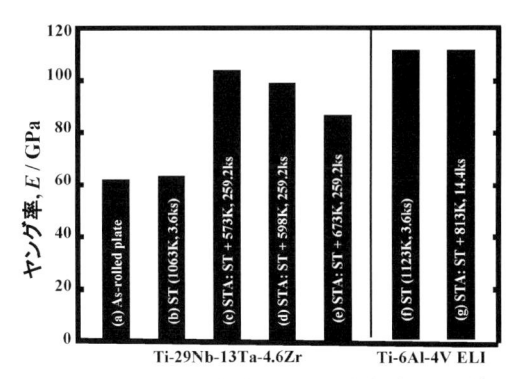

図2に冷間強圧延，溶体化処理，溶体化処理後 573 K および 598 K にて 259.2 ks 時効処理を施した Ti-29Nb-13Ta-4.6Zr 合金（それぞれ，As-rolled plate, ST, ST+573 K, 259.2 ks, ST+598 K, 259.2 ks および ST+673 K, 259.2 ks）のヤング率を溶体化処理および溶体化処理後時効処理を施した Ti-6Al-4V ELI 合金（それぞれ，ST および STA）のそれらと比較して示す．Ti-29Nb-13Ta-4.6Zr 合金では，時効処理を施すとヤング率が上昇するが，それらの場合でも Ti-6Al-4V ELI 合金のヤング率と比較するとより低いヤング率となっている．

5．細胞毒性

図3に純チタン，Ti-6Al-4V 合金および Ti-29Nb-13Ta-4.6Zr 合金の L929 細胞に対する細胞毒性を NR（Neutral Red）法にて評価した結果示す．この場合，抽出時間が 7 日および 14 日で培養液をろ過しない場合およびろ過した場合についての各合金の細胞毒性を示してある．いずれの場合にも，Ti-29Nb-13Ta-4.6Zr 合金の細胞毒性は低く，純チタンと同等であることわかる．

図2 冷間強圧延，溶体化処理，溶体化処理後 573 K および 598 K にて 259.2 ks 時効処理（STA）を施した Ti-29Nb-13Ta-4.6Zr 合金（それぞれ，As-rolled plate, ST, ST+573 K, 259.2 ks, ST+598 K, 259.2 ks および ST+673 K, 259.2 ks）ならびに溶体化処理および溶体化処理後時効処理を施した Ti-6Al-4V ELI 合金（それぞれ，ST および STA）のヤング率．（文献(3)より改変し引用）

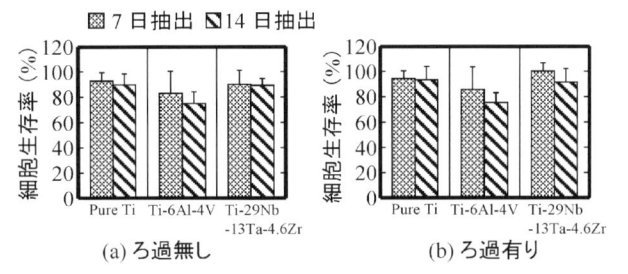

図3 純チタン，Ti-6Al-4V 合金および Ti-29Nb-13Ta-4.6Zr 合金の L929 細胞に対する細胞毒性．（文献(2)より改変し引用）

6．将来展望

新開発の Ti-29Nb-13Ta-4.6Zr 合金の疲労強度が時効処理により改善され，細胞毒性も低いことを示した．さらに，同合金のヤング率は，時効処理により上昇するものの Ti-6Al-4V ELI 合金のそれと比較してより低いことも示した．しかし，Ti-29Nb-13Ta-4.6Zr 合金では，疲労強度が Ti-6Al-4V ELI 合金のそれに匹敵する時効処理条件でのヤング率はかなり上昇している．したがって，ヤング率の上昇を低く保ったままで，疲労強度を著しく上昇させることができる熱処理や加工熱処理プロセスを見出すことが必要である．

文　献

(1) D. Kuroda, M. Niinomi, M. Morinaga, Y. Kato, T. Yashiro and A. Suzuki: Mat. Sci. Eng. A **243** (1998) 244-249.
(2) M. Niinomi, D. Kuroda, K. Fukunaga, M. Morinaga, Y. Kato, T. Yashiro and A. Suzuki: Mat. Sci. Eng. A **263** (1999) 193-199.
(3) M. Niinom: Biomaterials **24** (2003) 2673-2683.

バイオマテリアル研究の最前線

2-3-2 生体用 Ti 合金の熱間加工による組織制御と機械的性質
―高生体適合性 Ti 合金の低コスト製造プロセスに関する総説―

岡 崎 義 光*

中心論文：Y. Okazaki: On the effects of hot forging and hot rolling on the microstructural development and mechanical response of a biocompatible Ti alloy, Materials 5 (2012) 1439-1461.

Al と V に代わり Zr, Nb, Ta を Ti に添加した高生体適合性 Ti 合金の製造コストは，原料のコストが高いため，Ti-6Al-4V 合金に比べかなり高くなる．臨床使用するためには，部材の製造コストを Ti-6Al-4V 合金の製造コストに近づけることが必要となる．高生体適合性 Ti 合金の早期臨床使用を目指して，低コスト製造プロセスとその製造プロセスにより得られる金属組織と機械的性質の関係ついて示した．さらに，薬事製造承認申請上不可欠となる Ti-6Al-4V 合金との製造プロセスの同等性についても明らかにした．

Zr, Nb, and Ta as alloying elements for Ti alloys are important for attaining superior corrosion resistance and biocompatibility in the long term. However, note that the addition of excess Nb and Ta to Ti alloys leads to higher manufacturing cost. To develop low-cost manufacturing processes, the effects of hot-forging and continuous-hot-rolling conditions on the microstructure, mechanical properties, and hot forgeability of Ti-15Zr-4Nb-(1-4)Ta alloy were investigated. Ti-15Zr-4Nb-(1-4)Ta alloy could be manufactured using the same manufacturing process as for previously approved Ti-6Al-4V alloy, taking into account the difference (ΔT) between T_β and heat treatment temperature. Also, the manufacturing equivalency of Ti-15Zr-4Nb-(1-4)Ta alloy to obtain marketing approval of implants was established. Thus, it was concluded that continuous hot rolling is useful for manufacturing α+β-type Ti alloy.

1. はじめに

骨折患者の増加により骨・関節治療用インプラントの使用量は年々増加している．設計製造技術の進歩に伴い，患者の骨格構造に最適化したカスタムメイドインプラントの薬事製造承認申請が可能な状況にある[1]．これらの状況を踏まえつつ，高生体適合性部材を用いた整形インプラントを薬事製造承認申請する場合に有用となる低コスト製造プロセスについて解説する．

2. 金属の生体適合性

金属イオンは，アミノ酸やたんぱく質と結合して細胞膜を通過して細胞内に取り込まれ，金属の種類により異なるが許容量を超えると毒性を発現する[2]．特に，バナジウム(V)やアルミニウム(Al)イオンでは，鉛や Co イオンより細胞毒性が強いことが明らかとなっている[2]．

3. 低コストインプラント用部材製造プロセス

インプラント用部材の低コスト化と高品質化の両立が重要となる．低コスト製造プロセスの例を図1に示す．Ti インゴット(鋳塊)は，合金組成となるように配合された電極を作製し，2度の真空アーク溶解あるいは電子ビーム溶解等によりインゴットを作製する．例えば，2次溶解インゴットを，1200～1250℃程度の高温で，5時間以上保持する均質化処理後，この温度で鍛造を開始(分塊鍛造)し，鋳造組織を完全に破壊する．さらに，均一な組織を得るため，β鍛造の温度を1000～1100℃に下げて鍛造することでβ相を微細化する．図1(b)に示した鍛造から丸棒までの低コスト製造技術として，低温域でのβ鍛造後，所定の大きさの丸棒等に圧延する技術が有用となる．

Ti 合金の金属組織は，熱処理温度が上昇するにつれてhcp(稠密六方)構造を有するα相が減少し，bcc(体心立方)構造を有するβ相が増加し，鍛造中にこのα相とβ相の体積率を変化させることで部材の金属組織，強度，延性，疲労特性が変化する．100 vol% β相となる温度がβトランザス(T_β)と定義され，最終的にはα相とβ相の2相組織を有する $T_\beta - (30～60)$ ℃の温度域でのα+β鍛造を行うことで，強度・延性，疲労特性に優れたα+β型 Ti 合金となる．この際のβ相の体積率は，10～50 vol%で最適な組織となる．Ti 合金では高温になるにつれて引張強度が急激に低下し，この急激な低下を利用することで優れた高温変形能が実現できる．この高温変形能は，図2に示したβトランザス(T_β)を基準にした Ti-15Zr-4Nb-(1-4)Ta 合金と Ti-6Al-4V 合金

---

* 独立行政法人産業技術総合研究所ヒューマンライフテクノロジー研究部門・上級主任研究員(〒305-8566 つくば市東1-1-1 つくば中央第6事業所)
  Yoshimitsu Okazaki (National Institute of Advanced Industrial Science and Technology, Tsukuba)
  e-mail: y-okazaki@aist.go.jp
  Keywords：高生体適合性 Ti 合金，製造プロセス，力学特性，高温変形能，カスタムメイドインプラント

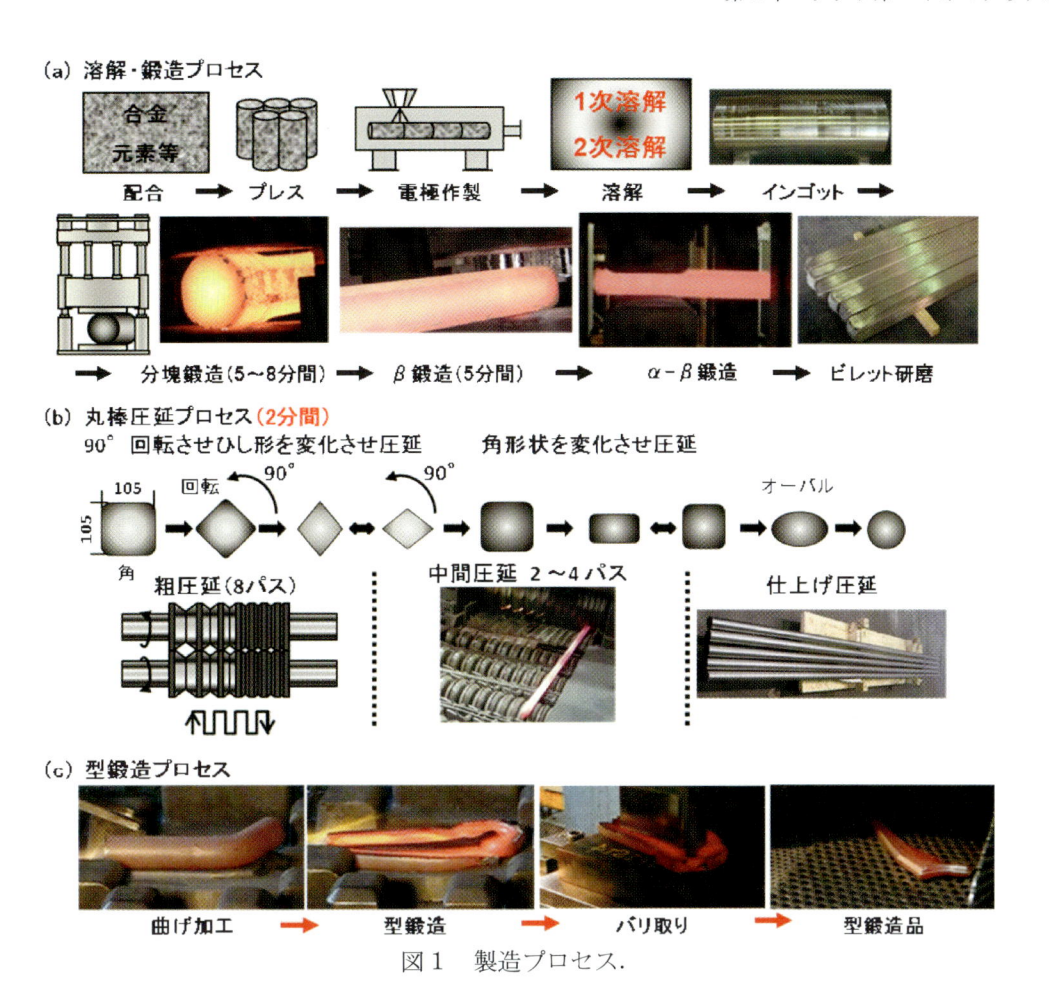

図1　製造プロセス．

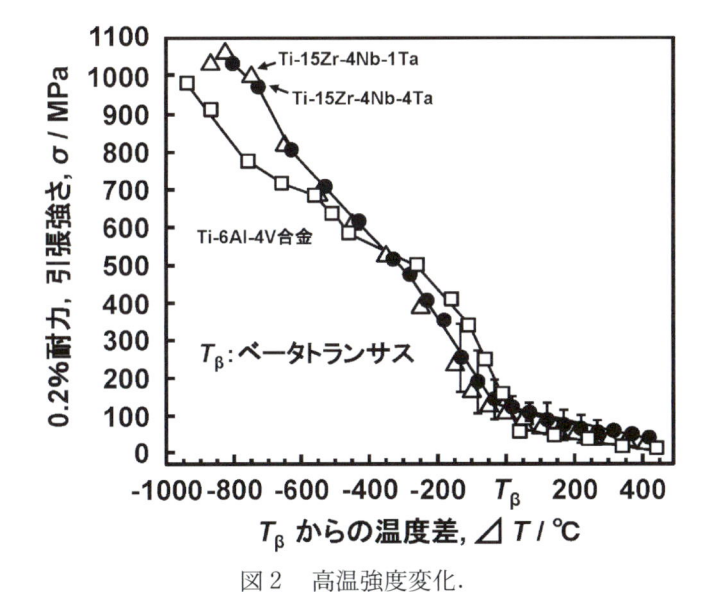

図2　高温強度変化．

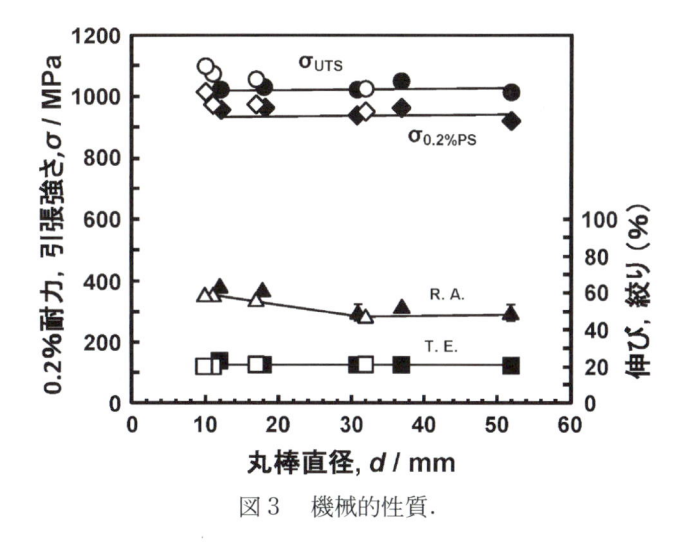

図3　機械的性質．

の比較から明らかなように同一の変化を示す．また，βトランザスを基準にするとα相の体積率は，Ti-15Zr-4Nb-(1-4)Ta合金とTi-6Al-4V合金で等しくなる．

低コスト製造プロセスでの力学特性を図3に示す．強度と延性の高い部材を製造できることがわかる．

4．将来展望

強度と延性の高い材料を用いることで信頼性と安全性の高い製品の開発や欧米人に比べて小柄な東洋人骨格構造に最適な製品の開発が十分可能となる．

文　献

（1）薬食機発第1207第1号　整形外科用カスタムメイド人工股関節に関する評価指標，2011．
（2）Y. Okazaki and E. Gotoh: Mater. Sci. Eng. C **33** (2013) 1993-2001．

2-3-3　β型 Ti–15Mo–5Zr–3Al 合金単結晶の塑性挙動の結晶方位および組織依存性
―薬事認可されたβ型 Ti–15Mo–5Zr–3Al 合金単結晶の塑性挙動の解明―

萩原幸司* 中野貴由**

中心論文：S.-H. Lee, K. Hagihara and T. Nakano: Microstructural and orientation dependence of the plastic deformation behavior in β-type Ti–15Mo–5Zr–3Al alloy single crystals, Metall. Mater. Trans. A 43 (2012) 1588–1597.

『単結晶生体インプラント材料』としての直接的な適用までを視野に入れ，β型 Ti–15Mo–5Zr–3Al 合金単結晶の塑性挙動評価を行った．変形挙動の結晶方位依存性，内部組織変化が力学特性に与える寄与について検討を行った．塑性変形は荷重軸方位，熱処理条件によらず⟨111⟩バーガースベクトルを有する転位の運動により担われることを明らかにした．ただし，bcc 結晶中特有の転位芯構造に由来して，⟨111⟩転位の活動すべり面は荷重軸方位により変化し，降伏応力が強い結晶方位依存性を示すことを見出した．本合金の主構成元素である Mo が，転位芯構造の変化，これに付随し生じる塑性挙動の方位依存性に強い影響を及ぼしている可能性が示唆された．

The plastic deformation behavior of a β-type Ti–15Mo–5Zr–3Al alloy single crystal with a bcc structure was investigated, aiming at the development of "single crystalline β-Ti implant". The orientation dependence of the plastic deformation behavior, and the variations in the mechanical properties depending on the microstructure were examined. For the deformation behavior, a dislocation with a Burgers vector parallel to ⟨111⟩ was observed irrespective of the heat treatment conditions and loading orientations. However, the observed slip plane changed considerably depending on the loading axis, and the yield stress exhibited a strong orientation dependence because of the dislocation core structure effect in the bcc-structured crystals. The physical properties of Mo, which is the main constituent atom in the present alloy, may strongly affect the dislocation core structure and induce the characteristic orientation dependence of the plastic behavior.

1. はじめに

bcc 構造を有するβ型 Ti 合金は従来のα型 Ti 合金と比較し，加工性に優れ，低弾性を示すことから，生体毒性を示さない元素から構成される Ti–15Mo–5Zr–3Al(mass%)，Ti–29Nb–13Ta–4.6Zr(mass%) 合金等において，人工関節などのインプラント材料としての利用が期待されている[1][2]．特に弾性率については，近年の我々の研究により，結晶方位を⟨100⟩近くに制御することによって，これら合金においては 35 GPa 程度の低弾性を実現し得ることが見出された[3][4]．この値は生体骨と比較し得る値であり，Ti インプラントにおける問題である応力遮蔽効果を抑制できるものと期待できる．このような観点から我々は「低弾性β-Ti 合金単結晶インプラント」の開発可能性について検討している．一般にβ-Ti 合金の力学特性は熱処理による内部組織変化，すなわち ω, α 相析出の強い影響を受けることが知られており，その挙動は方位依存性を示すことが予測される．従って，β-Ti 合金の更なる特性向上に向けては，単結晶を用いた本質的観点からの特性把握が重要である．かつ本挙動の把握は，直接的に上述のβ-Ti 単結晶インプラントの開発にもつながる重要な知見となる．このような観点の下に，本研究では Ti–15Mo–5Zr–3Al 合金に着目し，その塑性挙動評価を行った．

2. Ti–15Mo–5Zr–3Al 合金単結晶の塑性挙動

(1) 組織，力学特性に与える熱処理の影響

FZ 法により作製した単結晶を用い，様々な結晶方位にて圧縮試験を行ったところ，いずれの方位においても⟨111⟩転位の運動によるすべり変形により塑性変形が生じることが，TEM，すべり線二面トレース解析により見出された．さらに，種々の熱処理を付与した結晶についても同様の解析により活動変形モードの同定を行ったところ，熱処理条件によらず，溶体化処理材中同様に⟨111⟩転位の運動のみにより変形が進行することが確認された．各試料の降伏応力に着目したところ，その値は熱処理時間の増大，熱処理温度の上昇により増大する傾向が認められた．ただし本合金の特徴としてその変化は極めて緩やかであり，例えば400℃, 20分の熱処理

---

* 大阪大学大学院工学研究科知能・機能創成工学専攻・准教授(〒565-0871 大阪府吹田市山田丘 2-1)
** 大阪大学大学院工学研究科マテリアル生産科学専攻・教授(〒565-0871 大阪府吹田市山田丘 2-1)
* Koji Hagihara (Department of Adaptive Machine Systems, Osaka University, Suita)
** Takayoshi Nakano (Division of Materials and Manufacturing Science, Osaka University, Suita)
 e-mail: hagihara@ams.eng.osaka-u.ac.jp, nakano@mat.eng.osaka-u.ac.jp
 Keywords：β型チタン合金，塑性変形，転位，単結晶インプラント

においても，降伏応力の上昇は6％程度であった．これはわずかに添加されたAlによりω相の析出が抑制されたためであり，本合金のハンドリングを容易にしている．ただし400℃でさらに長時間熱処理を行うと，α相の析出により，脆化を伴う強度上昇が確認された．

(2) 塑性挙動の結晶方位依存性

先に述べたように本結晶ではバーガースベクトルを$\langle 111 \rangle$とする転位の活動が確認されたが，興味深いにことに，そのすべり面は荷重軸方位に依存して変化した．この活動すべり面変化の荷重軸方位依存性について定量的に解析するため，図1に実際に実験により観察された活動すべり面と$(\bar{1}01)$面との成す角(ψ)を，荷重軸より規定される最大分解せん断応力面(MRSSP)と$(\bar{1}01)$面との成す角(χ)に対してプロットした，いわゆるψ-χカーブを示す．この図より明らかなとおり，活動すべり面の選択には方位依存性が認められ，χが大きく負の値(反双晶方位)を示す際には，選択されるすべり面はMRSSPとほぼ一致するのに対し，χが0度以上のプラスの値(双晶方位)を示す際には，すべり線はMRSSPから大きく正の遷移を示す，すなわち$(\bar{2}11)$への優先的なすべり面遷移が生じることが明らかとなった．

このようなすべり挙動の異方性は降伏応力にも認められ，図2に示すように，本単結晶の降伏応力は，χの値が小さくなるにつれ単調に増加する傾向を示すことが明らかとなった．

塑性挙動にこのような強い異方性が現れる要因はbcc結晶中にて$\langle 111 \rangle$転位の転位芯が複雑な三次元構造を示すためであると考えられる．ただしここで着目すべきは，同じbcc構造を有するβ-Ti合金においてもその挙動は合金系(合金組成)にて大きく異なるということである．上述したようにTi-15Mo-5Zr-3Al合金は強い塑性異方性を示すことが見出されたが，一方でTi-29Nb-13Ta-4.6Zr合金は，それほど顕著な異方性が現れないことを我々は以前に報告している[5]．興味深いことに，このような両者の特徴は，両合金における主添加元素であるMo，Nbが単体として示す挙動とよく類似している．この両純金属における転位芯構造の違いについては，原子レベルの観点からの考察がなされている[6]．すなわち本実験結果は，β-Ti合金の示す塑性異方性の特徴が，構成bcc安定化元素の特性を引き継いでいる可能性があることを示唆している．今後のβ-Ti合金設計の指針を明らかにする上でも，この点に関しては今後さらに検討を進める必要がある．

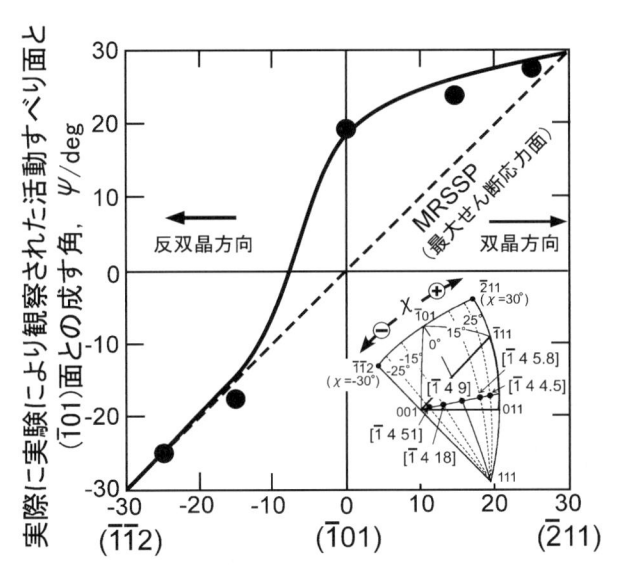

図1 荷重軸方位に依存したすべり面変化を示すψ-χカーブ．(中心論文より改変して引用)

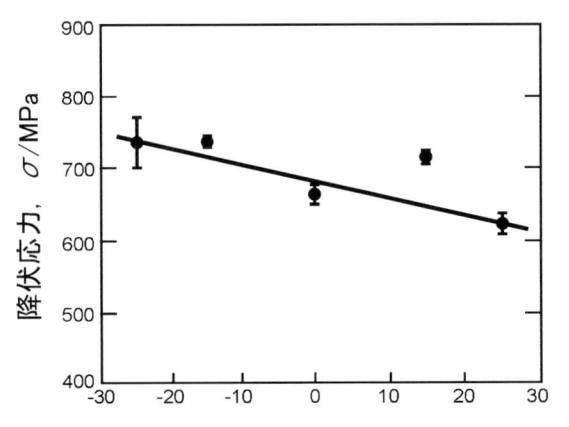

図2 Ti-15Mo-5Zr-3Al合金における降伏応力の結晶方位依存性．(中心論文より改変して引用)

3. 将 来 展 望

Ti-15Mo-5Zr-3Al合金においては結晶方位，熱処理条件によらず，$\langle 111 \rangle$転位の活動により塑性変形が進行する．熱処理に伴う力学特性変化は他のβ-Ti合金と比較し小さい．一方で，その塑性挙動は転位芯構造に由来し，比較的強い結晶方位依存性を示す．転位運動によりβ-Ti合金が示す塑性異方性は，合金組成と密接に関連する可能性があり，今後のさらなる検討が重要である．

文　献

(1) Y. Okazaki, Y. Ito, K. Kyo and T. Tateishi: Mater. Sci. Eng. A **213** (1996) 138-147.
(2) M. Niinomi: Biomaterials **24** (2003) 2673-2683.
(3) M. Tane, S. Akita, T. Nakano, K. Hagihara, Y. Umakoshi, M. Niinomi and H. Nakajima: Acta Mater. **56** (2008) 2856-2863.
(4) S.-H. Lee, M. Todai, M. Tane, K. Hagihara, H. Nakajima and T. Nakano: J. Mech. Behav. Biomed. Mater. **14** (2012) 48-54.
(5) T. Nakano, K. Hagihara, H. Maki, Y. Umakoshi and M. Niinomi: Ti-2007 Science and Technology: Proc. of the 11th World Conference on Titanium, The Japan Inst. Metals, (2007) 1437-1439.
(6) M. S. Duesbery and V. Vitek: Acta Mater. **46** (1998) 1481-1492.

2-3-4 生体用β型チタン合金の力学的特性に及ぼす TiB の影響
―生体用β型チタン合金の TiB による力学的特性制御―

稗田純子[*1)]　新家光雄[*2)]

中心論文：X. Song, M. Niinomi, H. Tsutsumi, M. Nakai and L. Wang: Effects of TiB on the mechanical properties of Ti-29Nb-13Ta-4.6Zr alloy for use in biomedical applications, Mater. Sci. Eng. A **528** (2011) 5600-5609.

生体用β型チタン合金である Ti-29Nb-13Ta-4.6Zr 合金(TNTZ)中に TiB 粒子を分散させることにより，低弾性率を維持したまま力学的特性を向上させた．本研究では，B 濃度が 0.05～0.5 mass% の範囲における微細組織および力学的特性の調査を行った．TiB 粒子の分散により結晶粒の微細化が起こり，B 濃度の増加に伴って TNTZ の結晶粒径が減少した．さらに，引張強さはわずかに上昇し，TiB_2 を添加しない TNTZ と比較して 8% の改善が見られた．B 濃度が 0.1 mass% の時，最も良好な引張強さおよび延性のバランスを示した．

The mechanical properties of β-type Ti-29Nb-13Ta-4.6Zr alloy (TNTZ) have been enhanced by TiB with remaining low Young's modulus. The microstructures and mechanical properties of TNTZ with 0.05-0.5 mass%B were investigated in this study. The microstructure of TNTZ is refined by TiB, and the TNTZ grain size decreases as the B concentration increases. The tensile strength of TNTZ with 0.05-0.5 mass%B is slightly improved, and is enhanced by approximately 8% as compared to that of TNTZ without addition of TiB_2. TNTZ with 0.1 mass%B exhibits a good balance between tensile strength and the elongation.

1. はじめに

Ti および Ti 合金は，その優れた力学的特性，耐食性および生体適合性から，人工骨や骨折固定器具等の構成材料(バイオマテリアル)として使用されている．特に，Ti-6Al-4V ELI(Ti64)は，元来航空機用として開発された Ti 合金であるが，優れた耐食性および比強度を有しているため，バイオマテリアルとして広く用いられている．しかし，Ti64 に含まれる V の生体為害性が懸念されており，同合金の弾性率は生体骨のそれよりも高い．そのような材料を人工骨あるいは骨折固定器具に用いると，応力遮蔽が生じて生体骨の脆弱化が起こる．そのため，人工骨あるいは骨折固定器具に用いる金属材料には低弾性率であることが求められる．Ti-29Nb-13Ta-4.6Zr 合金(TNTZ)は，無毒性・非アレルギー元素より構成され，生体骨により近い弾性率(約 60 GPa)を示すように設計・開発されたβ型 Ti 合金である[1]．溶体化処理後の TNTZ は，Ti64 と比較して力学的強度が劣るため，加工熱処理による力学的強度の改善が試みられている[2]．その中でも時効処理を施した TNTZ では，Ti64 の場合と同様の力学的強度が得られるが，弾性率が大幅に上昇する[2]．そのため，弾性率の上昇を伴わない TNTZ の強化法が求められる．そのような強化法として，セラミックス粒子である TiB 粒子による分散強化および結晶粒微細化による強化は，非常に有力な方法である[3]．TiB 粒子は，Ti と比較的近い熱膨張率を示すため，合金作製時の冷却過程において熱膨張率の違いによる合金と粒子との界面での剥離が生じないため，分散強化および結晶粒を微細化させるためのセラミックス粒子として適している．本稿では，分散強化および結晶粒微細化を用いた TNTZ の力学的特性の向上を目的として，TiB_2 を添加することにより作製した TiB 粒子分散 TNTZ における B 濃度と TiB 粒子の分散状態および力学的特性との関係について概説する．

2. TiB_2 添加による TNTZ 中での TiB 粒子の分散

TiB_2 粉末を Ti あるいは Ti 合金原料に混合し溶解すると，

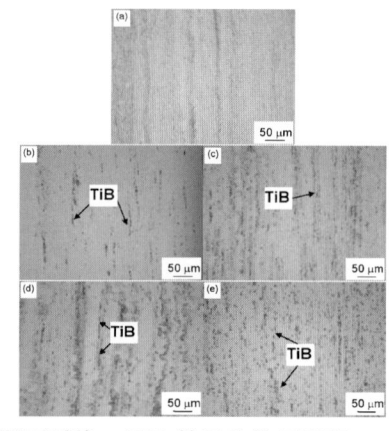

図1　冷間圧延後の TiB 粒子分散 TNTZ の光学顕微鏡写真．(a) TiB_2 無添加，(b) B 濃度 0.05 mass%，(c) 0.1 mass%，(d) 0.2 mass% および (e) 0.5 mass%．(文献(6)より改変し引用)

---

* 東北大学金属材料研究所；1)助教，2)教授(〒980-8577 宮城県仙台市青葉区片平 2-1-1)
  1) Junko Hieda, 2) Mitsuo Niinomi (Institute for Materials Research, Tohoku University, Sendai)
  e-mail: hieda@imr.tohoku.ac.jp
  Keywords：β型チタン合金，TiB 粒子，分散強化，結晶粒微細化

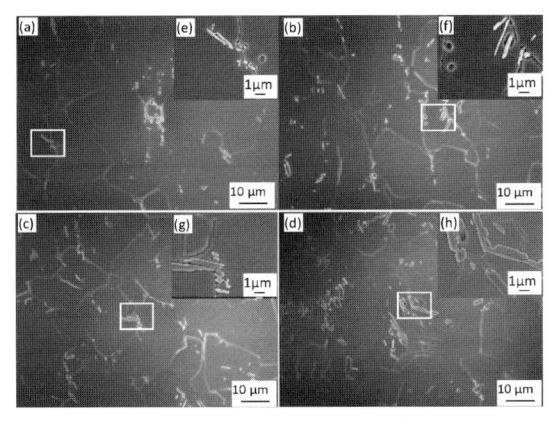

図2　溶体化処理後のTiB粒子分散TNTZのFE-SEM像．(a) B濃度0.05 mass%，(b) 0.1 mass%，(c) 0.2 mass%および(d) 0.5 mass%．（文献(6)より改変し引用）

TiB粒子が以下の反応により生成する[4][5]．

$$Ti + TiB_2 \rightarrow 2TiB \quad (1)$$

TiB粒子分散TNTZでは図1に示すように，β相中にTiB粒子が分散している[6]．TNTZ中にTiB粒子が分散することによりピンニング効果が起こり，溶体化処理後の冷間圧延におけるTNTZの結晶配向の変化が抑制される．B濃度（＝TiB粒子の体積分率）の増加とともにその効果は顕著になり，さらにβ結晶粒径は減少する．TNTZ中に分散するTiB粒子は，hexagonalの断面を有するwhisker状の形状をしており，主に粒界に分布する（図2）[6]．B濃度が0.05 mass%の場合には，TiB粒子の凝集が起こる．B濃度の増加とともに，TiB粒子断面の直径と長手方向の長さは増加する．

3. TiB粒子分散TNTZの力学的特性

溶体化処理後およびそれに続く冷間圧延後ともにTiB粒子分散TNTZの弾性率は，B濃度の増加とともにわずかに上昇するが，60～70 GPa程度である．溶体化処理後のTiB粒子分散TNTZでは，引張強さはほとんど上昇しない．図3に冷間圧延後のTNTZおよびTiB粒子分散TNTZの引張特性を示す[6]．冷間圧延後のTiB粒子分散TNTZでは，B濃度の増加に伴って，引張強さはわずかに上昇するが，B濃度が0.2および0.5 mass%の場合には，0.2%耐力および伸びが0.1 mass%に比べて低下する．したがって，B濃度が0.1 mass%の場合に，最も良好な引張強さおよび伸びのバランスを示す．引張試験後の試料において，破面のディンプル中にTiB粒子が存在することから，TiB粒子/母相界面で破壊が生じたことが分かる．分散強化では，分散粒子と母相の界面における結合が十分強い場合，TiB粒子による転位移動の妨害により力学的強度の上昇が起こるが，分散粒子の破壊および剥離が生じる場合，力学的強度の低下も起こりうる．図4に引張試験後の試料側面を示す[6]．B濃度が0.05, 0.2および0.5 mass%の場合には，TiB粒子の破壊および剥離が見られる．B濃度が0.05 mass%の場合は，TiB粒子サイズは小さく，凝集しやすい．B濃度が0.2 mass%を超えると，大きなTiB粒子が形成される．TiB粒子が凝集，ある

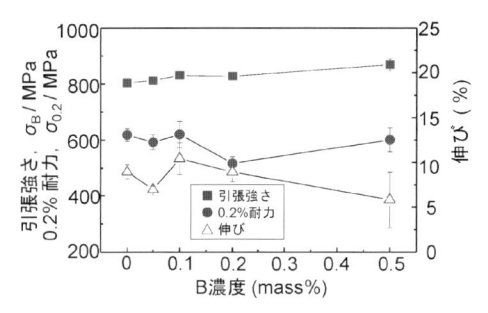

図3　冷間圧延を施したTiB分散TNTZにおけるB濃度と引張特性との関係．（文献(6)より改変し引用）

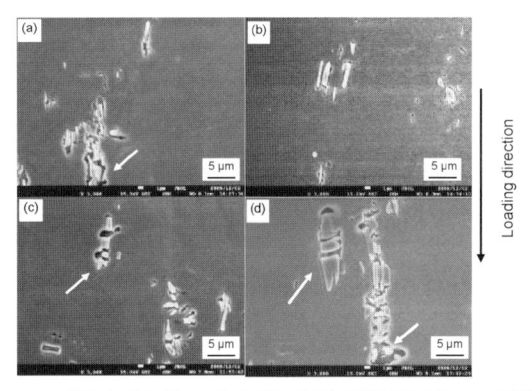

図4　冷間圧延を施したTiB分散TNTZ側面の引張試験後のFE-SEM像，(a) B濃度0.05 mass%，(b) 0.1 mass%，(c) 0.2 mass%および(d) 0.5 mass%．白い矢印はTiB粒子中のクラック．（文献(6)より改変し引用）

いは大きなTiB粒子が存在すると，破壊および剥離の要因となる．そのため，TiB粒子が適度な大きさと良好な分散性を有する0.1 mass%がTiB粒子分散強化における最適なB濃度であることが分かる．

4. 将来展望

セラミックス粒子のTNTZ中での分散状態や形態を制御することにより，力学的特性をさらに向上させる可能性がある[7]．分散させる粒子の種類や添加手法を創意工夫することにより，それが可能となると考えられる．現在，セラミックス粒子の代わりにTiよりも酸素との親和性が高い金属を添加し，TNTZ中の酸素と反応させることによりセラミックス粒子を生成させ，分散性を向上させる方法も試みられている[8]．

文献

(1) D. Kuroda, M. Niinomi, M. Morinaga, Y. Kato and T. Yashiro: Mater. Sci. Eng. A **243** (1998) 244-249.
(2) T. Akahori, M. Niinomi, H. Fukui, M. Ogawa and H. Toda: Mater. Sci. Eng. C **25** (2005) 248-254.
(3) W. Chen and C.J. Boehlert: Mater. Sci. Eng. A **494** (2008) 132-138.
(4) X. Zhang, Q. Xu, J. Han and V.L. Kvanin: Mater. Sci. Eng. A **348** (2003) 41-46.
(5) S. Gorsse and D.B. Miracle: Acta Mater. **51** (2003) 2427-2442.
(6) X. Song, M. Niinomi, H. Tsutsumi, M. Nakai and L. Wang: Mater. Sci. Eng. A **528** (2011) 5600-5609.
(7) X. Song, M. Niinomi, M. Nakai, H. Tsutsumi and L. Wang: Mater. Sci. Eng. C **32** (2012) 542-549.
(8) J. Hieda, M. Niinomi, M. Nakai, K. Cho and S. Nagai: Mater. Trans. **54** (2013) 1361-1367.

バイオマテリアル研究の最前線

2-3-5　モールドレス法で作製したチタン多孔体の成形性と機械的特性
―tailor-madeチタン多孔体歯質修復物の作製に向けて―

浜田　賢一*

中心論文：Y. Naito, J.Y. Bae, Y. Tomotake, K. Hamada, K. Asaoka and T. Ichikawa: Formability and mechanical properties of porous titanium produced by a moldless process, J. Biomed. Mater. Res. B Appl. Biomater. **10** (2013) 1090-1094.

Ti粉末と鋳造用ワックスとの混練体は，ワックスアップ法による成形が可能であった．成形した原型を加熱して脱脂，焼結することで，モールドレスでTi多孔体を作製することができた．Ti多孔体の物性は焼結時間で制御でき，硬組織と同等の弾性率と強度を発揮した．優れた成形性を示し，モールドレスで焼結できる本混練体は，Ti多孔体歯質修復物の作製に適していると考えられた．

A mixture of Ti powder and an inlay wax binder was developed for moldless forming and sintering. The mixture could be formed by a wax-up technique. After debindering, the specimen could be sintered without any mold, and a porous Ti was received. The properties of porous Ti could be controlled by sintering time. The elastic modulus and strength of porous Ti were similar to those of hard tissue. The high formability and mold-less sintering process of Ti powder/binder mixture present a clear advantage for fabricating porous Ti restoration.

1. はじめに

Tiは優れた生体適合性を示す生体用金属材料として注目され，特に骨伝導性を示す点から骨代替材料として臨床で広く用いられている．その一方，骨と一体化して用いる場合，Tiの弾性率が骨より高いことから応力負荷時の歪みのミスマッチが生じTiと骨との界面の接合が壊れる，骨への負荷が減少することで骨吸収を招く，といった問題が指摘されている[1]-[3]．Tiを歯質修復物として用いる場合，修復物と歯質との弾性率のミスマッチに起因して歯根の破折を招く問題が指摘されている[4]．Tiの弾性率を低下させ骨や歯の弾性率に近付ける手法として，β相安定化元素の添加によりβ型Ti合金とする研究が広く行われている[5]．それとは異なる手法として，気孔を導入しTi多孔体とする研究が行われている[6]．多孔体には弾性率の低下効果に加えて，表面を粗造にすることで骨や歯との機械的接合（嵌合）を強化する効果も期待できる[7]．

多孔体インプラント作製プロセスとしては熱間静水圧加圧法（Hot Isostatic Pressinng: HIP）[8]，金属粉末射出成形法（Metal Injection Molding: MIM）[9]，放電プラズマ焼結法（Spark Plasma Sintering: SPS）[10]などが用いられる．これら3つのプロセスには優れた特徴も多いが，生体医療用デバイスをtailor-madeで作製する上で共通の欠点を持つ．それは，高温や高圧に耐久性を示す高コストなモールドを必要とすることである．量産デバイスの作製においては，モールドのコストはデバイス1つあたりにすれば許容範囲であろうが，tailor-madeデバイスではモールドのコストすべてが1つのデバイスに掛かるため，その製造コストは許容しがたいものとなる．加えて，モールド作製に要する時間も無視できない．

モールドレスでTi多孔体を作製する手法としてはレーザー焼結法が挙げられる[11]．Ti粉末にレーザー光を照射して局所的に焼結させつつ積層することで，任意の形状のTi多孔体を作製するこの手法は，近年急激に進化しつつあるrapid manufacturingの1種である[12]．Ti製デバイスのプロセスとしては，焼結時間が短いため酸化の影響を最小限にできるメリットが大きいが，レーザー焼結装置のコストが問題である．骨欠損部に充填する場合，作製するTi多孔体の形状はX線CTのデータから作製することが可能であるが，欠損部がより小さい歯質の修復においてはX線CTの使用は普及しておらず，Ti多孔体の形状をどのように数値化するかが問題となる．

2. 歯質修復用チタン多孔体の作製法

(1) 金属製歯質修復物の作製法

う蝕等により損傷した歯質は治癒しないため，合金などの人工材料で歯質を置換（修復）することで機能の回復を図る．伝統的な手法ではワックス製の原型を作製し，ロストワックス法で鋳造体を作製し，修復物とする．この際，加熱することでワックスが適度な流動性を示し，高い賦形性を示す特性

---

* 徳島大学大学院ヘルスバイオサイエンス研究部生体材料工学分野・教授（〒770-8504 徳島県徳島市蔵本町3-18-15）
　Kenichi Hamada (Department of Biomaterials and Bioengineering, University of Tokushima, Tokushima)
　e-mail: hamada.dent@tokushima-u.ac.jp
　Keywords：ポーラスチタン，賦形性，強度，収縮

を利用した原型作製法(ワックスアップ法：手技によりワックスを塑性変形させ，原型を作製する手法)が広く用いられる．

(2) Ti多孔体製歯質修復物の作製法[13]

上記の伝統的な手法に則ったTi多孔体製歯質修復物の作製を可能とするため，直径150 μm以下のTi粉末と歯科鋳造用ワックスとを，Ti粉末が90 mass％となるように70℃で混練し，ワックスアップ法に適したTi粉末/ワックス混練体を開発した．加熱した混練体を成形して作製した原型は，カービング法(彫刻刀でワックス原型を成形する技法)で細部の成形が可能であった．完成した原型を大気中380℃で脱脂し，続いてアルゴン中1100℃で焼結した．一連の熱処理はモールドレスで実施可能であり，熱処理後は焼結にともなう収縮が認められたが，マクロな塑性変形は確認できなかった．

3. チタン多孔体の特性

焼結時間を1, 5, 10時間とした際の試料高さ方向の収縮率はそれぞれ4.0％，6.2％，6.5％，気孔率はそれぞれ37.1％，33.2％，29.7％であった．金属製修復物は残存歯質とセメントによって接着されるため適度な収縮を示すことが重要であり，焼結時間により最適化できる．一方，気孔率は弾性率を支配する要素であり，焼結時間で制御することで弾性率の最適化が可能である．焼結時間を同様に変化させた場合の弾性率はそれぞれ24.2 GPa, 35.4 GPa, 54.1 GPaであった．歯質のうち象牙質の弾性率は例えば18.28±1.7 GPaと報告[14]されていることから，焼結時間1時間で象牙質と同等の弾性率を示す．一方，焼結時間1時間での圧縮強度，曲げ強度はそれぞれ178 MPa, 135 MPaであった．象牙質の圧縮強度(降伏強さ)，曲げ強度は例えばそれぞれ165〜221 MPa, 138〜270 MPaと報告[15]されており，これらも象牙質と同等の値を示す．

Ti粉末/ワックス混練体から作製した歯質修復物は，象牙質に類似した弾性率と強度を示し，ワックスアップ法で成形が可能である点，電気炉で焼結が可能である点など，従来の歯科修復物作製工程との親和性が高いと結論できる．

4. 将来展望

本研究開発で作製したTi粉末/ワックス混練体は，図1に示すようにCAD/CAMでの成形も可能であることから，tailor-madeのTi多孔体デバイス作製に適した材料である．この混練体の焼結はアルゴン置換電気炉で可能な点，モールドレスでの焼結が可能である点からも，低コストでのTi多孔体デバイス作製が可能となる．モールドレス法の欠点として，脱脂時の温度上昇にともなうワックスの軟化の影響により，自重で混練体が変形するリスクが無視できない．しかし，歯質修復物のように寸法が小さい場合は自重による変形のリスクは小さい．温度を上げることで混練体の流動性は上がるため，近年普及が進みつつある3Dプリンターで積層する原料としての可能性もあり，様々な手法で成形可能な硬組織(骨および歯質)代替Ti多孔体用原料の候補である．

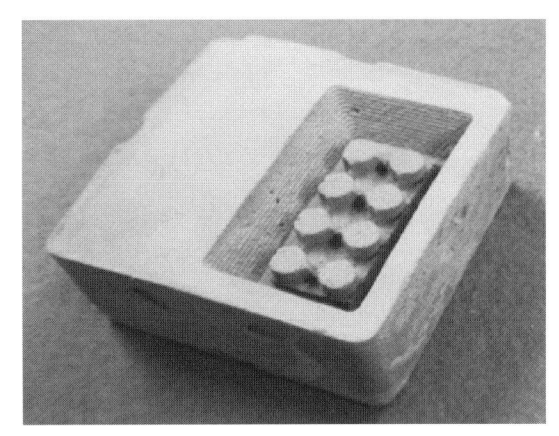

図1 Ti粉末/ワックス混練体塊からCAD/CAMで成形したブロック．(文献(16)より改変し引用)

文　献

(1) J.P. Li, S.H. Li, C.A. Van Blitterswijk and K. De Groot: J. Biomed. Mater. Res. A **73** (2005) 223–233.
(2) D.M. Robertson, L. Pierre and R. Chahal: J. Biomed. Mater. Res. **10** (1976) 335–344.
(3) W.C. Head, D.J. Bauk and R.H. Emerson Jr: Clin. Orthop. Relat. Res. **311** (1995) 85–90.
(4) J. Meira, C. Espósito, M. Quitero, I. Poiate, C. Pfeifer, C. Tanaka and R. Ballester: Dent. Traumatol. **25** (2009) 394–398.
(5) 新家光雄：まてりあ **52** (2013) 219–228.
(6) A. Bandyopadhyay, F. Espana, V.K. Balla, S. Bose, Y. Ohqami and N.M. Davies: Acta Biomater. **6** (2010) 1640–1648.
(7) D. Chen, N. Bertollo, A. Lau, N. Tani, T. Nishino, H. Mishima, H. Kawamura and W.R. Walsh: J. Orthop. Surg. Res. **6** (2011) 56.
(8) J. Zhao, S. Xiao, X. Lu, J. Wang and J. Weng: Biomed. Mater. **1** (2006) 188–192.
(9) B. Levenfeld, A. Gruzza, A. Varez and J.M. Torralba: Powder Metall. **43** (2000) 233–237.
(10) S. Hoshii, A. Kojima and M. Goto: J. Mater. Sci. Lett. **20** (2001) 441–443.
(11) S. Stübinger, I. Mosch, P. Robotti, M. Sidler, K. Klein, S.J. Ferguson and B. von Rechenberg: J. Biomed. Mater. Res. Part B **101** (2013) 1154–1163.
(12) 新野俊樹：精密工学会誌 **76** (2010) 1340–1344.
(13) Y. Naito, J.Y. Bae, Y. Tomotake, K. Hamada, K. Asaoka and T. Ichikawa: J. Biomed. Mater. Res. Part B Appl. Biomater. **10** (2013) 1090–1094.
(14) S. Shrivastava and K.E. Aifantis: Mater. Lett. **65** (2011) 2254–2256.
(15) 歯科器材調査研究委員会：歯材器 **16** (1997) 555–562.
(16) 内藤禎人：四国歯学会雑誌 **21** (2008) 213–226.

バイオマテリアル研究の最前線

2-3-6 脊椎固定器具用ヤング率可変型β型Ti-Cr合金における Cr含有量の最適化
―応力遮蔽とスプリングバックとを抑制する弾性率自己調整機能―

仲井正昭[*1)]　新家光雄[*2)]

中心論文：X.F. Zhao, M. Niinomi, M. Nakai, J. Hieda, T. Ishimoto and T. Nakano: Optimization of Cr content of metastable β-type Ti-Cr alloys with changeable Young's modulus for spinal fixation applications, Acta Biomater. 8 (2012) 2392-2400.

脊椎固定器具には，患者からは応力遮蔽を抑制するための低弾性率が望まれ，外科医からはスプリングバックを低減するために有利な高弾性が望まれる．この相反する要求のある弾性率を両立させるため，最近，弾性率自己調整合金の開発が進められている．本研究では，その代表例であるTi-Cr合金において，変形誘起ω相変態による弾性率変化と化学組成との関係を明らかにした．

In order to suppress the stress shielding effect for patient and the springback for surgeon, low and high Young's moduli are required for spinal fixation devices, respectively. For solving this conflicting requirement of Young's modulus required from patient and surgeon, titanium alloys with self-tunable Young's modulus has been developed recently. In this study, the relationship between the change in Young's modulus via deformation-induced ω phase transformation and the chemical composition was investigated using Ti-Cr alloys.

1. はじめに

硬組織代替器具には，多くの場合，力学的信頼性の高い金属材料が用いられているが，金属材料は硬組織に比べて高い弾性率（ヤング率）を有することから，応力遮蔽による過剰な骨吸収が懸念される．そのため，力学的信頼性を確保しつつも金属材料の中では弾性率が低いβ型チタン合金が注目され，その低弾性率化に関する研究が近年精力的になされている[(1)]．しかし，最近，ある種の硬組織代替器具において，ある側面では必ずしも低弾性率が望まれず，高弾性率のほうが有利であると考えられる場合があり，その代表例として脊椎固定器具が挙げられる[(2)]（図1）．本稿では，この相反する要求のある弾性率を両立させるための機能として提案されている弾性率自己調整機能と同機能を備えた合金開発の代表例としてTi-Cr合金の化学組成の最適化に関する検討結果を採りあげる[(3)]．

2. 弾性率自己調整機能

脊椎固定器具に低弾性率合金を用いると，一定量の変形を加えた際，変形全体に占める弾性変形の割合が高くなることから，高弾性率合金に比べて大きなスプリングバックが生じやすく，手術中の脊椎固定器具の操作性が低下する．したがって，スプリングバック抑制の観点からすると，高弾性率のほうが有利となる．β型チタン合金では，β相の安定性が低

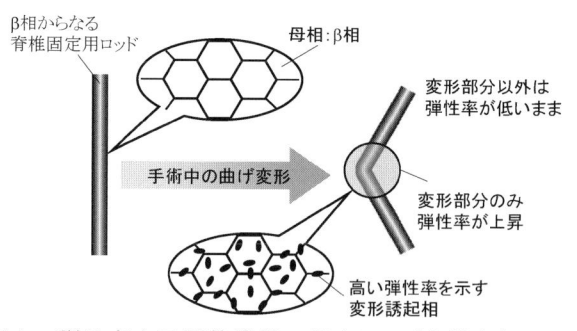

図1　弾性率自己調整機能の概念図．（文献(2)より改変し引用）

い場合，α'相，α"相およびω相等の非平衡相が，変形を加えることにより生成する（変形誘起相変態）[(4)]．このような変形誘起相の弾性率が元のβ相より高ければ，変形誘起相が生成した部分は弾性率が上昇すると考えられる．手術では，脊椎の弯曲に沿って脊椎固定用ロッドに曲げ変形が加えられる．そこで，変形誘起相変態を利用すると，曲げ変形部だけを高弾性率にし，曲げ変形部以外は低弾性率を維持することができる．すなわち，変形誘起相の利用により，患者の健全な骨形成に有効な低弾性率に加え，スプリングバックを抑制し，手術時における操作性を高めるための高弾性率も兼ね備えた脊椎固定用ロッドの創出が実現可能になると考えられる．このような目的で利用する変形誘起相として，変形誘起ω相が適していることが実験的に確かめられている[(5)]．

---

* 東北大学金属材料研究所；1)准教授，2)教授（〒980-8577 宮城県仙台市青葉区片平2-1-1）
1)Masaaki Nakai, 2)Mitsuo Niinomi (Institute for Materials Research, Tohoku University, Sendai)
e-mail: nakai@imr.tohoku.ac.jp
Keywords：脊椎固定器具，β型チタン合金，変形誘起ω相変態，弾性率自己調整機能

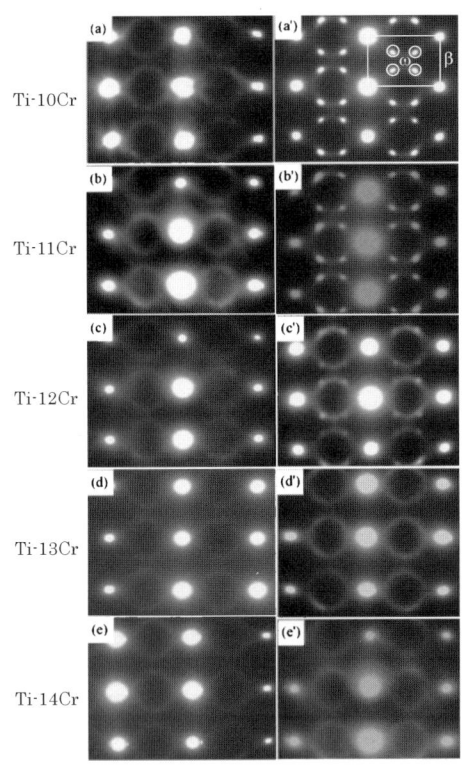

図2 (a)-(e) 溶体化処理後および (a')-(e') 冷間圧延後の Ti-Cr 合金の電子線回折パターン．（文献(3)より改変し引用）

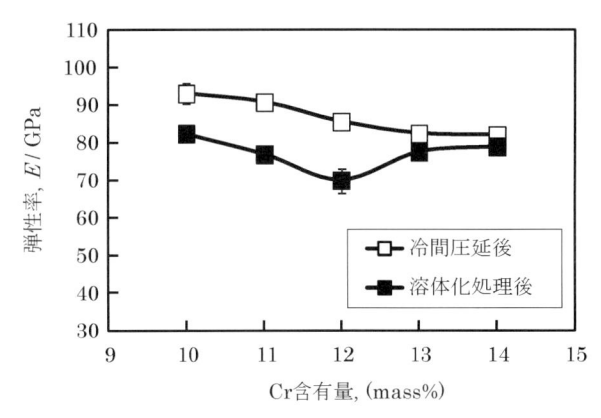

図3 弾性率の合金組成依存性．（文献(3)より改変し引用）

3. 変形誘起 ω 相変態および弾性率上昇量の Cr 濃度依存性

図2に溶体化処理後(変形前)および圧下率10％の冷間圧延後(変形後)の Ti-(10-14)Cr 合金(mass％)の $[110]_\beta$ 電子線回折パターンを示す．溶体化処理後の Ti-(10-14)Cr 合金では，母相である β 相のスポット以外に，微量の非熱的 ω 相の存在に起因すると考えられる円状のストリークが認められる．この円状ストリークは，Cr 濃度の増加とともに弱くなる．したがって，非熱的 ω 相の生成量は Cr 濃度の増加とともに少なくなると考えられる．冷間圧延後，Ti-(10-12)Cr 合金では，溶体化処理後に認められない ω 相のスポットが認められるようになる．一方，Ti-(13,14)Cr 合金では，冷間圧延後も ω 相のスポットは認められない．したがって，変形誘起 ω 相変態は，Ti-(10-12)Cr 合金において Ti-(13,14)Cr 合金よりも多く生じていると考えられる．

図3に溶体化処理後および冷間圧延後の Ti-(10-14)Cr 合金の弾性率を示す．溶体化処理後の Ti-(10-14)Cr 合金の弾性率は，Cr 濃度の増加とともに，Ti-10Cr 合金から Ti-12Cr 合金までは低下し，その後，Ti-12Cr 合金から Ti-14Cr 合金では上昇する．β 型チタン合金において，非熱的 ω 相の生成量の減少は，弾性率の低下に寄与する．したがって，溶体化処理後の Ti-10Cr 合金から Ti-12Cr 合金における Cr 濃度の増加に伴う弾性率の低下は，主に非熱的 ω 相の生成量の減少に起因すると考えられる．Ti-12Cr 合金から Ti-14Cr 合金への Cr 濃度の増加に伴う弾性率の上昇は，主に Cr 固溶量の増加に起因すると考えられる．一方，冷間圧延後の Ti-(10-14)Cr 合金の弾性率は，溶体化処理後に比べて，Ti-(10-12)Cr 合金では高い値を示すが，Ti-(13,14)Cr 合金ではほぼ同程度である．変形前後の組織解析の結果，Ti-(10-12)Cr 合金では，Ti-(13,14)Cr 合金に比べて，より多くの変形誘起 ω 相の形成が認められている．したがって，Ti-(10-12)Cr 合金における冷間圧延による弾性率の上昇は変形誘起 ω 相の形成に起因すると考えられる．

4. 将来展望

生体用金属材料の分野では，応力遮蔽の問題から β 型チタン合金が注目され，低弾性率化が目指されてきた．本研究では，弾性率をさらに高度に制御した弾性率自己調整機能について概説し，同機能を付与した合金開発の代表例を示した．今後は，弾性率自己調整機能の核となる変形誘起 ω 相変態の詳細を明らかにするとともに，同機能の高効率化や力学的特性に及ぼす同相の影響等を調査していく．

文献

(1) M. Niinomi and M. Nakai: Int. J. Biomater. (2011) Article ID 836587.
(2) M. Nakai, M. Niinomi, X.F. Zhao and X.L. Zhao: Mater. Lett. **65** (2011) 688-690.
(3) X.F. Zhao, M. Niinomi, M. Nakai, J. Hieda, T. Ishimoto and T. Nakano: Acta Biomater. 8 (2012) 2392-2400.
(4) 古原 忠，牧 正志：金属 **66** (1996) 287-296.
(5) M. Nakai and M. Niinomi: Recent Progress in Mechanically Biocompatible Titanium-Based Materials, Technological Advancements in Biomedicine for Healthcare Applications, ed. by J. Wu, IGI Global, Hershey, PA, (2012) 206-212.

2-3-7 脊椎固定用ロッドとしての適用を目指した力学的・生物学的適合性チタン合金の特性
―脊椎固定用ロッドとして求められる特性とその評価―

成田健吾[*1]　新家光雄[*2]

中心論文：K. Narita, M. Niinomi, M. Nakai, J. Hieda and K. Oribe: Specific characteristics of mechanically and biologically compatible titanium alloy rods for use in spinal fixation applications, Mater. Lett. 86 (2012) 178-181.

より良い脊椎固定用ロッドを開発するためには，低ヤング率，低スプリングバックおよび低エイジングバックを示す新しい材料が必要である．本研究では，Ti-29Nb-13Ta-4.6Zr 合金（TNTZ）製ロッドを試作し，その評価を行った．動物実験の結果，溶体化処理を施した TNTZ 製ロッド（TNTZ-ST）は，良好な生体適合性を示すことが分かった．TNTZ-ST のヤング率およびエイジングバックは，従来製ロッドのそれらより極めて良好な結果を示す．一方，TNTZ-ST のスプリングバックは，Ti-6Al-4V ELI のそれと同程度である．

For developing an excellent spinal rod, a new material with low Young's modulus, low spring-back, and low aging-back is essential. These properties of a spinal rod made of Ti-29Nb-13Ta-4.6Zr alloy (TNTZ) were evaluated in comparison with those of conventional one. As a result of an animal experiment using spinal rods made by TNTZ subjected to solution treatment (TNTZ-ST), no negative effects are seen in the radiographic and histological observation. The Young's modulus and aging-back of TNTZ-ST are excellent. Further, the spring-back of TNTZ-ST is comparable to that of Ti-6Al-4V ELI in spite of lower Young's modulus.

1. はじめに

生体用金属材料には，生物学的適合性および力学的適合性が必要とされる．生物学的適合性としては，体内で金属イオンが溶出し難いことおよび溶出した金属イオンが毒性・アレルギー性を示さないことなどが求められる．力学的適合性としては，体内での破壊を防ぐための耐久性だけでなく，その用途によって様々な特性が求められる．例えば，脊椎固定用ロッドには，骨への応力遮蔽による骨吸収を抑制するための低ヤング率，手術中に患者の骨形状に併せてロッド形状を容易に変形させるための低スプリングバック，および塑性変形させたロッド形状を長期間保持することができる低エイジングバックを示すことが求められる[1]．本稿では，次世代型生体用金属材料として実用化が期待されている生体用 β 型 Ti-29Nb-13Ta-4.6Zr 合金（TNTZ）[2] を用いて脊椎固定用ロッドを試作し，その特性を従来の脊椎固定用ロッドのそれと比較・検討した結果を述べる．

2. TNTZ 製脊椎固定用ロッドの材料特性

β 型チタン合金は，溶体化処理を施すことによって β 単相（bcc 構造）を得ることができる．その延性，靱性および冷間加工性は優れているが，その強度は比較的低い．一方，時効処理を施すことによって第 2 相の析出を利用した強化が可能である．表 1 に TNTZ を用いて試作した脊椎固定用ロッドおよび従来の脊椎固定用ロッドの材料特性を示す[1]-[3]．1063 K にて 3.6 ks の溶体化処理を施した TNTZ 製脊椎固定用ロッド（TNTZ-ST）のヤング率は約 60 GPa であり，ステンレス鋼である SUS316L 製脊椎固定用ロッド（SUS316L）

表1　各種材料特性．（文献(1)より改変し引用）

	構成相	ビッカース硬さ (Hv)	ヤング率 (GPa)	引張強度 (MPa)	0.2%耐力 (MPa)	破断伸び (%)
TNTZ-ST	β(Ti)	176	62	556	522	27
TNTZ-673 K	β+ω+α(Ti)	340	97	1031	919	9
TNTZ-723 K	β+α(Ti)	253	77	815	712	20
CP-Ti	α(Ti)	155	111	496	356	29
Ti-64	α+β(Ti)	303	108	991	864	19
SUS316L	γ(Fe)	307	190	874	633	29

* 東北大学金属材料研究所；1)助教，2)教授（〒980-8577 宮城県仙台市青葉区片平 2-1-1）
1) Kengo Narita, 2) Mitsuo Niinomi (Institute for Materials Research, Tohoku University, Sendai)
e-mail: narita@imr.tohoku.ac.jp
Keywords：β 型チタン合金，脊椎固定器具，曲げ特性

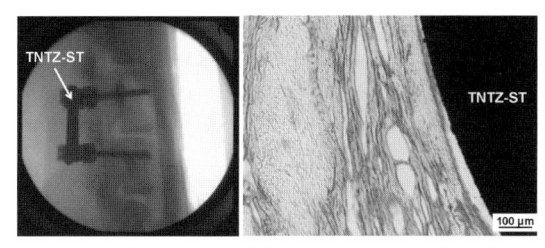

図1　TNTZ製脊椎固定器具の動物実験結果．（文献(1)より改変し引用）

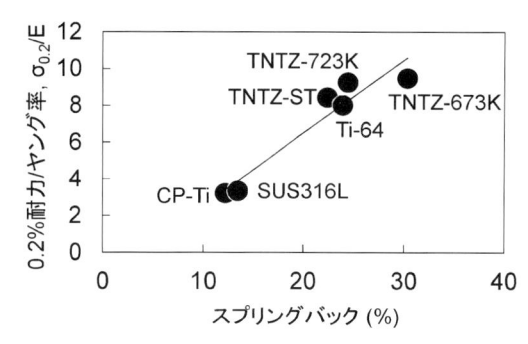

図2　各種脊椎固定用ロッドのスプリングバックと0.2％耐力/ヤング率との関係．（文献(1)より改変し引用）

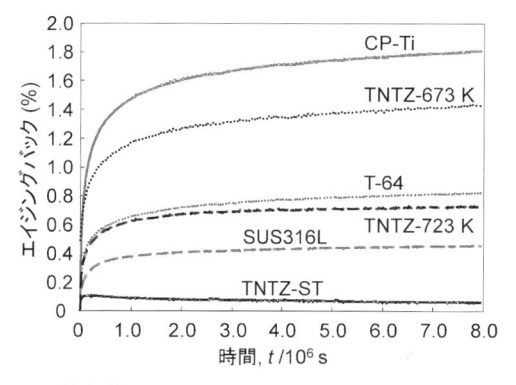

図3　各種脊椎固定用ロッドのエイジングバック．（文献(1)より改変し引用）

のそれの約1/3に相当し，皮質骨のそれ（10～30 GPa）にかなり近い．一方，TNTZ-STの引張強さおよび0.2％耐力は，純チタン製脊椎固定用ロッド（CP-Ti）のそれより良好であるが，工業用チタン合金であるTi-6Al-4V ELI合金製脊椎固定用ロッド（Ti-64）のそれに劣る．そこで，溶体化処理後に673Kおよび723Kにて259.2 ksの時効処理を施したTNTZ製脊椎固定用ロッド（TNTZ-673KおよびTNTZ-723K）も準備した．TNTZ-673Kには，β母相内に数十nmオーダーの微細なω相（hexagonal構造）および百nm程度の針状α相（hcp構造）が存在する[3]．TNTZ-723Kには，β母相内に数百nmオーダーの針状α相が存在する[3]．TNTZ-673Kの引張強さはTi-64のそれを上回るが，その破断伸びは低く，ヤング率も比較的高い．一方，TNTZ-723Kは，良好な強度-延性バランスを有しており，80 GPa以下のヤング率を示す．

3. TNTZ製脊椎固定用ロッドの生物学的安全性

ヒツジにTNTZ-STを使用した脊椎固定術を施し，5か月経過した後のX線撮影およびロッド周囲の組織標本観察の結果を図1に示す．X線写真より，スクリューの脱転およびゆるみなどの問題は認められない．固定椎間の上下隣接椎間に椎間板変性などの合併症の兆候は認められない．したがって，TNTZ-STは，脊椎固定器具のロッドとして十分な治療効果を発揮すると考えられる．さらに，組織標本写真より，異物反応として生じる巨細胞や金属粉の取り込みなどは認められないことから，TNTZ-STは良好な生体適合性を示すと判断される．

4. TNTZ製脊椎固定用ロッドの曲げ特性

脊椎固定用ロッドは，施術中に患者の背骨形状に併せて塑性曲げ変形を加えられることが多い．患者の背骨に刺入したスクリューの位置に合わせて，狭い術野でロッドを変形させるため，塑性変形後のスプリングバックの低減が医師から求められている．図2に3点曲げ法により測定した各種脊椎固定用ロッドのスプリングバックと0.2％耐力/ヤング率との関係を示す．CP-TiおよびSUS316Lのスプリングバックはかなり低い．したがって，それらのロッドは塑性曲げ変形後の弾性戻りが少なく，医師にとって扱いやすいといえる．TNTZ-STおよびTNTZ-723Kのスプリングバックは，Ti-64のそれと同程度である．しかし，TNTZ-673Kは，そのスプリングバックが最も大きく，医師にとって扱い難いこ

とが分かる．スプリングバックと0.2％耐力/ヤング率との間には相関関係が認められることから，スプリングバックの低減を図るためには，低0.2％耐力および高ヤング率を示す材料を選択する必要がある．

さらに，脊椎固定術の大きな問題として，刺入したスクリューと椎体との間にゆるみが生じ，脱転することが挙げられる．その要因として考えられているのが，エイジングバック（塑性変形を加えたロッドが経時的に形状変化し，塑性変形前の形状に回復しようとする現象）である[4]．310 K（37℃）の大気中にて3か月間，歪みゲージを用いて曲げ部の変形量を計測し続けた結果を図3に示す．TNTZ-STのエイジングバックはほとんどゼロに近い．したがって，TNTZ-STは経時的な形状変化を生じず，脊椎固定ロッドとして優れた特性を有すといえる．一方，その他の材料においては，エイジングバックが認められる．エイジングバックの詳しいメカニズムは未だ明らかにされていないが，α単相チタン，ω相を含むチタン，αとβの2相チタン，β単相チタンの順に低いスプリングバックを示す．したがって，エイジングバックは，結晶構造によって大きな影響を受けることが示唆される．

文　献

(1) K. Narita, M. Niinomi, M. Nakai, J. Hieda and K. Oribe: Mater. Lett. **86** (2012) 178–181.
(2) D. Kuroda, M. Niinomi, M. Morinaga, Y. Kato and T. Yashiro: Mater. Sci. Eng. A **243** (1998) 244–249.
(3) K. Narita, M. Niinomi, M. Nakai, T. Akahori, K. Oribe, T. Tamura and S. Sato: J. Jpn Inst. Metals **72** (2008) 2970–2977.
(4) E.L. Burger, R.V. Baratta, A.G.S. King, R. Easton, Y. Lu, M. Solomonow and B.L. Riemer: Spine **30** (2005) 375–379.

2-3-8 ナノインデンテーション法による再生骨力学機能解析法
―再生骨のナノインデンテーション法による力学特性の精密解析法―

石 本 卓 也*

中心論文：T. Ishimoto, T. Nakano, M. Yamamoto and Y. Tabata: Biomechanical evaluation of regenerated long bone by nanoindentation, J. Mater. Sci. Mater. Med. 22 (2011) 969-976.

骨のナノインデンテーション法による解析において，骨の粘弾性変形挙動が骨力学機能(ヤング率)の算出の際に無視できない過大評価を生じる要因となることを見出した．本研究では，もっとも粘弾性変形が顕著であることが期待される低石灰化度で幼弱な再生骨組織(再生2週後の骨組織)を用い，粘弾性挙動の影響を除去して正確な物性値を得るための試験条件として，クリープ変形を飽和させるための180 s以上の最大荷重点での荷重保持を提案した．結果として，再生骨における低いヤング率を実証した．

Time dependent-viscoelastic deformation behavior of bone tissue during nanoindentation test was clarified to cause a considerable overestimation on Young's modulus, therefore, the effect of viscoelasticity should be eliminated. Regenerated bone with less mineralization was used to estimate viscoelastic behavior and optimize testing conditions; load hold at maximum load for more than 180 s, which is required to develop creep deformation to a negligible rate, was demonstrated to be effective to determine precise Young's modulus. Finally, significantly lower Young's modulus of the regenerated bone comparing to intact one was clarified.

1. はじめに

再生骨の力学機能を正確に評価することは必須である．しかし，骨再生は通常不定形な形状にて進行するため，引張，圧縮や曲げといった力学試験に供するに十分な骨量が得られないことが多い．ナノインデンテーション法は，小さく不定形な材料にも適用できることから，再生骨組織に対して極めて有効であることが期待される．一方，骨は粘弾性挙動を示す材料であり[1]，正確な物性値の算出には力学試験中の粘弾性変形の影響を考慮する必要がある．本稿では，ナノインデンテーション法を用いた再生骨でのヤング率解析条件の最適化に関して，特に骨の粘弾性変形挙動に起因する影響の解析とその除去に注目しつつ解説する．

2. 再生骨の粘弾性変形挙動

図1に示すウサギ尺骨の正常部ならびに再生部を解析した．再生部については，より顕著な粘弾性挙動を示すことが予想される極めて幼弱な組織(再生期間：2週間)を用いた．この再生骨組織は，石灰化度が極めて低く，ほぼ無秩序な骨配向化構造を呈する[2][3]．

負荷-除荷過程を含むナノインデンテーション試験において，粘弾性挙動は負荷過程終了直後にクリープ変形としてもっとも顕著に発現することから，最大荷重点で一定時間荷重保持し，クリープによる変形量の変化を解析した．負荷・除

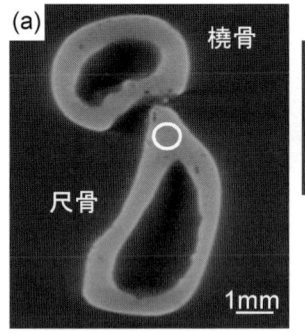

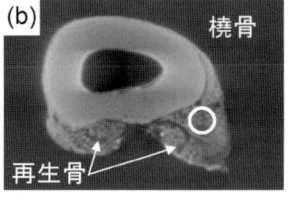

図1　本研究で用いたウサギ尺骨のμCT画像．(a)正常骨，(b)再生骨．○で示した部位を解析部位とした．(文献(4)より改変し引用)

荷速度と最大荷重はそれぞれ，400 μN/s, 6 mNに固定し，25℃乾燥状態下で検討した．図2には，最大荷重での荷重保持中に増加した押し込み深さ量，つまりクリープ変形量を，保持時間に対してプロットした[4]．クリープ速度は，正常骨，再生骨のいずれにおいても荷重負荷過程終了直後で非常に大きく，時間とともに収束するといった対数関数的な挙動を示した．クリープ変形量は再生骨の方が有意に大きかった．再生骨は石灰化度が低く，コラーゲン線維の相対的割合が高いため，コラーゲン線維の粘弾性の影響をより顕著に反映していることが原因であると考えられる．正常骨，再生骨とも，180 s以上の荷重保持で，クリープ変形による押し込み深さの有意な増大は認められなかったことから，本試験条件においては，荷重負荷時のクリープ変形は180 s間で収束

---

* 大阪大学大学院工学研究科マテリアル生産科学専攻・講師(〒565-0871 大阪府吹田市山田丘2-1)
  Takuya Ishimoto (Division of Materials and Manufacturing Science, Graduated School of Engineering, Osaka University, Suita)
  e-mail: ishimoto@mat.eng.osaka-u.ac.jp
  Keywords：再生骨，ナノインデンテーション，ヤング率，粘弾性

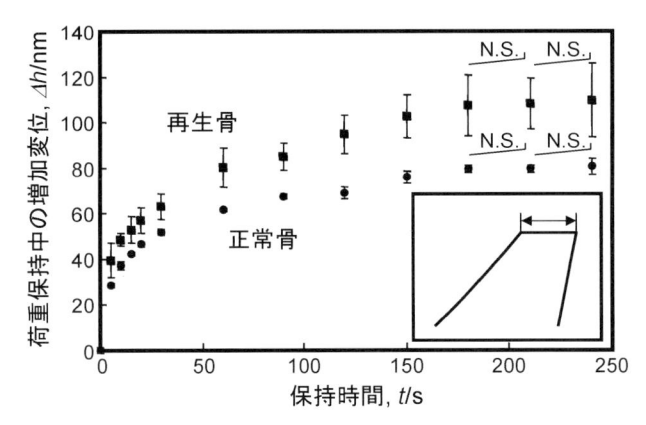

図2 荷重保持中に増加した変位量の保持時間依存性．この変位は骨試料のクリープ変形の結果生じたものである．180 s以上の保持でクリープ変形は飽和する．N.S.: 統計学的有意差がないことを表す．（文献(4)より改変し引用）

した．

3. 粘弾性挙動のヤング率に及ぼす影響

図3は，荷重保持の有無による除荷曲線の形状の差異を示す．荷重保持を行わない場合，実線で示すように除荷曲線上部にて張り出し部(nose)の発生が認められる．これは，除荷が開始したにもかかわらず除荷率より大きなクリープ変形が生じていることを表す[5]．一方，除荷開始前に十分な時間の保持を挿入することで，破線が示すようにnoseは消滅する．

骨試料のヤング率(E_s)が，以下のように除荷曲線の傾き(dP/dh)から算出される[6]ことから，除荷曲線上のnoseはdP/dhを増加し結果として骨ヤング率の過大評価につながる．

$$\frac{dP}{dh}=2\beta E_r \sqrt{\frac{A}{\pi}}, \quad \frac{1}{E_r}=\frac{1-\nu_s^2}{E_s}+\frac{1-\nu_i^2}{E_i}$$

ただし，βは定数，Aは圧子投影面積，Eはヤング率，νはポアソン比であり，下付きs(specimen)とi(indenter)は試料と圧子を表す．

図4はクリープ変形挙動のヤング率への影響について示す．荷重保持しない場合は正常骨29.8 GPa，再生骨20.7 GPaと高い数値を示し，一定時間以上の荷重保持により測定値はそれぞれ27.6 GPa，16.9 GPaに収束した．除荷時のクリープ変形の進行の影響は正常骨，再生骨でそれぞれ8％，22％のヤング率の過大評価として現れた．

本知見に基づき，ナノインデンテーション測定中の骨の粘弾性変形を収束させ，ヤング率の誤差を回避するため図5に示す荷重条件を決定した．

4. 将来展望

本研究では，正常骨と極めて幼弱で大きな粘弾性挙動を示す再生骨という両極端の骨を用いて試験条件の最適化を行った．したがって，本条件はいかなる段階の再生骨に対しても適用可能である．ただし，粘弾性挙動は，骨試料の乾湿状態

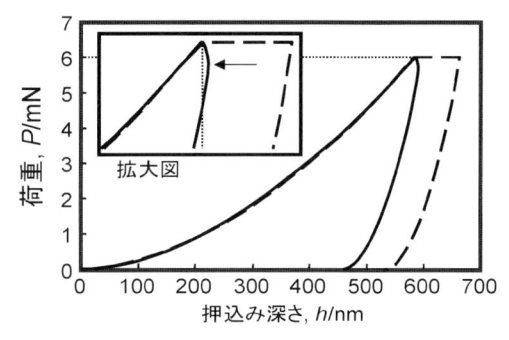

図3 最大荷重での荷重保持の有無による荷重-変位曲線の変化．荷重保持により除荷曲線の "nose" が消失する．（文献(4)より改変し引用）

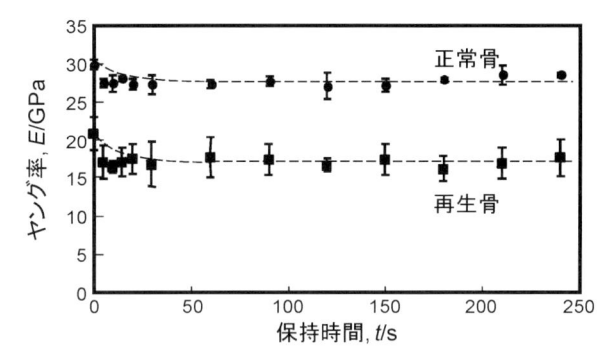

図4 ヤング率の保持時間依存性．過大評価が生じないために，少なくとも60 sの保持時間が必要とされる．（文献(4)より改変し引用）

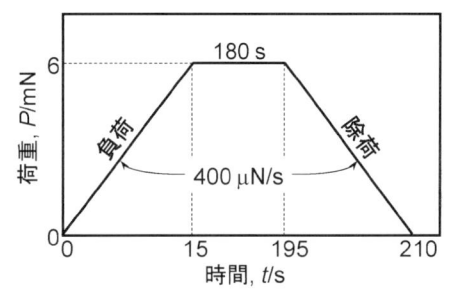

図5 本研究で確立した，骨の粘弾性挙動の影響を抑制し正確な物性値を得るための測定条件．

に極めて強く依存する[7]ため，試験環境に応じた荷重条件の設定が必要である．今後は，より生体内環境に近い液体中での試験条件を確立する必要があり，当該研究は現在進行中である．

文　　　献

(1) E. Garner, R. Lakes, T. Lee, C. Swan and R. Brand: J. Biomech. Eng. **122** (2000) 166–172.
(2) T. Nakano, K. Kaibara, T. Ishimoto, Y. Tabata and Y. Umakoshi: Bone **51** (2012) 741–747.
(3) T. Ishimoto, T. Nakano, Y. Umakoshi, M. Ymamoto and Y. Tabata: J. Bone Miner. Res. **28** (2013) 1170–1179.
(4) T. Ishimoto, T. Nakano, M. Yamamoto and Y. Tabata: J. Mater. Sci. Mater. Med. **22** (2011) 969–976.
(5) B.J. Briscoe, L. Fioli and E. Pelillo: J. Phys. D **31** (1998) 2395–2406.
(6) W.C. Oliver and G.M. Pharr: J. Mater. Res. **7** (1992) 1564–1583.
(7) J. Yamashita, B.R. Furman, H.R. Rawls, X. Wang and C.M. Agrawal: J. Biomed. Mater. Res. **58** (2001) 47–53.

バイオマテリアル研究の最前線

2-4-1 生体用低ヤング率超弾性β型チタン合金
―加工熱処理による引張特性の制御と超弾性挙動の発現―

趙 研[*1)]　新家光雄[*2)]

中心論文：M. Niinomi, T. Akahori, T. Hattori, K. Morikawa, T. Kasuga, H. Fukui, A. Suzuki, K. Kyo and S. Niwa: Super elastic functional β titanium alloy with low Young's modulus for biomedical applications, J. ASTM Int. Paper ID JAI12818.

生体用β型チタン合金である Ti-29Nb-13Ta-4.6Zr(TNTZ)合金に加工熱処理を施すことにより，その引張特性を制御することができ，Ti-6Al-4V ELI より優れた強度および延性を実現することができる．さらに，TNTZ 合金は，冷間加工後に溶体化処理を施すことにより超弾性挙動を示す．圧下率95％の冷間圧延後に 1073 K で 0.3 ks の再溶体化処理を施すことにより，擬弾性歪みは2.8％となる．光学顕微鏡観察およびX線回折分析による微細組織解析の結果，TNTZ 合金における超弾性挙動のメカニズムは，変形誘起マルテンサイト変態およびその逆変態によるものではない可能性が見出されている．

The tensile properties of a β titanium alloy, Ti-29Nb-13Ta-4.6Zr(TNTZ), can be controlled variously by thermomechanical treatment, resulting in achieving excellent strength and ductility that are better than those of Ti-6Al-4V ELI. Moreover, TNTZ conducted with cold rolling followed by solution treatment shows super elastic behavior. A highest pseudoelastic strain of 2.8% is measured in TNTZ subjected to a thermomechanical treatment that is a cold rolling with a reduction ratio of 95% and second solution treatment at 1073 K for 0.3 ks. According to the results of microstructural analysis using an optical microscopy and an X-ray diffraction, the mechanism of super elastic behavior of TNTZ seems not to be related with deformation-induced martensite transformation and its reverse transformation.

1. はじめに

次世代の生体用金属材料においては，低ヤング率であることに加え，引張強度と延性とのバランスに優れ，かつ超弾性や形状記憶等の機能を有することが求められている．これに対して，生体用低ヤング率β型チタン合金である Ti-29Nb-13Ta-4.6Zr(TNTZ)合金[1]は，生体骨に近いヤング率(〜60 GPa)[2]を示すだけでなく，加工熱処理を施すことにより，引張特性を制御することができる．加えて，冷間加工後に溶体化処理を施すことにより，超弾性挙動を示す[3]．

本稿では，各種加工熱処理による TNTZ 合金の引張特性の制御と超弾性挙動の発現について述べる．

2. 加工熱処理による引張特性の制御

図1に溶体化処理あるいは冷間圧延後に時効処理を施した TNTZ 合金の引張強度および伸びを示す[4]．冷間圧延後に 723 K で時効処理することにより，引張強度は 1100 MPa を超える．溶体化処理後に 723 K で時効処理することにより，伸びは15％に達する．以上のように，各種加工熱処理を行うことにより，TNTZ 合金の引張強度および伸びを制御することができ，Ti-6Al-4V ELI 以上の優れた引張特性を得ることが可能である．加工熱処理による TNTZ 合金の引張強度および伸びの制御は，母相であるβ相中にα相あるいはω相を析出させることにより実現されている．

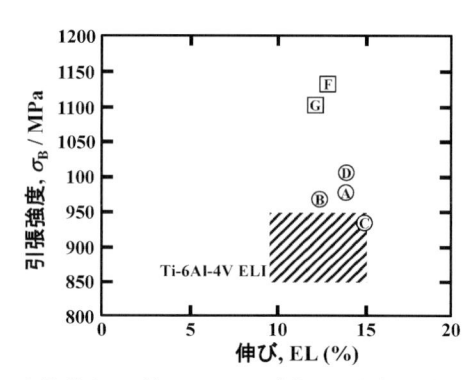

図1　溶体化処理後あるいは冷間圧延後に時効処理を施した TNTZ 合金の引張強度および伸び(A：(1033 K, 1.8 ks＋673 K, 259.2 ks)，B：(1033 K, 1.8 ks＋598 K, 100.8 ks)，C：(1033 K, 1.8 ks＋723 K, 259.2 ks)，D：(1063 K, 1.8 ks＋673 K, 259.2 ks)，F：(冷間圧延＋723 K, 100.8 ks)，G：(冷間圧延＋723 K, 259.8 ks)．(文献(4)より改変し引用)

3. 加工熱処理による超弾性挙動の発現

溶体化処理後に圧下率95％の冷間圧延を施し，1073 K で時間を変えて再溶体化処理を施した TNTZ 合金に対して，サイクル引張試験を実施した結果得られた応力-歪み曲線を

---

* 東北大学金属材料研究所；1)助教，2)教授(〒980-8577 宮城県仙台市青葉区片平 2-1-1)
1)Ken Cho, 2)Mitsuo Niinomi (Institute for Materials Research, Tohoku University, Sendai)
e-mail: k_cho@imr.tohoku.ac.jp
Keywords：β型チタン合金，引張特性，超弾性，低ヤング率

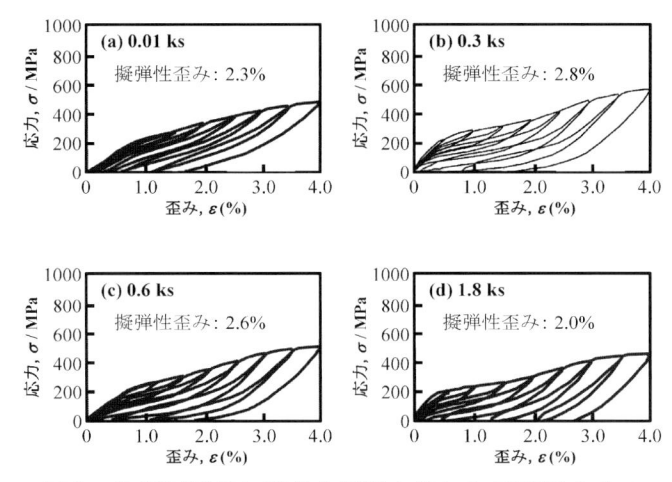

図2 冷間圧延後に溶体化処理を施した TNTZ 合金のサイクル引張試験による応力-歪み曲線((a) 0.01 ks, (b) 0.3 ks, (c) 0.6 ks および (d) 1.8 ks). (文献(4)より改変し引用)

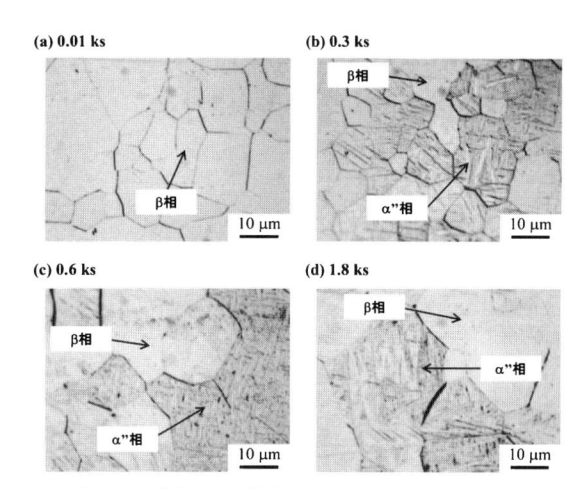

図3 冷間圧延後に溶体化処理を施した TNTZ 合金の光学顕微鏡像((a) 0.01 ks, (b) 0.3 ks, (c) 0.6 ks および (d) 1.8 ks). (文献(3), (4)より改変し引用)

図2に示す[4]. すべての応力-歪み曲線において, 応力は歪みに対して線形に増加しておらず, 超弾性挙動を示している. 擬弾性歪みは, 再溶体化処理時間により変化しており, 0.3 ks で最大 2.8% となる.

4. 超弾性挙動を示す TNTZ 合金の微細組織

図3にサイクル引張試験前の各試料の光学顕微鏡像を[3][4], 図4にサイクル引張試験前後の各試料のX線回折プロファイルを示す[3][4]. 再溶体化処理時間 0.3 ks, 0.6 ks および 1.8 ks では, 光学顕微鏡像に α″マルテンサイト相が認められるのに対して, 再溶体化処理時間 0.01 ks では, α″マルテンサイト相は認められない. 再溶体化処理時間 0.01 ks では, X線回折プロファイルにおいても α″マルテンサイト相に由来するピークは認められない. 一方, 再溶体化処理時間 0.3 ks, 0.6 ks および 1.8 ks では, サイクル引張試験前後でX線回折プロファイルに α″マルテンサイト相に由来するピークが認められる. しかし, これら α″マルテンサイト相に由来するピークの強度は, サイクル引張試験前後で大きく変化していない. 一般的に超弾性挙動は, 変形誘起マルテンサイト変態およびその逆変態によって発現すること知られている[5]. しかし, サイクル引張試験前後の α″マルテンサイト相に由来するピークの強度が大きく変化しないことから, TNTZ 合金では, α″マルテンサイト相の変形誘起変態およびその逆変態とは別のメカニズムにより超弾性挙動が発現している可能性が考えられる.

5. 将来展望

低ヤング率 β 型チタン合金である TNTZ 合金において, 冷間加工後に溶体化処理を行うことにより, 超弾性挙動が発現することを示した. しかし, TNTZ 合金をはじめとした β 型チタン合金における超弾性挙動のメカニズムは, α″マルテンサイト相変態およびその逆変態だけでは今のところ説明

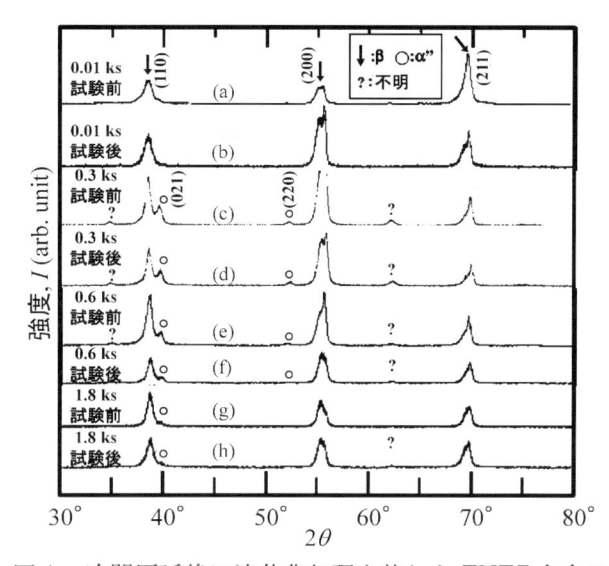

図4 冷間圧延後に溶体化処理を施した TNTZ 合金のサイクル引張試験前後のX線回折プロファイル. ((a), (b) 0.01 ks, (c), (d) 0.3 ks, (e), (f) 0.6 ks および (g), (h) 1.8 ks). (文献(3), (4)より改変し引用)

ができない. ごく最近, Ti-Nb-O 合金において, 格子変調に由来する数 nm サイズのナノドメインの形成が超弾性挙動に影響を及ぼしているとの報告[6]があるが, 詳細については依然未解明である. 今後の研究に期待したい.

文　献

(1) D. Kuroda, M. Niinomi, M. Morinaga, Y. Kato and T. Yashiro: Mater. Sci. Eng. A **243** (1998) 244–249.
(2) T. Akahori, M. Niinomi, H. Fukui, M. Ogawa and H. Toda: Mater. Sci. Eng. C **25** (2005) 248–254.
(3) M. Niinomi, T. Akahori, M. Nakai and H. Tsutsumi: Mater. Trans. **50** (2009) 1704–1712.
(4) M. Niinomi, T. Akahori, K. Morikawa, T. Kasuga, H. Fuki, A. Suzuki, K. Kyo and S. Niwa: J. ASTM Int., Paper ID JAI12818, ISSN: 1546-962X.
(5) K. Otsuka, C.M. Wayman, K. Nakai, H. Sakamoto and K. Shimazu: Acta Metall. **24** (1976) 207–226.
(6) M. Tahara, H.Y. Kim, T. Inamura, H. Hosoda and S. Miyazaki: Acta Mater. **59** (2011) 6208–6218.

2-4-2　Ti-22Nb-6Ta 合金の集合組織および形状記憶挙動
―生体用チタン合金の結晶学的集合組織と形状記憶挙動の相関―

金　熙榮[*1]　宮崎修一[*2]

中心論文：H.Y. Kim, T. Sasaki, K. Okutsu, J.I. Kim, T. Inamura, H. Hosoda and S. Miyazaki: Texture and shape memory behavior of Ti-22Nb-6Ta alloy, Acta Mater. **54** (2006) 423-433.

生体に安全な元素のみで構成されるβ型チタン基合金は新たな生体用形状記憶合金として注目されている．β型チタン基合金は加工性に優れ，95～99％の高圧延率で冷間圧延を施すと強い{001}〈110〉加工集合組織を形成し，再結晶化温度以上で熱処理を施すと{112}〈110〉再結晶集合組織を形成する．変態歪みは試料の切り出し角度に強く依存するが，各方向の変態歪みは集合組織の情報と変態歪みの方位依存性を用いて算出した計算値と良い一致を示す．

Recently, β-type Ti-base alloys composed of non-toxic elements have attracted considerable attention as novel biomedical shape memory alloys. β-type Ti-base alloys exhibit excellent workability, and a strong deformation texture of {001}〈110〉 is developed after 95-99% cold rolling. A recrystallization texture of {112}〈110〉 is developed after heat treatment at temperatures higher than the recrystallization temperature. The experimental results on orientation dependence of transformation strain are in good agreement with calculated results utilizing the texture information and the orientation dependence of transformation strain.

1. はじめに

形状記憶・超弾性機能は工業分野，医療・福祉分野，日常用品，家電製品などの様々な分野で幅広く利用されてきた[1]．最近は歯列矯正ワイヤー，ガイドワイヤー，カテーテル，ステントなど医療デバイスとしての応用が多くなっている[2]．そのためアレルギー性や毒性の強い元素を含まない，β型チタン基形状記憶合金の新たな生体用形状記憶合金として開発が急進展している．しかし，β型チタン基合金の回復歪みは実用形状記憶合金であるTi-Ni合金に比べ小さい[3]．これは，β型チタン合金において，マルテンサイト変態による変態歪み（格子変形歪み）が小さいことに起因する．その一方，β型チタン合金は加工性に優れ99％以上の冷間加工が可能であり，強い集合組織が形成する[4]．変態歪みは結晶方位に強く依存するため，加工熱処理による集合組織の制御はβ型チタン合金の特性を最大限引き出すために非常に重要である．

本稿では，Ti-Nb系合金の加工集合組織，再結晶集合組織および集合組織と形状記憶特性の関係について述べる．

2. Ti-Nb系合金の集合組織

図1にTi-22Nb-6Ta合金の冷間圧延材，873K焼鈍材，1173K溶体化処理材から得られた結晶方位分布関数（ODF）の$\varphi_2=45°$断面を示す[4]．冷間圧延材のODFから，非常に強い{001}〈110〉加工集合組織が形成されていることが観察

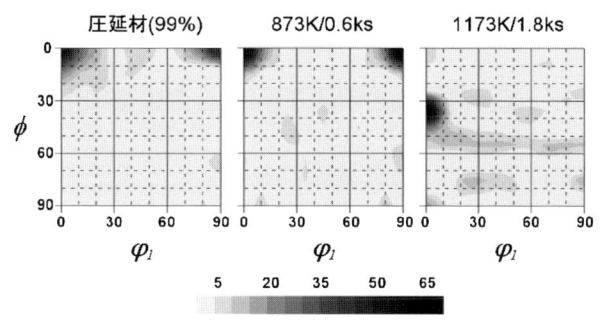

図1　Ti-22Nb-6Ta合金の加工集合組織および再結晶集合組織．（文献(4)より改変し引用）

される．この{001}〈110〉加工集合組織は，95～99％冷間圧延を施したTi-18Zr-18Nb(at%)合金[5]，Ti-24Nb-3Al(at%)合金[6]やゴムメタル[7]などの他のβ型Ti合金でも確認できている．873Kの焼鈍により組織の回復が起こり，加工集合組織は少し強くなる．1173Kでの熱処理では非常に強い{112}〈110〉再結晶集合組織が形成される．

3. 集合組織と形状記憶特性との関係

形状記憶合金の特性，特に変態歪みは結晶方位に強く依存する．β→α″変態の格子対応[3]と母相とマルテンサイト相の格子定数を用いて計算したTi-22Nb-6Ta合金単結晶における変態歪みの結晶方位依存性を図2に示す[4]．β→α″変態に伴う変態歪みは[011]方向で最も大きく，[001]および[11$\bar{1}$]方向に進むにつれて減少する．集合組織がない場合は各方位

---

*筑波大学数理物質系物質工学域；1)准教授，2)教授（〒305-8573 茨城県つくば市天王台1-1-1）
1)Hee Young Kim, 2)Shuichi Miyazaki (Division of Materials Science, University of Tsukuba, Tsukuba)
e-mails: heeykim@ims.tsukuba.ac.jp; miyazaki@ims.tsukuba.ac.jp
Keywords：Ti-Nb合金，Ti-Nb-Ta合金，形状記憶合金，集合組織，マルテンサイト変態

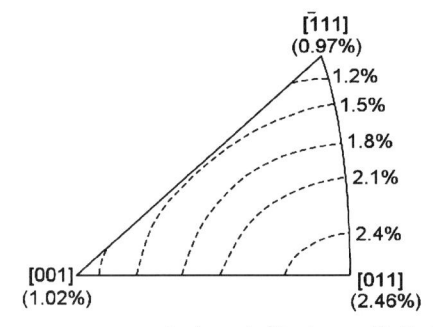

図2　Ti-22Nb-6Ta合金の変態歪みの結晶方位依存性．（文献(4)より改変し引用）

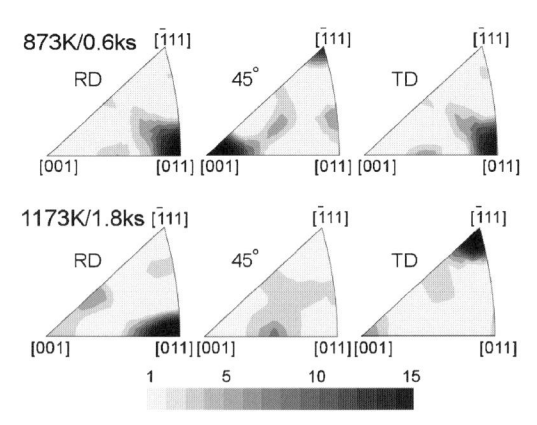

図3　Ti-22Nb-6Ta合金の熱処理材の逆極点図．（文献(4)より改変し引用）

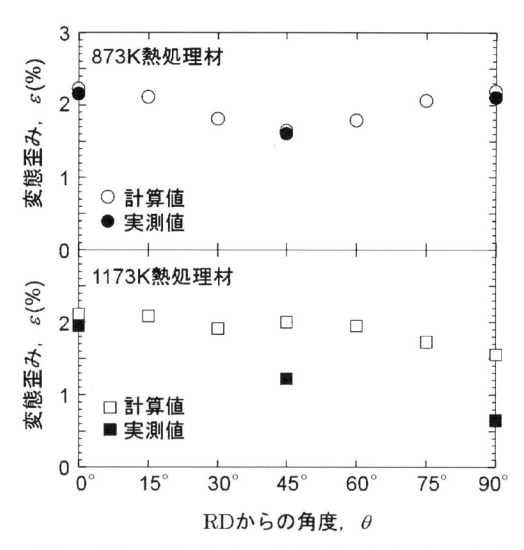

図4　Ti-22Nb-6Ta合金の変態歪み切り出し角度依存性．（文献(4)より改変し引用）

が均等に分布しており，そのときの変態歪みの大きさは，第一近似としてはそれらの単純な平均値で求めることができる．しかし，集合組織が強い場合は特定の結晶方位をもった結晶粒が多く含まれているために，各結晶方位の密度分布を考慮しなければならない．集合組織を考慮した変態歪みの試料方位依存性を算出するためには，変態歪みの方位依存性とともに結晶方位の密度分布の情報を示す逆極点図が必要である．

図3に873K焼鈍材の圧延方向(RD)，圧延方向から45°傾けた方向，圧延方向から90°傾けた方向(TD)の3方向の逆極点図を示す．図2に示した変態歪みの方位依存性と図3に示した逆極点図の情報から，変態歪みの切り出し角度依存性を算出した結果を，引張試験から得られた実際の変態歪みもあわせて図4に示す．各方位の変態歪みの計算値は，標準三角形の中の36の代表方位の変態歪みとそれに対応する方向の極密度を掛けたものを合計して，36で割って平均することで求めた．結晶粒間の拘束はないと仮定した．873K焼鈍材はRDとTDで変態歪みが大きく，45°方向で小さくなる．一方，1173K溶体化処理材はRDからTDへと回転するにしたがい変態歪みが小さくなる．873K焼鈍材の場合は引張試験から得られた変態歪みは計算値と良い一致示した．1173K溶体化処理材の場合，計算値と実験値の試料方位依存性は定性的な傾向は一致したが，実験値が計算値より小さくその差はRD方向からTD方向へ変化するにつれて大きくなった．溶体化処理材の場合は完全に再結晶が起きたため結晶粒が大きく転位密度が低いため，すべり変形臨界応力が小さく，マルテンサイト変態が完全に誘起する前に塑性変形が発生したためである．

4. 将来展望

集合組織の制御は構造・機能材料の特性改善のための重要な手段である．形状記憶・超弾性合金の場合，マルテンサイト変態に伴う変態歪みが結晶方位に強く依存するため集合組織の評価や制御は実用的な観点から非常に重要である．強い集合組織の発現は形状記憶特性に異方性が生じるが，集合組織の情報からその方位依存性を定性的に予測することは可能である．特にβ型Ti合金の場合，変態歪みが小さいことが問題点として指摘されているが，強い集合組織を積極的に利用し，その特性を最大限引き出すことができる．

文　献

(1) K. Yamauchi, I. Ohkata, K. Tsuchiya and S. Miyazaki: Shape memory and superelastic alloys–Technologies and applications, Woodhead Publishing Ltd., (2011).
(2) T. Yoneyama and S. Miyazaki: Shape memory alloys for biomedical applications, Woodhead Publishing Ltd., (2009).
(3) H.Y. Kim, Y. Ikehara, J.I. Kim, H. Hosoda and S. Miyazaki: Acta Mater. **54** (2006) 2419–2429.
(4) H.Y. Kim, T. Sasaki, K. Okutsu, J.I. Kim, T. Inamura, H. Hosoda and S. Miyazaki: Acta Mater. **54** (2006) 423–433.
(5) H. Tobe, H.Y. Kim and S. Miyazaki: Mater. Trans. **50** (2009) 2721–2725.
(6) T. Inamura, Y. Fukui, H. Hosoda, K. Wakashima and S. Miyazaki: Mater. Trans. **45** (2004) 1083–1089.
(7) H.Y. Kim, L. Wei, S. Kobayashi, M. Tahara and S. Miyazaki: Acta Mater. **61** (2013) 4874–4886.

2-4-3 酸素添加β型Ti合金の格子変調と超弾性
―酸素添加β型Ti合金の格子変調と超弾性の発現―

金　熙榮[*1)]　宮崎修一[*2)]

中心論文：M. Tahara, H.Y. Kim, T. Inamura, H. Hosoda and S. Miyazaki: Lattice modulation and superelasticity in oxygen-added β-Ti alloys, Acta Mater. **59** (2011) 6208-6218.

Ti-Nb合金に酸素を添加するとβ相中にナノメートルサイズの変調構造（ナノドメイン）が形成される．ランダムに侵入した酸素原子の応力場を緩和するため，6つのバリアントのナノドメインがランダムに均一に形成される．ナノドメインはマルテンサイト変態時のシャフリングモードに対応する{110}⟨110⟩格子変調に由来する．ランダムに形成される6つのバリアントのナノドメインは互いの成長を抑制し，長範囲のマルテンサイト変態を阻害する．

Nano-sized modulated domain (nano-domain) structure was observed in β phase of Ti-Nb-O alloys. Six variants of nano-domain are introduced by randomly distributed oxygen atoms and their local strain fields. The nano-domain structure is originated by a {110}⟨110⟩ type transverse displacement associated with the shuffling mode of the martensitic transformation. The nano-domain acts as local barriers to the growth of other variants of domain, thus a long range martensitic transformation is suppressed.

1. はじめに

生体に安全な元素のみで構成されたβ型チタン基合金は新たな生体用超弾性合金として注目を集めてきた．しかし，β型Ti基超弾性合金は規則構造を有するTi-Niと異なり，不規則構造であるためすべり変形応力が低く，繰り返し安定性もTi-Niに比べ乏しい[(1)]．Ti基超弾性合金のポテンシャルを最大限引き出すためには，マルテンサイト変態と競合するすべり変形応力の上昇，すなわち強化が重要な課題となる．酸素および窒素はβ相において固溶限が大きく，強度の上昇に非常に有効である[(2)(3)]．一方，酸素・窒素などの侵入型元素を添加した準安定β型Ti基超弾性合金において，応力ヒステリシスが非常に小さい超弾性挙動，大きな非線形弾性歪み，冷却だけではマルテンサイト変態が起こらないことなど様々な特異な現象が現れる[(4)(5)]．侵入型元素が添加された準安定β型Ti合金における特異な変態・変形挙動は侵入型原子が作り出すナノメートルサイズの格子変調ドメインが原因である．

本稿では，酸素誘起ナノドメインの起源と侵入型元素が添加された準安定β型Ti基超弾性合金の超弾性メカニズムについて述べる．

2. 酸素誘起ナノドメインの起源

図1(a)に(Ti-23Nb)-1O合金(at%)のβ相の[001]方向から得られた回折図形を示す[(5)]．β相からの基本反射に加えて⟨110⟩方向へのストリーク（散漫散乱）が認められる．このスト

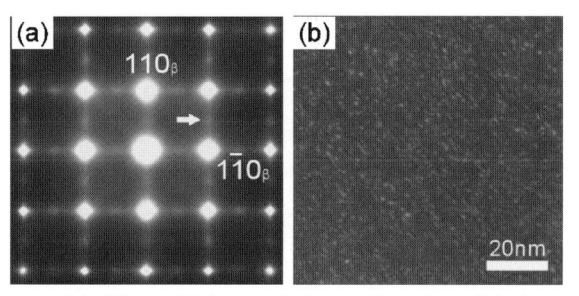

図1　(a)(Ti-23Nb)-1O合金のβ相の[001]方向から回折図形および(b)ナノドメインの暗視野像．（文献(5)より改変し引用）

リークには基本反射間の1/2位置にintensity maximum（強度最大）が存在している．この超格子反射はβ相の横波型{110}⟨110⟩格子変調に由来する．図1(b)に⟨110⟩方向へのストリークの1/2位置に存在するintensity maximum（回折図形中に矢印で示すところ）を用いて結像した暗視野像を示す[(5)]．2～5 nmの領域（ドメイン）がβ相中に均一に分散していることが確認できる．このようなナノドメインは体心立方構造のβ相に侵入した酸素の応力場の異方性により説明できる．図2に示すように体心立方構造の八面体空隙に侵入した酸素は隣接原子を押し広げ弾性歪みを生み出す[(5)(6)]．例えば，Aサイトに侵入した酸素は[001]方向に大きな弾性応力を発生する．(011)面上で[011]方向に原子のシャフルが起きるとこの弾性応力は緩和できる．マルテンサイト変態温度付近でのβ相において，{110}面上の⟨110⟩方向へのせん断変形に対する抵抗力を表すせん断弾性定数 $c'(=(c_{11}-c_{12})/2)$ が非常に小さい．すなわち，準安定β-Ti合金におい

---

* 筑波大学数理物質系物質工学域；1)准教授, 2)教授（〒305-8573 茨城県つくば市天王台1-1-1）
  1)Hee Young Kim, 2)Shuichi Miyazaki (Division of Materials Science, University of Tsukuba, Tsukuba)
  e-mails: heeykim@ims.tsukuba.ac.jp; miyazaki@ims.tsukuba.ac.jp
  Keywords：Ti-Nb-O合金, マルテンサイト変態, ナノドメイン, 格子変調, 超弾性

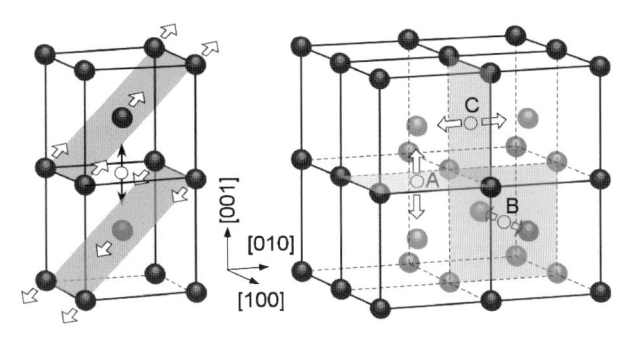

図2　体心立方構造のおける酸素原子の侵入サイトおよび(011)[011]シャフルの模式図.（文献(5)より改変し引用）

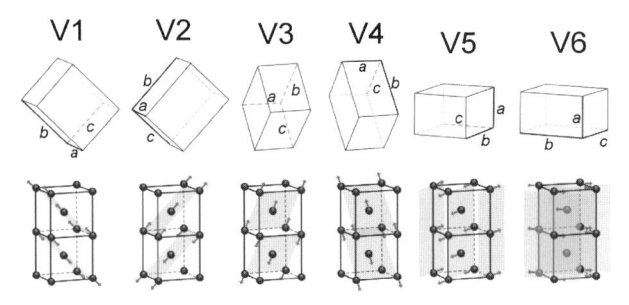

図3　6つのマルテンサイトバリアントに対応するシャフリングモード.（文献(6)より改変し引用）

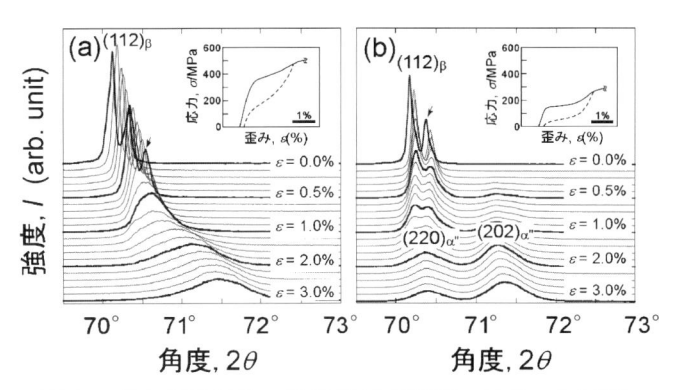

図4　応力負荷下その場X線回折測定の結果.（a）(Ti-23Nb)-1O, （b）Ti-26Nb.（文献(5)より改変し引用）

て{110}〈110〉格子変調は酸素の侵入による弾性応力の緩和に非常に有利である．この原子のシャフルは$\beta \to \alpha''$マルテンサイト変態時のシャフリングモードに対応する．図3に6つのマルテンサイトバリアントに対応するシャフリングモードを示す[6]．酸素は各八面体空隙のサイトにランダムに分布すると考えられる．そのため6通りのナノドメインバリアントもランダムに形成される．ナノドメインはゴムメタルなど侵入型元素を含む準安定β-Ti合金でも確認されている[7]．

3. ナノドメインと変態・変形挙動

酸素原子の侵入は局所的にはマルテンサイト変態に有利であるが，ランダムに形成される6つのバリアントのナノドメインは互いの成長を抑制する．そのため，特定のバリアントのナノドメインのみが成長することはなく，マクロ的なマルテンサイト変態を阻害する．ナノドメインの形成は変形挙動にも影響を及ぼす．図4に(Ti-23Nb)-1O合金とTi-26Nb合金の応力-歪み曲線およびその場X線回折測定の結果を比較して示す[5]．Ti-26Nb合金は(Ti-23Nb)-1O合金と同様に室温で超弾性を示す．Ti-26Nb合金では引張変形に伴って母相であるβ相のピークの他にα''相のピークが出現する．このことはTi-26Nb合金における応力誘起マルテンサイト変態が一次であることを示唆する．しかし，(Ti-23Nb)-1O合金はTi-26Nb合金と同様な超弾性挙動を示しているにもかかわらず，Ti-26Nb合金で見られたようなα''

相のピークは出現せず，β相のピークが連続的に高角側へシフトする様子が観察される．前述のように無応力下では，6つのバリアントのナノドメインが均一に存在する．応力が加えられると応力の緩和にもっとも有利なナノドメインが成長するが，他のナノドメインバリアントの存在によりその成長は抑制されるため，徐々に成長していくと考えられる．ナノドメインの成長に伴い構造はマルテンサイト相へ近づき格子変形歪みは大きくなると考えられる．すなわち，酸素添加によりマルテンサイト変態が一次から二次的に変化することを示唆する．

4. 将来展望

製造過程で不可避的に混入される酸素などの侵入型不純物はナノスケールの格子変調（ナノドメイン）を生み出し，準安定β型Ti合金の内部組織，変態・変形挙動に様々な影響を与える．ゴムメタルなどの準安定β型Ti合金における特異な力学挙動もナノドメインが重要な役割を果たすと考えられる．しかし，その詳細な原理については不明な部分が多い．超弾性合金，低ヤング率・高強度合金の合金設計や組織制御において，侵入型元素誘起ナノドメイン構造の解明は重要な課題の一つである．

文　献

(1) M. Tahara, H.Y. Kim, H. Hosoda and S. Miyazaki: Acta Mater. **57** (2009) 2461-2469.
(2) J.I. Kim, H.Y. Kim, H. Hosoda and S. Miyazaki: Mater. Trans. **46** (2005) 852-857.
(3) M. Tahara, H.Y. Kim, H. Hosoda, T.H. Nam and S. Miyazaki: Mater. Sci. Eng. A **527** (2010) 6844-6852.
(4) Y. Nii, T. Arima, H.Y. Kim and S. Miyazaki: Phys. Rev. B **82** (2010) 214104.
(5) M. Tahara, H.Y. Kim, T. Inamura, H. Hosoda and S. Miyazaki: Acta Mater. **59** (2011) 6208-6218.
(6) 金　熙榮：まてりあ **53** (2014) 11-17.
(7) H.Y. Kim, L. Wei, S. Kobayashi, M. Tahara and S. Miyazaki: Acta Mater. **61** (2013) 4874-4886.

バイオマテリアル研究の最前線

2-4-4　生体用βチタン形状記憶合金の自己調整組織の解明
―生体用形状記憶合金における耐久性向上の組織制御原理―

稲 邑 朋 也[*1)]　細 田 秀 樹[*2)]

中心論文：T. Inamura, H. Hosoda and S. Miyazaki: Incompatibility and preferred morphology in the self-accommodation microstructure of β-titanium shape memory alloy, Philos. Mag. **93** (2013) 618-634.

生体用βチタン形状記憶合金において，マルテンサイトバリアント同士の結合部におけるkinematic compatibility (KC) 条件によって，マルテンサイト相の自己調整組織形態が決定されていることを明らかにした．KC条件は格子定数比によって一意的に決定されることから，格子定数の組成依存性を利用して自己調整組織を制御し，耐久性の向上などを実現できると期待される．

It was found that the determining factor of the self-accommodation microstructure in β-titanium biomedical shape memory alloy is the kinematic compatibility (KC) at the interface between habit plane variants of martensite. The KC condition is fully determined by the lattice parameter ratio. It is expected that the self-accommodation microstructure is controlled by the composition dependence of the lattice parameters to enhance the durability of the alloy.

1.　は じ め に

TiNiは，室温近傍で優れた形状記憶・超弾性特性を示すが，近年急速に進んでいる低侵襲医療への応用では，Niアレルギーの危険性が指摘されている．そのため，生体用新合金の研究が活発に行われているが，それらの合金の特性は，ほとんどの場合TiNiには及ばない．そこで著者らは，新合金を開発あるいは高性能化する一つの方法として，自己調整組織の制御に注目している．

マルテンサイト（以下M）変態は剪断的・連携的な原子の運動によって達成される無拡散変態であり，母相との界面（晶癖面）が無歪み・無回転な面（不変面）となるように組織が形成される．晶癖面の不変面条件（以下IP条件）を基にM相の結晶学的性格を記述する「マルテンサイト結晶学の現象論（PTMC）」は孤立したM板の結晶学的性格をよく説明する[1)-3)]．以下，PTMCに従うM相プレートを晶癖面バリアント（HV）と呼び，i番目の等価なHVに関する量を添字iで表す．外場のない状態で形状記憶合金をM変態させると，各HVの体積率は等しくなり，巨視的には形状変化をほとんど伴わない．しかし微視的には，結晶学的に等価な特定のHVが互いに連結したクラスター（HVクラスター）からなる「自己調整組織」が形成されている[4)]．形状記憶合金の駆動は，①自己調整組織（M相）の変形→②加熱による逆変態→③冷却によるM変態に伴う自己調整組織の形成（形状回復），の3段階に分けられる．HVが双晶関係で結合しているので，①のプロセスは双晶変形によるHV同士の変換によってなされるが，このプロセスにおいて転位などの格子欠陥が発生すると，変形は不可逆となり，形状回復量の低下，摩擦の増大による応答性の低下，疲労損傷の蓄積といった問題が発生する．

上で述べたように，HVはIP条件を満たしている．ところがHV同士が結合する場合には，結合部での付加的な条件としてKinematic Compatibility (KC) 条件が要求される[5)]．

$$QP_i - P_j = m \otimes p \quad (1)$$

ここでQは3次元の剛体回転，mとpは3次元列ベクトルである．式(1)を満足するQ, mおよびpが存在しない場合，HV同士の無歪み結合は不可能となり，ミスフィットが発生し格子欠陥の形成を起こすか，HV結合部で双晶関係からの偏差が発生して界面の易動度に悪影響を与えることも考えられる．したがってHV同士の結合面の幾何学・結晶学は形状記憶特性に大きな影響を与えているはずである．

最近著者らは，Qの大きさによって自己調整組織の優先形態が決定されることを生体用βチタン形状記憶合金[6)]，TiNi[7)-9)]，TiAu[10)]などにおいて明らかにしている．本稿では生体用βチタン形状記憶合金において得られている結果を概説する．

2.　KC条件の評価

Ti-23 mol%Nb-3 mol%Al（立方晶-斜方晶変態）を解析の対象とした．本合金組成においては格子不変変形が消失する[11)]．したがって理論的にも実験的にも解析しやすい．格子対応バリアント（CV）数は6であり，一つのCVは2種のHVを形成するので，全部で12種のHVが存在する．k番目のCVから発生する2つのHVを，便宜上$k(+), k(-)$のように書く（格子対応の取り方，座標系の設定，格子定数などについては参考文献(6)を参照のこと）．全HVの全形状

---

*東京工業大学精密工学研究所；1)准教授，2)教授（〒226-8503 神奈川県横浜市緑区長津田町4259）
1) Tomonari Inamura, 2) Hideki Hosoda (Precision and Intelligence Laboratory, Tokyo Institute of Technology, Yokohama)
e-mail: inamura.t.aa@m.titech.ac.jp
Keywords：超弾性合金，形状記憶合金，マルテンサイト変態，自己調整組織

変化 $P_{1(+)}$, $P_{1(-)}$〜$P_{6(+)}$, $P_{6(-)}$ を PTMC によって求め，式（1）に代入して KC 条件を成立させるための Q を計算した．$Q=I$（I は単位行列）ならば，IP 条件と KC 条件が同時に満たされ，体積変化以外の歪み成分がすべて緩和しきった HV クラスターが形成され得る．

解析の結果，すべての HV の組み合わせで KC 条件を満足させる Q, m および p が存在するが，$Q=I$ となる組み合わせは存在しないことが明らかになった．すなわち，IP 条件と KC 条件は同時に成立できないので，晶癖面か結合面のいずれか（もしくは両方）に必然的にミスフィットが発生し転位が導入されると考えられる．よって体積変化以外の歪み成分がすべて緩和された HV クラスターは実現不可能である．

ただし本合金の場合には Q 回転が格段に小さい2種のクラスターが存在する．表1にてⅠ，Ⅱと記された組み合わせでは，Q 回転角がそれぞれⅠ：$0.686°$ およびⅡ：$0.574°$ であり，極めて小さくなることが分かった．他の組ではすべて3°〜6°である．

表1　HV 間の KC 条件．

	1(+)	1(−)	2(+)	2(−)	3(+)	3(−)	4(+)	4(−)	5(+)	5(−)	6(+)	6(−)
1(+)			Ⅰ			Ⅱ	Ⅰ					Ⅱ
1(−)					Ⅱ	Ⅰ			Ⅱ	Ⅰ		
2(+)	Ⅰ				Ⅱ		Ⅰ				Ⅰ	Ⅱ
2(−)						Ⅰ		Ⅱ		Ⅱ		Ⅰ
3(+)		Ⅰ	Ⅱ						Ⅰ		Ⅱ	
3(−)	Ⅱ	Ⅰ		Ⅰ						Ⅱ	Ⅰ	
4(+)	Ⅰ		Ⅰ								Ⅰ	Ⅱ
4(−)		Ⅱ		Ⅰ					Ⅰ			Ⅱ
5(+)		Ⅰ			Ⅱ		Ⅰ					
5(−)		Ⅱ		Ⅰ				Ⅱ				
6(+)			Ⅰ	Ⅱ		Ⅱ	Ⅰ					
6(−)	Ⅱ			Ⅰ		Ⅰ	Ⅱ					

ⅠおよびⅡは Q 回転角がそれぞれⅠ：$0.686°$ およびⅡ：$0.574°$ となる．

3．組織観察との比較

図1は透過型電子顕微鏡（TEM）による明視野像である．各クラスターの発生頻度を解析したところ，表1においてⅠ，Ⅱで示された HV クラスターが圧倒的に優先形成していた．例えば 1(+) と 5(+)（もしくは 3(+)）が {111} TypeⅠ双晶で結合した V 形（表中Ⅰ）か，1(+) と 4(−)（もしくは 6(−)）が 〈211〉TypeⅡ双晶で結合した V 形（表中Ⅱ）である．このように，自己調整組織の優先形態は Q 回転の大きさによって決定されることが明らかになった．また TiNi においても同様な結果が得られている．

4．将来展望

IP 条件と KC 条件を同時に満足する HV の組み合わせは一般には存在しない．つまり自己調整組織を形成する場合には，晶癖面か結合面のいずれかもしくは両方にミスフィットが発生し，必然的に転位が導入されることが分かった．しかし特別な格子定数比を有する合金では Q 回転をゼロにすることも原理的には可能である．従って生体用形状記憶合金においても，3元系以上であれば変態温度と Q 回転をある程度独立に制御し，自己調整組織の制御が可能であると期待される．

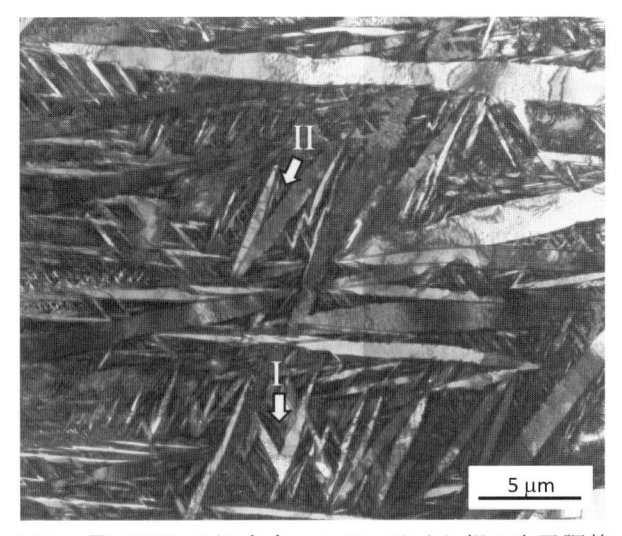

図1　Ti−23Nb−3Al 合金マルテンサイト相の自己調整組織の TEM 明視野像．（文献(6)より改変し引用）

文　献

（1）J.S. Bowles and J.K. Mackenzie: Acta Metall. **2** (1954) 129–137.
（2）J.K. Mackenzie and J.S. Bowles: Acta Metall. **2** (1954) 138–147.
（3）M.S. Wechsler, D.S. Lieberman and T.A. Read: Trans. AIME. **197** (1953) 1503–1515.
（4）K. Otsuka and C.M. Wayman: Shape Memory Materials, Cambridge University Press, Cambridge, UK, (1998).
（5）K. Bhattacharya: Microstructure of martensite, Oxford University Press, Oxford, (2003).
（6）T. Inamura, H. Hosoda and S. Miyazaki: Philos. Mag. **93** (2013) 618–634.
（7）M. Nishida, T. Nishiura, H. Kawano and T. Inamura: Philos. Mag. **92** (2012) 2215–2233.
（8）M. Nishida, E. Okunishi, T. Nishiura, H. Kawano, T. Inamura, S. Ii and T. Hara: Philos. Mag. **92** (2012) 2234–2246.
（9）T. Inamura, T. Nishiura, H. Kawano, H. Hosoda and M. Nishida: Philos. Mag. **92** (2012) 2247–2263.
（10）T. Inamura and H. Hosoda: Metall. Mater. Trans. A **42** (2011) 111–120.
（11）T. Inamura, J.I. Kim, H.Y. Kim, H. Hosoda, K. Wakashima and S. Miyazaki: Philos. Mag. **87** (2007) 3325–3350.

2-4-5 スパッタ蒸着による高強度・超弾性 Ti-Ni マイクロチューブの作製
―高強度・超弾性 Ti-Ni マイクロチューブの開発―

金　熙榮[*1)]　宮崎修一[*2)]

中心論文：P.J.S. Buenconsejo, K. Ito, H.Y. Kim and S. Miyazaki: High-strength superelastic Ti-Ni microtubes fabricated by sputter deposition, Acta Mater. **56** (2008) 2063-2072.

Cu ワイヤー（直径 50 μm）上に Ti-Ni 薄膜をスパッタ蒸着する方法により，内径 50 μm，肉厚 6 μm の Ti-Ni マイクロチューブの作製が可能であることを示した．Cu ワイヤーを回転させながらスパッタ蒸着して作製したマイクロチューブは高い破断強度と優れた超弾性を示した．一方，Cu ワイヤーを回転させずに両方向からスパッタ蒸着したマイクロチューブでは不均一な肉厚と柱状構造の組織が形成したため，低い破断強度を示した．

Superelastic Ti-Ni microtubes with inner diameter of 50 μm and wall thickness of 6 μm were successfully fabricated using a novel sputter deposition method. Ti-Ni films were sputter-deposited on Cu wires with a diameter of 50 μm. Microtubes fabricated by depositing Ti-Ni on the rotating Cu wires exhibited excellent superelastic properties with high fracture stress. On the other hand, microtubes fabricated without rotating the Cu wires showed low fracture stress due to columnar grains and non-uniform tube wall thickness.

1. はじめに

Ti-Ni 超弾性マイクロチューブはステント，カテーテル，ガイドワイヤー，マイクロ針など低侵襲手術用医療機器として非常に魅力的である[1)(2)]．しかし，一般の実用 Ti-Ni マイクロチューブは引き抜き加工により作製されるため，外径が 250 μm 以上，肉厚は 50 μm 以上であり，用途が制限されている[1)]．一方，スパッタ法により厚さ 10 μm 以下の Ti-Ni 薄膜の作製が可能である．これまでにスパッタ法で作製された Ti-Ni 薄膜の作製プロセス，内部組織，機械的特性などについては多数の研究が報告されているが[3)(4)]，マイクロチューブに関する報告はほとんどなかった．本稿では，r.f. マグネトロンスパッタリング装置を用い作製した Ti-Ni 超弾性マイクロチューブ（内径 50 μm，膜厚 6 μm）の作製プロセス，内部組織および超弾性特性について述べる．

2. 2 段階スパッタ法

図 1 に回転ジグを装着したスパッタ装置の模式図を示す[5)]．ジグに両端が固定された直径 50 μm の Cu ワイヤーに Ti-Ni 薄膜を蒸着した後，Cu を腐食液で溶かすことで内径 50 μm の Ti-Ni チューブが作製できる．膜厚はスパッタ時間に比例する．片方から 2 時間スパッタした後，Cu ワイヤーを 180 度反転し同じ時間スパッタを行い，Cu ワイヤー全面に Ti-Ni 薄膜を蒸着した．室温で超弾性を示すようにするため，作製した薄膜の組成が Ti-52Ni になるように Ti-Ni ターゲットの組成を調整した．スパッタ Ti-Ni 薄膜は非晶質であるため，873 K/3.6 ks の結晶化熱処理を施した．作製した Ti-Ni マイクロチューブの破断面 SEM 写真を**図 2** に示す．図中の矢印は蒸着方向，すなわちターゲット表面に対して垂直方向を表す．チューブの肉厚が不均一で，ターゲット表面と向かい合っている部分（図中の A）が 6 μm と最も厚く，チューブ表面が蒸着方向と平行になる B の部分で 3 μm と最も薄い．さらに，肉厚が薄い B の部分では柱状構造の組織が観察される．これは蒸着される基板の垂直方向とターゲットの垂直方向のなす角度（基板角度）の差で説明できる．単位面積当たりに通過する粒子の数を一定と考えると，基板角度の増加に伴い粒子を堆積させる基板の面積も大きくなるため，成膜速度は基板角度の増加に伴い減少する．さらに，チューブ表面がターゲットの垂直方向と平行になる B の部分では幾何学的なシャドウイング効果により柱状構造が形成される．2 段階スパッタ法マイクロチューブは形状記憶

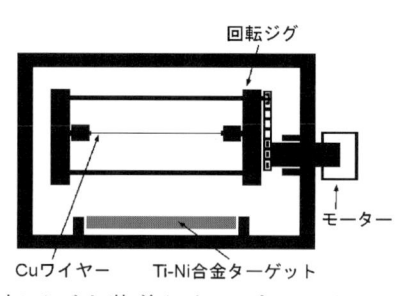

図 1　回転ジグを装着したスパッタチャンバの模式図．（文献(5)より改変し引用）

---

* 筑波大学数理物質系物質工学域；1)准教授，2)教授（〒305-8573 茨城県つくば市天王台 1-1-1）
1) Hee Young Kim, 2) Shuichi Miyazaki (Division of Materials Science, University of Tsukuba, Tsukuba)
e-mails: heeykim@ims.tsukuba.ac.jp; miyazaki@ims.tsukuba.ac.jp
Keywords：Ti-Ni 合金，スパッタ蒸着，マイクロチューブ，薄膜，超弾性

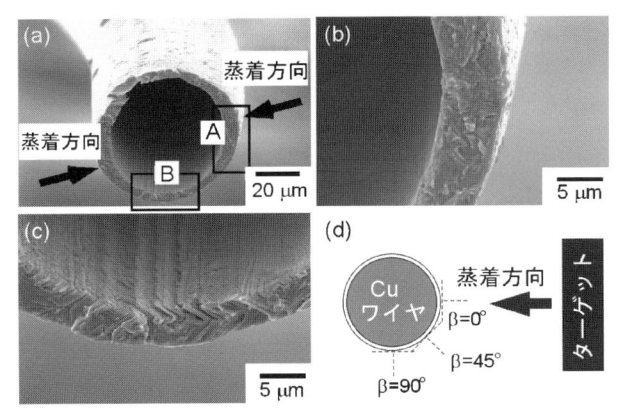

図2 (a) 2段階スパッタ法で作製したマイクロチューブの破断面，(b) Aの拡大図，(c) Bの拡大図，(d) 蒸着方向および基板角度の模式図．（文献(5)より改変し引用）

特性を示したが，非常に脆く250 MPaの応力で破断した．

3. 回転ワイヤースパッタ法

Cuワイヤーを回転させながらスパッタをすることで，均一な肉厚のチューブが作製できる．図3にCuワイヤーを0.6 rpm，15 rpmおよび30 rpmの速さで回転しながら作製したマイクロチューブの断面SEM写真を示す．いずれの場合も肉厚6 µmの均一な厚さのチューブが得られた．しかし，回転速度が遅い0.6 rpmで作製した場合は，柱状構造の組織が観察された．シャドウイング効果が十分抑制できなかったと考えられる．一方，15 rpmおよび30 rpmで作製した場合は，柱状構造の組織が観察されずなめらかな破断面が観察された．回転速度が速い場合は，蒸着方向から傾いた面，すなわち基板角度が大きな表面で蒸着される時間が短くなり柱状構造の組織の成長が抑制されたと考えられる．熱サイクル試験時の破断強度は回転速度の上昇に伴い，450 MPa，800 MPa，950 MPaと上昇した．

図4に回転速度15 rpmで作製したマイクロチューブを用い，203～303 Kの温度範囲で行った負荷-除荷引っ張り試験の結果を示す．負荷時に応力誘起マルテンサイト変態による降伏が確認できる．見かけの降伏応力（σ_M）がマルテンサイト変態誘起応力に対応する．マルテンサイト変態誘起応力はクラウジウス-クラペイロンの関係式に従い，変形温度の上昇に伴い上昇する．223 K以上では除荷に伴い歪みが回復する超弾性が観察される．特に，303 Kで変形した場合，マルテンサイト誘起応力が740 MPaまで上昇したが，除荷時にほとんどの歪みが回復する優れた超弾性を示した．

4. 将来願望

スパッタ法によりバルク材の特性に匹敵する優れた超弾性

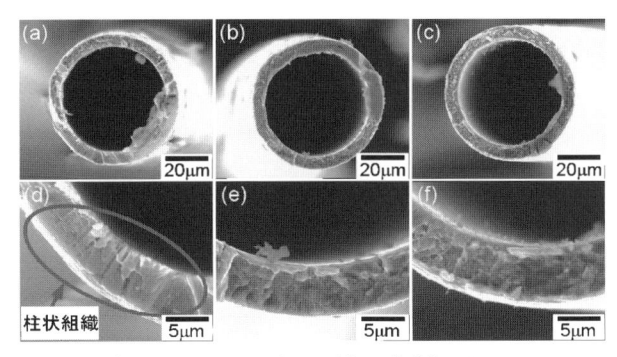

図3 回転ワイヤースパッタ法で作製したマイクロチューブの破断面．(a)(d) 0.6 rpm，(b)(e) 15 rpm，(c)(f) 30 rpm．（文献(5)より改変し引用）

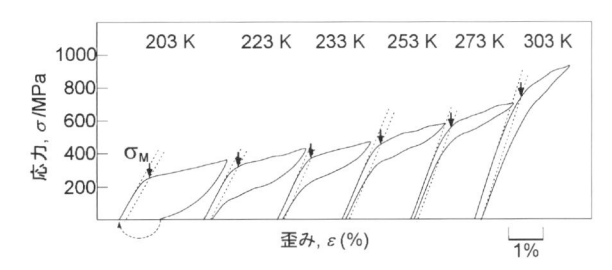

図4 回転ワイヤースパッタ法で作製したマイクロチューブの超弾性特性．（文献(5)より改変し引用）

と力学特性を示す内径50 µm，肉厚6 µmのTi-Ni超弾性マイクロチューブの作製が可能であることを示した．マイクロステントやマイクロカテーテルへの応用が期待される．

これまでにスパッタ法により2次元の薄膜の内部組織および特性に関する研究は数多く行われ，最適な製造プロセスも確立されている．しかし，マイクロチューブや3次元構造の薄膜に関する研究はほとんど行われていない状況である．今後，マイクロマシンやマイクロデバイスなどの複雑な部品に超弾性・形状記憶薄膜を応用するためには，さらなる研究結果の蓄積が必要である．

文　献

(1) T. Yoneyama and S. Miyazaki: Shape memory alloys for biomedical applications, Woodhead Publishing Ltd., (2009).
(2) K. Yamauchi, I. Ohkata, K. Tsuchiya and S. Miyazaki: Shape memory and superelastic alloys–Technologies and applications, Woodhead Publishing Ltd., (2011).
(3) S. Miyazaki and A. Ishida: Mater. Sci. Eng. A **273–275** (1999) 106–133.
(4) S. Miyazaki, Y.Q. Fu and W.M. Huang: Thin film shape memory alloys –Fundamentals and device applications, Cambridge University Press, (2009).
(5) P.J.S. Buenconsejo, K. Ito, H.Y. Kim and S. Miyazaki: Acta Mater. **56** (2008) 2063–2072.

2-4-6 方位制御されたTi-Nb-Al形状記憶合金の内耗特性
―形状記憶合金の内耗に及ぼす結晶方位と応力振幅の効果―

稲邑朋也[*1)] 細田秀樹[*2)]

中心論文：T. Inamura, Y. Yamamoto, H. Hosoda, H.Y. Kim and S. Miyazaki: Crystallographic orientation and stress-amplitude dependence of damping in martensite phase in textured Ti-Nb-Al shape memory alloy, Acta Mater. 58 (2010) 2535-2544.

極めて強い集合組織を発達させた生体用Ti-Nb-Al形状記憶合金の内部摩擦(IF)を動的熱機械特性評価装置(DMA)によって解析した結果，マルテンサイト相域である153 K付近において，応力振幅と負荷方位に依存して強いIFピーク($\tan\delta\sim 0.1$)が出現することがわかった．このIFピークが出現するためには，マルテンサイトバリアント再配列応力以上の負荷応力が必要であることから，バリアント界面（双晶界面）の長距離運動によって強い内部摩擦ピークが発生していることが明らかにされた．

Internal friction (IF) in the martensite phase of a Ti-base shape memory alloy, Ti-24 mol%Nb-3 mol%Al, with a strong texture was investigated by a dynamic mechanical analyzer (DMA). IF peak of tan δ～0.1 appeared in the martensite phase at around 153 K. The IF-peak height clearly depended on the stress amplitude and the IF peak. In addition, a threshold stress for the appearance of the IF peak existed in the DMA test and it was in good agreement with the stress for reorientation of martensite variants at 153 K. These results mean that a long-range motion of twin-boundaries is necessary for the appearance of the IF peak.

1. はじめに

近年，Ti-Nb基をはじめとするβチタン形状記憶合金が，TiNiに替わる医療用形状記憶合金として注目を集めている[1]．内部摩擦は，変態温度ヒステリシスなどに影響を与えるだけでなく，転位運動とも関係するため，材料設計上きわめて重要な現象である．しかしながらβチタン形状記憶合金の内部摩擦に関する研究はほとんどない．

一般に，形状記憶合金はマルテンサイト変態温度付近およびマルテンサイト相域において高い内部摩擦を発生する[2]．マルテンサイト変態に伴う内部摩擦ピーク(P_{TR})は，母相-マルテンサイト相界面の移動に起因しており，相変態温度近傍でしか出現しない過渡的なピークである．一方，マルテンサイト相域での内部摩擦は，相変態の結果形成されたマルテンサイトバリアント同士の界面が移動することによって等温下でも発生し，一般に母相よりも高くなる．数種の合金では，マルテンサイト相域にも緩和型の内部摩擦ピーク(P_M)が出現する．TiNi合金におけるP_Mの発生には，マルテンサイトバリアント界面の移動と不純物水素が必要であると報告されている[3]．本稿では生体用Ti-Nb-Al形状記憶合金の内部摩擦に与える応力振幅と結晶方位の影響について述べる．

2. 内部摩擦の方位・応力振幅依存性

本合金のマルテンサイト変態はbcc（母相）→底心斜方晶（マルテンサイト相）である[4]．極めて強い$\{112\}_\beta\langle110\rangle_\beta$再結晶集合組織を発達させた試料において，圧延方向(RD)と応力負荷方向のなす角(ϕ)が0°，30°，45°，60°，90°となるように試験片を切り出し，引張モードで動的熱機械特性評価装置(DMA)を用いて内部摩擦を評価した結果について述べる．図1は(a) $\phi=0°$(RD//$\langle110\rangle_\beta$)と(b) $\phi=90°$(TD//$\langle111\rangle_\beta$)での，貯蔵弾性率(E')および内部摩擦($\tan\delta$)の温度依存性である．E'は，マルテンサイト変態開始温度(M_s)付近において最小となり，P_{TR}の出現と対応している．マルテンサイト相単相域はマルテンサイト変態終了温度(M_f)以下の温度領域である．この温度領域では，RD, TD方向どちらの場合においても，負荷応力を高くするほど$\tan\delta$のバックグランドレベルが上昇する(0.01～0.05)．興味深いのは，RD方向においては$\sigma_{MAX}>81$ MPaの場合にP_Mが出現する点である．TD方向では$\sigma_{MAX}=108$ MPaの場合でもP_Mは出現しない．

P_Mの応力振幅依存性の由来を明確にするため，P_Mのピーク温度である153 Kにおいて引張試験を行った．図2は(a) RDと(b) TD方向の153 Kにおける応力-歪線図である．試験温度はM_f以下であるから，試験片は負荷前からマルテンサイト単相である．マルテンサイトバリアント再配列応力(σ_{MVR})を0.2%耐力と定義すると，64 MPa(RD)お

---

* 東京工業大学精密工学研究所；1)准教授，2)教授（〒226-8503 神奈川県横浜市緑区長津田町4259）
  1)Tomonari Inamura, 2)Hideki Hosoda (Precision and Intelligence Laboratory, Tokyo Institute of Technology, Yokohama)
  e-mail: inamura.t.aa@m.titech.ac.jp
  Keywords：超弾性合金，形状記憶合金，マルテンサイト変態，内部摩擦

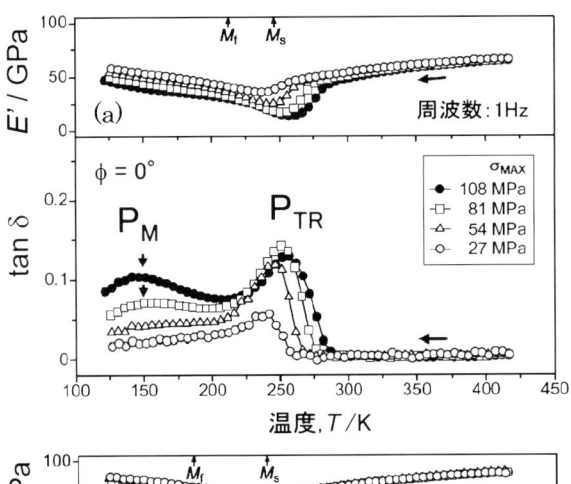

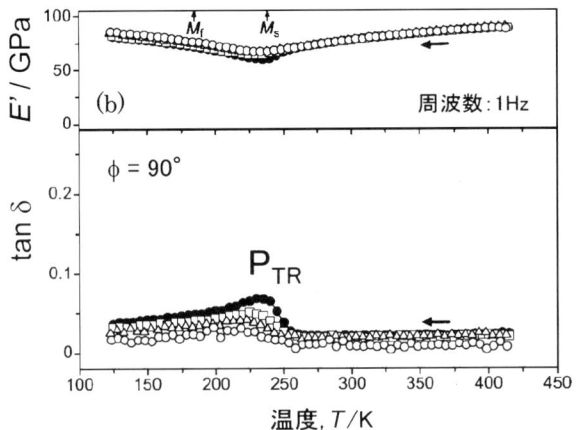

図1 極めて強い{112}⟨110⟩集合組織を持つTi-Nb-Al形状記憶合金の(a) $\phi=0°$(RD)および(b) $\phi=90°$(TD)での貯蔵弾性率と内部摩擦.（文献(5)より改変し引用）

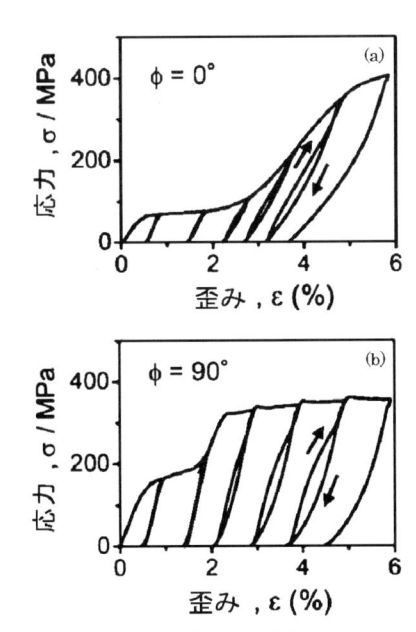

図2 153Kにおける(a) $\phi=0°$(RD)および(b) $\phi=90°$(TD)方向の応力歪み線図.（文献(5)より改変し引用）

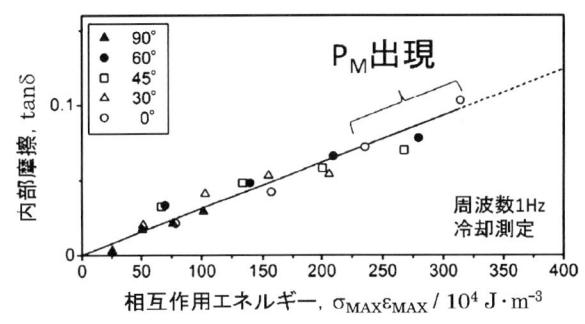

図3 相互作用エネルギーと内部摩擦の関係.（文献(5)より改変し引用）

および154 MPa(TD)であった. $\tan\delta$ の測定結果と比較すると，DMA の σ_{MAX} が σ_{MVR} 以上の場合に P_M が出現していることがわかった．その他の負荷方位においても同じ結果が得られている．

$\tan\delta$ の応力振幅・方位依存性は，ある負荷方位での優先バリアントの変態歪み（ε_{MAX}）と外力の相互作用エネルギーによって明確に説明される[5]．相互作用エネルギー（$\sigma_{MAX}\varepsilon_{MAX}$）と $\tan\delta$ の関係を図3に示す．両者には比例関係があり，相互作用エネルギーが比較的高い負荷条件，すなわち外部から比較的高い仕事がなされた場合にのみ，P_M が出現することがわかる．このことは，各方位で σ_{MVR} 以上の応力を負荷しないと P_M が出現しないことに対応している．内部摩擦に及ぼす応力振幅と負荷方位の影響は，相互作用エネルギーという1つの量で整理することができる．

一般に形状記憶合金のマルテンサイト相は，マルテンサイトバリアント同士が結合した「自己調整組織」とよばれる特有の組織を呈する．σ_{MVR} はマルテンサイトバリアント界面が，自己調整組織を壊しながら長距離移動することで，巨視的に材料が降伏する応力と捉えられる．したがって，P_M の出現にはマルテンサイトバリアント界面の長距離移動による巨視的な降伏が必要であることが示唆される．

3. 将来展望

生体用βチタン形状記憶合金の，自己調整組織に含まれるバリアント界面の運動がマルテンサイト相域での内部摩擦ピークの原因ならば，格子定数の組成依存性などを利用して自己調整組織そのものを制御し，高易動度の界面を形成して内部摩擦を低減できると予想される．内部摩擦は欠陥形成とも関連しているので，内部摩擦の抑制原理を研究することで，生体用形状記憶合金の高耐久性化に展開できる可能性もある．

文　献

(1) S. Miyazaki, H.Y. Kim and H. Hosoda: Mater. Sci. Eng. A **438-440** (2006) 18-24.
(2) J. Van Humbeeck: J. de Phys. IV **6** (1996) C8-371-380.
(3) G. Fan, K. Otsuka, X. Ren and F. Yin: Acta Mater. **56** (2008) 632-641.
(4) T. Inamura, J.I. Kim, H.Y. Kim, H. Hosoda, K. Wakashima and S. Miyazaki: Philos. Mag. **87** (2007) 3325-3350.
(5) T. Inamura, Y. Yamamoto, H. Hosoda, H.Y. Kim and S. Miyazaki: Acta Mater. **58** (2010) 2535-2544.

2-5-1 擬似体液中における医療用金属材料の長期腐食挙動の評価とその重要性
―体内埋入後の腐食挙動と金属イオン溶出の予測―

堤　祐介*

中心論文：Y. Tsutsumi, S. Bartakova, P. Prachar, Suyalatu, S. Migita, H. Doi, N. Nomura and T. Hanawa: Long-term corrosion behavior of biocompatible β-type Ti alloy in simulated body fluid, J. Electrochem. Soc. **159** (2012) C435–C440.

各種医療用金属材料において長期間にわたる腐食挙動の評価を行った．電気化学インピーダンス法により，擬似体液中におけるTiとTi合金の腐食速度は，浸漬直後から一定期間まで減少を続けることが分かった．特に，Ti-Nb-Ta合金では，不働態皮膜の厚さが浸漬後1日以降変化していないにもかかわらず，腐食速度は15日間にわたって減少していた．これは，不働態皮膜中のNbおよびTa濃度の増加とTi濃度の減少によることが分かった．このことから，長期間にわたるデバイスの使用に伴なう腐食と金属イオン溶出の挙動に対して，合金元素による不働態皮膜の再構築が重要な役割を持っていることが示された．

The corrosion behaviors of metallic biomaterials during long-term immersion in simulated body fluid were investigated. The corrosion rate of Ti and Ti alloys determined by electrochemical impedance spectroscopy (EIS) kept decreasing just after the immersion in simulated body fluid. In particular, the corrosion rate of Ti-Nb-Ta alloy kept decreasing over a period of 15 d while the thickness of the passive layer did not change after 1 d. The fractions of Nb and Ta in the passive layer increased during the immersion while that of Ti decreased. Thus, the reconstruction of the passive layer of the alloy was proven to be important for metal ion release during long-term implantation in a living body.

1. はじめに

機械的性質に優れる金属材料は，さまざまな医療用デバイスに用いられているが，腐食することが欠点の一つとして考えられている．そのため，これらのデバイスには耐食性の高い材料が用いられているが，腐食反応により生じる金属イオンによる人体への悪影響を考慮すると，腐食反応を可能な限り抑制し，長期間にわたる生体安全性を担保する必要がある．しかしながら，医療金属材料の耐食性の評価法として一般的に用いられるアノード分極試験や溶出試験では，生体内環境における長期間の連続的な腐食速度の変化を正確に予測することは難しい．

本稿では，金属材料の腐食挙動を非破壊かつ連続的に測定可能な電気化学インピーダンス法を用い，代表的な医療用金属材料の擬似体液中における腐食評価を行った結果から，長期間にわたる腐食速度の変化と，合金元素による腐食反応への影響を述べる．

2. 一般的な耐食性評価法

本稿で耐食性評価に使用した擬似体液は，いずれも5.85 g·L^{-1}のNaClと10.0 g·L^{-1}の乳酸の混合水溶液(pH 2.30±0.05)で，加速腐食試験用[1]のものである．図1にアノード分極試験により得られた分極曲線を示す．工業用純Ti(以下Ti)とβ型Ti合金のTi-33.5Nb-5.7Ta(以下Ti-Nb-Ta)では不働態域を維持しているのに対し，Ti-50.8 mol%Ni超弾性合金(以下Ti-Ni)では約1.5 V以上の電位において過不働態が，ステンレス鋼(SUS316L，以下316L)では浸漬直後からの腐食が示唆される．このように，アノード分極試験では，電気化学的な反応の加速により，材料間の耐食性の違いを容易に判断できる．しかしながら，アノード分極試験は破

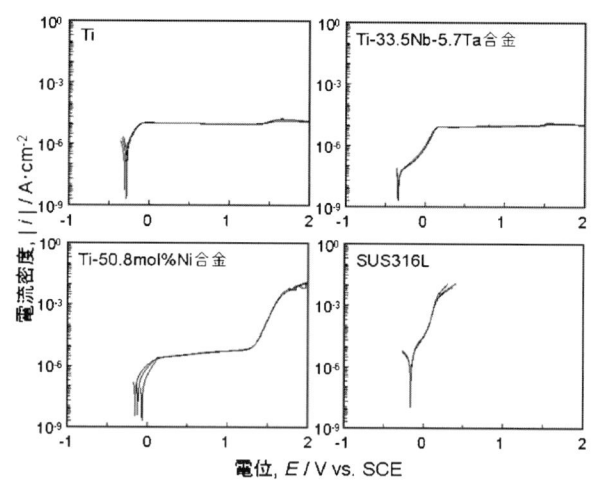

図1　各試料のアノード分極試験曲線．（文献(2)より改変し引用）

---

* 東京医科歯科大学生体材料工学研究所・准教授（〒101-0062 東京都千代田区神田駿河台2-3-10）
Yusuke Tsutsumi (Institute of Biomaterials and Bioengineering, Tokyo Medical and Dental University, Tokyo)
e-mail: tsutsumi.met@tmd.ac.jp
Keywords：耐食性，チタン合金，擬似体液，電気化学インピーダンス，不働態

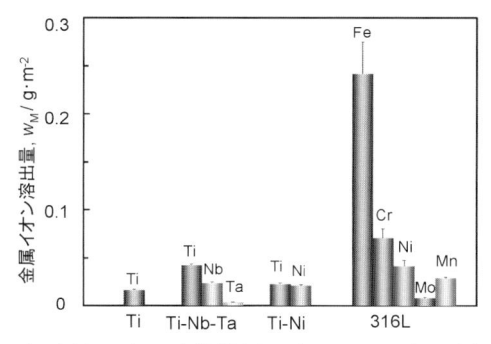

図2　各試料の溶出試験結果．(7 d, 310 K)．(文献(2)より改変し引用)

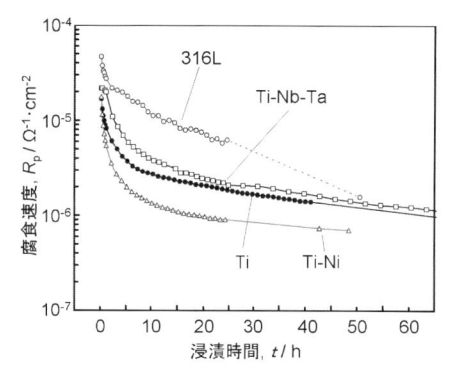

図3　電気化学インピーダンス法による各試料の腐食速度の経時変化．

壊試験であるため，任意の期間における実際の腐食量や腐食速度を評価するには不向きであり，これを目的とする場合は図2に示すような溶出試験[3]による評価が主に行われる．図より，TiやTi合金と316Lでは溶出イオン量に明確な差があることが分かる．しかしながら，この数値は浸漬期間中の平均値であり，溶出試験では腐食速度の経時変化の情報を得ることは難しい．

3. 電気化学インピーダンス法

電気化学インピーダンス法により得られた各試料の浸漬直後からの腐食速度の変化を図3に示す．腐食速度は単純な等価回路モデル[2]に対するフィッティング精度が良好であることを確認した後，算出された分極抵抗R_pの逆数として定義した．

いずれの試料も浸漬直後から腐食速度が急激に減少しており，TiとTi-Nb-Taは類似した挙動を示すのに対し，Ti-Niは速度の減少が著しく，逆に316Lは24 hまで不安定で高い腐食速度を示している．これは，316Lでは準安定な孔食発生と再不働態化を繰り返していたこと，Ti-NiではNiの存在により皮膜成長が促進されていたことを示唆している．このように，電気化学インピーダンス法では，各試料の不働態皮膜の安定化挙動の差が明確に示される結果となっている．

Ti-Nb-Taについて，さらに測定期間を28 dまで延長したところ，腐食速度の減少は，浸漬後15 dまで継続する[2]ことが分かった．

Ti-Nb-TaのXPSスペクトルを図4に示す．金属状態を示すピークと価数の異なる酸化状態を示すピークにそれぞれ分離され，これをもとに定量分析を行った結果を表1に示す．

溶液浸漬前の不働態皮膜は，合金組成とほぼ同じカチオン分率で構成されており，Ti, Nb, Taが均等に酸化されていたのに対し，溶液浸漬期間の増加とともにTi分率は低下，Nb, Ta分率は上昇している．皮膜の厚さは浸漬後1 dから変化していないことから，15 dにわたって腐食速度が減少していたのは，皮膜の成長ではなく，成分の変化，すなわち再構築が主な要因であったことが示唆される．

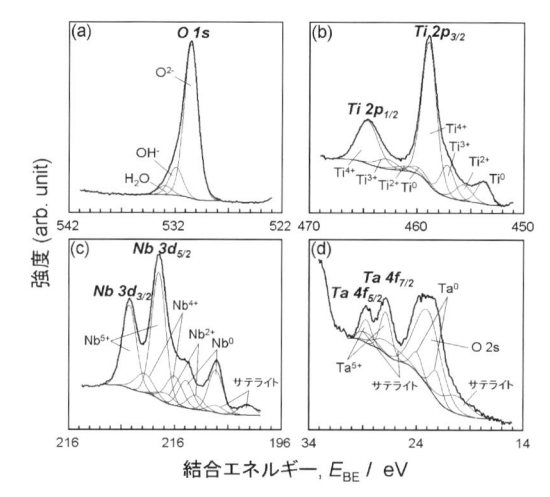

図4　Ti-33.5Nb-5.7Ta (未処理) のXPSスペクトル．(文献(2)より改変し引用)

表1　擬似体液浸漬によるTi-33.5Nb-5.7Ta合金の不働態皮膜の変化．(文献(2)より改変し引用)

浸漬時間 (d)	カチオン分率(mol%)			厚さ (nm)
	Ti	Nb	Ta	
0	70.6	28.4	1.0	4.9
1	66.8	31.0	2.2	5.9
7	63.6	33.8	2.6	5.8

4. 将来展望

電気化学インピーダンス法は，医療用金属材料の実用を想定した長期間の腐食速度の推移を評価するのに有用であることを述べた．短期間での腐食評価とは異なり，長期間の評価では合金元素の存在による不働態皮膜の再構築が腐食挙動に影響し，金属イオン溶出における重要な因子となるため，主元素と合金元素の組み合わせについて，基礎的データの蓄積と，より厳密な腐食加速環境の模索が今後の研究には不可欠である．

文　献

(1) ISO 10271, Dental metallic materials −Corrosion test methods, International Organization for Standardization, Geneva, (2011).
(2) Y. Tsutsumi, S. Bartakova, P. Prachar, Suyalatu, S. Migita, H. Doi, N. Nomura and T. Hanawa: J. Electrochem. Soc. **159** (2012) C435−C440.
(3) JIS T0304: 2002：金属系生体材料の溶出試験法，(日本規格協会)．

バイオマテリアル研究の最前線

2-5-2 生体用 Ti-6Al-4V の環境脆化と電気化学的特性
―環境条件で異なる生体用 Ti-6Al-4V の環境脆化感受性に対する理解―

春 名　匠*

中心論文：T. Haruna, M. Hamasaki and T. Shibata: Influences of potential and pH on environment-assisted cracking of Ti-6Al-4V, Mater. Trans. **46** (2005) 2190-2196.

生体用高強度 Ti 合金である Ti-6Al-4V は，水素の侵入による環境脆化が懸念されるため，環境脆化感受性に及ぼす環境因子，とくに水溶液の pH と電気化学的電位の影響について詳細に検討した．各 pH の水溶液中で試料に種々の電位を与えながら引張試験を行うと，pH 7 の水溶液中ではいずれのカソード電位を与えても環境脆化感受性は認められなかったが，pH 1 の水溶液中では -1.0 V_{SHE} 近傍において最大の水素脆化感受性を示した．最大の感受性を示す環境条件は Ti/H$_2$O の電位-pH 図上での Ti^{2+} の安定領域に対応することが分かった．

Ti-6Al-4V alloy, which is one of high-strength biomedical Ti alloys, was anxious from environment-assisted cracking (EAC) by hydrogen absorption. Therefore, EAC susceptibility of Ti-6Al-4V alloy in aqueous solutions was investigated as functions of electrochemical potential and solution pH. The EAC test was conducted by slow strain rate tensile test in the test solutions with applying the potentials to the specimen. As a result, the materials with applying any potentials show almost no EAC susceptibility in the potential of pH 7. In the solution of pH 1, however, the susceptibility was maximum. In addition, the EAC conditions were in good agreement with Ti^{2+} stable region in a potential-pH diagram of Ti/water system.

1. はじめに

　高強度 Ti 合金である Ti-6Al-4V は，Ti の特徴である良好な耐食性や優れた生体適合性を示すことから，インプラント材料などに利用されている．しかしながら，TiNi など一部の Ti 合金には臨床中に破損する事例が報告されており[1]，水の分解に起因する水素の侵入による環境脆化が指摘されている[2]．したがって，Ti-6Al-4V も同様に臨床中の環境脆化による損傷が懸念されている．Ti-6Al-4V の水素脆化感受性に及ぼす侵入水素量の影響については様々な報告が行われており[3]，Ti 水素化物の形成による脆化が指摘されている[4]．しかしながら，水素侵入挙動に注目した環境脆化感受性に及ぼす環境因子の影響について詳細に検討した報告は認められない．

　当研究グループは高強度 Ti 合金である TiAl の環境脆化感受性に及ぼす環境因子，とくに水溶液の pH と電気化学的電位の影響について詳細に調査した結果を報告した[5][6]．図 1[7]には TiAl の環境脆化を示す電位-pH 領域を Ti/H$_2$O 系電位-pH 図[8][9]上に重ねて示す．脆化感受性は最大応力で評価されている．この図より，最大応力の低い，すなわち環境脆化感受性の高い環境条件が，Ti の水素化物である TiH$_2$ 安定領域ではなく，Ti^{2+} の安定領域とほぼ一致することが見いだされた．

　そこで，同様の手法を用いて，Ti-6Al-4V の環境脆化感受性に及ぼす電位および pH の影響を詳細に調査し，TiAl

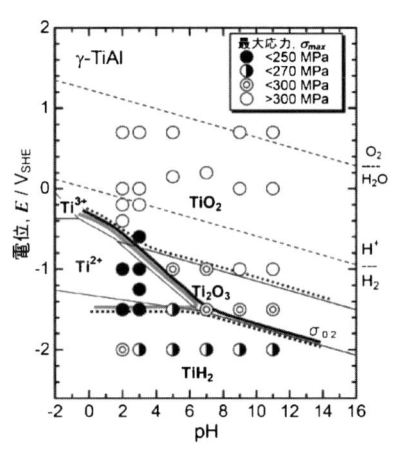

図 1　TiAl が環境脆化を示す電位-pH 領域．（文献（7）より改変し引用）

での結果と比較検討した[7]．

2. 各 pH の水溶液中における Ti-6Al-4V の環境脆化感受性に及ぼす電位の影響

　Ti-6Al-4V を平板型引張試験片に加工し，様々な pH に調整した硫酸ナトリウム水溶液（[SO$_4^{2-}$] $= 0.05$ kmol・m^{-3}，室温）中で，一定のカソード電位を試験片に与えながら，低歪み速度引張試験（初期歪み速度 $= 3.3 \times 10^{-6}$ s^{-1}）を行った．環境脆化感受性は最大応力によって評価した．

---

* 関西大学化学生命工学部化学・物質工学科・教授（〒564-8680　大阪府吹田市山手町 3-3-35）
Takumi Haruna (Faculty of Chemistry, Materials and Bioengineering, Kansai University, Suita)
e-mail: haruna@kansai-u.ac.jp
Keywords：Ti-6Al-4V 合金，環境脆化，電気化学的電位，pH，電位-pH 図

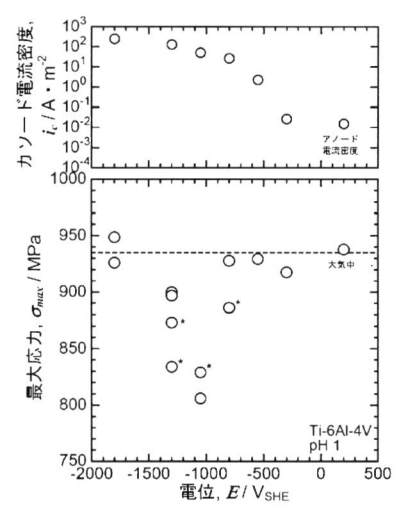

図2 pH1の水溶液中における Ti-6Al-4V のカソード電流密度と最大応力に及ぼす電位の影響．（文献(7)より改変し引用）

水溶液の pH を 7 にして試験を行った場合，カソード電位の低下とともに水素発生反応

$$2H^+ + 2e^- \longrightarrow H_2 \qquad (1)$$

の速度を反映するカソード電流が増加した．一般的に，このカソード電流の増加は試料への水素侵入を促進させ，脆化感受性を上昇させるが，本条件ではいずれの電位においても脆化感受性は認められなかった．

水溶液の pH を 1 にして試験を行った場合のカソード電流密度と最大応力に及ぼすカソード電位の影響を図2[7]に示す．電位の低下とともにカソード電流が増加したことは pH 7 での結果と同様であるが，電位が $-1.0\,V_{SHE}$ 近傍でのみ最大応力が減少し，大きな脆化感受性が確認された．脆化感受性が確認された試料には多数のき裂が観察された．

3. Ti-6Al-4V が環境脆化を示す電位-pH 領域

他の pH の水溶液を用いて試験を行った結果も合わせて，Ti-6Al-4V が環境脆化を示す電位-pH 領域を Ti/H$_2$O 系[8][9]，Al/H$_2$O 系[10]ならびに V/H$_2$O 系[10]電位-pH 図上に示したものを図3[7]に示す．この図上で区別された印は脆化感受性の程度を示した．これらの図から，Ti-6Al-4V は pH 1 の酸性水溶液中で電位が約 $-1.0\,V_{SHE}$ 近傍でのみ著しい環境脆化を示すことに加えて，この領域が本合金の構成金属である Ti, Al, V に対してイオンの安定な，すなわち金属の活性溶解領域であることが分かった．

4. 環境脆化領域における Ti-6Al-4V と TiAl の比較

TiAl と Ti-6Al-4V の環境脆化領域である図1と図3(a)を比較すると，いずれの Ti 合金も Ti^{2+} の安定領域で脆化感受性が最大になっていることが分かる．この領域は水素発生反応の過電圧が著しく大きな領域でもある．したがって，Ti-Al 合金の環境脆化は，水素化物や酸化物のような表面に水素侵入を抑制する皮膜を形成しないことに加えて，水素発生反応が十分に起こる領域で脆化することが示唆された．

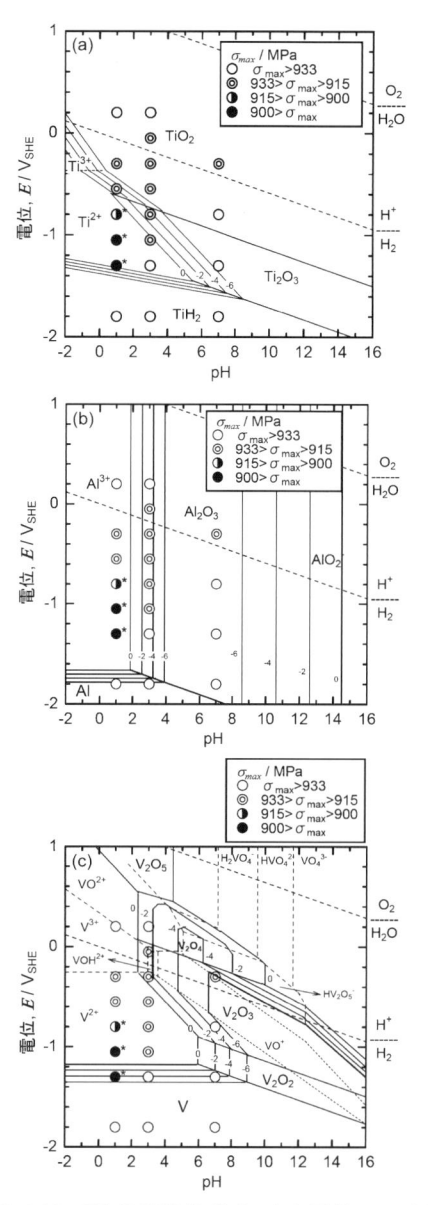

図3 Ti-6Al-4V が環境脆化を示す電位-pH 領域と各構成金属の電位-pH 図との関係．(a) Ti/H$_2$O 系，(b) Al/H$_2$O 系，(c) V/H$_2$O 系電位-pH 図．（文献(7)より改変し引用）

文　献

(1) C. Heintz, G. Riepe, L. Birken, E. Kaiser, N. Chakfe, M. Morlock, G. Delling and H. Imig: J. Endovasc. Ther. **8** (2001) 248–253.
(2) A.J. Kuminick and H.H. Johnson: Metall. Trans. **5** (1974) 1199–1206.
(3) D. Hardie and S. Ouyang: Corros. Sci. **41** (1999) 155–177.
(4) 野末 章，内村俊宏，大久保忠恒：材料と環境 **41** (1992) 728–733.
(5) T. Haruna, T. Shibata, T. Iwata and T. Sundararajan: Intermetallics **8** (2000) 929–935.
(6) T. Haruna, T. Sundararajan, S. Fujimoto and T. Shibata: Proc. of 15th Inter. Corros. Cong., (Inter. Corros. Council, 2002), Paper No. 493 in CD-ROM.
(7) T. Haruna, M. Hamasaki and T. Shibata: Mater. Trans. **46** (2005) 2190–2196.
(8) M. Pourbaix: Rapports Techniques CEBELCOR **107** (1968) RT. 146.
(9) M. Pourbaix: The Theory of Stress Corrosion Cracking in Alloys, ed. by J.C. Scully, (North Atlantic Treaty Organization, 1971) pp. 17–63.
(10) M. Pourbaix: Atlas of Electrochemical Equilibria in Aqueous Solutions, (NACE Internatinal, TX, 1966).

バイオマテリアル研究の最前線

2-5-3 生体用 Ti-6Al-4V 合金の腐食摩耗損傷メカニズム
―生体用 Ti-6Al-4V 合金の腐食摩耗損傷メカニズムに及ぼす
スクラッチ速度の影響―

久　森　紀　之*

中心論文：J. Komotori, N. Hisamori and Y. Ohmori: The corrosion/wear mechanism of Ti-6Al-4V alloy for different scratching rates, Wear **263**（2007）412-418.

Ti-6Al-4V 合金に腐食と摩耗を同時に作用させ，かかる累積損傷挙動を検討した．再不動態化挙動に及ぼすスクラッチ速度に着目し，自然電位測定と定電位分極試験から腐食摩耗メカニズムを解明することを目的とした．腐食摩耗環境におけるスクラッチ速度の増加によりアブレシブ摩耗から凝着摩耗へと摩耗形態が遷移した．大きなスクラッチ速度では，摩耗損傷を生じた表面の不動態皮膜の再生が妨げられ，腐食ピットが発生した．スクラッチ速度は，損傷の累積過程に影響を及ぼす重要な因子であることが分かった．

The aim of the present study is to clarify the damage accumulation mechanism of Ti-6Al-4V alloys under the simultaneous reaction of corrosion and wear. Two types of corrosion wear tests were carried out. One was a free corrosion potential measurement with simultaneous application of wear damage and the other was potentiostatic polarization testing with wear damage. It was concluded that in corrosion wear environment, a transition of wear type from abrasive to adhesive was observed with an increase in the scratching rates. A higher scratching rate prevented regeneration of passive films on worn surfaces, resulting in the generation of relatively large corrosion pits and changes in wear form. These results suggested that the scratching rate was an important factor that affected the damage accumulation process.

1. はじめに

　高比強度のチタン合金は，アモルファスまたは結晶性の低い非化学量論組成の酸化チタン皮膜で覆われ不動態化している．不動態皮膜は化学的に安定であることから，チタン合金は生体硬組織部位の代替材料として幅広く適用されている．しかし，高い荷重が作用する部位に用いた場合には，その使用中に疲労を主とした損傷がしばしば生じ[1][2]，解決すべき課題として重要視されている．これは，生体内で生じる Ti^{2+} の溶出に起因する腐食ピットの生成[3]や，しゅう動部での摩耗[4]やフレッティング[5]の相乗効果が疲労強度の低下の原因と考えられている．しかし，腐食と摩耗の相乗効果やその機構について検討した報告[6]は少なく，不動態皮膜の挙動に着目した議論は十分とは言い難い．

　本稿では，チタン合金を供試材として，擬似体液中において電気化学的な腐食損傷と力学的なスクラッチ摩耗損傷を同時に作用させ，かかる不動態皮膜の破壊と再生の挙動について検討した．とくに，腐食と摩耗の相乗効果により変化する電流量を定量的に評価することで，スクラッチ速度がチタン合金の腐食摩耗損傷に及ぼす影響について考察を加えたものである．

2. 腐食摩耗損傷に及ぼすスクラッチ速度と電流密度および自然電位の関連性

　自然電位から 2 V の定電位を印加した状態でスクラッチ損傷を付与した際の電流密度を図 1 に示す．スクラッチ損傷の付与は定電位開始後1200秒からの3600秒間とした．同図より，スクラッチ損傷が付与されると電流密度は急激に増加し，終了とともに元の値にほぼ収束していることが分かる．

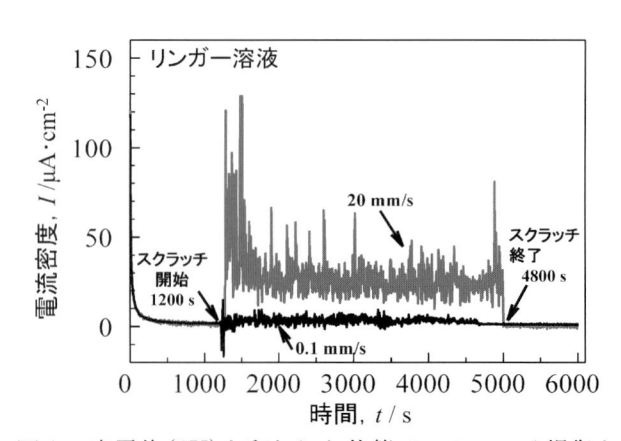

図 1　定電位（2V）を印加した状態でスクラッチ損傷を付与した際の電流密度と時間の関係．（文献（7）より改変し引用）

---

* 上智大学理工学部機能創造理工学科・准教授（〒102-8554 東京都千代田区紀尾井町 7-1）
Noriyuki Hisamori（Department of Engineering and Applied Sciences, Sophia University, Tokyo）
e-mail: hisamori@sophia.ac.jp
Keywords：Ti-6Al-4V 合金，腐食，摩耗，不動態皮膜，スクラッチ損傷速度，損傷形態

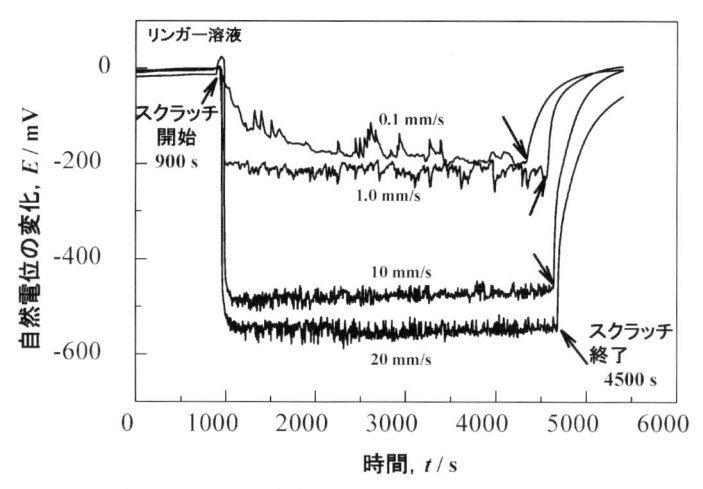

図2 各スクラッチ速度における時間経過に伴う自然電位の変化.（文献(7)より改変し引用）

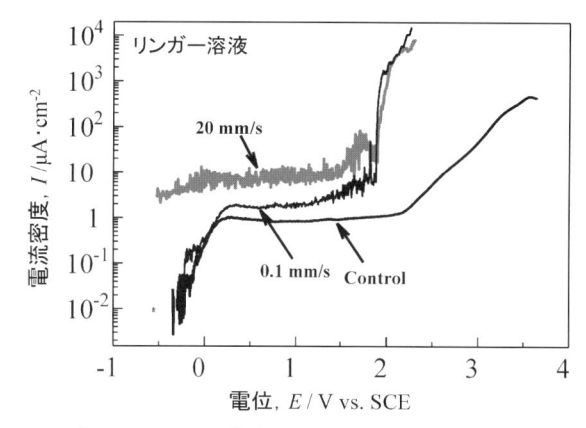

図3 各スクラッチ速度におけるアノード分極曲線.（文献(7)より改変し引用）

電流密度の増加はスクラッチ速度が増すほど大きい．

図2に各スクラッチ速度における時間経過に伴う自然電位の変化を示す．測定時間は90分とし，自然電位測定開始15分後に摩耗試験を開始した．摩耗試験終了から15分後まで測定を継続し自然電位の回復挙動を検証した．同図より，スクラッチ速度の増加とともに自然電位の減少量は増加し，腐食損傷の程度が大きくなることが分かる．スクラッチ損傷終了後の自然電位は，時間の経過に伴い上昇し，スクラッチ損傷付与前の自然電位に近づいた．

3. 腐食と摩耗を同時に作用させたチタン合金の耐食性評価

図3に各スクラッチ速度におけるアノード分極曲線をスクラッチ損傷のないcontrol材と併せて示す．同図より，control材と比較してスクラッチ損傷付与材の方が全体的に高い電流密度を示している．電流密度はスクラッチ速度の増加とともに大きくなる．過不動態後の急激な電流密度の上昇が見られる電位は，control材に比べスクラッチ損傷付与材の方が低いことが分かる．スクラッチ速度の相違による電位の明確な差は認められないが，腐食と摩耗が同時に作用することでチタン合金の耐食性は著しく低下することが明らかとなった．

4. 腐食摩耗損傷形態の観察

腐食摩耗試験を行ったチタン合金の損傷表面を走査型電子顕微鏡（SEM）により観察した結果を図4に示す．スクラッチ速度が0.1および1.0 mm/s材では，多くの摩耗粉と凹凸の激しい明瞭な摩耗痕が観察される．これに対して10 mm/s材では，腐食ピットが数多く観察され，20 mm/s材では腐食ピットに加え，摩耗粉が移着した様相も観察される．このことは，スクラッチ速度が増すことで損傷形態がアブレシブ摩耗から腐食摩耗，凝着摩耗へ遷移することを意味している．

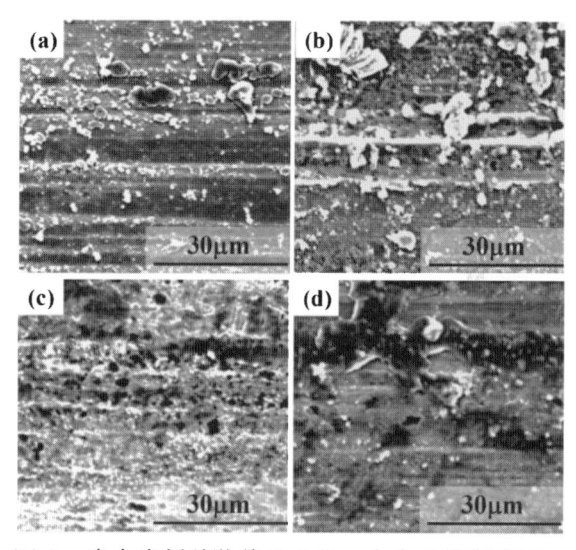

図4 腐食摩耗試験後のチタン合金の損傷表面．
(a) 0.1 mm/s, (b) 1.0 mm/s, (c) 10 mm/s, (d) 20 mm/s.（文献(7)より改変し引用）

5. 将 来 展 望

ヒトの歩行周期に相当するスクラッチ損傷の付与は，低い電位で電流密度の増加を促し，チタン合金の耐食性を著しく低下させることを示唆している．すなわち，チタン合金の再不動態化能の低下を導くことを意味している．したがって，腐食と摩耗の同時作用によるチタン合金の耐食性の低下は，生体材料としての安全性に大いに影響を及ぼすと考えられ，実用上考慮すべき重要な事柄といえる．

文　献

(1) 岡崎義光, 後藤恵美子：まてりあ 41 (2002) 593-596.
(2) 岡崎義光：まてりあ 43 (2004) 182-185.
(3) P.D. Bianco, P. Ducheyne and J.M. Cuckler: J. Biomed. Mater. Res. 31 (1995) 227-234.
(4) K.L. Dahm, I.A. Anderson and P.A. Dearnley: Surf. Eng. 11 (1995) 138-144.
(5) 丸山典夫, 中沢興三, 角田方衛, 佐藤充典：生体材料 18 (2000) 17-23.
(6) 久森紀之, 小茂鳥潤, 李秉淏, P. A. Dearnley：生体材料 19 (2001) 3-13.
(7) 大森洋介, 小茂鳥潤, 久森紀之, 李秉淏：材料 54 (2005) 940-945.

バイオマテリアル研究の最前線

2-5-4　過酸化水素添加による酸性フッ化物水溶液中における Ni-Ti 超弾性合金の水素脆化抑制
―口腔内における Ti 系合金の水素脆化とその対策―

横　山　賢　一*

中心論文：K. Yokoyama, Y. Yazaki and J. Sakai: Inhibition of hydrogen embrittlement of Ni-Ti superelastic alloy in acid fluoride solution by hydrogen peroxide addition, J. Biomed. Mater. Res. A **98** (2011) 404-411.

歯列矯正用線として用いられている Ni-Ti 超弾性合金は，う蝕予防のため歯面に塗布される酸性フッ化物水溶液などに接触すると著しく腐食し水素脆化する．ここでは水素脆化対策の一つとして，フッ化物水溶液中への極微量の過酸化水素の添加について紹介する．そのメカニズムは，腐食における主なカソード反応の変化あるいは合金の表面皮膜性状の変化による水素吸収の抑制に起因すると考えられる．

Ni-Ti superelastic alloy used in orthodontic wires is subjected to marked corrosion in acidulated phosphate fluoride solutions, thereby causing hydrogen embrittlement. The present paper demonstrates that this hydrogen embrittlement is inhibited by adding an extremely small amount of hydrogen peroxide into the solutions. The probable mechanism of this is that the hydrogen absorption is inhibited by the change of the dominant cathodic reactions and/or the surface conditions of the alloy.

1. はじめに

Ni-Ti 超弾性合金は，機械的特性や耐食性に優れることなどから歯科分野では歯列矯正用線として広く利用されている．しかしながら，口腔内で腐食がしばしば確認されることや，場合によっては破折することがある[1]．口腔内は合金にとって過酷な環境であり，特にう蝕予防に用いる歯面塗布液や歯磨剤などに含まれる NaF などのフッ化物が存在すると Ni-Ti 超弾性合金や Ti 系合金は著しく腐食される[2]．さらに問題となるのは，腐食に伴い水素を吸収し脆化することである[3][4]．口腔内における破折原因の一つはこの水素脆化の影響があると考えられる．口腔内での合金線の破折は誤飲などの重大な医療事故を引き起こすことが懸念されるため，絶対に避けなくてはならない．この水素脆化抑制のためには，表面改質による耐食性のさらなる向上が必要である．しかしながら，Ni-Ti 超弾性合金の表面改質の場合，改質層が超弾性歪みに追随せず剥離するという一般的な合金とは異なる問題があり，現在のところ有効な表面改質法は確立されていない．

ここでは表面改質以外に考え得る対策の一つとして，極微量の過酸化水素をリン酸酸性フッ化物水溶液に添加することにより，Ni-Ti 超弾性合金の水素脆化を抑制する方法について述べる．過酸化水素は，歯のホワイトニングや漂白剤として30％以上の高濃度で用いられることもある歯科分野においても身近なものである[5]．

2. 過酸化水素添加による水素吸収抑制

表1に pH 5.0 の 0.2% APF（acidulated phosphate fluoride; 0.048M NaF ＋0.015M H_3PO_4）水溶液中における Ni-Ti 超弾性合金の水素吸収量に及ぼす過酸化水素添加量と浸漬時間の関係を示す．過酸化水素を添加しない場合は，3時間の浸漬で顕著な脆化を引き起こすほどの水素吸収量であり，浸漬時間が長くなると水素吸収量は増加する．本実験の水素吸収量は昇温水素放出分析から求めた試料全体の平均濃度である．37℃の浸漬温度と Ni-Ti 合金の母相中における水素の拡散定数（$D_{37℃}=7.3×10^{-15}$ $m^2·s^{-1}$ [6]）から，浸漬時間中の水素拡散距離は数十 μm 程度と見積られ，試料直径が 0.5 mm であることから試料表面の水素の局所的な濃度は極めて高くなっている[7]．つまり，矯正用線が細くなるほど，水素脆化が顕著に現れやすい．また，本実験におけるフッ化物濃度は歯磨剤に含まれる濃度に対応させているため，歯面塗布液などフッ化物濃度が高い場合や，pH が低い場合など

表1　0.2%APF 水溶液中における Ni-Ti 超弾性合金の水素吸収量に及ぼす過酸化水素添加量と浸漬時間の影響（mass ppm）．

	浸漬前	3 h	5 h	12 h	24 h
無添加	3	238	569	1659	2825
0.001 M	3	41	243	733	1668
0.01 M	3	6	6	27	39
0.1 M	3	5	6	10	17
1.0 M	3	4	7	6	14

---

* 九州工業大学大学院工学研究院物質工学研究系・准教授（〒804-8550　福岡県北九州市戸畑区仙水町 1-1）
Ken'ichi Yokoyama (Department of Materials Science and Engineering, Kyushu Institute of Technology, Kitakyushu)
e-mail: yokken@post.matsc.kyutech.ac.jp
Keywords：チタン合金，形状記憶合金，水素脆性，破壊，腐食・防食

では腐食が促進されるため水素吸収も促進すると考えられる[8]．

一方，過酸化水素を添加すると水素吸収が抑制され，添加量が増加すると抑制効果が長時間持続する．短時間浸漬した試料や長時間浸漬した試料でも過酸化水素の添加量が多い場合では脆化が確認されないことから，水素吸収の抑制が脆化の抑制に寄与したと考えられる．

添加量が極微量であっても浸漬時間が短ければ水素吸収抑制効果が顕著に見られる点にも注目すべきである．口腔内では，合金とフッ化物水溶液の接触は短時間の繰り返しがほとんどと考えられることや，過酸化水素の添加量の増加に伴い腐食電流密度の増加やNiおよびTiイオンの溶出量がわずかながら増加する傾向があることなどから極微量の過酸化水素添加が望ましい．

3. 水素吸収抑制のメカニズム

リン酸酸性フッ化物水溶液中では，化学式（1）に示すような反応によりフッ化水素酸が生成すると考えられる．

$$H_3PO_4 + 3NaF \longrightarrow Na_3PO_4 + 3HF \quad (1)$$

生成したフッ化水素酸は，化学式（2）〜（4）に示すような反応により，Ni-Ti超弾性合金表面のTiの酸化皮膜を破壊すると考えられている[2]．

$$Ti_2O_3 + 6HF \longrightarrow 2TiF_3 + 3H_2O \quad (2)$$
$$TiO_2 + 4HF \longrightarrow TiF_4 + 2H_2O \quad (3)$$
$$TiO_2 + 2HF \longrightarrow TiOF_2 + H_2O \quad (4)$$

合金表面の酸化皮膜が破壊されると，腐食が促進され化学式（5）や（6）に示すカソード反応で発生する水素を吸収する．

$$2H^+ + 2e^- \longrightarrow H_2 \quad (5)$$
$$2H_2O + 2e^- \longrightarrow H_2 + 2OH^- \quad (6)$$

過酸化水素を添加しない0.2％APF水溶液中におけるNi-Ti超弾性合金の自然浸漬電位は-0.4Vから-0.5V vs. SCE（saturated calomel electrode）で安定するのに対して，過酸化水素をわずかでも添加すると0.2V以上も貴な方向へ移行する．添加量が多い長時間の浸漬では0.4V以上の電位の貴化が見られる．これらの電位貴化は水素発生が抑制されていることを示唆している．したがって，過酸化水素を添加すると主なカソード反応が化学式（5）や（6）に示すような水素発生反応から，化学式（7）に示すような過酸化水素の還元反応に変化するため水素吸収が抑制されると考えられる．

$$H_2O_2 + 2H^+ + 2e^- \longrightarrow 2H_2O \quad (7)$$

他に考えられる水素吸収抑制の原因として，高い酸化性を有する過酸化水素による表面皮膜性状の変化が挙げられる．他の溶質を含まない過酸化水素水においてTi系合金の酸化皮膜が変化することから[9]，本実験においても表面皮膜性状の変化による水素吸収の抑制が起こる可能性がある．ただし，生体内の炎症反応を模擬した過酸化水素を含むNaCl水溶液中[10]や本溶液の場合，過酸化水素の酸化性とハロゲンイオンの腐食性との相乗効果により局部腐食が促進されるので注意が必要である．

本方法は腐食に伴う水素発生を抑制するため，一定の負荷荷重下や歪み下でマルテンサイト相が存在する場合[7]や応力誘起マルテンサイト変態と逆変態が繰り返されるような条件下で水素吸収が顕著に促進される問題[11]についても解決すると思われる．

4. 将来展望

酸性フッ化物水溶液中への過酸化水素の添加量は極微量であるため，人体への影響はほとんどないと考えられるが，実際に適用するためには臨床試験の蓄積が必要であろう．本方法は歯科インプラントやデバイスに用いられている工業用純TiやTi系合金にも応用できると考えられる．もちろん，口腔内におけるTi系合金の腐食と水素脆化の対策の根本は耐食性と耐水素脆化特性のさらなる向上であり，材料の研究開発が必要不可欠であることは言うまでもない．

文献

(1) K. Yokoyama, K. Hamada, K. Moriyama and K. Asaoka: Biomaterials **22** (2001) 2257–2262.
(2) 中川雅晴，松家茂樹：まてりあ **41** (2002) 802–809.
(3) K. Yokoyama, K. Kaneko, K. Moriyama, K. Asaoka, J. Sakai and M. Nagumo: J. Biomed. Mater. Res. A **65** (2003) 182–187.
(4) K. Yokoyama, K. Kaneko, K. Moriyama, K. Asaoka, J. Sakai and M. Nagumo: J. Biomed. Mater. Res. A **69** (2004) 105–113.
(5) V.B. Haywood: Quintessence Int. **23** (1992) 471–488.
(6) R. Schmidt, M. Schlereth, H. Wipf, W. Assmus and M. Müllner: J. Phys. Condens. Matter. **1** (1989) 2473–2482.
(7) K. Yokoyama, M. Tomita, K. Asaoka and J. Sakai: Scr. Mater. **57** (2007) 393–396.
(8) K. Kaneko, K. Yokoyama, K. Moriyama, K. Asaoka and J. Sakai: Angle Orthod. **74** (2004) 487–495.
(9) S.A. Shabalovskaya and J.W. Anderegg: J. Vac. Sci. Technol. A **13** (1995) 2624–2632.
(10) K. Yokoyama, T. Ogawa, A. Fujita, K. Asaoka and J. Sakai: J. Biomed. Mater. Res. A **82** (2007) 558–567.
(11) K. Yokoyama, M. Tomita and J. Sakai: Acta Mater. **57** (2009) 1875–1885.

バイオマテリアル研究の最前線

2-5-5　金属ガラスの歯科用ろう材への応用
―付けやすく，強く，長持ちするろう接を目指して―

三　浦　永　理*

中心論文：E. Miura, H. Kato, T. Ogata, N. Nishiyama, E.D. Specht, T. Shiraishi, A. Inoue and K. Hisatsune: Mechanical property and corrosion resistance evaluations of Ti–6Al–7Nb alloy brazed with bulk metallic glasses, Mater. Trans. 48 (2007) 2235–2243.

TiおよびTi合金を素材とした歯科補綴物の作製において，その接合性の向上は課題の一つである．著者らは，歯科分野で従来より用いられるろう接法において，比強度と耐食性に優れるバルク金属ガラス(bulk metallic glasses, BMGs)のろう材としての可能性を調査した．その結果，$Pd_{40}Cu_{30}Ni_{10}P_{20}$ BMGをろうとしたTi–6Al–7Nb接合材は，真空中での接合によりろう接部がガラス相を保持し，従来材より高い接合強度を示し，人工唾液浸漬による質量減少も少ないことが明らかとなった．

Joining of Ti and Ti–based alloy is one of the important subjects in the dental prosthesis. Several bulk metallic glasses (BMGs) were applied to brazing filler for a Ti–6Al–7Nb joint, and found that $Pd_{40}Cu_{30}Ni_{10}P_{20}$ BMG was the most suitable one. The weight loss of the $Pd_{40}Cu_{30}Ni_{10}P_{20}$ filler was hardly recognized during immersion in artificial saliva, and the joint strength of the Ti–6Al–7Nb brazed by $Pd_{40}Cu_{30}Ni_{10}P_{20}$ BMG was higher than conventional brazing filler when brazing operation was performed in high vacuum. We also proved such excellent properties can be obtained when the BMG filler remains glassy phase after brazing.

1. はじめに

　TiおよびTi合金は，その優れた機械的性質や耐食性，生体親和性から，医療用材料として重要な位置を占めている．歯科の分野においても，金属アレルギー患者の歯科補綴材料としてその需要は高まりつつある．国内で使用される主なTi合金には，工業用純Ti(CP Ti)やTi–6Al–7Nb合金がある．

　これらTi合金製の歯科補綴物の作製にあたり問題とされてきたのは，その融点の高さや，酸素親和性の高さに起因する鋳造性やろう接性の低さである．義歯床等の大型の歯科補綴物の作製にはろう接作業が不可欠であり，したがってTi製補綴物の普及には，ろう接性および操作性の向上は不可欠である[1]．

　歯科補綴分野で使用されるTiのろう材としては，Agベースの銀ろう同様Ti–Cu–Niクラッドろうがある．Ti–Cu–Niろうは融点がNiに近く，接合組織が粗大粒となる上，時としてボイド形成が問題とされる[2][3]．Ti–6Al–7Nb合金を接合する際には，融点がβ変態温度に近く$\alpha+\beta$変態温度以上となるため，被接合材の結晶粒粗大化による機械的性質の低下や界面での腐食を招く[4]．

　金属ガラス(BMG)は一般的にTi–Cu–Niろうに比べ融点が低く，組織も均質で，機械的性質や耐食性に優れた組成が多い．そこでBMGをろう材とすることで，均一なろう接組織が得られれば，歯科用Ti合金の優れたろう材としての応用が期待できる．

　本稿では，これまでに発見されたBMGの中でもガラス形成能の高い$Pd_{40}Cu_{30}Ni_{10}P_{20}$ BMGをろうに用い，赤外線ろう接器で接合したTi–6Al–7Nb合金の in vitro における耐食性と接合強度について述べる．さらに，ぬれ性向上のための基板へのAgコーティングの効果についても紹介する．

2. $Pd_{40}Cu_{30}Ni_{10}P_{20}$ BMGの耐食性と接合強度

(1) 人工唾液中での質量変化

　図1に，赤外線ろう接器にてTi–6Al–7Nb合金を

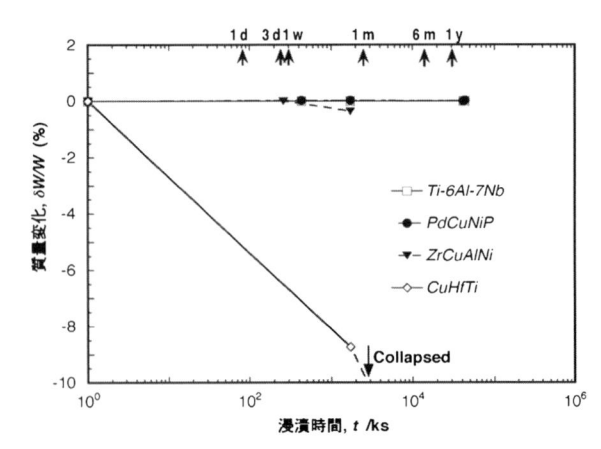

図1　Ti–6Al–7Nb合金と，$Pd_{40}Cu_{30}Ni_{10}P_{20}$，$Zr_{55}Cu_{30}Al_{10}Ni_5$，$Cu_{60}Hf_{25}Ti_{15}$ BMGでろう接したTi–6Al–7Nb接合部の37℃人工唾液中での質量損失の経時変化．（文献(1)より改変し引用）

---

* 兵庫県立大学大学院工学研究科物質系工学専攻・准教授(〒761-2280 兵庫県姫路市書写2167)
　Eri Miura-Fujiwara (Department of Materials Science and Chemistry, University of Hyogo, Himeji)
　e-mail: emiura@eng.u-hyogo.ac.jp
　Keywords：Ti–6Al–7Nb合金，バルク金属ガラス，$Pd_{40}Cu_{30}Ni_{10}P_{20}$ BMG，ろう接，歯科補綴

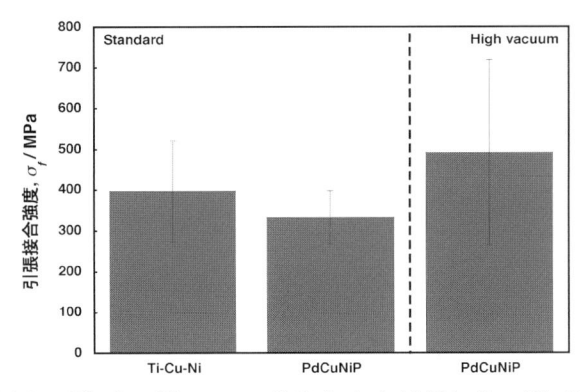

図2 Ti-Cu-Ni クラッドろうまたは $Pd_{40}Cu_{30}Ni_{10}P_{20}$ BMG ろうでろう接した Ti-6Al-7Nb の引張接合強度.（文献(1)より改変し引用）

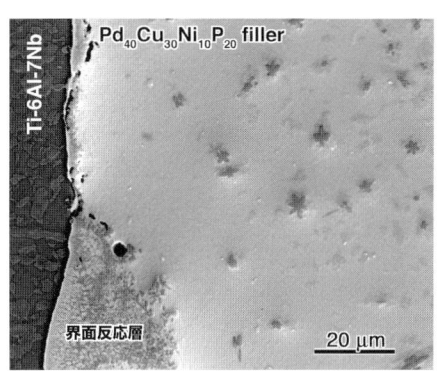

図3 Ti-6Al-7Nb/$Pd_{40}Cu_{30}Ni_{10}P_{20}$ ろう接界面.（文献(1)より改変し引用）

$Pd_{40}Cu_{30}Ni_{10}P_{20}$ を始めとする BMG でろう接後，接合部を37℃人工唾液中に浸漬した時の質量変化を示す[1]. ろう接部の質量変化は1年経過後も見られなかった. したがって，$Pd_{40}Cu_{30}Ni_{10}P_{20}$ BMG をろう材として用いた場合，その耐食性に関しては悪影響を及ぼさないことが分かる.

(2) 接合強度と界面組織

ろう接は突き合わせ接合で行った. Tiは酸素親和性が高いため，ろう接操作は，試料をセットした真空チャンバー内を予備排気後，Arガスを充填して行った. ろうが溶融し，基板のすき間に流れたところでArガスを吹付け，接合部を急冷した. ろう接試料の引張接合強度を図2に示す. 図中の"Standard"と"High Vacuum"は予備排気の真空度を示す."Standard"で 10^{-1} Pa程度，"High Vacuum"では 10^{-3} Pa程度である. $Pd_{40}Cu_{30}Ni_{10}P_{20}$ ろう接合材の強度は，予備排気の真空度を上げることで大幅に改善され，Ti-Cu-Ni合金ろう以上の接合強度を示した. この"Standard"での低強度の原因として，Tiのろう内部への拡散により $Pd_{40}Cu_{30}Ni_{10}P_{20}$ とTiが反応し結晶化が進んだこと，酸素によるろう自体のガラス形成能の低下が考えられる.

ろう接材の断面組織を図3に示す. Ti-6Al-7Nb/$Pd_{40}Cu_{30}Ni_{10}P_{20}$ ろう界面にはTiを含む結晶相で構成された界面反応層が形成される. ろう内部の界面付近に浮遊デンドライトが見られるが，ろうの母相は均一組織である. マイクロビームX線による相同定の結果，均一組織の母相はガラス相を保持しており，浮遊デンドライト相は，$c/a=0.23$〜0.25の六方晶で，Ti-6Al-7Nb/$Pd_{40}Cu_{30}Ni_{10}P_{20}$ 界面より浮遊したTi濃化相であることが分かっている[5]. ろう接材の破壊は主に界面反応層が起点となり，反応層の制御が接合強度向上の鍵である.

3. 貴金属コーティングによるぬれ性の改善

先述のように，$Pd_{40}Cu_{30}Ni_{10}P_{20}$ BMG ろうによる接合はTi-6Al-7Nb 合金の接合強度を向上させ，耐食性も向上させるが，流ろう性を向上させることで，さらなる接合強度の向上が可能になる. 図4にAgコーティングをTi基板上に施した後，$Pd_{40}Cu_{30}Ni_{10}P_{20}$ BMGを基板上で溶融させ，凝固後

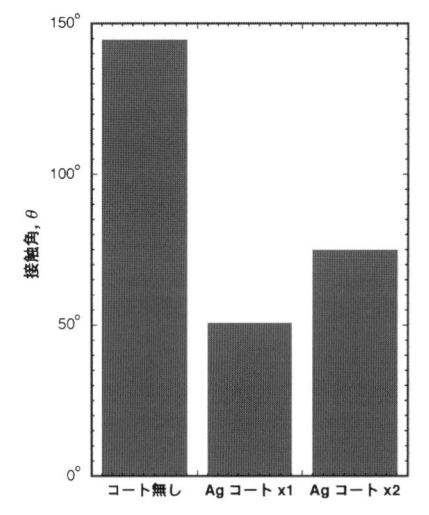

図4 Agコーティングした Ti-6Al-7Nb 基板上での $Pd_{40}Cu_{30}Ni_{10}P_{20}$ BMG ろうの凝固後の接触角.

の接触角を測定した結果を示す. 適度なAgコーティングにより，ろうの接触角が大幅に低下する. コーティングにより界面反応層の形成が抑制されることが分かっている.

4. 将来展望

接合が難しいTi合金の接合において，$Pd_{40}Cu_{30}Ni_{10}P_{20}$ BMGはろう接温度の低減と高い接合強度，耐食性を同時に実現できる有望なろう材であるが，今後は操作性の向上も含めた検討が必要である. レーザー溶接等，新たな接合法への応用も検討する必要があろう.

文　献

(1) E. Miura, H. Kato, T. Ogata, N. Nishiyama, E.D. Specht, T. Shiraishi, A. Inoue and K. Hisatsune: Mater. Trans. **48** (2007) 2235-2243.
(2) S.W. Lan: Welding Journal **6** (1982) 23-28.
(3) D.G. Howden and R.W. Monroe: Weld. J. **51** (1972) 31-36.
(4) Y. Oda and T. Okabe: Dent. Mater. **12** (1996) 167-172.
(5) E. Miura, G.E. Ice, E.D. Specht, J.W.L. Pang, H. Kato, K. Hisatsune and A. Inoue: Mater. Sci. Forum **539-543** (2007) 1983-1987.

2-6-1 家兎脛骨骨折モデルにおける低剛性チタン合金製骨プレートによる骨折固定に関する実験的研究
―骨折治癒に対する低剛性インプラントデバイスの有効性の検証―

趙　研[1]　新家光雄[2]

中心論文：N. Sumitomo, K. Noritake, T. Hattori, K. Morikawa, S. Niwa, K. Sato and M. Niinomi: Experiment study on fracture fixation with low rigidity titanium alloy —plate fixation of tibia fracture model in rabbit—, J. Mater. Sci. Mater. Med. 19 (2008) 1581–1586.

剛性の異なる金属材料を骨折固定器具の材料として用い，家兎脛骨骨折モデルにおいて，骨折治癒に対する低剛性インプラントデバイスの有効性を検証した．Ti-29Nb-13Ta-4.6Zr (TNTZ) 合金，SUS316L ステンレス鋼および Ti-6Al-4V 合金製骨プレートにより骨折固定を行った結果，すべての骨プレート直下において骨萎縮が認められるものの，TNTZ 合金製骨プレートを用いた場合には，骨萎縮が生じるまでの期間が最も長く，さらに新生骨の形成により，脛骨直径の増大が認められた．これは，骨プレートの剛性が Wolff の応変則にしたがって骨組織へ影響を及ぼすことを示している．

In order to investigate bone tissue reaction to the low rigidity titanium alloy in bone plate fixation, animal experiment with rabbit was performed. Experimental fractures were made in rabbit tibiae, and fixed by different bone plates of Ti-29Nb-13Ta-4.6Zr (TNTZ), SUS316L stainless steel and Ti-6Al-4V. Bone atrophies were observed in cortical bone especially under the bone plates, which were different in time course among three materials. In addition, the diameter of the tibia was increased in TNTZ as the result of bone remodeling with a new cortical bone. It is confirmed that the rigidity of the bone plate will influence bone tissue reaction according to the Wolff's law of functional restoration.

1. はじめに

骨折固定器具をはじめとしたインプラントデバイスでは，金属材料と生体骨との剛性率の差に起因する応力遮蔽に伴う骨萎縮が問題となっている[1]．これを低減するため，低剛性チタン合金として，Ti-29Nb-13Ta-4.6Zr (TNTZ) 合金をはじめとしたβ型チタン合金が開発されている[2]-[4]．例えばTNTZ 合金の剛性は，既存の生体用金属材料であるSUS316L ステンレス鋼（SUS316L 鋼）および Ti-6Al-4V (Ti64) 合金に比べて低く，その弾性率は 60 GPa 以下である[5]．

本稿では，家兎脛骨骨折モデルにおいて，TNTZ 合金，SUS316L 鋼および Ti64 合金製骨プレートにより骨折固定を行い，手術後の X 線画像および組織画像を評価した結果に基づき，骨組織に及ぼすインプラントデバイスの剛性の影響を述べる．

2. 既存骨の萎縮

図1に手術後0週から48週までの骨折固定部のX線画像を示す[6]．TNTZ 合金，SUS316L 鋼および Ti64 合金ともに，手術後16～20週で骨折部は治癒しており，治癒時間に顕著な違いは認められない．しかし，骨プレート直下で生じ

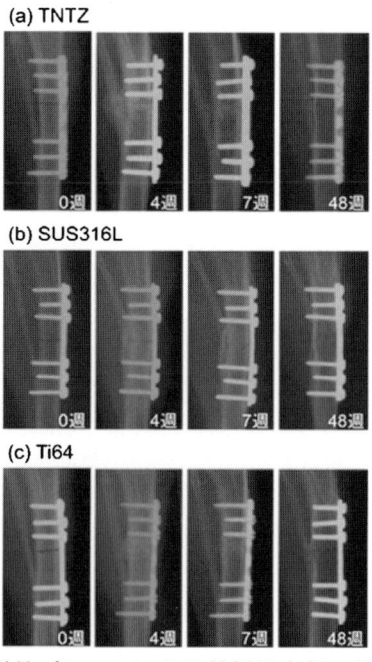

図1　各種骨プレートによる骨折固定部のX線画像．
(a) TNTZ, (b) SUS316L および (c) Ti64.
（文献(6)より改変し引用）

た骨萎縮については，各材料の弾性率に起因する骨プレートの剛性の違いにより時間的な差が生じる．低剛性の TNTZ 合金の場合，他の二つの材料に比べて皮質骨の薄化および消

---

* 東北大学金属材料研究所；1) 助教，2) 教授（〒980-8577 宮城県仙台市青葉区片平 2-1-1）
1) Ken Cho, 2) Mitsuo Niinomi (Institute for Materials Research, Tohoku University, Sendai)
e-mail: k_cho@imr.tohoku.ac.jp
Keywords：低剛性チタン合金，動物実験，骨のリモデリング

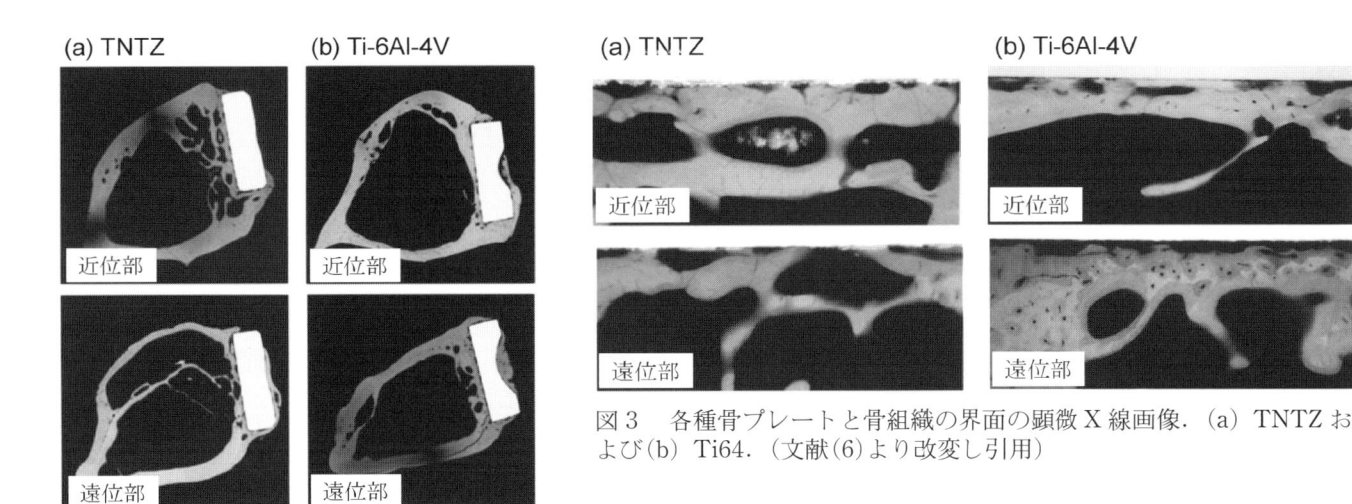

図2 各種骨プレートによる骨折固定部の断面顕微X線画像．(a) TNTZ および(b) Ti64．(文献(6)より改変し引用)

図3 各種骨プレートと骨組織の界面の顕微X線画像．(a) TNTZ および(b) Ti64．(文献(6)より改変し引用)

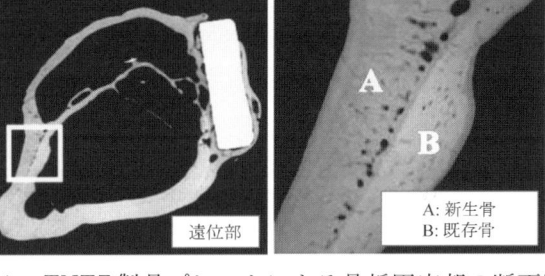

図4 TNTZ製骨プレートによる骨折固定部の断面顕微X線画像．(a) 断面画像および(b) (a)白四角部の高倍率画像．(文献(6)より改変し引用)

失が遅れ，手術後10週から薄化が始まり，手術後18週ではほぼ消失する．これに対して，SUS316L鋼の場合，手術後7週から既に皮質骨の薄化が始まり，手術後12週でほぼ消失する．Ti64合金の場合は，手術後7週から皮質骨の薄化が始まり，手術後14週でほぼ消失する．

手術後48週に脛骨ごと摘出したTNTZ合金およびTi64合金の薄切標本の顕微X線画像を図2に示す[6]．また，図3に図2に示した顕微X線画像における各合金と骨組織との界面を示す[6]．TNTZ合金の場合，近位部および遠位部ともに骨プレート直下で骨組織の薄化が認められる．近位部においては，多孔質の骨組織が認められる．Ti64合金の場合，近位部および遠位部ともに骨プレートは骨組織の中に埋没し，骨プレート直下で骨組織の薄化が認められる．遠位部においては，多孔質の骨組織が観察される．合金と骨組織との直接的な接触は，TNTZ合金の場合の方がTi64合金の場合に比べて多い．

骨折固定部にかかる応力は，Wolffの応変則に従って骨のリモデリングに影響を与える．骨プレートの剛性の違いに基づき骨折固定部に負荷される応力分布の差異により，骨萎縮の程度が異なることが示唆される．

3. 新生骨の形成

図2に示すように，TNTZ合金の場合，遠位部において薄い骨組織が髄腔に認められ，二重壁構造となっている．これにともない脛骨直径の増大が認められる．図4にTNTZ製骨プレートによる骨折固定部の断面顕微X線画像(遠位部)の高倍率画像を示す[6]．外壁と内壁との間には，明瞭な境界が認められる．形状の比較により，内壁は既存骨であり，外壁は新生骨であることが分かる．これは，剛性の低いTNTZ合金を用いた場合，脛骨直径を増大させることにより脛骨の曲げ剛性が増加するように骨新生が生じるためであると考えられる．

4. 将 来 展 望

本稿で述べたとおり，低剛性チタン合金を骨折固定器具に用いた場合，骨萎縮を遅らせる，あるいは最小化することができる．さらに，骨のリモデリングを促進することができる．これらの結果は，低剛性チタン合金をインプラントデバイスの材料として用いることにより，高齢あるいは深刻な物理的な合併症のリスクが高い患者においても，長期的あるいは再置換が不必要なインプラント治療が可能となることを示している．今後，低剛性チタン合金を用いたインプラントデバイスの臨床的研究および実用化が期待される．

文 献

(1) R. Huiskes, H. Weinans and B. van Rietberge: Clin. Orthop. Relat. Res. **274** (1992) 124-134.
(2) D. Kuroda, M. Niinomi, M. Morinaga, Y. Kato and T. Yashiro: Mater. Sci. Eng. A **243** (1998) 244-249.
(3) Y.L. Hao, S.J. Li, S.Y. Sun, C.Y. Zheng, Q.M. Hu and R. Yang: Appl. Phys. Lett. **87** (2005) 091906/1-091906/3.
(4) M. Niinomi: Mater. Sci. Eng. A **243** (1998) 231-236.
(5) T. Akahoria, M. Niinomia, H. Fukui, M. Ogawa and H. Toda: Mater. Sci. Eng. C **25** (2005) 248-254.
(6) N. Sumitomo, K. Noritake, T. Hattori, K. Morikawa, S. Niwa, K. Sato and M. Niinomi: J. Mater. Sci.: Mater. Med. **19** (2008) 1581-1586.

バイオマテリアル研究の最前線

2-6-2 電子ビーム積層造形法により作製された新しい異方性ポーラス型インプラントによる骨配向化誘導
―チタン合金製かご型異方性造形体の新生骨誘導機能―

福田英次* 池尾直子** 芹澤 愛***

中心論文：T. Nakano, W. Fujitani, T. Ishimoto, J.W. Lee, N. Ikeo, H. Fukuda and K. Kuramoto: Formation of new bone with preferentially oriented biological apatite crystals using a novel cylindrical implant containing anisotropic open pores fabricated by the electron beam melting (EBM) method, ISIJ Int. **51** (2011) 262-268.

電子ビーム積層造形法を用いて，Ti-6Al-4V合金製の新規異方性ポーラスインプラントを作製した．ウサギ尺骨欠損部に埋入したインプラント内には，骨長軸方向に沿った生体アパタイトのc軸優先配向化が認められた．アパタイトのc軸配向性は，応力遮蔽によりインプラント端部から中央部にかけて減少した．しかしながら，インプラント中央部においても，骨軸に沿った優先配向性を示し，骨連結や骨髄形成が認められた．以上より，本新規インプラントは，骨の力学的・生物学的機能の発揮と維持に有効であることが示された．

New cylindrical bone implants containing elongated pores interconnected as open pores were fabricated by an electron beam melting method using Ti-6Al-4V ELI powder. New bone formation in the elongated pores of the implant and preferential arrangement of biological apatite c-axis were confirmed along the long bone axis by microbeam X-ray diffraction. Bone mass and preferential degree of biological apatite c-axis, which were considered a bone quality parameter, decreased with the distance from the edge of the implant along the longitudinal bone axis because of a stress-shielding. However, continuous bone formation through the implant pore and formation of marrow indicated the effectiveness of this novel implant for orthopedic applications.

1. はじめに

電子ビーム積層造形法は，電子ビーム走査により金属粉末を選択的に溶融，凝固させた層を繰り返し積層することで，3次元構造体をニアネットシェイプで作製可能な手段として近年注目されている[1]．多孔質体の作製においては気孔のサイズや形状，気孔率などの制御が可能である[2]．多孔質体は，その形状設計により，マクロな見かけのヤング率を任意に制御することができる．したがって，骨代替用インプラントとしての適用は，金属製インプラントと生体骨間でのヤング率の乖離に基づく応力遮蔽を防止する可能性を秘めている．

骨はさまざまなスケールレベルで緻密に制御された階層的な構造を示す．その主成分はタイプIコラーゲンと生体アパタイト結晶で構成される．生体アパタイトは，六方晶の結晶構造を基本単位とする異方性の強いイオン結晶であり[3]，そのc軸配向性分布が骨の力学特性の異方性を生み出し，部位に応じた適切な配向性と力学機能を与える[4]．

本稿では，電子ビーム積層造形法によるTi-6Al-4V合金からなる異方性連通孔を有する新規インプラントの作製と，リモデリングを示すウサギ長管骨に埋入した際の骨回復挙動について，生体アパタイトの優先配向性に注目しつつ述べる．

2. チタン合金製かご型異方性インプラント

ウサギ尺骨では生体アパタイト結晶のc軸が，骨長手方向

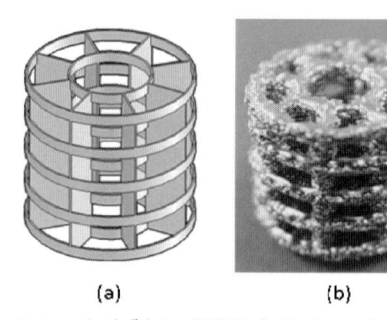

図1 チタン合金製かご型異方性インプラント．(a) 3次元CADモデル，(b) 積層造形体．(中心論文より改変し引用)

---

* ナカシマメディカル株式会社開発部・係長（〒709-0625 岡山県岡山市東区上道北方688-1）
** 神戸大学大学院工学研究科機械工学専攻・助教（〒657-8501 兵庫県神戸市灘区六甲台町1-1）
*** 芝浦工業大学工学部材料工学科・助教（〒135-8548 東京都江東区豊洲3-7-5）
* Hidetsugu Fukuda (Department of Research and Development Division, Nakashima Medical Co., Ltd., Okayama)
** Naoko Ikeo (Department of Mechanical Engineering, Graduate School of Engineering, Kobe University, Kobe))
*** Ai Serizawa (Department of Materials Science and Engineering, Faculty of Engineering, Shibaura Institute of Technology, Tokyo)
e-mail: h-fukuda@nakashima.co.jp
Keywords：電子ビーム積層造形法，生体アパタイト，骨質，異方性，微小領域X線回折法

に沿って一軸配向性を示すことから[4]，インプラントの形状は，円柱の高さ方向に貫通孔を有し，さらに孔同士が垂直方向に連結するような，異方性連通孔を有する設計とした(図1(a))．設計した3次元CADモデルに基づき，電子ビーム積層造形装置(EBM S-12, Arcam AB, Sweden)を用いて100 μmごとにTi-6 mass%Al-4 mass%V合金粉末(Arcam AB, Sweden)の積層と電子ビームでの溶融を繰り返すことでインプラントを作製し(図1(b))，それを用いてウサギ尺骨への埋植試験を行った．

3. 新生骨の形成とアパタイト配向性

インプラント埋入後，12週，24週経過後の摘出骨のレントゲン像から，新規Ti合金製かご型異方性インプラントは，本動物実験期間では破損することなく欠損部に保持されており，骨/インプラント界面では骨未形成部などは認められず，良好な骨再生が進行していることが分かる．一方，インプラントを埋入していない欠損のみの対照群では，新生骨による欠損部の連結は認められない．

図2に骨軸に垂直にスライスした後の骨軸方向から観察した際の，代表的なレントゲン写真および光学顕微鏡写真を示す．いずれの週齢においても，尺骨部に相当するインプラント内への明確な新生骨の導入が認められ，同時に骨髄腔の存在が認められる(図2(b))．このことは，円筒形状に類似の皮質骨部の形成を意味し，骨髄の存在・維持による間葉系幹細胞，血液系幹細胞からの骨系細胞の活性化，骨再構築の進行が期待される[5]．

図3にインプラント中央円孔部での新生骨部の4箇所を微小領域X線回折法により解析した骨長軸に沿った生体アパタイトのc軸配向性(4箇所の平均値と標準偏差)の部位依存性を示す．インプラント端部から中央部にかけて，急激な配向度の低下が認められる．これは，インプラントの存在による応力遮蔽，さらには，新生骨の形成が欠損導入断面から始まることに由来する．しかしながら，X線回折プロファイルからは明瞭な生体アパタイトの存在，すなわち，正常な骨再生が確認された．インプラント埋入を行わない場合(対照群)では，骨中央部にて骨新生さえ認められないことから，新規インプラントの存在は骨再生を誘導したことを意味している．

一方で，週齢増加にともない，インプラント内のアパタイト配向性は，とりわけ，インプラント端部近傍においては回復する傾向を示した．インプラント中央部付近では配向度は4～5程度の低値を示すものの，無配向時の値が2であることから，インプラント中央部においても，骨軸に沿って弱いながらも生体アパタイトの優先配向性を示し，さらに，骨連結や骨髄形成が進行することは，インプラント内にて骨としての力学的・生物学的機能が発現・維持されることを示している．すなわち，電子ビーム積層造形法で作製した新規Ti合金製かご型異方性インプラントは，骨軸に沿った新生骨の連結と骨部位に依存した配向化を誘導し，結果として骨吸収

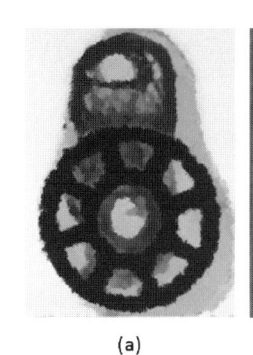

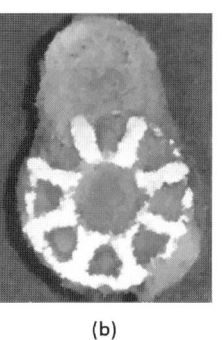

図2 インプラント内部での骨再生挙動(24週経過後)．(a) レントゲン写真，(b) 光学顕微鏡写真．(中心論文より改変し引用)

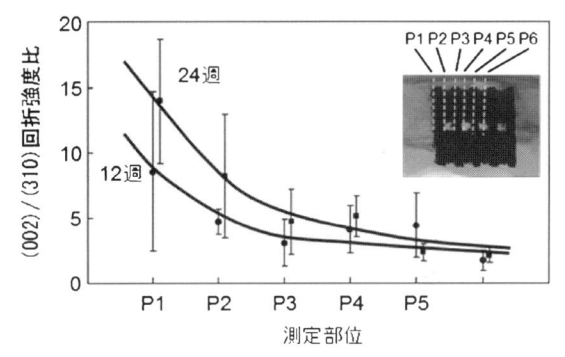

図3 生体アパタイトのc軸配向性の部位依存性．(中心論文より改変し引用)

を引き起こすことなく長期にわたって骨連結を維持可能なインプラントとして作用した．

4. 将 来 展 望

骨代替用インプラントを用いて，骨再生部位の力学機能を最大限回復するためには，力学シミュレーションによる骨組織中に存在する応力感受細胞であるオステオサイトへの応力伝達予測や電子ビーム積層造形をはじめとする3次元積層造形による構造パラメータの制御による応力遮蔽の抑制，さらには，骨量・骨密度の変化のみならずアパタイトの配向性を含む骨質パラメータを考慮したインプラントの最適設計を行うことが望ましい．

文 献

(1) L.E. Murr, S.M. Gaytan, A. Ceylan, E. Martinez, J.L. Martinez, D.H. Hernandez, B.I. Machado, D.A. Ramirez, F. Medina, S. Collins and R.B. Wicker: Acta Mater. **58** (2010) 1887-1894.
(2) P. Heinl, L. Müller, C. Körner, R.F. Singer and F.A. Müller: Acta Biomater. **4** (2008) 1536-1544.
(3) J.C. Elliot: Structure and Chemistry of the Apatites and Other Calcium Phosphates, Elsevier, Amsterdam, (1994) 191.
(4) T. Nakano, K. Kaibara, Y. Tabata, N. Nagata, S. Enomoto, E. Marukawa and Y. Umakoshi: Bone **31** (2002) 479-487.
(5) I.F.-T. Hernández-Gil, M.A.A. Gracia, M.C. Pingarrón and L.B. Jerez: Med. Oral Patol. Oral Cir. Bucal **11** (2006) E47.

バイオマテリアル研究の最前線

2-6-3 皮質骨と同等の強度を有する発泡Ti積層体とその細胞適合性
―孔構造による細胞侵入性制御―

山 本 玲 子*

中心論文：K. Kato, S. Ochiai, A. Yamamoto, Y. Daigo, K. Honma, S. Matano and K. Omori: Novel multilayer Ti foam with cortical bone strength and cytocompatibility, Acta Biomater. **9**（2013）5802–5809.

骨置換用多孔体には，皮質骨と同等の強度特性と，優れた骨形成能が求められる．骨形成のためには，周辺組織から細胞が迅速に多孔体内に侵入することが重要である．著者らは，気孔率の異なるTi製多孔体シート（気孔率80％および17％）を組み合せることにより，強度と細胞侵入性を有する多孔体を開発した．細胞培養により，3次元連通性が高く高気孔率の多孔体シート部において良好な細胞侵入性が得られること，圧縮試験によりヒト皮質骨と同等の圧縮強度を示すことを確認した．

Novel Ti foam is developed by stacking different foam sheets with volumetric porosities of 80% and 17% layer by layer. The resulting multilayer Ti foam exhibited a Young's modulus of 11–12 GPa and yield strength of 150–240 MPa in compression tests, which is compatible to that of human cortical bone. *In vitro* cell culture on the multilayer sample revealed good cell penetration into the high-porosity layers which is not influenced by the low-porosity layers. Contradictory requirements for high volumetric porosity and high strength were attained by sharing the roles of load bearing and cell penetration between the foam sheets of different porosities.

1. はじめに

骨置換材として用いられる多孔性埋入材には，皮質骨と同程度の強度と骨結合性・骨形成能が求められる．多孔体の強度は，気孔率を下げることにより向上する．一方，生体内で埋入材が固定されるためには，多孔体内における骨形成が必須である．そのため，多孔体には周辺組織から細胞が多孔体内部に侵入しやすく，かつ栄養・酸素補給が容易な連通性の高い構造が求められる．多孔体の連通性は，気孔率を上げることにより向上する．したがって，骨置換用多孔体に求められる特性は，気孔率の観点からは相反しており，両要求特性を十分に満たす多孔体の開発は進んでいなかった．

現在高気孔率の発泡金属シートが開発され，汎用工業材として商用化されている．本技術を316Lステンレス鋼および工業用純Tiに適用し，気孔率の異なる発泡金属シートを組み合わせ，強度と細胞侵入性を合わせ持つ医療用多孔体が開発された．本稿では，多孔体の孔構造と細胞適合性・侵入性の関係について概説する．

2. 発泡金属シートの特性

発泡金属シートの特徴を表1に示す．気孔率が高いため，連通性に優れ3次元網目構造を有する点が特徴である．開口径の制御範囲が広く，シート状であるため，展伸加工が可能である．作製法の詳細については，既報[1]を参照されたい．

表1 発泡金属シートの特徴．

開口径	50～1000 μm
気孔率	70～90%
厚さ	0.2～2 mm
加工	金属板同様展伸加工が可能

表2 細胞適合性・侵入性評価に用いた発泡金属試料の特性[1][2]．

材質	開口径 (μm)	気孔率 (%)	圧縮強度 (MPa)	ヤング率 (GPa)
Ti	300	84	12.8±2.8	1.3±0.2
316L	270	85	1.7±0.2	0.13±0.02

表2に，細胞適合性・侵入性評価に用いた試料の特性を示す．316Lの圧縮強度が低いのは，発泡体の孔構造の影響が考えられる．図1に示すように，発泡金属シートの製造条件により孔の分布が異なり，工業用純Tiの場合は上部の孔数が少なく，孔壁が厚くなる傾向にあるが，316Lではむしろ孔径が大きく，孔壁が薄くなる傾向にある．なお，平均開口径は底面を写真撮影した画像より求めている．

骨芽細胞を用いた石灰化試験により，孔壁に付着し増殖した細胞の周辺でのみ石灰化が確認され[3]，骨形成のためには速やかな細胞侵入が重要であることが示唆された．そこで，骨形成能を評価する手法として，多孔体の一表面をコンフルエント状態の細胞層に接触させ，一定期間培養後，細胞侵入距離を測定する手法を導入した．図2に5日間培養後の最大細胞侵入距離を示す．開口径300 μm前後に最適値がある

---

* 独立行政法人物質・材料研究機構国際ナノアーキテクトニクス研究拠点・グループリーダー（〒305-0044 茨城県つくば市並木1-1）
Akiko Yamamoto (International Center for Materials Nanoarchitectonics, National Institute for Materials Science, Tsukuba)
e-mail: yamamoto.akiko@nims.go.jp
Keywords：金属多孔体，チタン合金，孔構造，骨形成，細胞侵入性

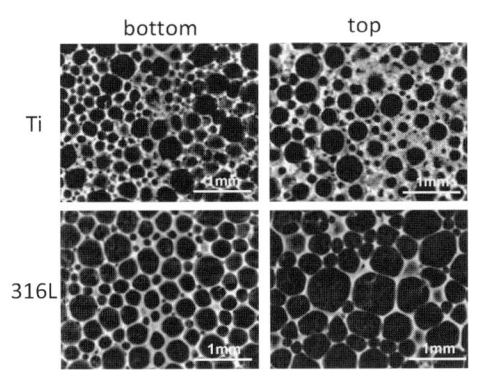

図1 発泡金属シートのX線CT像.

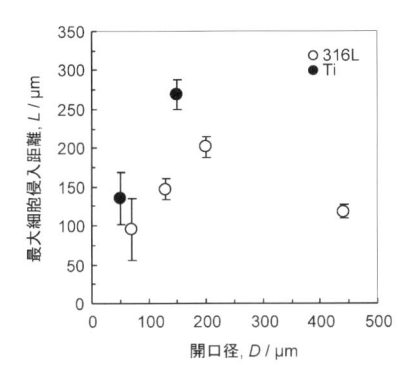

図2 5日培養後のSaOS-2の最大侵入距離測定結果.（文献(2)より改変して引用）

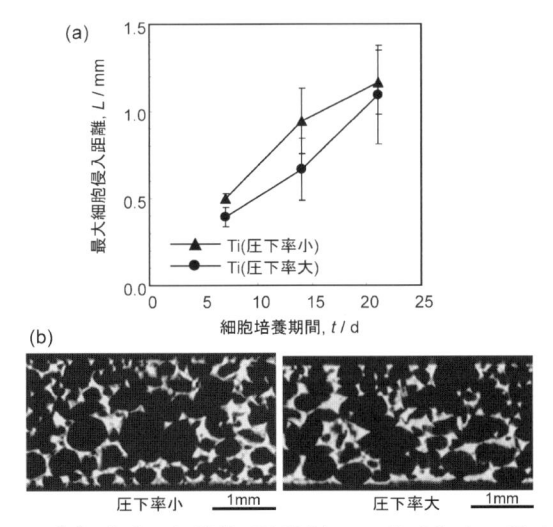

図3 (a)圧下した発泡Ti試料へのSaOS-2の最大侵入距離測定結果および(b)X線CT像.（文献(3)より改変して引用）

表3 発泡Tiシート複合体の特性.
（文献(3)より改変して引用）

タイプ	開口径（μm）	気孔率（％）	圧縮強度（MPa）	ヤング率（GPa）
単純積層	300	80	19.4±4.1	3.2±0.6
複合積層1	300+300	72（80+63）	34.3±0.6	2.8±0.2
複合積層2*	300+?	57（80+17）	158.3±14.6	11.1±2.3
複合積層3*	300+?	42（80+17）	240.0±10.0	11.5±1.4

* 複合積層2と3は，高気孔率層と低気孔率層の比率が異なる．

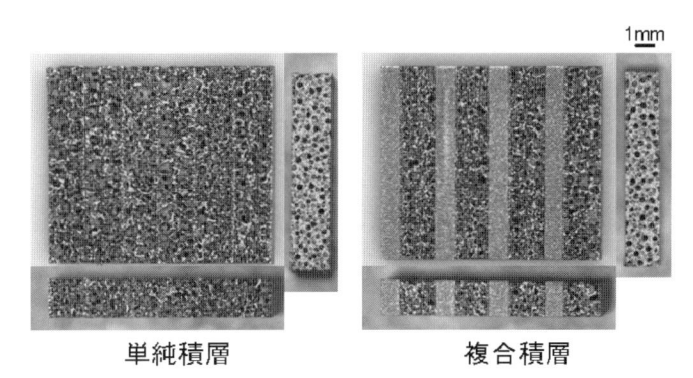

図4 発泡Tiシート積層体の外観写真．

3. 発泡シート積層体の特性

表3に発泡シート積層体の特性を，図4に外観像を示す．気孔率の異なる発泡シートを組み合せることにより，複合則に基づき積層体の強度設計が可能である．一方，気孔率の高い層への細胞侵入性は，気孔率の低い層の影響を受けず，単純積層と差がないことが確認された[3]．したがって，気孔率の高い層と低い層を組み合せ，それぞれに細胞侵入性および強度を担わせることにより，相反する特性を満たす多孔体の製造が可能となる．

4. 将来展望

開発された発泡Ti積層体は従来の多孔体埋入材よりも強度に優れており，これまでは適用外であった荷重部位への使用も考えられる．現在，荷重部位での骨置換材として前臨床試験を実施中である．埋入デバイスの実用化には，埋入部位により異なる要求強度特性と，積層デザインの最適化が必要であり，医学部・医療機器メーカー等の協力を得て研究を進めていくことが重要である．

一方，本技術を316Lや他の医療用金属材料に適用することにより提供可能な強度範囲は拡張し，発泡金属積層体の応用可能性が広がることが期待される．硬組織代替以外の用途や，従来にはない新たなデバイス開発も考えられ，さらなる研究の発展が望まれる．

と考えられる．Ti多孔体の21日培養後の最大細胞侵入距離でも同様の傾向が得られた[3]．材質について，Tiの方が316Lよりも細胞侵入性に優れていたが，表面の化学的特性の違いだけでなく，図1に示す孔構造も影響していると考えられる．

発泡金属シートは展伸加工可能であり，例えば圧縮により試料厚さ調整と同時に，孔構造も制御可能である．図3に，圧下率を変えた試料について，細胞侵入距離を調べた結果を示す．圧下方向と同方向に細胞侵入距離を測定しており，圧下処理により孔が圧縮され，細胞侵入距離が低下したと考えられる．

文献

(1) K. Kato et al.: Mater. Trans. **53** (2012) 724-732.
(2) K. Kato et al.: Mater. Sci. Eng. C **33** (2013) 2736-2743.
(3) K. Kato et al.: Acta Biomater. **9** (2013) 5802-5809.

バイオマテリアル研究の最前線

2-6-4 チタンビーズ充填カラムクロマトグラフィーによる チタンとリン蛋白質との相互作用
―骨中に埋植されたチタン表面と骨が結合する生化学的機構の解明―

久保木芳徳*　古澤利武[1]**　鵜沼英郎[2]**

中心論文：Y. Kuboki, T. Furusawa, M. Sato, Y. Sun, H. Unuma, R. Fujisawa, S. Abe, T. Akasaka, F. Watari, H. Takita and R. Sammons: Interaction between titanium and phosphoproteins revealed by chromatography column packed with titanium beads, Biomed. Mater. Eng. **22** (2012) 283-288.

チタンが生きた骨と強固に結合するという現象が1950年代に偶然発見され、広く臨床応用されているが、その生化学的機構は未解明であった。我々は、研究が遅れた原因は「チタンと骨の蛋白との結合」という視点の欠如であると考え、その前提にしたがいクロマトグラフィーの技術を応用してチタンと各種蛋白の反応を系統的に分析した。その結果、骨形成に必須である一群のリン蛋白がチタンと結合することを見出し、「リン蛋白説」を提案した。

The biochemical mechanism behind the strong binding between titanium and living bone has not been elucidated. We hypothesized that key mechanism may reside in the interaction between certain proteins in the host tissues and the implanted titanium. To verify the hypothesis, we chose the technique of chromatography and showed that α-casein, phosvitin, phosphophoryn and bone phosphoproteins exhibited a distinct affinity with the column, while most parts of albumin and lysozyme have not. We proposed that binding of the cell-adhesive and hydroxyapatite-inducing bone phosphoproteins with the implanted titanium is the key mechanism of fixation of titanium implant with living bone.

1. はじめに

金属であるチタンが、生きた骨と強固に結合するという現象は、1950年代にBränemark[1]によって偶然発見されて以来、広く人工関節、人工歯根、人工骨に臨床応用されており、その骨内定着の効率を上げるため、各種のチタンの表面改質などが検討されている[2]。しかしながら、その問題の根幹にある生化学的機構が未だに解明されていない。我々は研究の遅れの原因は、骨に挿入されたチタンと生体中の蛋白質との反応という視点の欠如であると考えてきた。この発想にしたがい今回、「チタンと蛋白の結合」をクロマトグラフィーの技術を応用して分析した結果、骨のリン蛋白を含め一群のリン蛋白がチタンと結合する事を見出した[3][4]。骨の主要リン蛋白4種はいずれも細胞接着配列を持ち、石灰化を促進することは知られていたので、今回の発見に基づき、骨のリン蛋白質が、チタン・インプラントの骨内定着に中心的役割を果たすとする「リン蛋白説」を提案した。

2. チタン・クロマトグラフィーによる結合能の測定

クロマトグラフィーのカラムには真球チタンビーズを充填し、直線濃度勾配法（Dulbeccoの生理的緩衝液と 25 mM NaOH、各々 100 mL）によって溶出した。このシステムにおいて酸性蛋白の代表として血清アルブミン、塩基性蛋白質の代表としてリゾチーム、リン蛋白の代表として、ウシ・ホスホホリンとホスビチン、そのほか、αカゼインとβカゼイン、混合蛋白試料としてウシ・血清、ならびにウシ骨の脱灰抽出液[4]を同一条件で分析した（図1）。

アルブミンとリゾチームは、大部分が非吸着ピークとして溶出され、ごく僅かの部分が吸着ピークとして溶出した（図1CおよびD）。ウシ胎児血清を分析すると、大部分の蛋白はチタンカラムに非吸着のまま溶出したが、約5%以下の蛋白が、3 mM NaOH 付近の位置に単一のピーク（チタン結合蛋白質）として溶出した（図1A）。

一方、リン蛋白質であるホスビチンは、ほぼ全部が吸着されることがわかった。αならびにβカゼインも、その大半が明瞭な吸着ピークとして検出された。ホスホホリンおよびポリリン酸（平均3個のリン酸ポリマー）は、複数のなだらかな結合ピークとして溶出し、サンプルの不均一性を表している。

生体内の蛋白質の約3分の1は、程度の差はあれリン酸化されているが、その中で特に高濃度のリン酸基を含むものをリン蛋白質と呼んでいる。今回の研究によって、いわゆるリン蛋白質（カゼイン、ホスビチン、ホスホホリンおよび硬組織のリン蛋白質）はチタンと結合することが明らかになっ

---

* 北海道大学・名誉教授（〒090-0813 北海道札幌市北区北10-5）
** 山形大学大学院理工学研究科物質化学工学専攻；1）客員教授、2）教授（〒992-8510 山形県米沢市城南4-3-16）
 * Yoshinori Kuboki (Graduate School of Environmental Science, Hokkaido University, Sapporo)
** 1) Toshitake Furusawa, 2) Hidero Unuma (Department of Chemistry and Chemical Engineering, Yamagata University, Yonezawa)
　 e-mail: yk24936@gmail.com
　 Keywords：チタン，インプラント，リン蛋白質，骨，人工関節，人工歯根，人工骨

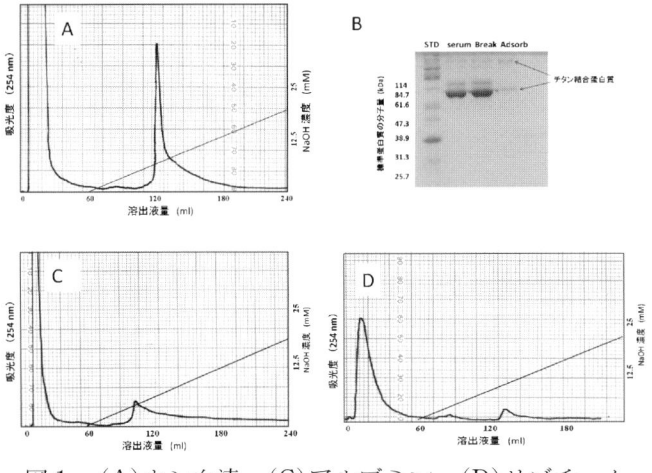

図1 (A)ウシ血清, (C)アルブミン, (D)リゾチームのチタン・クロマトグラムおよび(B)ウシ血清中のチタン結合蛋白の電気泳動像. (文献(3)より改変し引用)

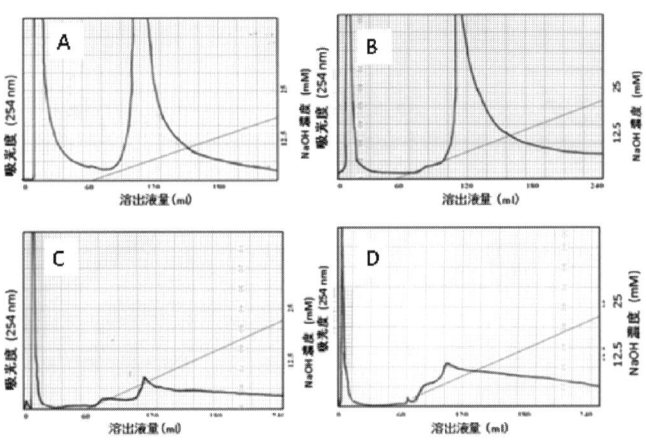

図2 チタン結合性蛋白質のクロマトグラフィーにより証明. (A)αカゼイン, (B)ホスビチン, (C)ホスホホリンおよび(D)ポリリン酸のチタン・クロマトグラム. (文献(3)より改変し引用)

た.しかしリン酸化された蛋白質のすべてが,本実験の条件下でチタンに結合するのではないらしく,この点は今後の研究課題の一つである.

3. 骨のSIBLINGのチタン結合による新しい機能

骨や象牙質などの硬組織には主要な蛋白質成分コラーゲンのほかに多種類の非コラーゲン性の蛋白質が存在する.それらは硬組織形成に必須の役割を持っているとされ,数多くの研究が蓄積されている.非コラーゲン蛋白質の多くは高度にリン酸化されており,それらは現在,SIBLINGファミリーと呼ばれている.SIBLINGsはsmall integrin-binding ligand N-linked glycoproteinsの略称である.それらはosteopontin (OPN), bone sialoprotein (BSP), dentin matrix protein 1 (DMP1)およびmatrix extracellular phosphoglycoprotein (MEPE)の4種である.SIBLINGファミリーは,骨形成に必須の役割をもつことが既に明らかになっている[5].

そこで我々はウシ骨および象牙質から非コラーゲン性蛋白質を抽出して,チタン・クロマトグラフィーによって分析した結果,両組織ともに顕著に「チタン結合性リン蛋白質」を含むことを確認した[4].さらにチタン・クロマトグラフィーによって分離した骨の「チタン結合性リン蛋白質」を,チタン微細繊維デバイスであるTitanium web (TW)にコートして,ラットの頭蓋骨に埋植した結果,非コート対照に比較すると,1週間後の新生骨の量が,320倍に増大することを観察した[4].この事実は,チタン・インプラントの骨内定着に関する「リン蛋白説」を強く支持している.

4. 将来展望

生きた骨にチタン(最表層は酸化チタン)が埋植された場合,条件が整えばチタン表面に密着して骨が形成され,いわゆる癒着状態となり強固に結合することは事実である.この現象はオステオインテグレーションと呼ばれ,臨床上高い実用性を持っている.しかしながら,この状態に至るには,かなりの時間を要することが難点になっている.また,骨とチタンの直接の癒着に頼るため人工歯根では歯根膜が欠如している.それらの問題解決には,根本的な生化学的メカニズムまでさかのぼることが必要である.今回,チタンと結合することが明らかになったSIBLINGのいずれも細胞接着性RGD配列を持ち,細胞分化に関与しリン酸基がアパタイト形成の核を提供するなど,骨形成への役割が多くの研究者によって提唱されてきた.今回の研究結果から,SIBLINGがチタンに結合して固定されることが,これらの蛋白質の機能を飛躍的に活性化されると推定される.今回,骨のリン蛋白質とチタンの反応が確認できたことは,チタン・骨の相関関係の生化学的メカニズムに新しい活路を与えることになり,チタン・インプラント科学に全く新しい道を開くことが期待される.

文献

(1) P.I. Bränemark, U.R. Adell, U. Breine, B.O. Hansson, J. Lindström and A. Ohlsson: Scand. J. Plast. Reconstr. Surg. **3** (1969) 81-100.
(2) Y. Kuboki *et al.*: In Surface Design and Modification of the Biomaterials for Clinical Application, Transworld Research Network, Kerala, India, (2008) 1-27.
(3) Y. Kuboki, T. Furusawa, M. Sato, Y. Sun, H. Unuma, R. Fujisawa, S. Abe, T. Akasaka, F. Watari, H. Takita and R. Sammons: Biomed. Mater. Eng. **22** (2012) 283-288.
(4) Y. Kuboki, T. Furusawa, M. Sato, Y. Sun, H. Unuma, S. Abe, R. Fujisawa, T. Akasaka, F. Watari, H. Takita and R. Sammons: Biomed. Mater. Eng. **24** (2014) 1539-1548.
(5) 川上敏行,久保木芳徳(編):骨と歯の再生医療 ―生物学的原理・問題点とその指針― 学際企画,東京,(2007) 5-65.

2-7-1　Ba脱酸によるNiTi融体からの酸素除去と非金属介在物への影響
—NiTi中軽元素濃度と非金属介在物との関係解明—

成　島　尚　之*

中心論文：D. Ito, N. Nishiwaki, K. Ueda and T. Narushima: Effect of Ba deoxidation on oxygen content in NiTi alloys and non-metallic inclusions, J. Mater. Sci. 48 (2013) 359–366.

NiTi融体中への金属Ba添加による溶存酸素濃度の変化およびNiTi中に含有される酸素および炭素濃度と非金属介在物との関係を調査した．金属Ba添加により溶存酸素はLow-O材（初期酸素濃度：305 mass ppm）で130 mass ppmまで減少した．観察される非金属介在物相はTi$_4$Ni$_2$O$_x$型およびTi(C, N, O)$_x$型であった．NiTi中の酸素濃度の低下に伴い，それらの混相からTi(C, N, O)$_x$型単相となり，非金属介在物が占める面積率も減少した．酸素および炭素濃度からNiTi中非金属介在物相の把握が可能であることを示した．

The change in oxygen content of NiTi melts was investigated, along with the relationship between the oxygen and carbon content and non-metallic inclusions. The oxygen content in a Low-O alloy, having an initial oxygen content of 305 mass ppm, was reduced to 130 mass ppm by the addition of Ba. The phases of the non-metallic inclusions were identified as Ti$_4$Ni$_2$O$_x$ and Ti(C, N, O)$_x$ types. Decreasing the oxygen in NiTi alloys changed the Ti$_4$Ni$_2$O$_x$ + Ti(C, N, O)$_x$ region to a single-phase Ti(C, N, O)$_x$ region, while also reducing the area percents of the non-metallic inclusions. The phases of the non-metallic inclusions can therefore be controlled by regulating both the oxygen and carbon content.

1.　はじめに

NiTiは優れた形状記憶特性および超弾性を発現することが知られている[1]．近年では血管系疾患の治療法としてカテーテルやステントなどを利用した患者への負担が少ない低侵襲性治療が注目されつつあり，NiTiは血管内医療デバイスとして大きな期待を寄せられている[2]．血管内ステントはデリバリー性から細線による網目構造が有利であるが，細線中に存在する非金属介在物による疲労特性低下が懸念される．

ASTM F 2063[3]ではインプラント用NiTi中の非金属介在物の面積率を2.8％以下，最大径を39 μm以下と規定している．非金属介在物は主に溶解プロセス後の凝固中に形成される．そのため，非金属介在物形成はNiTi融体中の酸素，炭素，窒素といった軽元素濃度と密接に関連する．

本中心論文[4]では，NiTi融体への金属Ba添加による酸素除去と酸素および炭素濃度が非金属介在物に及ぼす影響を明らかにした．

2.　金属BaによるNiTi融体からの酸素除去

溶解原料には初期酸素よび炭素含有量の異なる二種類のNiTiを用いた（表1）．初期酸素濃度305 mass ppmであるLow-O材では炭素濃度も30 mass ppmと低く，初期酸素濃度615 mass ppmであるHigh-O材では炭素濃度も370 mass ppmと高い．これらをCaOるつぼ中で溶解し，融体温度が1673 Kで安定した後に金属Baを添加した．添加直後を保持時間0とし，所定の保持時間経過後，るつぼ中または鉄製鋳型中に鋳込むことで冷却した．図1に金属Ba添

表1　使用したNiTi合金化学組成．　（mass%）

合金	Ni	Ti	O	C	N
Low-O	56.2	Bal.	0.0305	0.003	0.01
High-O	55.5	Bal.	0.0615	0.037	0.01

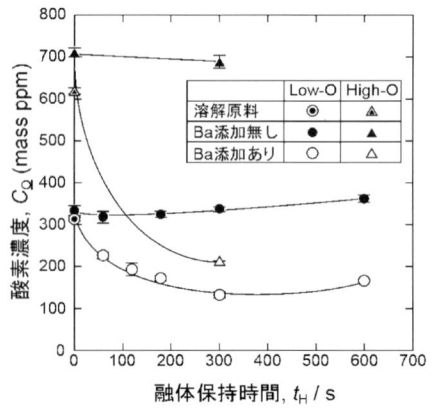

図1　溶解後の保持時間と酸素濃度の関係．（文献（4）より改変し引用）

---

* 東北大学大学院工学研究科材料システム工学専攻・教授（〒980-8579 宮城県仙台市青葉区荒巻字青葉6-6-02）
  Takayuki Narushima (Department of Materials Processing, Tohoku University, Sendai)
  e-mail: narut@material.tohoku.ac.jp
  Keywords：NiTi, 非金属介在物, 脱酸, 晶析出, ステント用材料

加後の融体保持時間と酸素濃度の関係を示す．図中には比較のために金属 Ba 添加無しの場合も示した．溶解直後に酸素濃度はやや増加したが，金属 Ba 添加無しの場合には 1673 K での保持中に酸素濃度に大きな変化はない．一方，金属 Ba を添加した場合の酸素濃度は Low-O 材で 130 mass ppm まで，High-O 材で 210 mass ppm まで減少した．この酸素濃度の減少は式（1）により NiTi 融体中の溶存酸素が Ba と反応して BaO を形成したためであり，NiTi 融体からの酸素除去に金属 Ba の添加が有効であることが分かった．

$$\underline{Ba}(in\ NiTi(l)) + \underline{O}(in\ NiTi(l)) = BaO(s) \quad (1)$$

なお，融体中の Ba 濃度は 10 mass ppm 以下であり，（1）式で形成された BaO は浮上分離などにより系外へ除去されていることが示唆された．

3. 非金属介在物への影響

図 2 に Low-O 材および High-O 材から電解抽出により分離された非金属介在物の XRD パターンを示す．Ba 脱酸前にはいずれにおいても $Ti_4Ni_2O_x$ 型と $Ti(C, N, O)_x$ 型の混相（$Ti_4Ni_2O_x$ 型優勢）であったが，Ba 脱酸後には $Ti(C, N, O)_x$ 型単相になっている．表 2 に非金属介在物の組成分析結果を示す．$Ti_4Ni_2O_x$ 型は Co-Cr-Mo 合金中の析出相である η 相（M_6X 型）と同じ結晶構造を有している．この非金属介在物は，Ti/Ni の原子比が 2 であることに加えて，酸素サイトに入ることが予想される炭素と窒素の含有量が小さいことから $Ti_4Ni_2O_x$ 型と表記した．$Ti(C, N, O)_x$ 型は NaCl 型の単純な構造を有する．Ni 含有量はわずかである．炭素含有量は酸素や窒素と比較して大きいが，酸素や窒素も無視できるほど小さくはない．そのため，$Ti(C, N, O)_x$ 型と表記した．

Ba 脱酸による酸素濃度の低下に伴い NiTi マトリクス中に占める非金属介在物面積率は Low-O 材で 1.75％から 0.19％，High-O 材で 2.48％から 1.44％と減少した．非金属介在物形状も Ba 脱酸による影響を受けており，NiTi 融体中の軽元素濃度は微細組織制御と密接に関連することが示唆された．中心論文および文献[5],[6]で報告されている NiTi 中非金属介在物相を酸素濃度および炭素濃度の関数として図 3 に示す．非金属介在物相は，$Ti_4Ni_2O_x$ 型単相，$Ti(C, N, O)_x$ 型単相，両者の混相の三領域に分けることができた．低酸素・低炭素濃度領域における相には不明の点があるものの，酸素および炭素濃度から非金属介在物相を把握することが可能となりステント用 NiTi 合金設計への適用が期待できる．

4. 将　来　展　望

Ti 基の形状記憶・超弾性合金開発は活発であり，Co-Cr 合金のステント応用研究も行われているが，NiTi はその大きな超弾性歪みにより今後も血管用ステント素材として使用され続けると思われる．NiTi の溶解の原料となる工業用純 Ti 中には酸素が数百 mass ppm 含有され，溶解時の保持容器には通常炭素るつぼが用いられる．したがって，溶解時の酸素や炭素，それらに起因する非金属介在物形成の制御は不

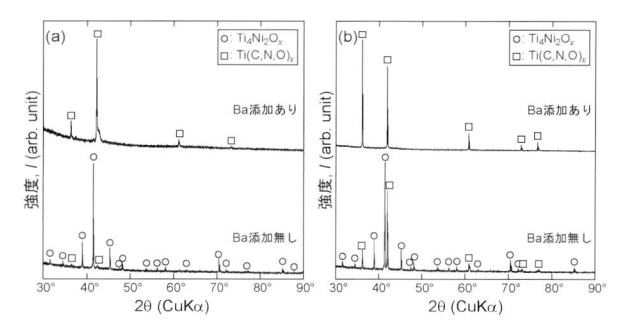

図 2　電解抽出により Ba 脱酸前後の (a) Low-O および (b) High-O から分離された非金属介在物相．（文献(4)より改変し引用）

表 2　非金属介在物の化学組成．　(at%)

非金属介在物	合金	Ti	Ni	C	N	O
$Ti_4Ni_2O_x$	High-O*	56.7	28.2	0.3	1.6	13.2
$Ti(C, N, O)_x$	High-O*	50.9	0.9	27.6	3.6	17.1
$Ti(C, N, O)_x$	High-O	51.9	0.8	34.5	4.0	8.8
$Ti_4Ni_2O_x$	Low-O*	56.7	28.6	0.0	2.5	12.5
$Ti(C, N, O)_x$	Low-O	48.3	2.3	21.7	18.1	9.5

* Ba 脱酸処理を行っていない．

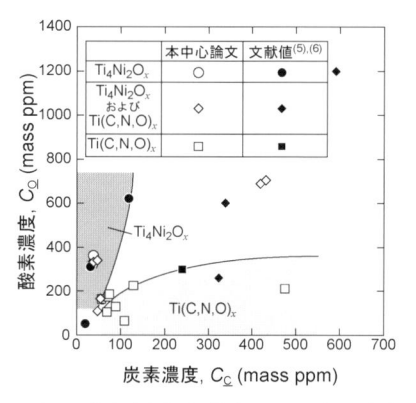

図 3　NiTi 中の非金属介在物相に及ぼす酸素濃度と炭素濃度の影響．（文献(4)より改変し引用）

可欠である．今後，NiTi 中の軽元素溶解度や熱処理に伴う非金属介在物の相や性状の変化などの理解が求められる．

文　　献

(1) K. Otsuka and X. Ren: Prog. Mater. Sci. **50** (2005) 511-678.
(2) A.R. Pelton, S.M. Russell and J. DiCello: JOM **55** No. 5 (2003) 33-37.
(3) ASTM F 2063-05, Annual book of ASTM standards, vol. 13.01, ASTM International, West Conshohocken, PA, (2008) 1057-1060.
(4) D. Ito, N. Nishiwaki, K. Ueda and T. Narushima: J. Mater. Sci. **48** (2013) 359-366.
(5) A. Toro, F. Zhou, M.H. Wu, W.V. Geertruyden and W.Z. Misiolek: J. Mater. Eng. Perform. **18** (2009) 448-458.
(6) P. Olier, F. Barcelo, J.L. Bechade, J.C. Brachet, E. Lefevre and G. Guenin: J. Phys. IV France **7** (1997) 143-148.

2-7-2 溶体化処理後焼き入れした Ti-13Cr-1Fe 合金の引張りおよび疲労特性に及ぼす Al 添加の影響
―生体用低コスト Al 添加 β 型 Ti-13Cr-1Fe 合金の開発―

池 田 勝 彦*

中心論文：M. Ogawa, T. Shimizu, T. Noda and M. Ikeda: The effect of Al content on tensile and fatigue properties of solution-treated and quenched Ti-13Cr-1Fe alloys, Mater. Trans. **48** (2007) 390-394.

生体用チタン合金の低コスト化を目指した β チタン合金のモデル合金として Ti-13 mass%Cr-1 mass%Fe-Al 合金を取り上げ，それらの合金の溶体化処理状態での機械的性質について検討した．ビッカース硬さは，Al 添加で固溶硬化による増加が認められた．引張特性では，0.2%耐力と引張強さは 3Al までほとんど変化せず，4.5Al 以上で明確な増加を見せた．破断伸びと絞りは Al 添加でわずかな増減はあったが，ほぼ同じ値を示した，疲労特性は，3Al 以下と 4.5Al 以上で異なり，3Al 以下の合金の疲労限は，4.5Al 以上のそれと較べて高く，460 MPa を示した．これらの結果から Ti-13Cr-1Fe-3Al 合金が低コスト生体用チタン合金として有望であることが分かった．

The mechanical properties of Ti-13 mass% Cr-1 mass% Fe-Al alloys, which are potential low-cost candidates for biomedical applications, were investigated following solution treatment and quenching. The Vickers hardness was found to increase with Al content due to the occurrence of solution hardening. The 0.2% proof strength and the tensile strength remained almost constant for Al contents between 0 and 3 mass%, but then increased as the Al content rose above 4.5 mass%. The elongation and area reduction were almost the same for all of the alloys, with only a slight dependence on Al content being observed. The fatigue limit for an Al content of 0 or 3 mass% was about 460 MPa, which was larger than that for an Al content of 4.5 or 6 mass%. These results indicate that Ti-13Cr-1Fe-3Al is a promising low-cost titanium alloy for medical applications.

1. はじめに

チタン合金のユビキタス化を目指す上で，稀少金属の代替元素として，地殻中に豊富に存在する元素や入手性に優れた元素を活用したチタン合金を開発することは重要である．特に β 安定化元素である V や Mo を多量に含有する β 型チタン合金では，その効果は大きい[1]．そこで，地殻中に豊富に存在する Fe と入手性に優れた Cr に着目した研究開発が望まれている[2]．

生体用チタン合金としては，その合金元素としても生体に為害性のない Nb や Ta が多く使用されている．しかし，これらの金属は希少金属であるため，それらを使用しているチタン合金も高コストが避けられない．最近，生体用チタン合金の低コスト化を目指す傾向にある．

本稿ではこのような状況を背景として，Nb や Ta を使用せず，為害性の少ない Cr を主合金元素とした Ti-13 mass% Cr-1 mass% Fe-0, 3, 4.5 および 6 mass%Al 合金について，溶体化処理状態での機械的性質（引張特性および疲労特性）について述べる．

2. 溶体化処理状態での諸性質

図 1 に Ti-13Cr-1Fe-Al 合金の溶体化処理状態での比抵抗，抵抗比およびビッカース硬さの Al 添加量に伴う変化を

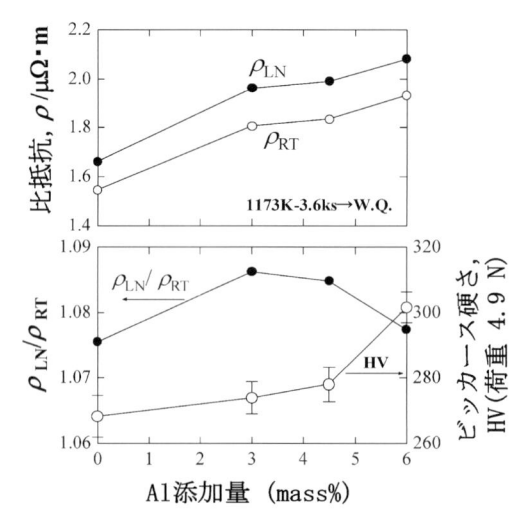

図 1 溶体化処理状態の Ti-13Cr-1Fe-Al 合金の比抵抗，抵抗比およびビッカース硬さに及ぼす Al 添加量の影響．

---

* 関西大学化学生命工学部化学・物質工学科・教授（〒564-8680 大阪府吹田市山手町 3-3-35）
 Masahiko Ikeda (Faculty of Chemistry, Materials and Bioengineering, Kansai University, Suita)
 e-mail: hikoik@kansai-u.ac.jp
 Keywords：Ti-Cr-Fe-Al 合金，低コスト，機械的性質，ω 相

示す[3]. 室温および液体窒素温度での比抵抗(ρ_{RT}, ρ_{LN})は，Al 含有量の増加に伴いほぼ単調に増加した．これは，Al の固溶による自由電子の散乱頻度の増加による．硬さは4.5Al までわずかに増加したが，6Al で急激に増加した．この硬さの増加は Al 固溶による固溶硬化で説明できる．いずれの合金においても比抵抗の負の温度依存性は維持され，非熱的 ω の存在が示唆されている．その生成範囲の変化については，抵抗比(ρ_{LN}/ρ_{RT})の変化に表れていると考えられる．

3. 引張特性と疲労特性

(1) 引張特性

図2に溶体化処理状態での Ti-13Cr-1Fe-Al 合金の0.2％耐力，引張強さ，破断伸びおよび絞りを示す[3]．0.2％耐力および引張強さは，3Al まで変化せず，それ以上の Al 添加で増加した．破断伸びおよび絞りは，3Al でわずかに増加し，6Al で 0Al 合金のそれらとほぼ同じ値に戻った．これらの合金で良好な引張特性は維持された．

(2) 疲労特性

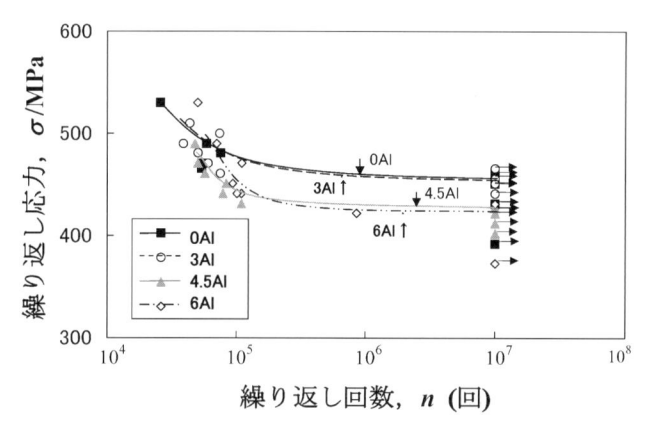

図3に溶体化処理状態の Ti-13Cr-1Fe-Al 合金の S-N 曲線を示す[3]．0Al および 3Al の S-N 曲線はほぼ一致し，10^7 回疲労限もほぼ同じ値であった．4.5％以上の Al を添加した合金では，それが低下する傾向が認められた．図2に示した引張強さ・0.2％耐力は増加しているにもかかわらず，疲労限が低下することが明らかとなった．この減少は変形モードの変化によるものと思われるが，それを明らかにするにはさらなる検証が必要である．

0Al および 3Al 合金の 10^7 回疲労限は，およそ 460 MPa であった．これは，Ti-22V-4Al 合金で報告されている 10^7 回疲労限の 300 MPa より高い値である[4]．以上の結果から，引張特性と疲労特性とがともに良好である合金としては，Ti-13Cr-1Fe-3Al 合金が挙げられる．これらの合金の時効挙動についてはすでに検討しており，その結果から3.0％以上の Al 添加により等温 ω 相の析出を抑制できることも明らかにしている[5]．

4. 将来展望

本合金の主合金元素である Cr は，生体用金属材料のステンレス鋼や Co-Cr-Mo 合金の主合金元素であることから，生体用チタン合金の低廉化にとって魅力的である．組成は異なるが，Ti-Cr-Fe-Al 合金について細胞毒性を検討した結果，工業用純チタン程度であることが確認されている[6]．しかし，Al を 3 mass％添加しているなどの懸念事項が残されており，生体用チタン合金としては，今後検討することは少なくはない．持続可能な社会を構築する必要が迫られている環境の中で，生体用金属材料をコスト度外視で開発が許される時代は過ぎ，生体金属材料においても使用部位によって，

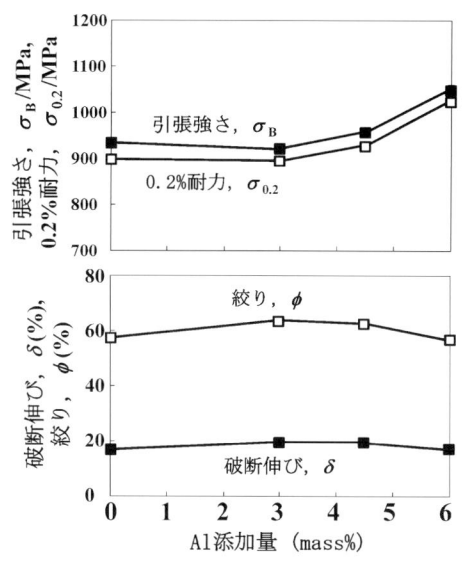

図2 溶体化処理状態での Ti-13Cr-1Fe-Al 合金の0.2％耐力，引張強さ，破断伸びおよび絞り．

図3 溶体化処理状態の Ti-13Cr-1Fe-Al 合金の S-N 曲線．

低廉チタン合金が必要とされることは明らかである．したがって，検討事項は多いと言えるが，低廉生体用チタン合金の開発・研究の重要性は高まると言える．

文献

(1) M. Niinomi: Recent biocompatibility Metallic Materials, Structural Biomaterials for the 21st Century, ed. by M. Niinomi, T. Okabe, E. M. Taleff, D. R. Lesuer and H. E. Lippard, TMS, Warrendale, (2001) 3-14.
(2) M. Ikeda, S. Komatsu, M. Ueda and K. Inoue: CAMP-ISIJ **14** (2001) 1340.
(3) M. Ogawa, T. Shimizu, T. Noda and M. Ikeda: Mater. Trans. **48** (2007) 390-394.
(4) K. Tokaji, K. Ohya and H. Kariya: J. Soc. Mat. Sci., Jpn. **49** (2000) 994-1001.
(5) M. Ogawa, T. Shimizu, T. Noda and M. Ikeda: J. Japan Inst. Metals **70** (2006) 359-364.
(6) 新家光雄：私信．

バイオマテリアル研究の最前線

2-7-3 放電プラズマ焼結法で作製した生体用多孔質チタンの力学的性質に及ぼす焼結条件の影響
―スペースホルダー法で多孔質化したチタンの弾性率―

小 林 郁 夫*

中心論文：T. Hasebe, E. Kobayashi, H. Tezuka and T. Sato: Effects of sintering conditions on mechanical properties of biomedical porous Ti produced by spark plasma sintering, Jpn. J. Appl. Phys. **52** (2013) 01AE03-1–01AE03-4.

優れた生体適合性，良好な耐腐食性，比較的低い弾性率のため，チタンは生体材料として有望なものの一つである．しかしその弾性率は生体骨のそれに比べてまだなお高く，応力遮蔽などといった骨への悪影響を避けるためには，弾性率をさらに低減する必要がある．本研究では，NaClをスペースホルダーとして使用し，放電プラズマ焼結（SPS）法で作製したチタン/NaCl複合材料を原材料として，弾性率の低い多孔質チタンを作製した．焼結条件とNaClの粒子サイズは気孔構造と力学的性質に影響を及ぼした．焼結条件を変化させて作製した種々の試料の走査型電子顕微鏡（SEM）観察や相対密度測定から，焼結温度973 K，焼結時間1.2 ksが最適焼結条件であることを見出した．粒子サイズ106～214 µmのNaClを使用して作製した試料ではほとんどの気孔が連結開気孔となっていた．気孔率の増加につれて弾性率は減少した．

Because of its excellent biocompatibility, good corrosion resistance and relatively low Young's modulus, Ti is suitable for biomaterial. It, however, showed still higher Young's modulus comparing to the living bone. It was necessary to decrease the Young's modulus in order to avoid adversely effect to the bone, such as stress shielding. In this study, porous Ti was fabricated to decrease the Young's modulus by space holder method from Ti/NaCl composites sintered using spark plasma sintering (SPS) method. The sintering condition and the size of NaCl affected the porous structure and mechanical properties. According to the scanning electron microscope (SEM) observation and the relative density measurement of specimens sintered with several sintering conditions, the desirable sintering condition was concluded as 973 K of sintering temperature and 1.2 ks of sintering time. The specimens made from NaCl powder whose size was from 106 to 214 µm showed almost opened and connected pores. The Young's modulus was decreased with increasing the porosity.

1. はじめに

チタンは生体用金属材料の中では低い弾性率を有するものの，およそ10～20 GPaといわれる生体骨のそれに比べると，なお数倍程度高い．骨折部内固定材などのインプラントに使用する際には，いわゆる応力遮蔽による骨への悪影響の可能性があり[1][2]，そのリスクを最小化するためには，さらなる弾性率の低下が不可欠である．そのための手法としてチタンの多孔質化が期待されている．多孔質チタンの作製方法には様々なものがあるが[3]-[5]，ここではスペースホルダー法を採用した．気孔部になるスペースホルダー（ここではNaCl）と純チタン粉末を焼結し，焼結後NaClを溶解し多孔質チタンを作製した．焼結には，比較的低温度で焼結体を得ることができる放電プラズマ焼結（SPS）法を採用した．使用したNaCl粒子サイズや焼結条件を変化させて作製した試料を用いて，力学的性質，特に弾性率を評価した[6]．

2. 作製した多孔質チタンの気孔構造

SPS法でチタン/NaCl複合材料を作製し，その後，水浴中でNaClだけを溶解して多孔質材料を得ることとした．

まずはSPS焼結条件を検討するため，焼結温度を773 Kから973 Kの範囲で，焼結時間を0 ksから1.2 ksの範囲で変化させて作製したチタン/NaCl複合材料の相対密度を，図1に示す．焼結圧力は30 MPaに固定した．焼結温度973 K以上，焼結時間0.6 ks以上の条件で相対密度95％の複合材料を得ることができた．図2に示した各複合材料のSEM観察によると，773 K焼結材では元のチタン粉末の形状が明瞭に残っており，焼結が不十分である様子が観察された，一方873 K焼結材および973 K焼結材では，焼結した元のチタン粉末粒子の間にマイクロポアの存在が確認された．以上の結果から，焼結温度973 K，焼結時間0.6 ksを焼結条件として採用することとした．

続いて，チタンとNaClの混合率（体積分率）を50, 60, 70 vol％NaClの3水準で，NaCl粉末の粒子サイズを106～214

---

* 東京工業大学大学院理工学研究科材料工学専攻・准教授（〒152-8552 東京都目黒区大岡山2-12-1-S8-18）
Equo Kobayashi (Department of Metallurgy and Ceramics Science, Tokyo Institute of Technology, Tokyo)
e-mail: equo@mtl.titech.ac.jp
Keywords：多孔質チタン，弾性率，スペースホルダー法，SPS法，連結孔，開気孔

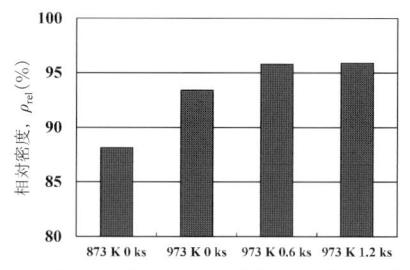

図1 焼結条件を変化させて作製した試料の相対密度.（文献(6)より改変し引用）

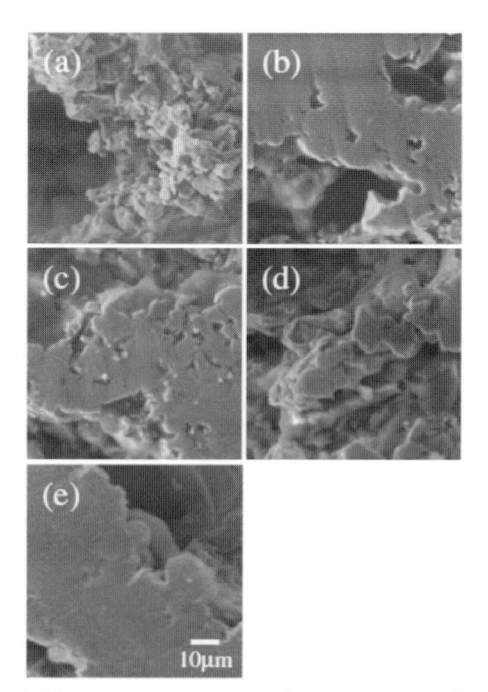

図2 作製した多孔質チタンの気孔のSEM観察. 焼結温度と焼結時間はそれぞれ，(a) 773 K, 0 ks, (b) 873 K, 0 ks, (c) 973 K, 0 ks, (d) 973 K, 0.6 ks, および (e) 973 K, 1.2 ks.（文献(6)より改変し引用）

表1　各試料の開気孔率(%).

NaCl vol%	50	50	60	70
NaCl size (μm)	214-425	106-214	106-214	106-214
	36	48	58	68

（文献(6)より引用）

μmと214～425 μmの2水準で変化させたものを，上記の条件で焼結を行った．得られた複合材料から大きさ5 mm×5 mm×10 mmの圧縮試験片を切り出し，303 Kの水浴中でNaClを溶出した後の開気孔率を，NaCl溶出前後の質量変化から評価した．各試験片の開気孔率を表1に示す．いずれの試験片も，チタンとNaClの混合率から期待される気孔率に近い開気孔率の値を示しており，このことからこれらの試験片における気孔の多くは連結孔を形成し，NaClの溶出経路が確保されていることが推察された．

3. 多孔質チタンの力学的性質

上述の試験片を使用して，圧縮試験（歪み速度 2.5×10^{-1} s^{-1}）を圧縮歪みおよそ0.1まで行った．応力-歪み曲線の弾性変形領域の傾きから評価した弾性率を図3に示す．各試験片の弾性率は開気孔率に従って変化し，気孔率0%のときにおよそ96 GPa，気孔率約50%のときにおよそ8.5 GPa，気孔率約70%のときにおよそ2.6 GPaであった．この結果から，生体骨の弾性率を10～20 GPaとするなら，理想的な気孔率はおよそ25～45%で程度あると見積もることができた．圧縮試験から求めた各試験片の0.2%耐力は，それぞれ582 MPa（気孔率約0%），46 MPa（気孔率約50%），8.1 MPa（気孔率約70%）で，弾性率と同様に開気孔率に従って変化することが認められた．

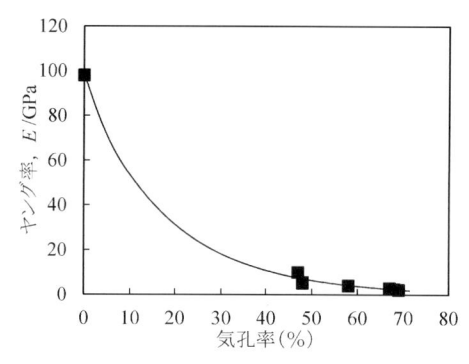

図3 各試料の開気孔率とヤング率の関係.（文献(6)より改変し引用）

4. 将来展望

骨折部内固定材などのインプラントに金属材料を使用するとき，いわゆる応力遮蔽による骨への悪影響が懸念されるが，材料を多孔質化することで，それを低減できる可能性が見出された．ここではスペースホルダー法を採用し，SPS法によって焼結した複合材料を利用したが，製品の用途と形状によっては他の多孔質材料作製法も検討する必要がある．

さらにこうした研究開発の先に，生体為害性のないスペースホルダーを生体内で徐々に溶解する，弾性率漸減型インプラントの開発(7)なども期待されていることを指摘しておきたい．

文　献

(1) M. Niinomi: Mater. Sci. Eng. A **243** (1998) 231-236.
(2) R. Banerjee, S. Nag, J. Stechschulte and H.L. Fraser: Biomaterials **25** (2004) 3413-3419.
(3) S. Fujibayashi, M. Neo, H.M. Kim, T. Kokubo and T. Nakamura: Biomaterials **25** (2004) 443-450.
(4) M. Takemoto, S. Fujibayashi, M. Neo, J. Suzuki, T. Kokubo and T. Nakamura: Biomaterials **26** (2005) 6014-6023.
(5) Y. Li, Z. M. Guo, J.J. Hao and S.B. Ren: Powder Metall. **51** (2008) 231-236.
(6) T. Hasebe, E. Kobayashi, H. Tezuka and T. Sato: Jpn. J. Appl. Phys. **52** (2013) 01AE03-1-01AE03-4.
(7) E. Kobayashi, Y. Watanabe, T. Kikuchi and T. Sato: Processing and Fabrication of Advanced Materials XVIII, eds by M. Niinomi, M. Morinaga, M. Nakai, N. Bhatnagar and T.S. Srivatsan, JSPS, Tokyo, Japan, (2009) 1215-1220.

バイオマテリアル研究の最前線

2-7-4 気孔にモノマー溶液を浸透させ，その場重合させて医療用ポリマーを充填した生体用多孔質チタンの開発
―多孔質化と医療用ポリマー充填の両用による
金属材料の低ヤング率化と機械的強度維持の可能性―

仲井正昭[*1]　新家光雄[*2]

中心論文：M. Nakai, M. Niinomi, T. Akahori, H. Tsutsumi, S. Itsuno, N. Haraguchi, Y. Itoh, T. Ogasawara, T. Onishi and T. Shindoh: Development of biomedical porous titanium filled with medical polymer by *in-situ* polymerization of monomer solution infiltrated into pores, J. Mech. Behav. Biomed. Mater. **3** (2010) 41-50.

多孔質金属材料は，バルク金属材料に比べて著しく機械的強度が低下するが，骨とほぼ同じヤング率を有することが可能である．一方，ある種の医療用ポリマーは，金属材料には元来備わっていない生体機能を備えている．そこで，劇的な機械的強度低下を回避しつつ，骨とほぼ同じヤング率となり，さらに生体機能を備えることができるように，医療用ポリマー(ポリメタクリル酸メチル(PMMA))を充填した多孔質金属材料(多孔質チタン(pTi))を，著者らが開発した手法(気孔にモノマー溶液を浸透させ，そのまま重合)により作製した．pTi の引張強さは PMMA 充填により上昇した．これに対し，多孔質チタンのヤング率に及ぼす PMMA 充填の影響は，同引張強さに及ぼす影響に比べて小さいことが明らかとなった．

Porous metallic materials can have low Young's moduli, which are approximately equal to that of bone, while their mechanical strengths are significantly lower than bulk metallic materials. On the other hand, certain medical polymers exhibit biofunctionalities that are not intrinsically present in metallic materials. Therefore, in order to achieve Young's modulus equal to that of bone and biofunctionalities avoiding drastic deterioration of mechanical strength, a porous metallic material, porous pure titanium (pTi) filled with a medical polymer, polymethylmethacrylate (PMMA) was produced by the developed method that is *in-situ* polymerization of monomer solution infiltrated into pores. The tensile strength of pTi can be increased by the PMMA filling. In contrast, it was found that the effect of PMMA filling on the Young's modulus of pTi is smaller than that on tensile strength.

1. はじめに

金属材料は，骨に比べてヤング率が高いため，金属製インプラントの埋入時には応力遮蔽による骨の脆弱化が問題視されている．このため，β 型チタン合金を中心に，金属材料の低ヤング率化に関する研究が近年精力的に進められ，現在までに 40-60 GPa 程度の低ヤング率を有する新たなチタン合金が開発されている[1]．金属材料の(見かけの)低ヤング率化に極めて有効な手段のひとつとして，多孔質化が挙げられる[2]．しかし，その反面，多孔質化には，機械的強度の低下を招くという問題点も存在する[2]．この強度低下は，多孔質体空隙部の応力集中に起因すると考えられることから，それを緩和することにより，機械的強度低下をある程度抑制することができると推測される．応力集中の緩和には，多孔質体空隙部への他材料の充填が有効と考えられる．このとき，充填物として低ヤング率の生体機能物質を用いれば，多孔質化によりもたらされる低ヤング率を維持しつつ強度低下が抑制されると同時に，金属材料には元来備わっていない生体機能が付与されることとなる．そこで，本稿では，医療用ポリマーの一つであるポリメタクリル酸メチル(PMMA)を充填した多孔質純チタン(pTi)の作製方法とその基礎的な力学特性について概説する．

2. 医療用ポリマーを充填した多孔質チタンの作製方法

pTi は真球状の純チタンガスアトマイズ粉末(粒直径 0-45 μm, 45-150 μm および 150-250 μm の 3 水準)を焼結することにより作製した．以後，pTi の名称を，純チタンアトマイズ粉末の最大粒直径および気孔率に対応させて略記する(例えば，pTi45-22 は最大粒直径 45 μm および気孔率 22% の pTi を指す)．一部の pTi には，pTi と PMMA との密着性を改善するため，シランカップリング処理を施した．

pTi への PMMA の充填方法を図 1 に示す[3]．まず，重合開始剤(アゾビスイソブチロニトリル：AIBN)を加えたメタクリル酸メチルモノマー(MMA)溶液を試験管に注ぎ(図 1(1))，そこに pTi を浸漬した(図 1(2))．次いで，試験管を真空デシケータ内に設置し，減圧することにより pTi 空隙

---

* 東北大学金属材料研究所；1)准教授，2)教授(〒980-8577 宮城県仙台市青葉区片平 2-1-1)
　1)Masaaki Nakai, 2)Mitsuo Niinomi (Institute for Materials Research, Tohoku University, Sendai)
　e-mail: nakai@imr.tohoku.ac.jp
　Keywords：多孔質チタン，医療用ポリマー，複合化，ヤング率，引張強さ

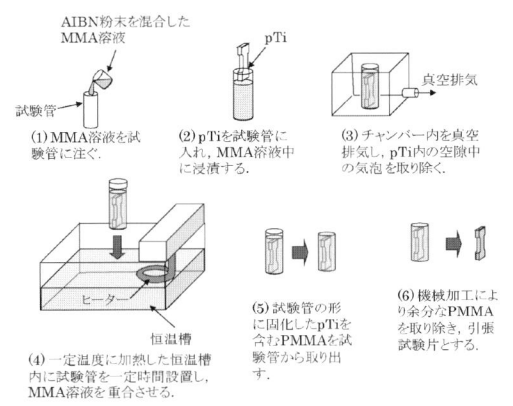

図1　多孔質チタンへの医療用ポリマー（PMMA）の充填方法．（文献（3）より改変し引用）

部の気泡を取り除いた（図1(3)）．続いて，恒温槽中に試験管を設置し，一定温度で一定時間（313 K, 86.4 ks）保持し，MMA溶液を重合させた（図1(4)）．重合後，PMMAを充填したpTi（pTi/PMMA）を試験管から取り出し，機械加工により余分なPMMAを取り除いて引張試験に供した（図1(5)，(6)）．

3. 多孔質チタンの力学的特性に及ぼす医療用ポリマー充填の影響

pTi, pTi/PMMAおよびシランカップリング処理を施したpTi/PMMA（Si-pTi/PMMA）の引張強さを図2に示す[3]．いずれの粒直径を有するpTi, pTi/PMMAおよびSi-pTi/PMMAにおいても，気孔率の増加とともに引張強さが低下する．pTi/PMMAの引張強さは，各粒直径において，高気孔率の場合ほどpTiと比較して高い傾向にある．これに対して，Si-pTi/PMMAの引張強さは，粒直径および気孔率にかかわらず，pTiと比較して高く，上昇量はpTi/PMMAよりも大きい．pTi, pTi/PMMAおよびSi-pTi/PMMA（pTi250-45）の引張試験後の破面観察結果を図3に示す[3]．pTi/PMMAでは，チタン粒子から剥離しているPMMAが認められる．これに対して，Si-pTi/PMMAの破面は，pTi/PMMAの破面とは異なり，PMMAがチタン粒子の表面に覆いかぶさっている．これは，シランカップリング処理により，チタン粒子とPMMAとの界面の密着性が向上したことを示唆している．したがって，シランカップリング処理によるpTi/PMMAの引張強さの上昇は，このチタン粒子とPMMAとの界面の密着性の向上により多孔質体空隙部の応力集中が緩和されたためであると考えられる．

pTi, pTi/PMMAおよびSi-pTi/PMMAのヤング率を図4に示す[3]．いずれの粒直径を有するpTi, pTi/PMMAおよびSi-pTi/PMMAにおいても，気孔率の増加とともにヤング率は低下する．pTi/PMMAおよびSi-pTi/PMMAのヤング率は，各粒直径において，低気孔率ではpTiとの差違がほとんど認められないが，高気孔率の場合にはpTiと比較して若干高い傾向にある．ただし，PMMA充填がヤング率に及ぼす影響は，引張強さに及ぼす影響に比べて小さいといえる．

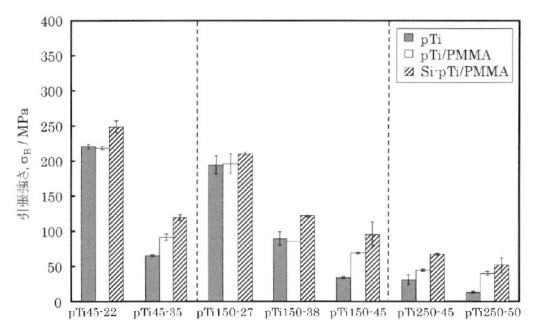

図2　多孔質チタンおよび医療用ポリマー（PMMA）を充填した多孔質チタンの引張強さ．（文献（3）より改変し引用）

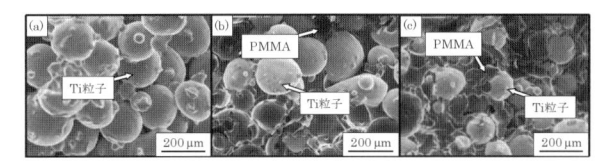

図3　走査型電子顕微鏡による，多孔質チタンおよび医療用ポリマー（PMMA）を充填した多孔質チタンの引張試験後の破面観察結果；(a) pTi250-45, (b) pTi250-45/PMMA, (c) Si-pTi250-45/PMMA．（文献（3）より改変し引用）

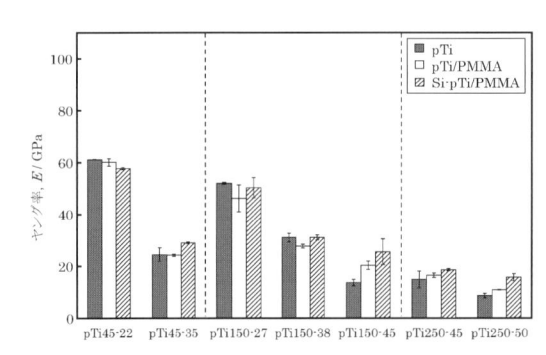

図4　多孔質チタンおよび医療用ポリマー（PMMA）を充填した多孔質チタンのヤング率．（文献（3）より改変し引用）

4. 将来展望

多孔質チタンのヤング率は，従来の報告[2]にあるように，気孔率を増加させることにより大きく低下させることができるが，機械的強度も著しく低下する．しかし，本研究により，多孔質チタン空隙部に医療用ポリマーを充填することで，ヤング率の上昇を回避しつつも機械的強度を改善できる可能性が見出された．さらに，生体機能については，医療用ポリマーの種類を変えることにより用途に応じて望ましい機能を付与することが可能であると考えられる．本研究で得られたこれらの知見を基に，将来さらに高機能な生体用金属材料の開発が期待される．

文献

(1) M. Niinomi, M. Nakai and J. Hieda: Acta Biomater. 8 (2012) 3888-3903.
(2) I.H. Oh, N. Nomura, N. Masahashi and S. Hanada: Scr. Mater. 49 (2003) 1197-1202.
(3) M. Nakai, M. Niinomi, T. Akahori, H. Tsutsumi, S. Itsuno, N. Haraguchi, Y. Itoh, T. Ogasawara, T. Onishi and T. Shindoh: J. Mech. Behav. Biomed. Mater. 3 (2010) 41-50.

バイオマテリアル研究の最前線

3-1-1　生体用コバルト-クロム合金中の晶析出物
―生体用 Co-Cr 合金中の晶析出物に関する総説―

成　島　尚　之*

中心論文：T. Narushima, S. Mineta, Y. Kurihara and K. Ueda: Precipitates in biomedical Co–Cr alloys, JOM **65** (2013) 489-504.

生体用 Co-Cr-Mo 合金および Co-Cr-W-Ni 合金中では，金属間化合物の σ 相，χ 相，炭窒化物の $M_{23}X_6$ 型，η 相，π 相，M_7X_3 型，M_2X 型など多彩な晶析出物が観察される．炭素，窒素，Si，Mn などの微量添加元素濃度および熱処理条件が晶析出物相や形態に及ぼす影響をまとめた．β-Mn 構造を有する π 相および α-Mn 構造を有する χ 相は当グループにより生体用 Co-Cr 合金中における存在が初めて見出された晶析出物であり，π 相は固液共存領域で形成されるため合金中の晶析出物構成と密接に関連することを示した．

A variety of precipitates such as intermetallic compounds (σ-phase and χ-phase) and carbonitrides ($M_{23}X_6$ type, η-phase, π-phase, M_7X_3 type, and M_2X type) were observed in biomedical Co–Cr–Mo and Co–Cr–W–Ni alloys. The effects of the heat-treatment conditions and the addition of minor alloying elements such as carbon, nitrogen, Si, and Mn on the precipitates were clarified. The π-phase with β-Mn structure and the χ-phase with α-Mn structure were reported in Co–Cr alloys for the first time by the present research group. The π-phase, which formed in a two-phase solid-liquid region, was suggested to be related to the constitution of precipitates in Co–Cr–Mo alloys.

1.　はじめに

Co-Cr 合金は機械的特性と耐食性のバランスおよび優れた耐摩耗性から，人工股関節，人工膝関節，ステントなどとして応用されている．人工関節摺動部などの過酷な環境においては Co-Cr 合金からの金属イオン溶出や摩耗粉形成などの懸念があり，使用部位や環境に適する微細組織や微量含有元素濃度に関する高度な制御が要求される[1]．

延性を低下させる σ 相などの金属間化合物形成抑制を目的に生体用 Co-Cr 合金に添加された炭素や窒素は，合金中で炭化物や窒化物として晶析出する可能性がある．Co-Cr 合金中の晶析出物は耐食性や耐摩耗性と密接に関連しており[2]，その生成／溶解挙動把握が合理的製造プロセス構築に不可欠である．

本稿では，人工関節用 Co-28Cr-6Mo 合金 (合金組成は mass%，ASTM F 75, F 799/F 1537) および Co-20Cr-15W-10Ni 合金 (ASTM F 90) 中で形成される晶析出物の相や形態，それらに及ぼす合金元素や熱処理の影響を述べる．

2.　Co-Cr-Mo (ASTM F 75) 合金中の析出物

(1)　晶析出物の相および形態

図1に Co-28.1Cr-5.9Mo-0.24C 合金の as-cast 材および熱処理材において検出される晶析出物相を示す[3]．as-cast 材ではわずかに η 相 (M_6X-$M_{12}X$ 型：M は金属元素，X は

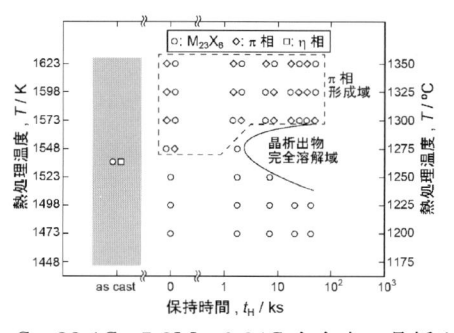

図1　Co-28.1Cr-5.9Mo-0.24C 合金中の晶析出相．
(文献(3)より改変し引用)

炭素および窒素) が観察されるが，$M_{23}X_6$ 型が主要な晶析出相である．熱処理後には $M_{23}X_6$ 型に加えて，β-Mn 構造を有する π 相が観察され[4]，特に1573 K 以上で主要な晶析出相である．

π 相の理想組成は M_2T_3X と記述することができ[5]，M は X と親和力が小さい，T は X と親和力の大きい金属元素である．晶析出物完全溶解領域は1548 K 付近を nose とした C 型曲線となっており，このことは1548 K 以上では π 相形成により晶析出物全体の溶解が遅延することを意味している．1548 K 以上では合金が部分融解しており，π 相が固液共存域で形成されることを示唆する．Co-Cr 合金製造プロセスでは必ず溶解過程を含むので固液共存域を経由する．すなわち，固液共存域で形成される π 相は生体用 Co-Cr-Mo 合金の晶析出物構成全体に影響を及ぼすと思われる．

---

* 東北大学大学院工学研究科材料システム工学専攻・教授 (〒980-8579 宮城県仙台市青葉区荒巻字青葉 6-6-02)
　Takayuki Narushima (Department of Materials Processing, Tohoku University, Sendai)
　e-mail: narut@material.tohoku.ac.jp
　Keywords: Co-Cr 合金，Co-Cr-Mo 合金，Co-Cr-W-Ni 合金，晶析出物，π 相

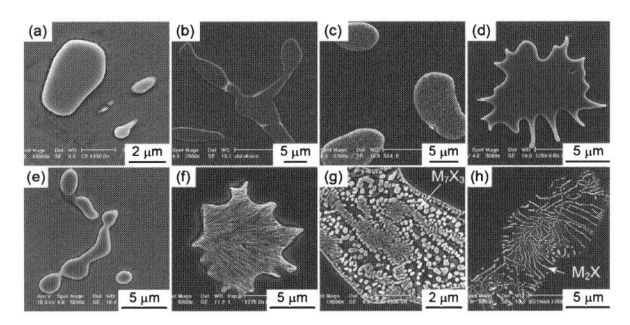

図2 生体用Co-Cr-Mo合金中で観察される晶析出物形態．(a) σ 相(blocky-dense)，(b) χ 相(blocky-dense)，(c) η 相(blocky-dense)，(d) π 相(starlike-dense)，(e) $M_{23}X_6$ 型(blocky-dense)，(f) $M_{23}X_6$ 型(starlike-striped)，(g) M_7X_3 型(starlike-complicated)，(h) M_2X 型(lamellar-cellular)．(文献(6)より改変し引用)

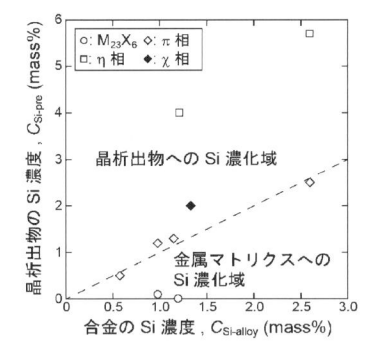

図3 Co-Cr-Mo合金-各種晶析出物間のSi分配．(文献(6)より改変し引用)

Co-Cr-Mo合金で観察される晶析出物形態を図2にまとめて示す[6]．図2(d)，(f)，(g)で観察されるstarlikeは固液共存域で形成された晶析出相に特有の形態と考えられている．前述の π 相および金属間化合物である χ 相(α-Mn構造)は当グループにより Co-Cr 合金中で見出された晶析出相である．π 相は固液共存域からの冷却が遅い場合に $M_{23}X_6$ 型などへ変化するため，χ 相は組成と熱処理に関する生成条件が狭いために，従来の研究では検出されなかったものと思われる．

(2) 合金元素の影響

Co-Cr-Mo合金に添加される微量元素の効果を以下にまとめる．

Si：η 相および χ 相に濃化し，$M_{23}X_6$ 型からは排出される(図3)[6]．η 相および χ 相形成を促進し，M_2X 型の形成を抑制する[7]．

Mn：晶析出相には大きな影響を与えないが，熱処理中の晶析出物溶解を促進する[8]．

炭素：$M_{23}X_6$ 型および M_7X_3 型を安定化する．0.15 mass%以下では σ 相が，0.15 mass%付近では π 相や χ 相が形成されやすい．0.2 mass%以上で $M_{23}X_6$ 型が優勢となり，M_7X_3 型の形成が炭素濃度0.3 mass%以上で観察される[3]．

窒素：η 相，π 相および M_2X 型に濃化し，それらの晶析出相，特に M_2X 型，を安定化する[7][9]．

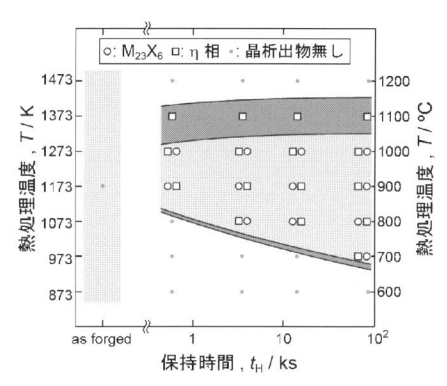

図4 Co-20.2Cr-15.1W-9.8Ni-1.9Fe-1.7Mn-0.08C-0.052N合金中の析出相．(文献(6)より改変し引用)

3. Co-Cr-W-Ni(ASTM F 90)合金中の析出物

Co-20.2Cr-15.1W-9.8Ni-1.9Fe-1.7Mn-0.08C-0.052N合金 as-forged 材および熱処理材において検出される析出物相を図4に示す[6]．析出物相として $M_{23}X_6$ 型が973～1273 Kで，η 相が973～1373 Kで観察された．組成分析より $M_{23}X_6$ 型はCrリッチ(Cr：65 mass%程度)析出物であり，η 相は$(Co, Cr)_4W_2X$ 組成に近いことが確認された．これまで炭窒化物に加えて Co_3W などの形成も報告されているが[10]，86.4 ksまでの熱処理では観察されていない．

ASTM F 90合金においては $M_{23}X_6$ 型形成域でCr欠乏帯形成に伴う耐食性の低下が観察される．

4. 将来展望

生体用Co-Cr合金の開発は1930年代のVitallium(Co-Cr-Mo合金)まで遡ることができ，80年間にわたる応用の歴史があるためa matured materialと考えられてきた．しかしながら，metal-on-metal型人工股関節などの過酷な環境への適用の際には更なる微細組織の制御が必要となろう．加えて，(1)晶析出と耐食性，耐摩耗性などの特性との関係，(2)晶析出挙動を議論するための状態図，相変態，熱力学的諸量に関する基礎的データの蓄積が不可欠である．

文献

(1) K. Yamanaka, M. Mori and A. Chiba: Acta Biomater. **9** (2013) 6259-6267.
(2) A. Chiba, K. Kumagai, N. Nomura and S. Miyakawa: Acta Mater. **55** (2007) 1309-1318.
(3) S. Mineta, Alfirano, S. Namba, T. Yoneda, K. Ueda and T. Narushima: Metall. Mater. Trans. A **43** (2012) 3351-3358.
(4) S. Mineta, S. Namba, T. Yoneda, K. Ueda and T. Narushima: Metall. Mater. Trans. A **41** (2010) 2129-2138.
(5) 菊池 実，長倉繁麿，桶谷繁雄：鉄と鋼 **57** (1971) 1009-1053.
(6) T. Narushima, S. Mineta, Y. Kurihara and K. Ueda: JOM **65** (2013) 489-504.
(7) Alfirano, S. Mineta, S. Namba, T. Yoneda, K. Ueda and T. Narushima: Metall. Mater. Trans. A **43** (2012) 2125-2132.
(8) Alfirano, S. Mineta, S. Namba, T. Yoneda, K. Ueda and T. Narushima: Metall. Mater. Trans. A **42** (2011) 1941-1949.
(9) S. Mineta, Alfirano, S. Namba, T. Yoneda, K. Ueda and T. Narushima: Metall. Mater. Trans. A **44** (2013) 494-503.
(10) J. Teague, E. Cerreta and M. Stout: Metall. Mater. Trans. A **35** (2004) 2767-2781.

3-1-2 生体用 Co-Cr-Mo 合金の炭化物形成および溶解
―生体用 Co-Cr-Mo 合金中における π 相析出物の発見―

成 島 尚 之*

中心論文：S. Mineta, S. Namba, T. Yoneda, K. Ueda and T. Narushima: Carbide formation and dissolution in biomedical Co–Cr–Mo alloys with different carbon contents during solution treatment, Metall. Mater. Trans. A **41** (2010) 2129–2138.

炭素濃度レベルを 0.12～0.35 mass％と変化させた生体用 Co-28Cr-6Mo 合金の鋳造まま状態における晶析出物相および1473～1548 K における熱処理に伴う晶析出物相の変化を調査した．電解抽出に基礎をおく精密な晶析出相分析により，Co-28Cr-6Mo 合金で初めて β-Mn 構造を有する π 相炭化物の存在を見出し，π 相炭化物が ASTM F 75 および F 799 において許容される幅広い炭素濃度の固液共存領域で Co-28Cr-6Mo 合金中に形成されることを明らかにした．

Precipitates in biomedical Co–28Cr–6Mo alloys, having carbon contents of 0.12 to 0.35 mass％, were investigated under as-cast condition and following heat treatment at 1473 to 1548 K. The presence of a π–phase carbide in the Co–28Cr–6Mo alloys was revealed for the first time by the precise analysis of precipitates by means of electrolytic extraction. It was further found that the π–phase carbide formed in a two-phase solid-liquid region of Co–28Cr–6Mo alloys with a carbon content within the range permitted by ASTM F 75 and F 799.

1. はじめに

Co-28Cr-6Mo（以降 Co-Cr-Mo）合金は優れた耐摩耗性を有することから人工関節素材として幅広く利用されており，ASTM F 75（鋳造用）および ASTM F 799（鍛造用）に規格化されている．

Co-Cr-Mo 合金には σ 相（Co(CrMo)）形成抑制と析出強化を目的に炭素が添加され，ASTM F 75 および ASTM F 799 では最大 0.35 mass％までの添加が許容されている．Co-Cr-Mo 合金中には3種類の金属元素が比較的高い濃度で添加されているため炭素は複雑な構造を有する炭化物として晶析出する．このような背景の下，1970～1980年代に炭化物晶析出に関する多くの研究[1]が報告されたが，必ずしも統一的な理解がなされておらず矛盾も多かった．

本中心論文[2]では炭素濃度レベルを 0.12～0.35 mass％と変化させた Co-Cr-Mo 合金（表1）の鋳造ままおよび熱処理後の炭化物晶析出物相の分析を行った．本稿では中心論文において初めて発見された π 相晶析出物形成に関して焦点を絞り述べる．Co-Cr-Mo 合金の晶析出物全般に関しては 3-1-1 節で解説した．

2. π 相の形成：鋳造まま合金

図1に鋳造まま Co-Cr-Mo 合金からの電解抽出により得られた晶析出物の XRD 分析結果を示す[2]．低炭素 C12 合金では金属間化合物 σ 相の形成が，高炭素 C25 および C35

表1 使用した Co-Cr-Mo 合金化学組成．

(mass％)

合金	Cr	Mo	C	Si	Mn	N	Co
C12	28.8	6.30	0.12	0.12	0.056	―	Bal.
C15	27.5	6.04	0.16	0.09	0.039	0.004	Bal.
C25	27.7	6.11	0.26	0.09	0.039	0.005	Bal.
C35	27.4	6.03	0.35	0.09	0.039	0.004	Bal.

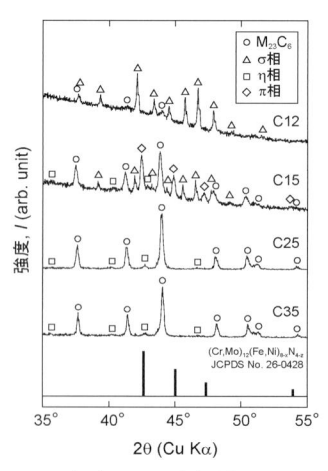

図1 Co-Cr-Mo 合金から電解抽出した晶析出物相．
（文献(2)より改変し引用）

合金では $M_{23}C_6$ 型炭化物（M：金属元素で主に Cr）の形成が確認され，これは従来の報告[1]と一致する．一方，中程度の炭素含有量の C15 合金では σ 相および $M_{23}C_6$ 型炭化物の形

---

* 東北大学大学院工学研究科材料システム工学専攻・教授（〒980-8579 宮城県仙台市青葉区荒巻字青葉 6-6-02）
Takayuki Narushima (Department of Materials Processing, Tohoku University, Sendai)
e-mail: narut@material.tohoku.ac.jp
Keywords：Co-Cr-Mo 合金，晶析出，電解抽出，π 相，熱処理

● Co ● Cr or Mo ● C

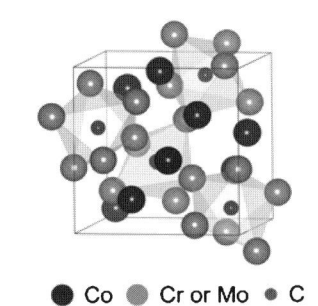

図2　π相の結晶構造模式図.

成に加えて$(Cr, Mo)_{12}(Fe, Ni)_{8-x}N_{4-z}$(JCPDS card no. 20-0428)と同様の構造を有する晶析出物の形成が確認できる．この窒化物は高Cr高Niオーステナイト鋼中の析出相として報告されており[3]，π相と呼ばれている[4]．

π相はβ-Mn構造を有し，理想組成は$M_8T_{12}X_4$(すなわちM_2T_3X)である．MはXと親和力が小さい，TはXと親和力の大きい金属元素であり，Xは窒素または炭素である．図2にπ相の結晶構造を示す．理想的には8個のMサイトをCoが，12個のTサイトをCrまたはMoが占有する．炭素が入る4つのXサイトはTがつくる八面体(格子間)位置にあり，π相がinterstitial alloys[5]の1つであることを認識できる．

Co-Cr-Mo合金で形成されたπ相炭化物の組成はCo：Cr：Mo＝38：49：13(at%)，すなわち(Cr+Mo)/Co＝1.6であり，理想組成の値である1.5に比較的近い．中心論文[2]では炭素濃度の定量には至らなかったが，続報[6]において炭素含有量は11～14 at%であることを明らかにした．これは，単位胞中の4つの侵入型サイトのうち3つ程度が炭素により占有されていることを示唆する．

3.　π相の安定性：熱処理に伴う析出相の変化

図3に1473～1548 K，最長43.2 ks熱処理を行った各Co-Cr-Mo合金中晶析出物相の変化を示す．まず，図3(b)の炭素含有量が0.16 mass%の合金の熱処理時間0 ksに着目する．0 ks熱処理では所定温度に保持された加熱炉中へ試料を投入し試料温度がその所定温度に達した後，直ちに水中急冷している．1498 K以下の温度では$M_{23}C_6$型およびσ相が観察され，鋳造まま状態で存在したπ相はその温度域で消失している．一方，1523 Kや1548 Kでは再びπ相が観察されており，1498 Kからの昇温過程でπ相が再形成されたことが分かる．再形成されたπ相は1548 Kにおいて長時間保持すると再度消失している．

この熱処理過程におけるπ相の複雑な形成・消失挙動は図3(b)～(d)に共通している．0 ks熱処理の低温域でのπ相消失はこの温度域においてπ相が安定な析出相でないことを意味する．1548 Kにおいては凝固時のデンドライト間におけるCrや炭素の偏析に伴う部分融解により液相が形成され，液相が共存する領域において安定相であるπ相が形成されたものと考えられる．π相はCo-Cr-Mo合金組成の固液共存領域における安定相と推察される．1548 Kにおける長時間の熱処理により偏析が解消され合金全体が均一組成

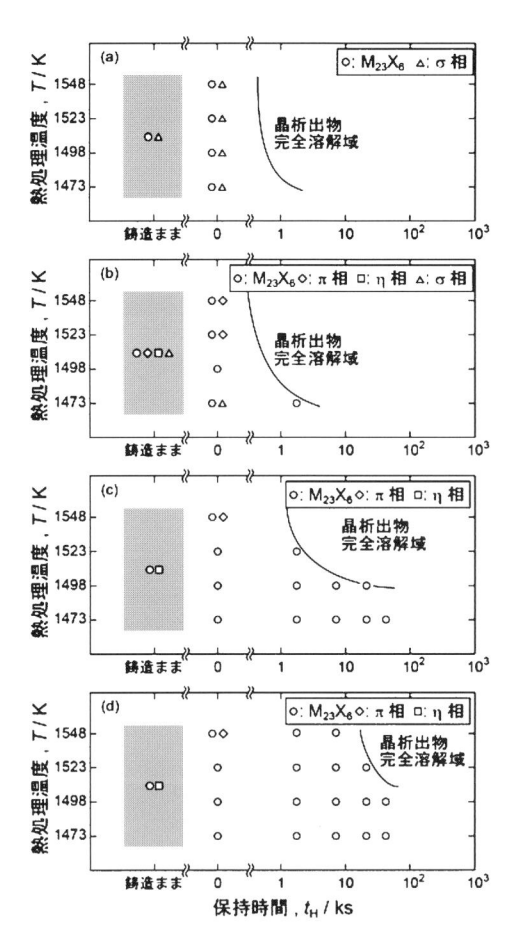

図3　熱処理に伴う析出物相変化．(a)：C12, (b)：C15, (c)：C25, (d)：C35．（文献(2)より改変し引用）

となるため，π相は再び消失する．

4.　将　来　展　望

C12合金(図3(a))ではπ相が形成されていないが，続報[6]において1573 K以上の温度では他の合金と同様にπ相形成が確認されている．これらの結果はCo-Cr-Mo合金のASTM炭素濃度規格値のほぼ全域でπ相の安定領域があることを意味する．しかしながら，π相が関係した晶析出反応は未だ解明されておらず，今後の実験的・理論的な検討が待たれる．なお，π相には本稿で述べた高温での炭化物ベースに加えて，窒素添加材においては1073 K程度の時効で形成される窒化物ベースのものもあるが研究が進んでいないのが現状である．

文　　献

(1) 例えば，A.J.T. Clemow and B.L. Daniell: J. Biomed. Mater. Res. 13 (1979), 265-279.
(2) S. Mineta, S. Namba, T. Yoneda, K. Ueda and T. Narushima: Metall. Mater. Trans. A 41 (2010) 2129-2138.
(3) M. Kikuchi, S. Wakita and R. Tanaka: Trans. ISIJ 13 (1973) 226-228.
(4) H.J. Goldschmidt: Metallurgia 56 (1957) 17-28.
(5) H.J. Goldschmidt: Interstitial alloys, Butterworth & Co, London, (1967).
(6) S. Mineta, Alfirano, S. Namba, T. Yoneda, K. Ueda and T. Narushima: Metall. Mater. Trans. A 43 (2012) 3351-3358.

3-1-3　生体用 Co-Cr-Mo 合金の逆変態を利用した微細化
―生体用 Co-Cr-Mo 合金の塑性加工を施さない結晶粒微細化―

黒須信吾[*]　松本洋明[**]　千葉晶彦[***]

中心論文：S. Kurosu, H. Matsumoto and A. Chiba: Grain refinement of biomedical Co-27Cr-5Mo-0.16N alloy by reverse transformation, Mater. Lett. **64** (2010) 49-52.

生体用 Co-Cr-Mo 合金において，相変態を利用した加工熱処理を施さない革新的な結晶微細化プロセスである逆変態/微細化プロセスを確立することができた．本プロセスは，γ-fcc 相単相組織を時効熱処理することで ε-hcp および窒化物（M_2N）からなるラメラ組織を形成させ，1000℃以上で逆変態させる2段階の熱処理から構成される．得られた結晶粒径は出発粒径が 200 μm に対して，20～25 μm とおおよそ10分の1まで微細化させることができる．その上，機械的特性は，強度および延性ともに外科インプラント用 Co-Cr-Mo 合金展伸材の熱間加工材（ISO 5832-12）の定める特性値を上回り，熱処理のみで鍛造材並みの機械的特性を提供できることが分かった．

Novel grain refinement of a biomedical Co-27Cr-5Mo-0.16N alloy without hot or cold plastic deformation was successfully achieved by a reverse transformation from a lamellar (hcp + M_2N) phase to an fcc phase. The technique consisted of a two-step heat treatment. First, the solution-treated specimen was subjected to isothermal aging at 1073 K, forming a lamellar structure of hcp and M_2N phases. Then, the aged specimen having a completely lamellar microstructure was reverse-treated at temperatures from 1273 to 1473 K, where the fcc phase is stable. The resultant grains were approximately 1/10 of their initial size. Moreover, tensile testing after reverse transformation showed excellent strength with good ductility compared to samples examined before the reverse transformation.

1. はじめに

金属材料における機械的特性は金属組織に強く依存しており，材料開発を行う上で適切な組織制御プロセスを構築することは非常に重要な研究開発課題である．これまで生体用 Co-Cr-Mo 合金において，靱性を低下させない組織制御プロセスとして結晶粒微細化プロセスの研究が精力的に実施されており，熱間鍛造および熱間圧延などの再結晶を利用した加工熱処理法が報告されている[(1)-(3)]．しかし，加工熱処理法を用いた微細組織制御技術は塑性加工による歪みの導入が必要であり，最終製品形状に近い形状で成形加工を行う精密鋳造，金属粉末射出成形および近年注目されている金属粉末溶融積層造形法などには加工熱処理法の適用は不可能である．本稿では，上記成形加工法で作製したものでも適用可能な塑性加工を必要としない熱処理のみで構成される逆変態/微細化プロセスについて述べる．

2. 窒素含有による相変態挙動の変化

生体用コバルトクロム合金において，合金の窒素含有の有無が組織挙動に著しく影響する．窒素を含有していない合金は，室温において冷却中に形成する非熱的 ε-マルテンサイトが形成する[(4)(5)]ため，γ-fcc 相単相を維持することは困難であるが，窒素が含有されると ε-マルテンサイトの形成が抑制され，室温でも γ-fcc 相を単相に維持することができ

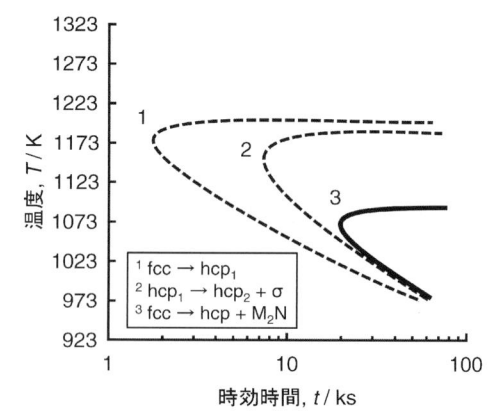

図1　生体用 Co-Cr-Mo 合金における窒素含有による Time-Temperature-Transformation（T.T.T.）の比較図．破線は Co-29Cr-6Mo 合金，実線は Co-27.5Cr-5Mo-0.16N 合金．いずれも変態開始線を表す．（文献(5)より改変し引用）

---

[*]　岩手県工業技術センター・研究員（〒020-0857 岩手県盛岡市北飯岡 2-4-25）
[**]　香川大学工学部材料創造工学科・准教授（〒761-0396 香川県高松市林町2217-20）
[***]　東北大学金属材料研究所・教授（〒980-8577 宮城県仙台市青葉区片平 2-1-1）
[*]　Shingo Kurosu (Iwate Industrial Research Institute, Morioka)
[**]　Hiroaki Matsumoto (Department of Advanced Materials Science, Faculty of Engineering, Kagawa University, Takamatsu)
[***]　Akihiko Chiba (Institute for Materials Research, Tohoku University, Sendai)
　　e-mail: a.chiba@imr.tohoku.ac.jp
　　Keywords：Co-Cr-Mo 合金，相変態，結晶粒微細化，組織制御，高強度化

る[6]．同様に相変態挙動に関しても大きな変化が生じる．

図1に生体用Co-Cr-Mo合金における窒素含有によるTime-Temperature-Transformation(T.T.T.)の比較図を示す．窒素を含有していないCo-Cr-Mo合金においては，900℃以下の時効処理によりマッシブ変態によるmassive ε相または等温ε-マルテンサイトが形成され，同時にσ相の析出が確認される[4]．一方，窒素を含有している合金に関しては，700℃～800℃の長時間時効処理により室温で安定していたγ-fcc相からε-hcp相と窒化物(M_2N)よりなるラメラ組織が形成する[6]．このラメラ組織は当研究グループにより初めて見出されたものである．

3. 逆変態処理

(1) 逆変態/微細化プロセス

上記のラメラ組織を利用したプロセスが逆変態/微細化プロセスである．図2に逆変態/微細化プロセスの概略図を示す．逆変態/微細化プロセスの工程は以下のとおりである．①窒素添加Co-Cr-Mo合金に溶体化処理を施しγ-fcc単相組織を形成させる．②ε-hcp領域の時効処理によりε-hcp相とM_2N(M=Cr, Mo, Co)からなるラメラ組織を組織全面に形成させる．③再度，γ-fcc相単相領域で熱処理し，逆変態させる．

(2) 組織

前記したプロセスにおいて逆変態処理を施した窒素含有Co-Cr-Mo合金のIQ像を図3に示す．(a)は溶体化処理まま材，(b)は1000℃, 60 sの逆変態処理材である．図3より，逆変態処理により結晶粒は明らかに微細化することが確認できる．その上，興味深いことにわずか60 sの保持時間で結晶粒は微細化していた．溶体化処理材の結晶粒径が200 μmに対して1000℃での逆変態処理により得られた平均結晶粒径は，22.7 μmであり，おおよそ10分の1の結晶粒微細化を達成した．なお，1000℃での逆変態処理は，保持時間の増加にかかわらず，20～25 μmの微細結晶粒を維持することも確認されており[6]，本微細化プロセスを実用する上で保持時間を厳密に管理せずに処理できる汎用性の高さも示された．

(3) 機械的特性

表1に各熱処理材の引張特性および外科インプラント用Co-Cr-Mo合金伸展材の規格(ISO 5832-12およびJIS T 7402-2)に必要な引張特性を示す．逆変態処理材は強度および延性ともに溶体化処理材の引張特性よりもはるかに優れた機械的特性を示した．驚くことに逆変態処理材は，外科インプラント用Co-Cr-Mo合金展伸材の熱間加工材(ISO 5832-12)の定める特性値を上回り，熱処理のみで鍛造材並みの機械特性を提供できることが分かる．

4. 将来展望

生体用Co-Cr-Mo合金において，窒素含有によるε-hcpとM_2Nから成るラメラ組織の発見を通して加工熱処理に頼

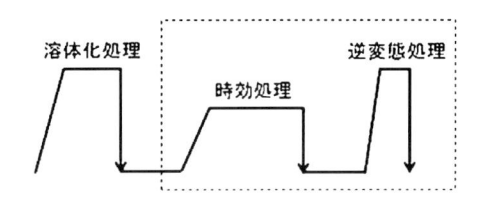

図2 逆変態/微細化プロセスの概略図．

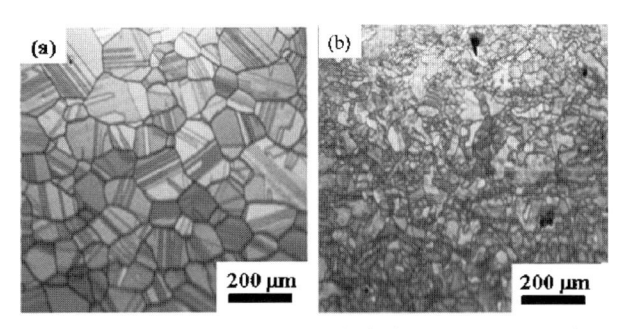

図3 逆変態処理を施した窒素含有Co-Cr-Mo合金のIQ像．(a)溶体化処理まま材，(b) 1000℃, 60 sの逆変態処理材．(文献(6)より改変し引用)

表1 各熱処理材の引張特性および外科インプラント用Co-Cr-Mo合金伸展材の規格(ISO5832-12およびJIS T 7402-2)に必要な引張特性．

熱処理	0.2%耐力 [MPa]	最大引張強度 (UTS) [MPa]	破断伸び [%]
溶体化処理	450	908	41
時効処理	920	1179	8
逆変態処理	700	1282	36

ISO 5832-12 外科インプラント用 Co-Cr-Mo合金伸展材	0.2%耐力 [MPa]	最大引張強度 (UTS) [MPa]	破断伸び [%]
焼きなまし	>550	>750	>16
熱間加工	>700	>1000	>12

(文献(6)より改変し引用)

らない新しい微細化プロセスとして確立することができた．本プロセスは，施行者の技術や特別な設備を要しないため，高い汎用性および実用性を兼ね備えたプロセスといえよう．加えて近年注目されている金属粉末溶融積層造形法にも組織制御プロセスを組み込むことができ[7]，今後より一層注目される結晶粒微細化プロセスになることを期待している．

文献

(1) A. Chiba, K. Kumagai, H. Takeda and N. Nomura: Mater. Sci. Forum **475-479** (2005) 2317-2322.
(2) J.P. Immarigeon, K. Rajan and W. Wallace: Metall. Trans. A **15** (1984) 339-345.
(3) H.E. Lippared and R.L. Kennedy: Cobalt-based alloys for biomedical applications. Press Metallurgy of Wrought CrMo Alloy, West Conshohken: ASTM (1999) p. 98-107.
(4) S. Kurosu, H. Matsumoto and A. Chiba: Metall. Mater. Trans. A **41** (2010) 2613-2625.
(5) S. Kurosu, H. Matsumoto and A. Chiba: Proceeding of TMS 139th Annual Meeting & Exhibition (2010) p. 707-714.
(6) S. Kurosu, H. Matsumoto and A. Chiba: Mater. Lett. **64** (2010) 49-52.
(7) 黒須信吾，佐々木信之，松本洋明，李云平，小泉雄一郎，千葉晶彦：第151回日本金属学会講演概要集，(2012) S2.26.

3-1-4 窒素添加による生体用 Co–Cr–Mo 合金のナノ構造変化
―生体用 Co–Cr–Mo 合金における窒素添加の相安定性への影響と
新たな組織制御の可能性―

山中 謙太[*1)]　森 真奈美[**]　千葉 晶彦[*2)]

中心論文：K. Yamanaka, M. Mori and A. Chiba: Nanoarchitectured Co–Cr–Mo orthopedic implant alloys: Nitrogen-enhanced nanostructural evolution and its effect on phase stability, Acta Biomater. **9** (2013) 6259–6267.

生体用 Co–Cr–Mo 合金に窒素（N）を添加すると高温からの冷却中に生じる非熱的マルテンサイト変態が抑制され，延性・冷間加工性が著しく改善する．これまで，N 原子は母相である γ(fcc) 相中に固溶していると考えられていたが，本研究では透過電子顕微鏡を用いて γ 相中にナノ窒化物（Cr_2N）が形成していることを初めて見出した．$\gamma \rightarrow \varepsilon$ マルテンサイト変態の素過程である Shockley 部分転位のすべりに対してナノ窒化物が障害物として働くことを実験的に示し，N 添加による γ 相安定化メカニズムや力学特性への影響について明らかにした．

Our previous studies indicate that nitrogen (N) addition suppresses the athermal γ(fcc)$\rightarrow\varepsilon$(hcp) martensitic transformation of biomedical Co–Cr–Mo alloys and ultimately offers large elongation-to-failure and cold workability while maintaining high strength. We discovered the nanoscale nitride precipitates (Cr_2N) in the γ matrix of the N-containing alloys, and it was revealed that the nanoprecipitates function as obstacles to the glide of partial dislocations and consequently significantly affect the kinetics of the $\gamma\rightarrow\varepsilon$ martensitic transformation as well as mechanical properties of the alloys.

1. はじめに

生体用 Co–Cr 合金は耐食性や耐摩耗性に優れることから，人工関節や冠動脈用ステント，歯科補綴物などに幅広く応用されている．したがって，生体用 Co–Cr 合金に求められる特性は様々であるが，最も重要な応用分野の一つである人工股関節では体重の数倍にも及ぶ負荷に耐え得る高い力学特性が要求される．

これまでの研究において，生体用 Co–Cr–Mo 合金に微量の窒素（N）を添加すると高温からの冷却中に起こる非熱的 γ(fcc)$\rightarrow\varepsilon$(hcp) マルテンサイト変態が抑制され，引張延性や冷間加工性が著しく改善することを明らかにした[(1)–(3)]．さらに，N 添加と熱間加工を組み合わせることにより，従来材と比較し優れた強度・延性バランスを示す Co–Cr–Mo 合金が得られる[(4)(5)]．したがって，N 添加による γ 相の安定化は本合金の力学的挙動を考える上で極めて重要であるが，そのメカニズムについては必ずしも明らかになっていなかった．

本稿では，生体用 Co–Cr–Mo 合金におけるマルテンサイト変態と N 添加の関係について基礎的に調査した結果について紹介する．

2. N 添加による γ 相の安定化

図 1 に熱力学計算ソフト Thermo-Calc を用いて得られた Co–29Cr–6Mo–N（mass%）系計算状態図の垂直断面を示す[(6)]．本合金では 0.1 mass% 以上の N 添加により ε 相の形成が完全に抑制されるが[(3)]，図 1 では N 添加による γ/ε 相平衡への影響は見られない．これは，N が γ 相，あるいは ε 相にほとんど固溶せず，平衡状態では Cr_2N 相として存在するためと考えられる[(3)]．したがって，N 添加による γ 相安定化を熱力学的に説明することはできない．

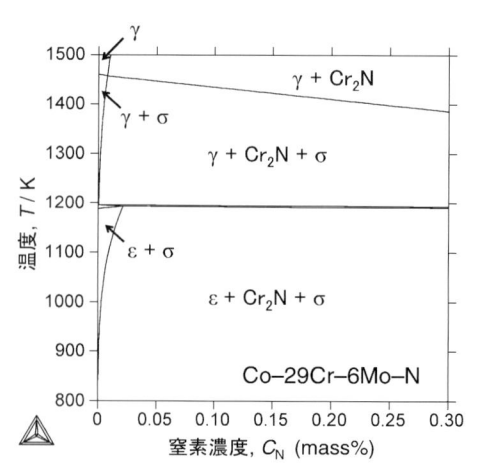

図 1　Co–29Cr–6Mo–N（mass%）系計算状態図の垂直断面．（文献(6) より改変し引用）

---

* 東北大学金属材料研究所；1)助教，2)教授（〒980-8577 宮城県仙台市青葉区片平 2-1-1）
** 仙台高等専門学校マテリアル環境工学科・助教（〒981-1239 宮城県名取市愛島塩手字野田山48）
　* 1)Kenta Yamanaka, 2)Akihiko Chiba (Institute for Materials Research, Tohoku University, Sendai)
** Manami Mori (Department of Materials Science and Engineering, Sendai National College of Technology, Natori)
　　e-mail: k_yamanaka@imr.tohoku.ac.jp
　　Keywords：Co–Cr–Mo 合金，組織制御，ナノ構造変化，Shockley 部分転位，マルテンサイト変態

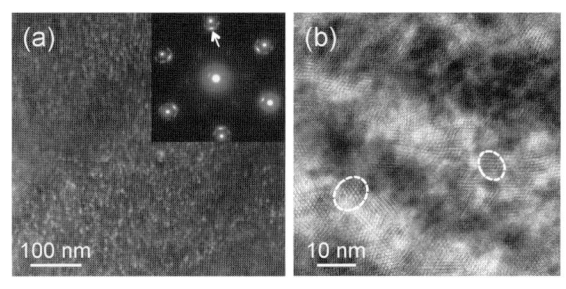

図2　Co-29Cr-6Mo-0.20N 合金熱処理材（1473 K）の（a）TEM 暗視野像および（b）HRTEM 像．（文献（6）より改変し引用）

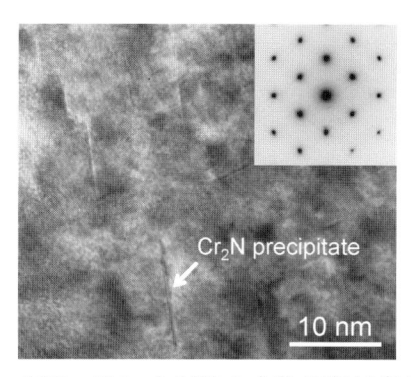

図3　Co-29Cr-6Mo-0.24N 合金熱処理材（1473 K）のHRTEM 像．（文献（3）より改変し引用）

3. N 添加によるナノ析出物の形成

N 添加に起因したγ相安定化メカニズムを明らかにするため，透過電子顕微鏡（TEM）を用いて N 添加した Co-29Cr-6Mo 合金の組織を詳細に調査した．図2は 1473 K で10分間熱処理を行った Co-29Cr-6Mo-0.20N 合金の TEM 暗視野像と高分解能電子顕微鏡（HRTEM）像である[6]．ナノサイズ（<10 nm）の析出物がγマトリックス中に均一に形成している様子が観察された．電子線回折の結果，これらのナノ析出物は平衡状態図から予測される Cr_2N 相であり，母相であるγ相の{111}面上に板状に形成していることが分かった（図3）[3]．このようなγ相におけるナノスケールの相分解は本研究により初めて見出されたものである．すなわち，従来，生体用 Co-Cr 合金中の N 原子はγ相中に固溶していると考えられてきたが，実際には熱力学計算から予想される Cr_2N 相の形成と密接に関連した相分解により析出物を形成していることが明らかになった．

上記のナノ析出物が本合金の相安定性に及ぼす影響を明らかにするため，塑性変形中の歪み誘起マルテンサイト変態とナノ析出物の関係について調査した．図4に室温圧縮試験により得られた Co-29Cr-6Mo-0.20N 合金の0.2％耐力の歪み速度依存性を示す[6]．一般に，fcc 金属・合金の流動応力は歪み速度依存性を示さないが，N 添加した Co-Cr-Mo 合金では0.2％耐力の顕著な歪み速度依存性が観察され，通常のfcc 金属・合金とは異なる他の塑性変形メカニズムが働いていることが示唆された．圧縮試験に用いた試験片ではいずれも転位は積層欠陥に拡張し，完全転位ではなく Shockley 部分転位のすべりが観察された．したがって，上記の流動応力の歪み速度依存性は N 添加した Co-Cr-Mo 合金における塑性変形が Shockley 部分転位と有効応力成分に影響を与える短範囲障害物（short-range obstacles）の相互作用により支配されていることを示している．本合金の場合，このような短範囲障害物はγ相中に析出したナノ窒化物に他ならない．Shockley 部分転位はマルテンサイト変態の素過程であるため，以上の結果より，N 添加によるγ相の安定化がナノ窒化物の形成に起因することが明らかになった．

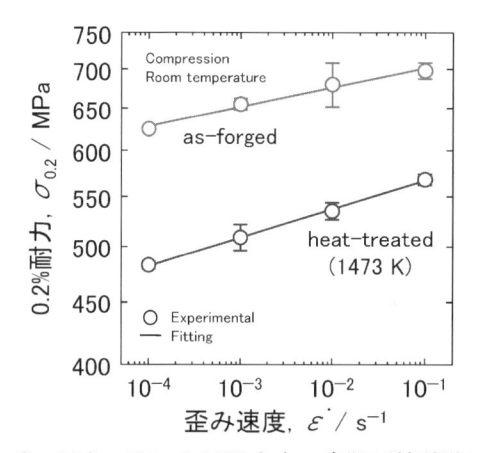

図4　Co-29Cr-6Mo-0.20N 合金の室温圧縮試験における0.2％耐力の歪み速度依存性．（文献（6）より改変し引用）

4. 将来展望

生体用 Co-Cr 合金では主に炭化物等の析出物を利用した組織制御が行われてきたが，十分な力学特性が得られないばかりか，耐摩耗性や耐食性を低下させる場合があった[7]-[9]．N 添加によるナノ析出物を利用することで本合金の力学特性を考える上で重要なマルテンサイト変態の制御が可能となり，新たな組織制御の可能性が示唆された．今後，より基礎的に N 添加に伴う相分解過程や力学特性との関係について明らかにすることが重要である．

文　献

(1) S.H. Lee, N. Nomura and A Chiba: Mater. Trans. **49** (2008) 260–264.
(2) M. Mori, K. Yamanaka, H. Matsumoto and A. Chiba: Mater. Sci. Eng. A **528** (2010) 614–621.
(3) K. Yamanaka, M. Mori and A. Chiba: J. Mech. Behav. Biomed. Mater. **29** (2014) 417–426.
(4) M. Mori, K. Yamanaka, S. Sato, K. Wagatsuma and A. Chiba: Metall. Mater. Trans. A **43** (2012) 3108–3119.
(5) K. Yamanaka, M. Mori and A. Chiba: Metall. Mater. Trans. A **43** (2012) 5243–5257.
(6) K. Yamanaka, M. Mori and A. Chiba: Acta Biomater. **9** (2013) 6259–6267.
(7) A. Chiba, K. Kumagai, N. Nomura and S. Miyakawa: Acta Mater. **55** (2007) 1309–1318.
(8) E. Battini, T. Eriksson, M. Boström, C. Leygraf and J. Pan: Electrochim. Acta **56** (2011) 9413–9419.
(9) Y. Liao, R. Pourzal, P. Stemmer, M. A. Wimmer, J. J. Jacobs, A. Fischer and L. D. Marks, J. Mech. Behav. Biomed. Mater. **12** (2012) 39–49.

3-1-5 生体用 Co-Cr-Mo 合金の結晶粒界でのマルテンサイト変態挙動
―力学挙動を支配する構造変化と双晶界面の役割の解明―

小泉雄一郎[*1)]　千葉晶彦[*2)]

中心論文：Y. Koizumi, S. Suzuki, K. Yamanaka, B.-S. Lee, K. Sato, Y. Li, S. Kurosu, H. Matsumoto and A. Chiba: Strain-induced martensitic transformation near twin boundaries in biomedical Co-Cr-Mo alloy with negative stacking fault energy, Acta Mater. **61** (2013) 1648-1661.

生体用 Co-Cr-Mo(CCM) 合金の力学挙動は，歪み誘起マルテンサイト (SIMT) に支配される．本研究では，焼鈍双晶界面近傍における SIMT で形成された ε-hcp 相の構造を詳細に解析した．高分解能電子顕微鏡観察により，ε-hcp 相の成長が双晶界面に平行な面で規則的に二原子層おきにせん断が生じ進行するのではなく，不規則な間隔で高密度な積層欠陥を残しながら進行することが明らかとなった．さらに，焼鈍双晶の両側で ε-hcp 相の厚みが異なり，その違いが界面の両側での歪みの不整合による内部応力によることも，EBSD-Wilkinson 法を用いた解析により解明された．

The mechanical behaviors of biomedical Co-Cr-Mo (CCM) alloys are dominated by strain induced martensitic transformation (SIMT). In this study, we analyzed in detail the substructures of ε-hexagonal close packed (hcp) phase formed by SIMT on a parallel pair of annealing twin boundaries (ATBs). HRTEM images indicated that the thickening of ε-hcp phase does not proceed regularly on every second atomic plane, but irregularly leaving a high-density of stacking faults. Furthermore, the thickness of ε-hcp phase was found to be different at ATBs on both sides of the twin. The difference was attributed to the internal stress due to strain incompatibility at the ATBs on the basis of residual stress analysis by EBSD-Wilkinson method.

1. はじめに

Co-Cr-Mo(CCM)合金は耐摩耗性，耐食性，強度に優れ，人工股関節・膝関節等のインプラント材料として用いられているが，超高齢化を背景に耐久性向上等，さらなる性能向上が望まれている．同合金の力学特性は歪み誘起マルテンサイト変態(SIMT)に支配され，例えば耐摩耗性は SIMT の発現で著しく向上する[1]．一方で SIMT は破壊の起点となり，成形加工プロセスを困難にする．これまでにその形成に対して結晶粒界の寄与が大きいこと，その寄与が粒界性格に強く依存することが示されている[2]．しかしながら，その機構は不明であり，その解明は本合金の特性向上に不可欠な課題である．本稿では，SIMT の発現への双晶界面の影響に注目し，双晶界面に平行なすべりで形成された構造を，走査電子顕微鏡-後方散乱電子顕微鏡回折(SEM-EBSD)と透過電子顕微鏡(TEM)で詳細に解析した結果を示し，SIMT による ε 相の成長への双晶界面の役割について述べる．

2. 塑性変形後の組織

(1) 表面組織と内部応力分布

図1に塑性歪み8%まで圧縮変形した CCM 合金の EBSD 測定結果を示す．双晶と母結晶で異なる面でのすべりが活動し(図1(a))，双晶界面に平行なすべりが生じた母結晶側に ε 相の形成(図1(b))が確認される．上側の双晶界面にのみ ε 相が認められ，この部分に 200 MPa 以上の内部応力が存在することが Wilkinson 法による解析で見出された(図1(c))．

(2) 透過電子顕微鏡(TEM)観察

上記の ε 相を含む双晶界面近傍の TEM 明視野像を図2に

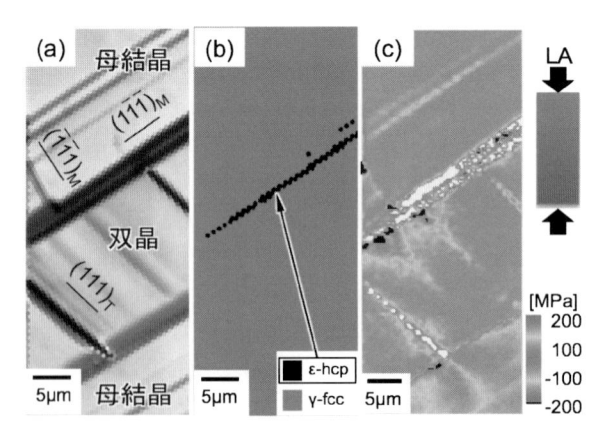

図1　塑性変形した生体用 Co-Cr-Mo 合金の双晶近傍の SEM-EBSD 解析結果．(a) Image quality (IQ) マップ，(b) Phase マップ，(c) Wilkinson 法にて評価した双晶界面に平行なせん断応力の分布(圧縮荷重時のせん断を正とする．白は +200 MPa 以上，黒は -200 MPa 以下)．(文献(3)より改変し引用)

---

* 東北大学金属材料研究所；1)准教授，2)教授(〒980-8577 宮城県仙台市青葉区片平 2-1-1)
  1)Yuichiro Koizumi, 2)Akihiko Chiba (Institute for Materials Research, Tohoku University, Sendai)
  e-mail: koizumi@imr.tohoku.ac.jp
  Keywords：Co-Cr-Mo 合金，双晶，歪み誘起マルテンサイト，組織制御，塑性変形

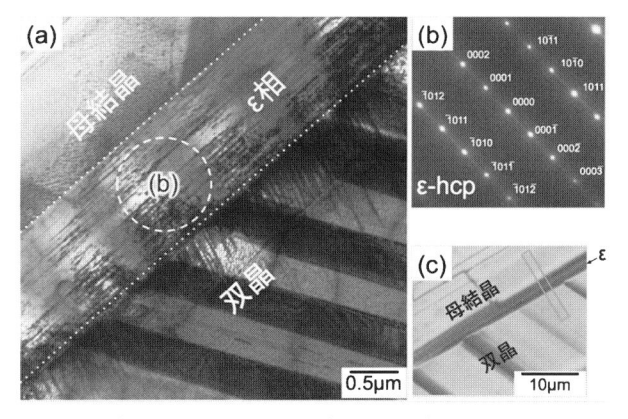

図2 生体用Co-Cr-Mo合金の塑性変形により双晶界面上に形成された歪み誘起マルテンサイトε相の断面TEM像．(a) 明視野像，(b)(a)の白破線円部の電子線回折図形，(c) 断面TEM観察した部分を示すSEM-EBSD像．（文献(3)より改変し引用）

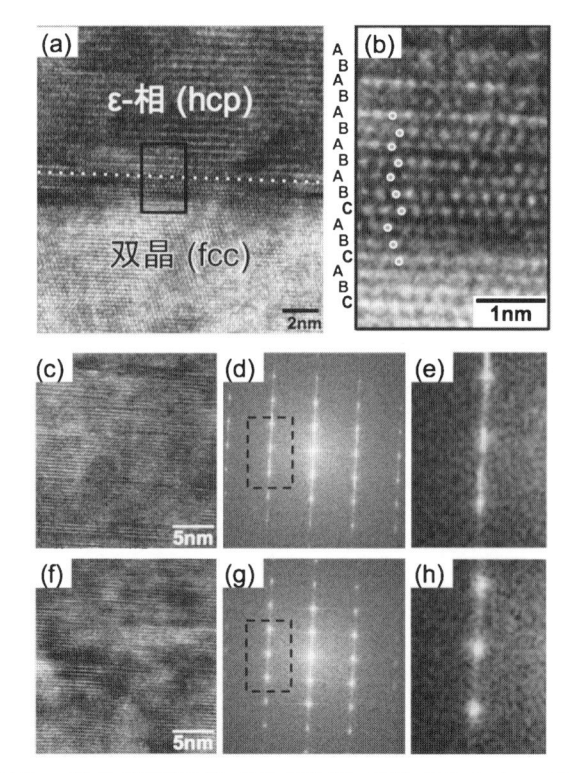

図3 双晶界面近傍でのSIMTで形成されたε相のHRTEM像．(a) 双晶界面とε相の界面，(b)(a)の四角枠部分の拡大．(c,f) ε相中の双晶から遠い側および近い側の格子像，(d,g)(c)と(f)のフーリエ変換像，(e,h)(d)と(g)中の点線で囲まれた部分の拡大像．（文献(3)より改変し引用）

示す．ε相の内部には欠陥の存在を示唆する線状の歪みコントラストが多く見られる．双晶とε相の界面およびε相内部高分解能透過電子顕微鏡（HRTEM）格子像を図3に示す．ε相内でも双晶からの距離により格子像は異なり，双晶から遠い側（図1(c)）で欠陥が多く，双晶に近い側（図1(f)）で欠陥が少ない．これはフーリエ変換像のストリークスが双晶から遠い側（図3(d)(e)）で強く，双晶に近い側（図3(g)(h)）で弱いことでも確認される．

このことは，ε相の成長は連続的ではなく，複数のε相が双晶界面からの距離の異なるすべり面上で生成しそれらが合体して進行することを示唆している．ε相中の欠陥は，ε相同士が出会った際に各ε相の(0001)面の積層に位相差がある際に残存するγ相つまりε相中の積層欠陥と理解される．また焼鈍双晶の両側の二つの双晶界面でε相の厚さに明確な違いが認められた．界面から少し離れた箇所にもε相が優先的に形成されることも見出された．その原因として双晶界面での塑性不適合性に起因する内部応力を検討し，Wilkinson法により内部応力を解析したところ，厚いε相が形成された界面ではSIMTを助長する応力場が，薄いε相が形成された界面ではSIMTを抑制する応力場が存在し，内部応力とSIMTの発現とに明確な相関が認められた．

3．まとめ

生体用Co-Cr-Mo合金の力学特性を支配するSIMT発現に対する双晶界面の影響を詳細に解析し，以下のことが明らかとなった．

- 双晶内外での双晶界面に平行なすべりの有無は，ショックレー部分転位の活動の難易で理解される．
- 双晶界面に平行なすべりにより，双晶界面直上と界面から僅かに離れた箇所でSIMTが発現する．
- SIMTによるε相の成長は，離散的なε相の薄層の生成とそれらの合体成長により生じる．
- 双晶界面近傍でのSIMT発現のしやすさは，界面の両側ですべりの違いによる内部応力で説明できる．

4．将来展望

今後は，SIMTの発現に対する合成組成や結晶粒径の影響[4][5]，繰り返し変形の影響[6]，新規プロセスである電子ビーム積層造形により製造されたCo-Cr-Mo合金[7]中の組織とそのSIMT発現の影響について調べる．その成果は，疲労破壊を抑制するための組織制御や，カスタムフィット人工関節製造に必要とされる基礎的知見となり，成形性と耐摩耗性の両方に優れるCo-Cr-Mo合金や，患者ごとに形状最適化された高信頼性人工関節の早期実現に寄与すると期待される．

文　献

(1) A. Chiba, K. Kumagai, N. Nomura and S. Miyakawa: Acta Mater. **55** (2007) 1309–1318.
(2) B.S. Lee, H. Matsumoto and A. Chiba: Mater. Lett. **65** (2011) 843–846.
(3) Y. Koizumi, S. Suzuki, K. Yamanaka, B.S. Lee, K. Sato, Y.P. Li, S. Kurosu, H. Matsumoto and A. Chiba: Acta Mater. **61** (2013) 1648–1661.
(4) K. Yamanaka, M. Mori and A. Chiba: Acta Biomater. **9** (2013) 6259–6267.
(5) Y. Koizumi, T. Nukaya, S. Suzuki, S. Kurosu, Y.P. Li, H. Matsumoto, K. Sato, Y. Tanaka and A. Chiba: Acta Mater. **60** (2012) 2901–2915.
(6) T. Mitsunobu, Y. Koizumi, B.S. Lee, Y.P. Li, H. Matsumoto and A. Chiba: Scr. Mater. **74** (2014) 52–55.
(7) S.H. Sun, Y. Koizumi, S. Kurosu, Y.P. Li, H. Matsumoto and A. Chiba: Acta Mater. **64** (2014) 154–168.

バイオマテリアル研究の最前線

3-2-1 生体用 Co-Cr-Mo 合金の結晶粒超微細化と力学特性
―動的再結晶を利用した生体用 Co-Cr-Mo 合金の結晶粒超微細化と窒素添加による高延性化―

山中 謙太[*1)]　森 真奈美[**]　千葉 晶彦[*2)]

中心論文：K. Yamanaka, M. Mori and A. Chiba: Enhanced mechanical properties of as-forged Co-Cr-Mo-N alloys with ultrafine-grained structures, Metall. Mater. Trans. A **43** (2012) 5243-5257.

熱間加工中に発現する動的再結晶に着目し，平均結晶粒径 1 μm 以下の超微細粒 (UFG) 組織を有する生体用 Co-Cr-Mo 合金の作製に成功した．結晶粒の微細化とともに引張強度が著しく増加したが，特に UFG 材では熱間鍛造中に結晶粒内に導入された格子欠陥が強度上昇に寄与していることが示唆された．さらに，熱間鍛造材に窒素を微量添加することで，高強度を維持したまま高延性化が可能であることが分かった．したがって，結晶粒超微細化と窒素添加を組み合わせた新たな組織制御指針は Co-Cr-Mo 合金の力学特性の改善において極めて有効であることが明らかとなった．

The ultrafine-grained (UFG) Co-Cr-Mo alloys with mean grain sizes less than 1 μm have been successively fabricated by conventional hot forging process. Significant grain refinement drastically enhanced tensile strength; dislocations residual in the grains also play a crucial role for strengthening of the UFG-structured alloys. We have revealed that the addition of nitrogen improves the ductility of the UFG alloys remarkably with maintaining high strength. The present method characterized by ultragrain refinement in conjunction with nitrogen addition provides a potent strategy to obtain superior combination of high strength and adequate ductility.

1. はじめに

生体用 Co-Cr-Mo 合金は耐食性・耐摩耗性に優れることから，人工関節や冠動脈用ステント，歯科補綴物等，様々な医療用デバイスに応用されている．中でも，人工股関節には体重の数倍にも及ぶ大きな負荷が働くため，それに用いられる生体用 Co-Cr-Mo 合金には高い力学特性が要求される．今日では若年層への人工股関節置換術の適用も一般的になっており，長期にわたって使用可能な，耐久性に優れた「超長寿命型人工股関節」が強く求められている．

本稿では，高強度・高延性の生体用 Co-Cr-Mo 合金の開発を目的に，熱間加工中に発現する動的再結晶を利用した結晶粒超微細化とその力学特性への影響について調べた結果を紹介する．

2. 生体用 Co-Cr-Mo 合金の積層欠陥エネルギーと動的再結晶挙動

fcc 構造を有する金属および合金の塑性変形挙動や力学特性は積層欠陥エネルギーに大きく依存する．図 1 に Olson and Cohen[1] により提案された熱力学モデルを用いて計算した Co-29Cr-6Mo (mass%) 合金の積層欠陥エネルギー (SFE) の温度依存性を示す[2][3]．比較のため，オーステナイト系の

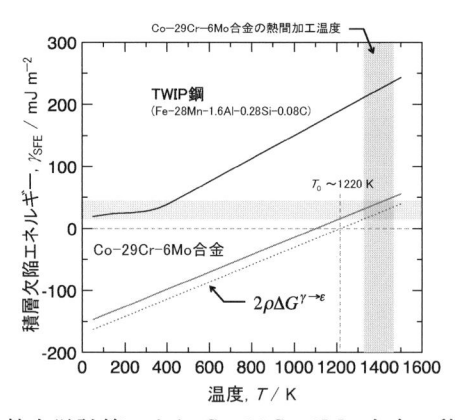

図1　熱力学計算により Co-29Cr-6Mo 合金の積層欠陥エネルギーの温度依存性．（文献(2)(3)より改変し引用）

TWIP (twinning-induced plasticity) 鋼[4] における計算結果を併せて示す．本合金の熱間加工温度域 (1323〜1473 K) における SFE は平均で約 40 mJ·m^{-2} と非常に低く，TWIP 鋼の SFE の室温における値 (20.5〜42 mJ·m^{-2}) とほぼ等しい．したがって，本合金では熱間加工であっても転位拡張や変形双晶の導入が起こり，それに起因した特異な動的再結晶が発現する[2][3]．

図 2 に種々の加工条件（温度，歪み速度）にて圧縮率 60％ (真歪み 0.92) の熱間加工を施した Co-29Cr-6Mo 合金の平均結晶粒径 (d) を熱間加工条件を表す Zener-Hollomon パラ

---

* 東北大学金属材料研究所；1) 助教，2) 教授（〒980-8577 宮城県仙台市青葉区片平 2-1-1）
** 仙台高等専門学校マテリアル環境工学科・助教（〒981-1239 宮城県名取市愛島塩手字野田山 48）
　* 1) Kenta Yamanaka, 2) Akihiko Chiba (Institute for Materials Research, Tohoku University, Sendai)
** Manami Mori (Department of Materials Science and Engineering, Sendai National College of Technology, Natori)
　　e-mail: k_yamanaka@imr.tohoku.ac.jp
　　Keywords：Co-Cr-Mo 合金，組織制御，力学特性，動的再結晶，超微細粒組織，窒素添加

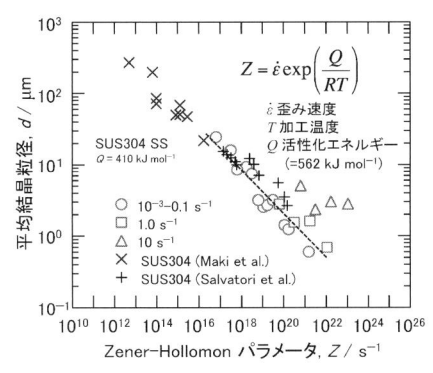

図2 Co-29Cr-6Mo合金の熱間圧縮試験後の平均結晶粒径と熱間加工条件の関係．（文献(2)より改変し引用）．

メータ(Z)に対してプロットした結果を示す．本合金においても一般的な動的再結晶と同様に低温・高歪み速度条件に相当する高Z域においてより微細な結晶粒組織となった．しかしながら，本合金では比較のため示したSUS304オーステナイトステンレス鋼よりも結晶粒組織は微細となり，1323 K，0.1 s^{-1}の条件において最小の$d = 0.6$ μmとなることが明らかとなった．一般的にこのような超微細粒化されたバルク体の作製には強歪み加工等の特殊な方法が必要であることから，本合金の動的再結晶挙動は学術的にも興味深い．

3. 熱間鍛造により作製した生体用Co-Cr-Mo合金超微細粒材の力学特性

窒素含有量が0 mass%および0.12 mass%の2種類のCo-29Cr-6Mo合金(それぞれ，N-free，N-doped)の熱間鍛造を行った[5]．いずれの合金においても圧下率83%の熱間鍛造後にはサブミクロンオーダーの結晶粒組織が得られた．図3に各合金の熱間鍛造材の室温引張試験により得られた応力-歪み曲線を示す．作製した熱間鍛造材では極めて高い強度が得られた．このような著しい高強度化は結晶粒微細化に加えて結晶粒内に多量に導入された転位，積層欠陥，変形双晶等の格子欠陥に起因することが示唆された[6]．

図4に本研究で作製した83%熱間鍛造材における0.2%耐力と破断伸びの関係をこれまでに報告されている生体用Co-Cr-Mo合金の引張特性とともに示す[7]．N-doped合金の熱間鍛造材は従来のCo-Cr-Mo合金よりも優れた引張特性を有していた．これに対して，N-free合金の熱間鍛造材はN-doped合金と同様に著しく高強度化されているものの，引張延性に乏しいため，従来材と同等の強度・延性バランスとなった．超微細粒材の変形メカニズムは粗大粒材と同様に歪み誘起$\gamma \to \varepsilon$マルテンサイト変態と密接に関係しており，窒素添加によるγ相の安定化が高延性化に寄与していると考えられる．以上より，「熱間加工と窒素添加を組み合わせた組織制御」が強度・延性バランスの改善に極めて有効であることが明らかとなり，力学特性に優れたNi-free Co-Cr-Mo合金の実用化に資する重要な知見が得られた．

4. 将 来 展 望

熱間加工中に発現する動的再結晶を利用して超微細粒組織

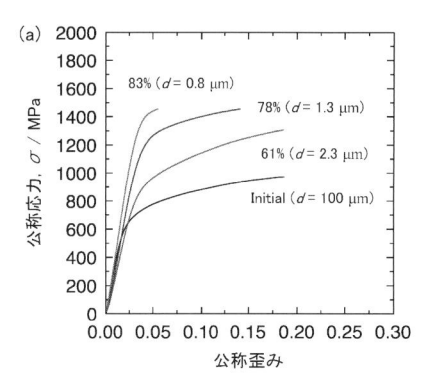

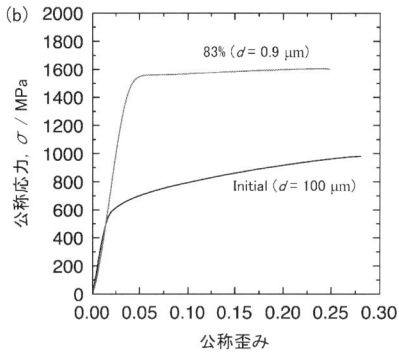

図3 Co-29Cr-6Mo合金熱間鍛造材の引張特性：(a) N-freeおよび(b) N-doped．（文献(5)より改変し引用）

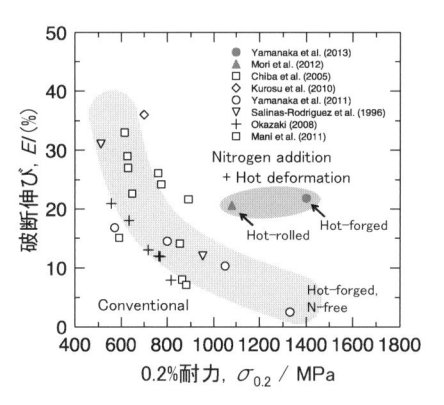

図4 生体用Co-Cr-Mo合金超微細粒材の強度・延性バランスと従来材との比較．（文献(7)より改変し引用）

を有する生体用Co-Cr-Mo合金の作製に成功した．従来の熱間鍛造設備を利用することが可能であり，実用的にも重要である．窒素の微量添加により延性が大きく改善し，高強度・高延性のCo-Cr-Mo合金として幅広い用途への適用が期待される．

文 献

(1) G.B. Olson and M. Cohen: Metall. Trans. A **7** (1976) 1897-1904.
(2) K. Yamanaka, M. Mori, S. Kurosu, H. Matsumoto and A. Chiba: Metall. Mater. Trans. A **40** (2009) 1980-1994.
(3) K. Yamanaka, M. Mori and A. Chiba: Metall. Mater. Trans. A **43** (2012) 4875-4887.
(4) S. Curtze, V.-T. Kuokkala, A. Oikari, J. Talonen and H. Hanninen: Acta Mater. **59** (2011) 1068-1076.
(5) K. Yamanaka, M. Mori and A. Chiba: Metall. Mater. Trans. A **43** (2012) 5243-5257.
(6) K. Yamanaka, M. Mori and A. Chiba: Acta Biomater. **9** (2013) 6259-6267.
(7) M. Mori, K. Yamanaka, S. Sato, K. Wagatsuma and A. Chiba: Metall. Mater. Trans. A **43** (2012) 3108-3119.

3-2-2 歯科用 Co-Cr-Mo 合金の組織と機械的性質に及ぼす クロムと窒素の影響
―Cr および N を添加した歯科用 Co-Cr-Mo 合金の開発―

野 村 直 之*

中心論文：K. Yoda, Suyalatu, A. Takaichi, N. Nomura, Y. Tsutsumi, H. Doi, S. Kurosu, A. Chiba, Y. Igarashi and T. Hanawa: Effects of chromium and nitrogen content on the microstructures and mechanical properties of as-cast Co-Cr-Mo alloys for dental applications, Acta Biomater. 8 (2012) 2856-2862.

高クロムかつ高窒素濃度を含有する Co-Cr-Mo 合金を歯科鋳造法により作製し，その組織と機械的性質について歯科応用の観点から評価した．クロム濃度が増加するに従って含有する窒素濃度が増加し，γ相の格子定数が増加した．窒素を添加した合金では Cr 濃度の増加に伴って強度と伸びが同時に向上した．特に Co-33Cr-5Mo-0.3N 合金は鋳造ままで歯科用合金の国際規格(ISO22764)で最も高い強度が要求されるタイプ5を満足し，クラスプおよび義歯床用 Co-Cr-Mo 合金として優れた性質を兼備することが分かった．

The Co-Cr-Mo alloys containing high chromium and high nitrogen content were fabricated through dental casting, and their microstructure and mechanical properties were investigated for partial denture applications. As the chromium content increased, the nitrogen content and the lattice parameter of the γ phase increased. The 0.2% proof strength, UTS, and elongation simultaneously increased with increasing chromium content in the nitrogen-added alloys. Especially, the Co-33Cr-5Mo-0.3N alloy satisfied the type 5 criteria in ISO22764 and will be suitable for clasp and denture alloys.

1. はじめに

コバルトクロムモリブデン(Co-Cr-Mo)合金は優れた強度と耐食性を示すことから，可撤性部分義歯床として幅広く使用されている[1][2]．部分床義歯はクラスプと呼ばれる鉤を用いて残存歯に固定されるため，クラスプは部分床とともに一塊鋳造されることが多い．部分床は咀嚼時にたわむことなく義歯を支える必要があり，クラスプには残存歯に把持するためのバネ性(弾性率)が要求される[3][4]．一方でクラスプは義歯との脱着を行う部分であることから，緩みを再調整するための延性が必要となる．高強度で高弾性率を示す Co-Cr-Mo 合金は部分床としての要求特性を備えているが，延性が低くクラスプとしての特性としては十分ではなく，特に延性の改善が求められている．Co-Cr-Mo 合金の延性改善にはニッケル(Ni)添加が有効であるが，Ni は人体にアレルギー性を示す元素であり，その使用は制限されている[5]．したがって Ni 以外で為害性のない元素を利用して Co-Cr-Mo 合金の延性改善を行う必要がある．著者らは，これまでに窒素添加による Co-Cr 合金の延性改善に成功しており，その歯科分野への適用が切望されていた[6]．本稿では，歯科鋳造機により作製した窒素添加 Co-Cr-Mo 合金の組織と機械的性質について紹介する[7]．

2. Co-Cr-Mo 合金の組織に及ぼす Cr と窒素の影響

本研究では，Co-Cr-Mo 合金に含有する Cr 濃度を20～33%とし，Mo 濃度を5%に固定した．これに窒化クロム(Cr_2N)を窒素源として2%添加し合金の溶解を行い，母合金を作製した．窒化クロムを添加，あるいは添加しない合金を窒素添加合金，窒素無添加合金とそれぞれ呼称する．図1に Co-xCr-5Mo 合金歯科鋳造体の X 線回折図形を示す．窒素無添加合金においては Cr 濃度に関係なく γ相(fcc)と ε 相

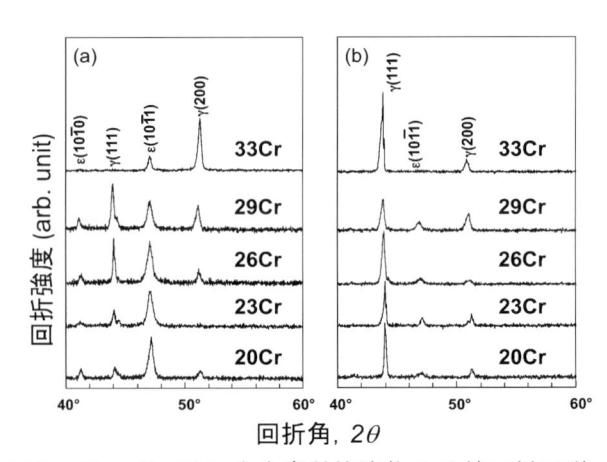

図1 Co-xCr-5Mo 合金歯科鋳造体の X 線回折図形．(a)窒素無添加合金，(b)窒素添加合金．(文献(7)より改変し引用)

---

* 東北大学大学院工学研究科材料システム工学専攻・准教授(〒980-8579 宮城県仙台市青葉区荒巻字青葉 6-6-02)
Naoyuki Nomura (Department of Materials Processing, Tohoku University, Sendai)
e-mail: nnomura@material.tohoku.ac.jp
Keywords：Co-Cr-Mo 合金，窒素添加，機械的性質，歯科鋳造

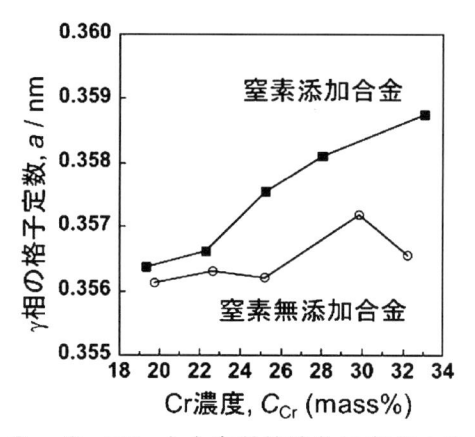

図2 Co-xCr-5Mo合金歯科鋳造体に存在するγ相の格子定数．（文献(7)より改変し引用）

(hcp)が観察されるが，窒素添加合金においてはε相（hcp）からの回折ピークは小さくなり，特に33Crではほぼγ相(fcc)のみとなる．

図2にCo-33Cr-5Mo合金歯科鋳造体に存在するγ相の格子定数を示す．窒素無添加合金においてはCr濃度にかかわらず格子定数に殆ど変化が見られないが，窒素添加合金においてはCr濃度が上昇するに伴って格子定数が増加することが分かる．組成分析の結果，窒素添加合金に含有する窒素濃度はCr濃度の増加とともに上昇することから，窒素添加合金における格子定数の増加は固溶窒素濃度の増加によるものであることが分かる．

3. Co-Cr-Mo合金の機械的性質に及ぼすCrと窒素の影響

図3，図4にCo-33Cr-5Mo合金歯科鋳造体の応力–歪み線図と機械的性質を示す．窒素無添加合金では，Cr濃度に依存せず類似した曲線を示し，0.2％耐力，引張強さおよび伸びに大きな変化は見られない．

窒素添加合金では，Cr濃度の増加，すなわち窒素濃度の増加に伴って強度と伸びが同時に増加した．加工硬化挙動もCr濃度の増加とともに変化し，低Cr濃度では高い加工硬化を示すが高Cr濃度では低下している様子が伺える．歪み誘起マルテンサイト変態により変形が進行するオーステナイト鋼では，(111)面に沿った板状εマルテンサイトの形成が塑性変形を阻害するために高い加工硬化係数を示すことが知られており[8]，今回の窒素無添加合金の結果と一致する．しかし窒素添加合金では加工硬化が抑制されることや，伸びが増加するにもかかわらずεマルテンサイト形成量が減少することから，歪み誘起マルテンサイト変態から双晶やすべり変形等，他の変形モードへの変化を示唆している．Co-Cr-Mo合金の変形挙動に及ぼす窒素添加の影響に関して，今後詳細に検討を続けていく必要がある．

4. 将来展望

本稿では，窒素を添加したCo-Cr-Mo合金の歯科鋳造を行い，その組織と機械的性質について紹介した．Cr濃度の

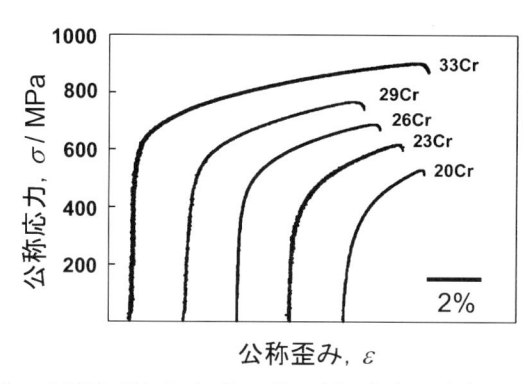

図3 窒素を添加したCo-xCr-5Mo合金の応力–歪み線図．（文献(7)より改変し引用）

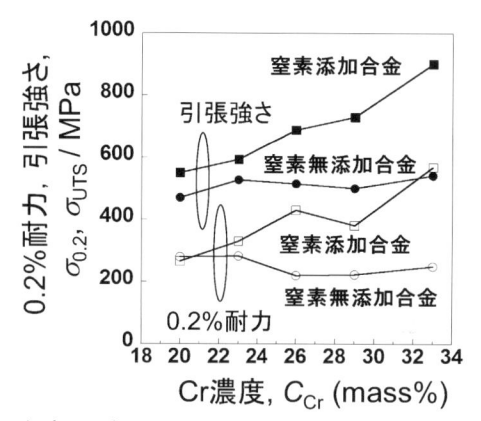

図4 窒素を添加したCo-xCr-5Mo合金の機械的性質．（文献(7)より改変し引用）

増加とともに窒素含有量が増加し，強度と伸びが同時に改善されることが明らかとなった．特にCo-33Cr-5Mo-0.3N合金が優れた機械的性質を示し，歯科鋳造用合金の国際規格(ISO22674)を満足する[9]．現在では歯科鋳造により部分義歯床を作製し，メッシュやクラスプまで一塊鋳造が可能である．耐食性に関してもCrの増加により金属溶出量も低減する．以上より，従来合金より高濃度でCrと窒素を含有する本合金は，延性と耐食性に優れた歯科鋳造用Co-Cr-Mo合金として実用化が期待できる．

文　献

(1) R. Craig, J. Powers and J. Wataha: Dental materials: Properties and manipulation. 7th ed., Mosby, St. Louis, (2000) 229–31.
(2) J. Powers and R. Sakaguchi: Craig's restorative dental materials. 12th ed., Mosby, St Louis, (2006), 386–393.
(3) J. Barbenel: J. Dent. Res. **50** (1971) 586–589.
(4) Z. Ben–Ur, S. Matalon, I. Aviv and H. Cardash: J. Prosthet. Dent. **62** (1989) 557–562.
(5) E. McGinley, G. Fleming and G. Moran: Dent. Mater. **27** (2011) 1295–1306.
(6) S–H. Lee, N. Nomura and A. Chiba: Mater. Trans. **49** (2008) 260–264.
(7) K. Yoda, Suyalatu, A. Takaichi, N. Nomura, Y. Tsutsumi, H. Doi, S. Kurosu, A. Chiba, Y. Igarashi and T. Hanawa: Acta Biomater. **8** (2012) 2856–2862.
(8) S. Kubota, Y. Xia and Y. Tomota: ISIJ Int. **38** (1998) 474–481.
(9) ISO22764: Dentistry–Metallic Materials for Fixed and Removal Restorations and Appliances. Geneva, (2006) 4–5.

バイオマテリアル研究の最前線

3-2-3　レーザー積層造形法により作製した歯科用 Co-29Cr-6Mo 合金の組織と機械的性質
―レーザー積層造形法による Co-29Cr-6Mo 合金の特性改善―

野　村　直　之*

中心論文：A. Takaichi, Suyalatu, T. Nakamoto, N. Joko, N. Nomura, Y. Tsutsumi, S. Migita, H. Doi, S. Kurosu, A. Chiba, N. Wakabayashi, Y. Igarashi and T. Hanawa: Microstructures and mechanical properties of Co-29Cr-6Mo alloy fabricated by selective laser melting process for dental applications, J. Mech. Behav. Biomed. Mater. **21** (2013) 67-76.

レーザー積層造形法により Co-Cr-Mo 合金を造形し，その組織，機械的性質および金属溶出について歯科応用の観点から評価した．積層造形法により作製した Co-Cr-Mo 合金の組織は粉末積層方向に伸長した柱状晶から構成され，その内部には微細なセル状デンドライトが存在した．積層造形体の特異な組織形成により，本造形体の0.2％耐力，引張強さおよび伸びは同一組成の歯科鋳造材と比較して高い値を示し，歯科用合金の国際規格（ISO22764）の中で最も高い強度が要求されるタイプ5を満足した．

The selective laser melting (SLM) process was applied to a Co-29Cr-6Mo alloy, and its microstructure, mechanical properties, and metal elution were investigated to determine whether the fabrication process was suitable for dental applications. The microstructure obtained was unique with fine cellular dendrites in the elongated grains parallel to the building direction. Due to the unique microstructure, the yield strength, UTS, and elongation were higher than those of the as-cast alloy and satisfied the type 5 criteria in ISO22764.

1. はじめに

現在，義歯メタルフレームを始めクラウン，ブリッジ等の金属を使用する歯科補綴物の大半は鋳造法により作製される[1][2]．歯科鋳造法では複雑な形態が作製可能であり，良好な鋳造精度と適合性に優れる特徴がある．しかし技工操作が煩雑であり，歩留まりが低いなどの問題点が指摘されている．加えて歯科鋳造時に発生する鋳造欠陥は補綴物の破損の原因となることから，新たな歯科補綴物作製プロセスが検討されている．そこで著者らは3次元積層造形法の一つである，レーザー積層造形法に着目した．本方法では，金属粉末を敷き詰めて必要な箇所にレーザーを照射し，得られる熱エネルギーにより粉末を焼結または凝固させる．レーザーの照射は，目的とする造形体の3次元CADデータを基に作成した2次元スライスデータに沿って行われる．造形体一層分のレーザーを照射した後に粉末一層分の厚みだけステージを下降させ，粉末を再度敷き詰める．その上に次層分のレーザーを照射していく．このプロセスを繰り返すことで立体を造形する．この技術ではレーザーを照射しない粉末は再利用可能なため，歩留まりよく任意形状を成形できる利点がある．本稿では，歯科用コバルトクロム合金（Co-29Cr-6Mo）にレーザー積層造形法を適用し，その造形体の組織と機械的特性について紹介する[3]．

2. レーザー積層造形により作製したCo-Cr-Mo合金の組織と機械的性質

図1にレーザー積層造形体のSEM組織写真を示す．(a)は粉末積層方向に対して垂直，(b)は粉末積層方向に対して平行な断面における組織である．垂直断面おいては，直径2～3 μm程度のセル状のデンドライトに埋め尽くされている様子が観察される．図1(b)の観察結果から，セル状デンドライトの形状は等方的ではなく，粉末積層方向に伸長していることが判明した．セルバウンダリーには析出物の存在も確認され，析出物も積層方向に伸長している様子が観察された．

XRDにより積層造形体の構成相を調べた結果，ほぼγ相

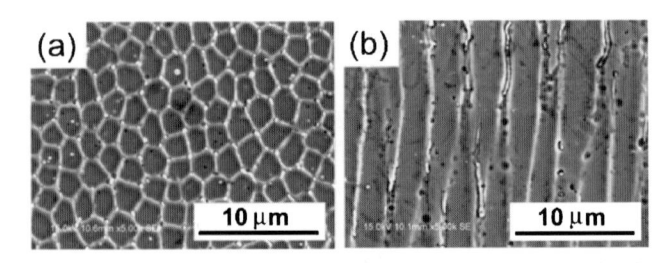

図1　積層造形体の走査型電子顕微鏡写真．粉末積層方向に対して，(a) 垂直断面，(b) 平行断面．（文献(3)より改変し引用）

---

* 東北大学大学院工学研究科材料システム工学専攻・准教授（〒980-8579 宮城県仙台市青葉区荒巻字青葉6-6-02）
Naoyuki Nomura (Department of Materials Processing, Tohoku University, Sendai)
e-mail: nnomura@material.tohoku.ac.jp
Keywords：Co-Cr-Mo 合金，レーザー積層造形法，歯科応用，セル状デンドライト，優先的結晶成長

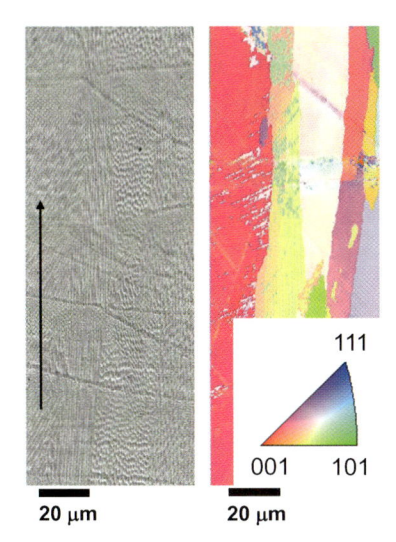

図2 積層造形体の走査型電子顕微鏡写真とEBSDによる結晶方位分布図．観察面は粉末積層方向に対して平行[3]．

(fcc)単相であった．窒素を含有しないCo–Cr–Mo合金鋳造体では，溶融状態から冷却される際にγ相からε相へマルテンサイト変態が生じ，室温では板状のε相が多量に形成される[4][5]．このε相の形成は，合金組成の他に合金内に形成する結晶粒の大きさに依存する[6]．鋳造材においては，粗大結晶粒が形成するために，マルテンサイト変態に対して抵抗となる結晶粒界の数が少ないためにε相が形成されやすい．一方，レーザー積層造形法により作製した本合金の結晶粒は微細であるために，マルテンサイト変態が進行しにくい組織となっているものと考えられる．

図2に粉末積層方向に対して平行な面において観察した反射電子像とγ相に対する結晶方位マップを示す．幅約20 μm程度の柱状晶が粉末積層方向に沿って伸長している様子が伺える．結晶方位分布を解析した結果，柱状晶の優先成長方向は⟨001⟩であることが分かった．この傾向は，積層造形時のエネルギー密度によって変化した．エネルギー密度が高い場合には⟨001⟩の集積が弱まり，低い場合には逆の傾向が見られる．エネルギー密度が高い場合にはレーザーのハッチング間隔が狭いために溶融部が重なり，同じ部分で溶融と焼鈍が繰り返し行われることになる．そのため結晶配向にばらつきが生じたものと推測される．

積層造形体と鋳造体の機械的性質を引張試験により評価した結果，積層造形体の0.2%耐力，引張強さおよび伸びは，鋳造体と比較して高い値を示し，歯科鋳造用合金の国際規格(ISO22674)を満足する[7]．積層造形体に見られる微細結晶粒，CrおよびMoが濃化したセル状デンドライトや針状析出物により優れた機械的性質が発現しているものと考えられる．投入エネルギーの低下に従って0.2%耐力，引張強さおよび伸びが低下したが，これは不十分な溶融による気孔率の増加が原因として考えられる．

図3に1%乳酸中に浸漬した積層造形体から溶出した金属量を示す．CrやMo溶出量に比べてCo溶出量が大きい傾向は，積層造形体と鋳造体の両方に観察される．しかし，積層造形体からのCo溶出量が鋳造体の半分程度となったことは注目すべき結果である．Coは金属元素の中では毒性が比較的高く，その溶出を抑制する必要があることから，積層造形法はCo–Cr–Mo合金の耐食性向上の観点からも有望なプロセスであるといえる．

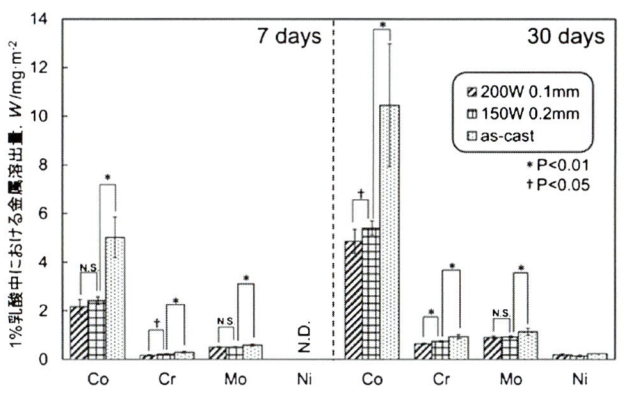

図3 1%乳酸中に浸漬した積層造形体からの金属溶出量．（文献(3)より改変し引用）

3．将来展望

本稿では，レーザー積層造形法によりCo–29Cr–6Mo合金を作製し，その組織と機械的特性について紹介した．レーザー積層造形法には，これまでの加工技術では不可能であった複雑形状を作製できる利点があり，テーラーメード医療への応用が期待できる．これに加えて，積層造形体に観察される組織は鋳造材とは大きく異なる特徴を持ち，強度と伸びは鋳造材を大きく上回り，かつ耐食性に関しても鋳造材より優れた性質を示すことが明らかとなった．積層造形体には，造形条件により気孔が含有する可能性があり，疲労強度に大きく影響を与えるものと推測される．今後は積層造形体の残留気孔量と疲労との関係を詳細に調べ，実用化を推進していく必要がある．

文献

(1) J. Wataha: J. Prosthet. Dent. **87** (2002) 351–363.
(2) R. Craig, J. Powers and J. Wataha: Dental materials: Properties and manipulation. 7th ed., Mosby, St. Louis, (2000) 229–231.
(3) A. Takaichi, Suyalatu, T. Nakamoto, N. Joko, N. Nomura, Y. Tsutsumi, S. Migita, H. Doi, S. Kurosu, A. Chiba, N. Wakabayashi, Y. Igarashi and T. Hanawa: J. Mech. Behav. Biomed. Mater. **21** (2013) 67–76.
(4) S-H Lee, T. Uchikanezaki, N. Nomura, M. Nakamura and A. Chiba: Mater. Trans. **48** (2007) 1084–1088.
(5) S-H. Lee, N. Nomura and A. Chiba: Mater. Trans. **48** (2007) 2207–2211.
(6) P. Huang and H. Lopez: Mater. Lett. **39** (1999) 249–253.
(7) ISO22764: Dentistry–Metallic Materials for Fixed and Removal Restorations and Appliances. Geneva, (2006) 4–5.

バイオマテリアル研究の最前線

3-3-1 高炭素鋳造・低炭素鍛造 Co-29Cr-6Mo 合金の生体環境中での同種材ピンオンディスク摩耗挙動
―生体用 Co-Cr 合金の耐摩耗特性と歪み誘起マルテンサイト変態の役割―

千 葉 晶 彦*

中心論文：A. Chiba, K. Kumagai, N. Nomura and S. Miyakawa: Pin-on-disk wear behavior in a like-on-like configuration in a biological environment of high carbon cast and low carbon forged Co-29Cr-6Mo alloys, Acta Mater. **55**（2007）1309-1318.

擬似生体液（Hanks 液）中での生体用 Co-Cr-Mo 合金の摩耗挙動に対する炭化物と微細組織の影響を調べるために，Ni と C を添加していない鍛造 Co-Cr-Mo 合金と ASTM F 75 に準拠した高炭素鋳造 Co-Cr-Mo 合金の同種材の摩耗挙動をピンオンディスク型摩耗試験機により評価した．ASTM F 75 合金は粗大な結晶組織と炭化物析出に起因してアブレッシブ摩耗が促進されるため，鍛造 Co-Cr-Mo 合金の摩耗量は鋳造 Co-Cr-Mo 合金に比べて少ないことが分かった．析出炭化物がなく，微細な結晶粒を有する組織は炭化物析出硬化された鋳造 Co-Cr-Mo 合金に比べて歪み誘起マルテンサイト変態しやすく，同種材組み合わせの摩耗，特に表面疲労摩耗に対して強い摩耗抵抗を示す．

In order to examine the effects of carbides and microstructures on the wear behavior of a biomedical Co-Cr-Mo alloy in Hanks' solution, the wear behavior of a forged Co-Cr-Mo alloy without addition of Ni and C and a high carbon cast Co-Cr-Mo alloy sliding against themselves have been investigated using a pin-on-disk type wear testing machine. The wear loss of the forged Co-Cr-Mo alloy was found to be much smaller than that of the cast Co-Cr-Mo alloy. Carbide precipitation in the coarse-grained structure of the cast Co-Cr-Mo alloy would account for the higher abrasive wear loss. The forged Co-Cr-Mo alloy, with no carbide and a refined grain size, which is more prone to strain-induced martensitic transformation, would exhibit excellent like-on-like wear resistance, mostly against surface fatigue wear, compared to the carbide-hardened cast Co-Cr-Mo alloy.

1. はじめに

関節の機能が失われた際，その機能を補うために人工関節への置換が行われる．現在，最も広く利用されているのが，ポリエチレンと金属を対にした Metal-on-Polymer 型人工関節と呼ばれるものである．この人工関節が使われ続けてきた理由として，非常に低摩擦であるということが挙げられる．しかし，近年，ポリエチレン摩耗粉が骨溶解を引き起こすことが問題視されている[1]．この問題を解決する手段に，関節部分をすべて金属材料で構成した Metal-on-Metal 型人工関節があり，この際に用いられる金属材料として，耐摩耗性，生体適合性に優れた Co-Cr-Mo 合金が最も適している．優れた Metal-on-Metal 型人工関節を造るためにも，Co-Cr-Mo 合金のさらなる改良が必要である．

従来，高濃度の C を含有する Co-Cr-Mo 合金の方がMetal-on-Metal 型の人工関節として耐摩耗特性に優れるとされてきたが[2]，真偽は確立されていない．本研究の目的は，高濃度 C を含有する ASTM 規格 Co-Cr-Mo 合金と本研究室が開発中の低濃度 C の高温鍛造合金の摩擦摩耗特性を調べ，Metal-on-Metal 型人工関節材料に最適な合金組織に関する知見を得ることである．

2. 実験方法

実験に用いた試料は，鍛造 Co-Cr-Mo 合金と，ASTM F 75 準拠の鋳造 Co-Cr-Mo 合金である．ASTM F 75 合金は，精密鋳造により作製されているのに対して，鍛造 Co-Cr-Mo 合金には熱間鍛造が施されている．表1にこの2合金の主な成分の組成を示す．この2合金では C および Ni の含有量が異なっている．

摩耗試験は，1週間連続で摩耗試験を行った後に比摩耗量（単位荷重，単位距離当たりの摩耗量）を算出する「Continuous test」と，6時間ごとに摩耗量を算出し，168時間（1週間）分の摩耗量の積算から比摩耗量を算出する「Resting test」の2種類の試験を行った．

表1　Co-Cr-Mo 合金の主な組成．

(mass%)

	Cr	Mo	Ni	C	Co
鍛造 Co-Cr-Mo	28.42	5.92	0.03	0.067	Bal.
ASTM F 75	27-30	5-7	≦0.5	≦0.35	Bal.

---

* 東北大学金属材料研究所・教授（〒980-8577 宮城県仙台市青葉区片平 2-1-1）
　Akihiko Chiba（Institute for Materials Research, Tohoku University, Sendai）
　e-mail: a.chiba@imr.tohoku.ac.jp
　Keywords：バイオマテリアル，Co 合金，摩耗，マルテンサイト変態，鍛造

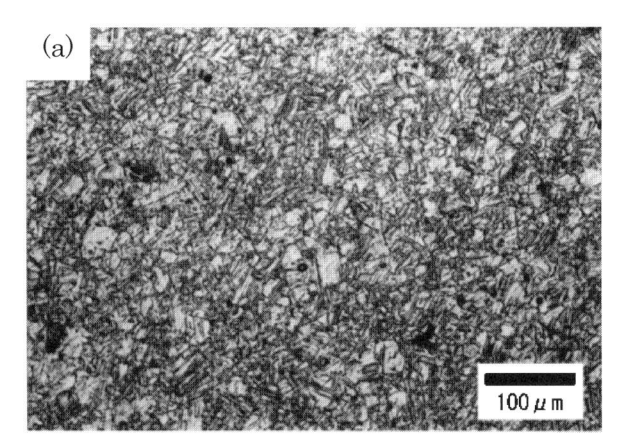

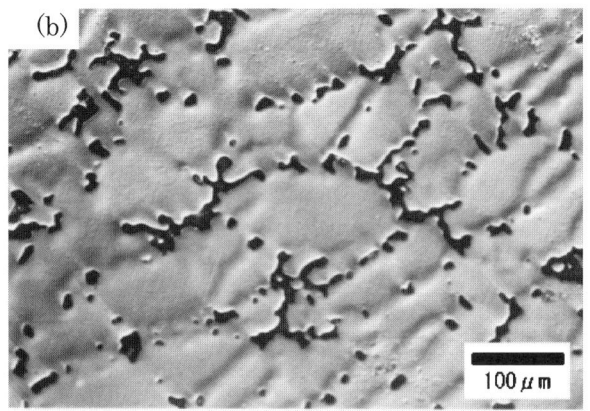

図1 (a) 鍛造 Co-Cr-Mo 合金および (b) ASTM F 75 合金の光学顕微鏡組織．（中心論文より改変し引用）

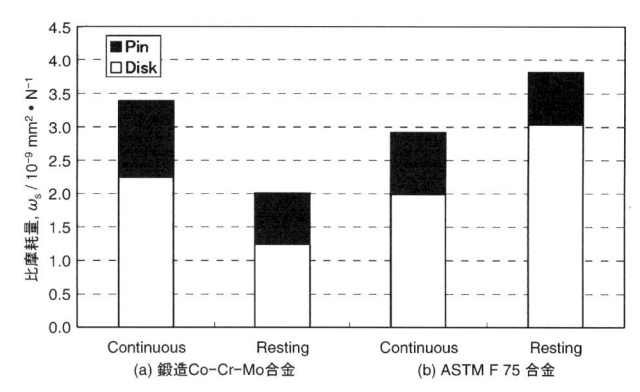

図2 摩耗試験後の比摩耗量．(a) 鍛造 Co-Cr-Mo 合金，(b) ASTM F 75 合金．（中心論文より改変し引用）

3. 実験結果および考察

(1) 組織観察

図1は，2合金の光学顕微鏡組織である．鍛造 Co-Cr-Mo 合金の結晶粒径は 10 μm 程度であり，熱間鍛造により結晶粒が微細化されている．これに対し，ASTM F 75 合金は，粒径が数百 μm と大きく，粒界に炭化物が析出している．

(3) 摩耗試験結果

図2に摩耗試験後の比摩耗量を示す．Continuous test において，鍛造 Co-Cr-Mo 合金と ASTM F 75 合金の間に比摩耗量の大きな差は見られない．しかし，Resting test の比摩耗量と比較すると，興味深い傾向が見られる．鍛造 Co-Cr-Mo 合金では，Continuous test と比較して，Resting test のディスクの比摩耗量が減少している．これに対して，ASTM F 75 合金のディスクでは，鍛造材とは逆に，Resting test の比摩耗量が Continuous test のものよりも増加している．比摩耗量に差異が生じた原因として，摩耗試験中に形成される摩耗粉の影響が考えられる．Continuous test では，摩耗面から摩耗粉の除去を行うような操作は行っていないのに対して，Resting test では，6時間毎に質量測定のために試料の洗浄を行い，摩耗面から摩耗粉を除去している．つまり，Continuous test の結果は摩耗粉の影響を大きく受けているのに対し，Resting test の結果は比較的摩耗粉の影響が小さい．Resting test 後の摩耗痕の2次電子像観察した結果，この2つの摩耗痕からは，両者の摩耗形態の違いが認められなかった．このことから，鍛造 Co-Cr-Mo 合金は本来摩耗粉を生成し難いが，摩耗粉が摩耗面に介在すると摩耗を促進させる作用をもたらすと推測される．一方，ASTM F 75 合金は摩耗粉を生成しやすいものの，鍛造 Co-Cr-Mo 合金の場合とは逆に摩耗面に介在する摩耗粉が摩耗を軽減させる作用をもたらすと考えられる．このような摩耗挙動の違いは歪み誘起マルテンサイト変態と密接に関連している．鍛造 Co-Cr-Mo 合金の摩耗表面は準安定 γ 相から ε 相に変態するが，ASTM F 75 合金では変化しない．したがって，高炭素濃度の ASTM F 75 合金では炭化物が介在して摩耗を助長することに加え，歪み誘起マルテンサイト変態による表面硬化が起きにくいため，ASTM F 75 合金の方が鍛造 Co-Cr-Mo 合金より摩耗量が多くなったと考えられる．

4. 将来展望

本研究の結果，摩耗粉の影響を排除した条件では擬似体液中での鍛造 Co-Cr-Mo 合金の耐摩耗特性は高い C 濃度を有する ASTM F 75 合金よりも優れていることが明らかになった．今後，耐摩耗特性に優れる Metal-on-Metal 型人工関節用 Co-Cr-Mo 合金を開発するためには，本研究で得られた知見を基に，準安定 γ 相，あるいは安定 ε 相からなる人工関節摺動面を作製して，人工関節シミュレーター試験機を用いた評価を実施することが重要である．

文　献

(1) H.G. WIllert, H. Bertram and G.H. Buchhorn: Clin. Orthop. **258** (1990) 95-107.
(2) J.L. Tipper, P.J. Firkins, E. Ingham, J. Fisher, M.H. Stone and R. Farrar: J. Mat. Sci. Mater. Med. **10** (1999) 353-362.

3-3-2 ピンオンディスク摩耗試験における生体用 Co-Cr-Mo 合金の質量損失とイオン溶出
―生体用 Co-Cr-Mo ピンとアルミナディスクの界面反応―

上 田 恭 介*

中心論文：K. Ueda, K. Nakaie, S. Namba, T. Yoneda, K. Ishimizu and T. Narushima: Mass loss and ion elution of biomedical Co–Cr–Mo alloys during pin-on-disk wear tests, Mater. Trans. **54** (2013) 1281–1287.

Kokubo 溶液中および 1％乳酸中にて生体用 Co-Cr-Mo 合金製ピンおよび Al_2O_3 ディスクを用いたピンオンディスク摩耗試験を行った．1％乳酸中における合金製ピンの質量損失は，Kokubo 溶液中に比べ10倍程度高い値となった．Kokubo 溶液中においては鋳造ままピンの質量損失およびイオン溶出量は溶体化処理を施したピンよりも高かった．試験後の Kokubo 溶液中 Cr および Mn イオン濃度は合金組成から予想されるものよりも低い値となった．摩耗試験中に形成されたリン酸カルシウムと Cr および Mn イオンとの反応がこの低いイオン濃度の原因と考察した．

Pin-on-disk wear tests, utilizing biomedical Co–Cr–Mo alloy pins and Al_2O_3 disks, were conducted in Kokubo and 1％ lactic acid solutions. The mass loss of the alloy pins in 1％ lactic acid solution was 10 times greater than the mass loss in Kokubo solution. The as-cast pins exhibited higher mass loss and a higher total amount of eluted ions in Kokubo solution than solution-treated pins. The Cr and Mn ion content was found to be lower than what was expected based on the chemical composition of the alloy, this being attributed to a reaction between these ions and calcium phosphate formed during the wear test.

1. はじめに

Co-Cr-Mo 合金は優れた機械的特性，耐食性および耐摩耗性から人工関節摺動部等に用いられている．ASTM F 75 に規格化される鋳造用 Co-Cr-Mo 合金には，σ 相抑制や炭化物および窒化物形成による機械的特性向上を目的として炭素が 0.35 mass％まで，窒素が 0.25 mass％まで許容されている．Co-Cr-Mo 合金が摺動部に用いられる場合，摩耗粉生成や金属イオン溶出が問題となるが，これらは合金の微細構造や析出物と関係する．当グループではこれまで，ASTM F 75 合金中の炭素，窒素，Si, Mn 濃度および熱処理により析出物相および形態を制御できることを明らかにしてきた[1]．

Co-Cr-Mo 合金の metal-on-metal 摩耗挙動に関して，析出物によりアブレシブ摩耗が顕著になるという報告[2]がある一方，析出物が摩耗特性を向上させたという報告[3]もある．metal-on-ceramics である Co-Cr-Mo 合金と Al_2O_3 の組み合わせは摩擦係数が小さいが，その摩耗挙動も Co-Cr-Mo 合金中析出物に依存すると考えられる．

ASTM F 75 において，Ni は 0.5 mass％以下と低い濃度に規定されているものの，摩耗環境下においては微量の Ni イオン溶出が確認されている．Ni イオン溶出挙動の把握は Co-Cr-Mo 合金の安全性向上のために重要である．

本中心論文[4]では，表 1 に示すように Co-Cr-Mo 中の Si, Mn, Ni, 窒素濃度を変化させることで析出物相を制御した鋳造まま (as-cast) 材および熱処理により析出物を完全溶解させた (ST) 材をピンに，Al_2O_3 をディスクに用いた摩耗試験を，Kokubo 溶液中および 1％乳酸中にて行った．

2. Kokubo 溶液中における摩耗挙動

図 1 に，Kokubo 溶液中におけるピン材の質量損失および Co, Cr, Mo, Si, Mn, Ni イオンの総溶出量を示す．質量損失および金属イオン溶出量ともに，as-cast 材の方が ST 材よりも高い値を示した．摩耗試験後の Kokubo 溶液中からは，僅かではあるが析出物および金属母相由来の摩耗粉が確認された．摩耗試験における金属イオン溶出量は，静的浸漬

表 1　本研究で用いたピン材の組成．(mass％)

合 金	Co	Cr	Mo	Si	Mn	Ni	C	N
0Si0Mn0.3N	Bal.	27.97	5.70	<0.001	<0.001	0.01	0.24	0.29
1Si1Mn0.3N	Bal.	28.10	5.78	1.17	1.15	0.01	0.23	0.30
1Si1Mn0N	Bal.	27.92	5.83	1.22	1.16	0.01	0.23	0.002
1Si1Mn3Ni0N	Bal.	28.74	6.69	1.31	1.20	2.92	0.22	0.002

* 東北大学大学院工学研究科材料システム工学専攻・助教（〒980-8579 宮城県仙台市青葉区荒巻字青葉 6-6-02）
 Kyosuke Ueda (Department of Materials Processing, Tohoku University, Sendai)
 e-mail: ueda@material.tohoku.ac.jp
 Keywords: Co-Cr-Mo 合金, 摩耗, Kokubo 溶液, 1％乳酸, 金属イオン溶出

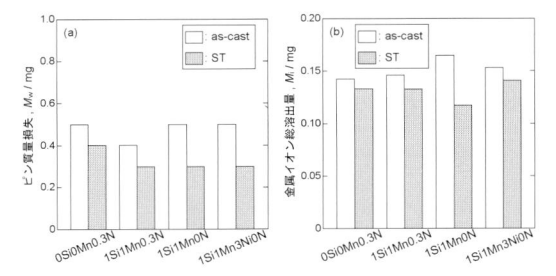

図1 Kokubo溶液中摩耗試験後の(a)ピン材の質量損失および(b)金属イオン総溶出量.(文献(4)より改変し引用)

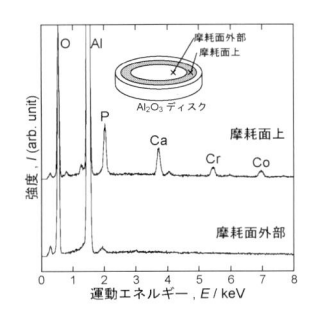

図2 EDXによる摩耗試験後Al_2O_3ディスクの摩耗面上および外部の組成分析結果.(文献(4)より改変し引用)

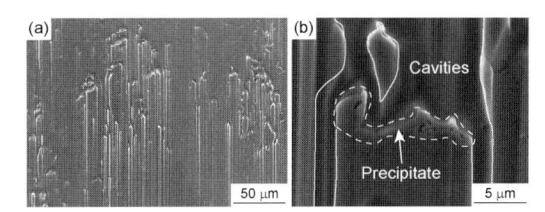

図3 Kokubo溶液中摩耗試験後のピン材表面SEM写真.(文献(4)より改変し引用)

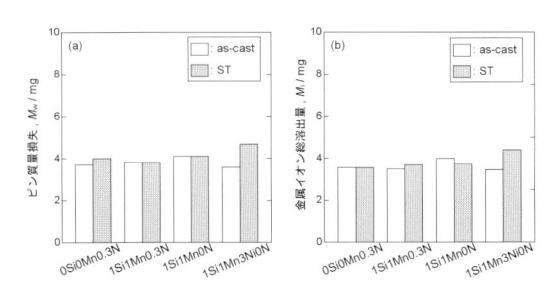

図4 1%乳酸中摩耗試験後の(a)ピン材の質量損失および(b)金属イオン総溶出量.(文献(4)より改変し引用)

試験における溶出量よりも3〜4桁高い値を示した.これは摩耗により生成した新生面および摩耗粉からのイオン溶出によるものと考察した.ただし,CrおよびMnイオンの溶出割合は,合金組成から予想される値よりも小さかった.図2にAl_2O_3ディスク摩耗面上および外部のEDXによる組成分析結果を示す.摩耗面上からはCa, P, CoおよびCrが検出されたことから,CoおよびCrを含むリン酸カルシウム系化合物が析出していることが示唆された.すなわち,ピン/ディスク界面では摩擦により局所的に温度が上昇し,溶解度が低下したためリン酸カルシウムが析出したと考えられる.リン酸カルシウムのCaサイトにはCr[5]およびMn[6]が取り込まれることが報告されている.すなわち,摩耗試験中に溶出したCrおよびMnイオンが優先的にリン酸カルシウム中に取り込まれたため,Kokubo溶液中のこれらのイオン濃度が低下したと考えられる.

as-castピンの表面SEM写真を図3に示す.筋状の深い摩耗痕が析出物近傍を起点として不均一に形成されていることが分かる.析出物は金属母相よりも硬く,弾性率も高いため,摩耗により析出物の一部が最初に母相から脱離し,摩耗痕を形成したと考えられる.さらに摩耗粉となった析出物により三体摩耗が生じ,これが深く不均一な摩耗痕の原因となったと考察した.

3. 1%乳酸中における摩耗挙動

1%乳酸中におけるピン材の質量損失および金属イオン総溶出量を図4に示す.Kokubo溶液中に比べ,質量損失は10倍程度,金属イオン総溶出量は20倍程度高い値となった.質量損失と金属イオン総溶出量を比較するとほぼ同程度であることから,1%乳酸中においては腐食摩耗が支配的であることが示唆される.なお,as-cast材およびST材間での質量損失および金属イオン総溶出量の差はほとんど見られなかった.Niを添加していない合金からのNiイオン溶出割合は合金組成に対して高い値であった.これは合金中不純物として含有されるNiからの溶出を検出したものであり,合金中Ni量の低減は,Co-Cr-Mo合金の安全性向上に必要であることを示唆している.

4. 将 来 展 望

現在,Co-Cr-Mo合金を用いたmetal-on-metal型人工関節は金属イオン溶出や摩耗粉生成による擬腫瘍等が懸念されるため,ヨーロッパを中心にその使用数が減少している[7].これは,使用されている合金の析出物まで含めた微細構造の最適化が行われておらず,Co-Cr-Mo合金の特性を十分に引き出せていないためと考えられる.すなわち,相手材の選定,摩耗挙動の把握および微細組織との関係を十分に理解し,最適化することで,安心安全なデバイスとしてCo-Cr-Mo合金が使用されることを期待する.

文 献

(1) T. Narushima, S. Mineta, Y. Kurihara and K. Ueda: JOM 65 (2013) 489–504.
(2) A. Chiba, K. Kumagai, N. Nomura and S. Miyakawa: Acta Mater. 55 (2007) 1309–1318.
(3) J.L. Tipper, P.J. Firkins, E. Ingham, J. Fisher, M. H. Stone and R. Farrar: J. Mater. Sci. Mater. Med. 10 (1999) 353–362.
(4) K. Ueda, K. Nakaie, S. Namba, T. Yoneda, K. Ishimizu and T. Narushima: Mater. Trans. 54 (2013) 1281–1287.
(5) M. Wakamura, K. Kandori and T. Ishikawa: Polyhedron 16 (1997) 2047–2053.
(6) I. Mayer, O. Jacobsohn, T. Niazov, J. Werckmann, M. Iliescu, M. Richard-Plouet, O. Burghaus and D. Reinen: Eur. J. Inorg. Chem. 2003 (2003) 1445–1451.
(7) A.J. Smith, P. Dieppe, K. Vernon, M. Porter and A.W. Blom: Lancet 379 (2013) 1199–1204.

3-4-1 Co-Cr 合金上の大気中形成表面酸化皮膜の解析とその生体環境中での変化
―耐食性と組織適合性を支配する Co-Cr-Mo 合金および Co-Ni-Cr-Mo 合金(MP35N)上の表面酸化物皮膜の評価―

塙　隆夫*

中心論文：A. Nagai, Y. Tsutsumi, Y. Suzuki, K. Katayama, T. Hanawa and K. Yamashita: Characterization of air-formed surface oxide film on a Co-Ni-Cr-Mo alloy (MP35N) and its change in Hanks' solution, Appl. Surf. Sci. **258** (2012) 5490-5498.

生体用 Co-Ni-Cr-Mo 合金の表面酸化物皮膜は，大量の OH^- を含む Cr, Co, Ni, Mo の酸化物からなり，ハンクス液に浸漬すると Co と Ni が酸化物皮膜から溶出し皮膜の組成は，少量の Co, Ni, Mo を含有する Cr^{3+} 酸化物へと大きく変化し，その表面にリン酸カルシウムが生成する．Co-Cr-Mo 合金でも同様に Co の優先溶出とリン酸カルシウムの生成が起こる．

The surface oxide film on Co-Ni-Cr-Mo alloy consists of oxides of Cr, Co, Ni and Mo containing a large amount of OH^-. During immersion in Hanks' solution, Co and Ni dissolve from the oxide and the composition changed as Cr^{3+} oxide containing a small amount of Co, Ni and Mo oxides. Calcium phosphate is formed on the oxide. Also in Co-Cr-Mo alloy, preferential dissolution of Co and calcium phosphate formation occur.

1. はじめに

材料と生体組織や体液との初期反応は，その後に起こる反応を支配し，最終的にはその材料の安全性，生体適合性を決める要因となる．表面酸化物皮膜は見かけ上安定であるが，微視的には部分的溶解と再析出が繰り返され，環境に応じて時間とともにその組成が変化していく．この変化は金属の種類により異なる．Co-Cr 合金の表面酸化物皮膜は Co と Cr の酸化物である[1]．酸性あるいは中性溶液中での Co-Cr 合金の腐食では，Co の優先溶出の促進が観察され[2]，300℃のアルカリ溶液中において Co-Cr-W 合金から Co が優先溶出する[3]．Co-Ni-Cr-Mo 合金(MP35N)ではハンクス溶液中での不動態化によって，酸化物中に Cr が濃縮し Ni と Co が欠乏すると予測している[4]．

本稿では，ステントなどに利用され線用・板用として使用される Co-Ni-Cr-Mo 合金(MP35N)と義歯床用，人工関節骨頭などに利用され転伸材・鋳造用として使用される Co-Cr-Mo 合金に大気生成した表面酸化物皮膜の組成と生体環境での変化について述べる．

2. Co-Ni-Cr-Mo 合金表面酸化物皮膜

(1) 大気酸化皮膜

図1(A)に Co-36Ni-20Cr-10Mo 合金の大気中で生成した表面酸化物皮膜と皮膜直下の組成の特徴を示す．解析はX線光電子分光(XPS)で行った．機械的に研磨した Co-Ni-Cr-Mo 合金(MP35N)の表面は，大量の OH^- を含む Co, Ni, Mo の酸化物からなり，その厚さは 2.5 nm である．多くの OH^- は表面水酸基として存在する．酸化物中のカチオンは，Co^{2+}, Ni^{2+}, Cr^{3+}, Mo^{4+}, Mo^{5+}, Mo^{6+} として存在し，合金組成と比較すると酸化物中では Cr が濃縮し Co と Ni が欠乏し

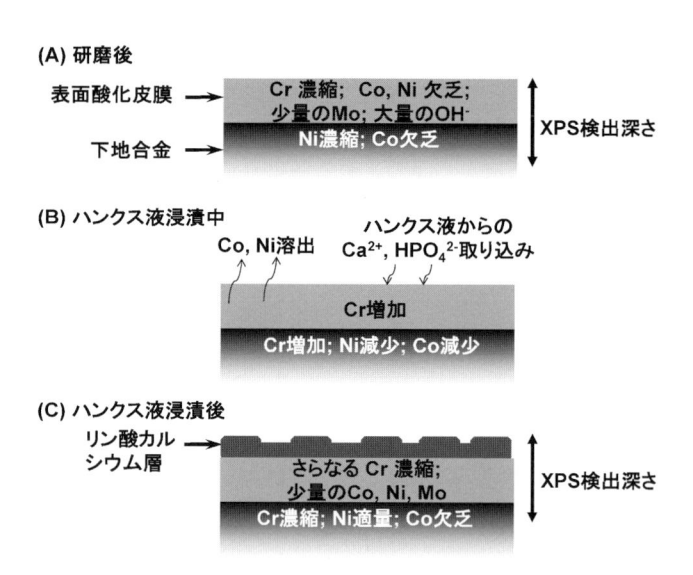

図1　Co-36Ni-20Cr-10Mo 合金(MP35N)の大気中で生成した表面酸化物皮膜と皮膜直下の組成の特徴およびそれらのハンクス液中での変化．（文献(5)より改変し引用）

---

* 東京医科歯科大学生体材料工学研究所・教授（〒101-0062 東京都千代田区神田駿河台 2-3-10）
Takao Hanawa (Institute of Biomaterials and Bioengineering, Tokyo Medical and Dental University, Tokyo)
e-mail: hanawa.met@tmd.ac.jp
Keywords: Co-Cr 合金, 表面酸化物, ハンクス液, XPS, 細胞培養

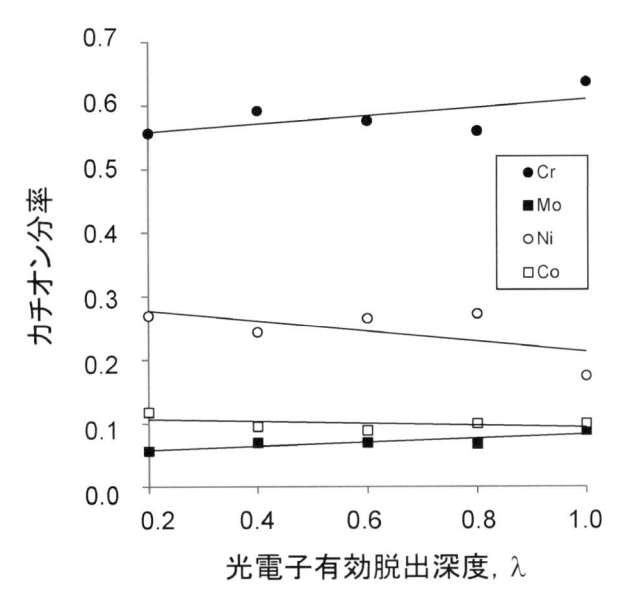

図2 XPS角度分解法によるCo-36Ni-20Cr-10Mo合金（MP35N）表面酸化物皮膜における各カチオンの深さ方向分布．（文献(5)より改変し引用）

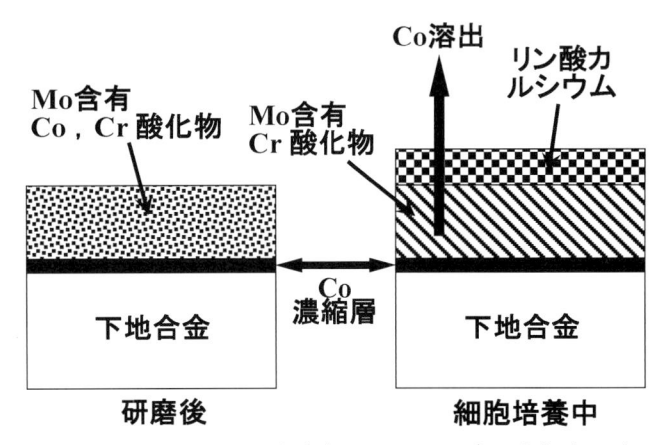

図3 Co-28Cr-6Mo合金（ASTM F 799）の大気中で生成した表面酸化物皮膜と皮膜直下の組成の特徴とそれらのハンクス液中での変化．（文献(6)より改変し引用）

ている．また，Niは表面近くに多くCrが内側に多い（図2）．一方，酸化物直下の下地合金中では，Niが濃縮しCoが欠乏する．

(2) 生体環境での変化

図1(B)，図1(C)に示すように，ハンクス液に浸漬している間に，CoとNiが酸化物皮膜から溶出し皮膜の組成は，少量のCo, Ni, Moを含有するCr^{3+}酸化物へと大きく変化し，その表面にリン酸カルシウムが生成する．その中でもCrは特に内側にNiは外側に比較的多い．ハンクス液浸漬後，皮膜厚さは4.3 nmに増加する．OH^-濃度は研磨後より大きくなるがこれはリン酸カルシウムが生成したためである．ハンクス液浸漬後に表面酸化物皮膜とその直下の両方でCoとNiが減少した．

3. Co-Cr-Mo合金表面酸化物皮膜

(1) 表面酸化皮膜

Ni含有量を0.02 mass％まで低減させたCo-28Cr-6Mo合金（ASTM F 799）を純水中研磨，オートクレーブ，ハンクス液浸漬，細胞培養液浸漬，L929細胞培養した5種類の試料を準備しXPSで解析した[6]．純水中で研磨した試料の表面酸化物皮膜は，Co, Cr, Moの酸化物で2.5 nmの厚さである．皮膜は大量のOH^-を含有しており，水和あるいは水和酸化物となっている．CrとMoは比較的内側に多い．また，Moは表面近くほど少なく酸化は内側ほど進んでいる．

(2) 生体環境での変化

ハンクス液，細胞培養液に浸漬，合金上で細胞を培養している間に，表面皮膜からCoが溶出し，皮膜の組成が変化し少量のMo酸化物を含有するCr^{3+}酸化物に変化する．OH^-濃度は研磨時に比べると低下する．いずれの条件でも表面にリン酸カルシウムを生成する（図3）．Na, Mg, Sなどハンクス液や細胞培養液に含有される元素が検出されず，特異的にCaイオンとリン酸イオンのみを取り込みリン酸カルシウムを形成する点はTiと同様であるが，その[Ca]/[P]比は0.7であり同条件でTi上に生成したリン酸カルシウムの比1.3[7]と比較すると小さい．

4. 将来展望

本稿で示したCo-Cr-Mo合金からのCoやNiの優先溶出は実用上興味深い．Co-28Cr-6Mo合金は人工関節の骨頭など摺動部に使用されるため，繰り返し表面酸化物皮膜が破壊し再生される度にCoの溶出が起こることになり，安全性との関連から注視する必要がある．しかし，Co-36Ni-20Cr-10Mo合金では体内埋入後短期間のうちにNiが溶出し，表面酸化物はNiを含有しなくなる．合金組成による表面酸化物皮膜の相違とその生体環境での安定性についてはさらに解析を進める必要がある．

文　献

(1) D.C. Smith, R.M. Pilliar, J.B. Metson and N.S. McIntyre: J. Biomed. Mater. Res. **25** (1991) 1069-1084.
(2) S. Sorp and R. Holm: Surf. Sci. **68** (1977) 10-19.
(3) N.S. McIntyre, D.G. Zetaruk and E.V. Murphy, Surf. Interface Anal. **1** (1979) 105-110.
(4) A. Kocijan, I. Milošev and B. Pihlar: J. Mater. Sci. Mater. Med. **15** (2004) 643-650.
(5) A. Nagai, Y. Tsutsumi, Y. Suzuki, K. Katayama, T. Hanawa and K. Yamashita: Appl. Surf. Sci. **258** (2012) 5490-5498.
(6) T. Hanawa, S. Hiromoto and K. Asami: Appl. Surf. Sci. **183** (2001) 68-75.
(7) T. Hanawa and M. Ota: Biomaterials **12** (1991) 767-774.

4-1-1 窒素吸収処理によるニッケルフリーステンレス鋼の新製造プロセス
—低廉化と簡易化を目指した新プロセスの開発—

塙　　隆　夫*

中心論文：D. Kuroda, T. Hanawa, T. Hibaru, S. Kuroda, M. Kobayashi and T. Kobayashi: New manufacturing process of nickel-free stainless steel with nitrogen absorption treatment, Mater. Trans. 44 (2003) 414-420.

Fe-Cr合金をフェライトの状態で加工し，その後1473KでNを吸収させオーステナイト化するNiフリーステンレス鋼の新製造プロセスが開発されている．オーステナイト化によって引張強さと破断伸びが上昇する．この合金は孔食を起こさず，耐食性は従来のオーステナイト系ステンレス鋼と比較して高く，細胞毒性も小さい．

New manufacturing process of Ni-free stainless steel has been developed: Fe-Cr alloy with ferritic phase is worked, followed by heating in nitrogen atmosphere at 1473 K that makes it transform to austenitic phase. The austenitization process increases its tensile strength and elongation to fracture. This alloy does not show pitting and the corrosion resistance is high. In addition, the cytotoxixity is much lower than that of SUS316L.

1．はじめに

オーステナイト型SUS316Lステンレス鋼は，インプラント用を中心に医療用デバイス素材として広く使用されている．しかし，316L鋼は生体環境で隙間腐食や孔食を起こすことがあり，含有されるNiに起因する金属アレルギーの発症報告が欧州を中心として年々増加している[1]．そこで，Niと同じオーステナイト安定化元素であるNやMnの添加によって強度や耐食性を改善した種々の高濃度窒素ステンレス鋼やNiフリーステンレス鋼が開発され，一部の合金については実用化されている．

本稿では，Niフリーステンレス鋼のデザインと窒素吸収による新製造プロセスについて述べる．

2．従来技術とその課題

(1) オーステナイト安定化元素添加の効果

オーステナイト型ステンレス鋼へのN添加は著しい耐孔食性改善効果がある[2]-[7]．また，NとMnの複合添加は，耐隙間腐食性を著しく改善する[5]-[7]．さらに，Nは耐塩化物腐食性改善にも有効である[4]-[7]．Nを含むステンレス鋼の耐孔食性改善の機構として，NH_4^+イオン生成による孔食内部のpH低下の抑制[8][9]，孔食内部での鋼中窒素によるアノード溶解の抑制[10]，不働態皮膜/下地金属界面でのNの濃化による不働態皮膜の安定化[11]-[16]などが提案されているが，いずれの機構にも不明な点が多い．Nは侵入型固溶体強化元素であり，実用的な固溶体強化元素の中で最も大きな強化作用をもつ[17]．NはCの約2倍の固溶度を有するため，0.1～0.3％のNを含む高強度ステンレス鋼が実用化されている[18]．

以上述べたように，Nは鋼やステンレス鋼の耐食性，強度の改善に非常に有効な元素である．

(2) Niフリーステンレス鋼

生体用として開発されたNiフリーステンレス鋼は，Fe-Cr-N系，Fe-Cr-Mo-N系，Fe-Cr-Mn-Mo-N系に大きく分類できる．米国Carpenter社のBioDure® 108は，医療用デバイスの素材として開発，市販されている[19]．ドイツVSG Energie-und Schmiedechnik社のFe-18Cr-18Mn-2Mo-0.9Nも医療用デバイスの素材として開発されている[20]．スイスではFe-(15-18)Cr-(10-12)Mn-(3-6)Mo-0.9Nが開発されている[21]．しかし，固溶したNはステンレス鋼の耐力，加工硬化能[22]，硬さを増加させるため，予め高濃度のNを添加したインゴットから成形や機械加工によって直接製品を製造することは困難である．

3．窒素吸収プロセス

小型・複雑形状のNiフリーステンレス鋼製品を簡便かつ低コストで製造するために，窒素吸収法が開発されている[22][23]．これら新技術では，Nを含有していないフェライト型ステンレス鋼の状態で製品形状に成形し，その後に窒素吸収させることで製品の組織をオーステナイト組織化させる．

図1にFe-24Cr合金に1473K大気圧でNを吸収させた時の組織変化を示す．周囲からフェライト相がオーステナイ

---

* 東京医科歯科大学生体材料工学研究所・教授（〒101-0062 東京都千代田区神田駿河台2-3-10）
Takao Hanawa (Institute of Biomaterials and Bioengineering, Tokyo Medical and Dental University, Tokyo)
e-mail: hanawa.met@tmd.ac.jp
Keywords：ニッケルフリーステンレス鋼，窒素吸収プロセス，オーステナイト化，機械的性質，細胞毒性

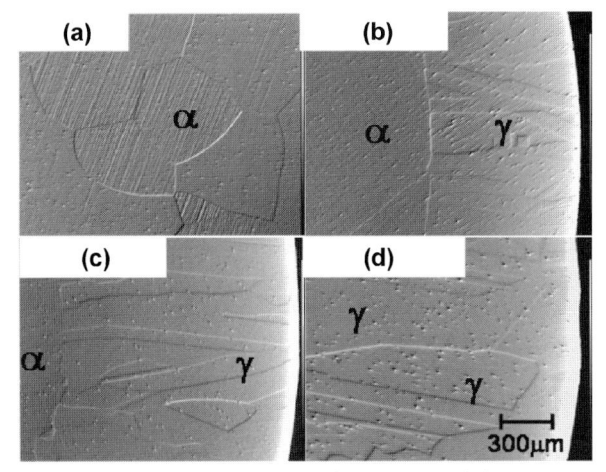

図1 1473 K で (a) 0 ks, (b) 43.2 ks, (c) 86.4 ks および (d) 129.6 ks 保持水冷後, 窒素吸収処理を施した Fe-24Cr のミクロ組織. (文献(23)より改変し引用)

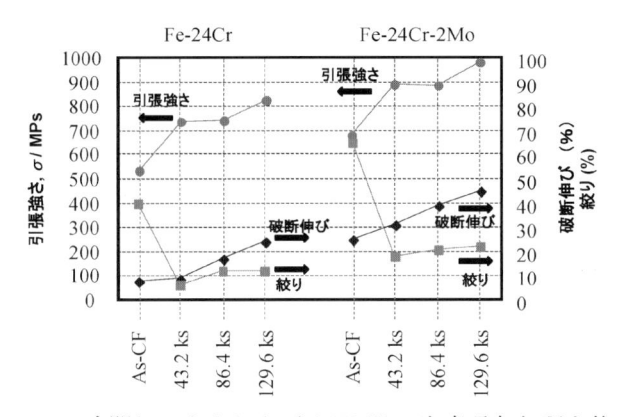

図2 冷間加工ままおよび 1473 K で窒素吸収処理を施した Fe-24Cr および Fe-24Cr-2Mo の丸棒引張試験片の引張特性. (文献(23)より改変し引用)

ト相に変態していくのがわかる. 添加できるNの濃度は 0.9 mass%[23]である. しかし, この新技術におけるNの吸収は, 製品内部でのNの拡散により進行するため, 結晶粒の形態や寸法, 析出物の有無など組織の影響を受けやすい. 成形加工と窒素吸収処理を組み合わせた製造技術では, 1473 K で 86.4 ks 以上の窒素吸収処理を行うことで, 最大厚さあるいは直径が 4 mm の Ni フリーステンレス鋼製品が製造可能である[23]. 線材[24][25]や板材[26]においても本技術でのオーステナイト化と強度と伸びの向上が明らかになっている(図2). この合金は孔食を起こさず, 耐食性は従来のオーステナイト系ステンレス鋼と比較して高い. 細胞培養試験および動物実験によって細胞適合性, 安全性に優れることが明らかになっている[27].

4. 将 来 展 望

Niを多量に含有する合金は生体環境で隙間腐食, 孔食を起こすことがあり, Niによる金属アレルギーが懸念される. 欧州ではNiアレルギー対策のためにNを積極的に利用する動きがある. 従来のESR(エレクトロスラグ再溶解)等の製造方法では製品が高価になり製品の加工が困難である. 窒素吸収プロセスでは製品を安価にできる可能性があるが, 表面からの吸収深さに限界があること, 連続したプロセスとすることが難しいという課題がある. 安価で安定した性能のNi フリーステンレス鋼を供給できる製造プロセスの開発が急がれる.

文　献

(1) J. Menzel, W. Kirschner and G. Stein: ISIJ Int. **36** (1996) 893–900.
(2) 増本　健, 今井勇之進：日本金属学会誌 **33** (1969) 1364–1371.
(3) 藤原和雄：鉄と鋼 **71** (1985) 794–799.
(4) 今井勇之進：鋼の物性と窒素, (アグネ技術センター, 東京, 1994) pp. 77–83.
(5) M. Sagara, Y. Katada and T. Kodama: ISIJ Int. **45** (2003) 714–719.
(6) 相良雅之, 片田康行, 小玉俊明, 水流　徹：日本金属学会誌 **67** (2003) 67–73.
(7) Y. Katada, M. Sagara, Y. Kobayashi and T. Kodama: Mater. Manuf. Proc. **19** (2004) 19–30.
(8) G.C. Palit, V. Kain and H.S. Gadiyar: Corrosion **49** (1993) 977–991.
(9) K. Osozawa and N. Okato: Passivity and its Breakdown on Iron Base Alloys, (NACS, Huston, 1976) p. 135.
(10) Y.C. Lu, J.L. Luo and M.B. Ives: ISIJ Int. **31** (1991) 210–215.
(11) Y.C. Lu, R. Bandy, C.R. Clayton and R.C. Newman: J. Electrochem. Soc. **130** (1983) 1774–1776.
(12) C.O.A. Olsson: Corros. Sci. **37** (1995) 467–479.
(13) I. Olefjord and L. Wergrelius: Corros. Sci. **38** (1996) 1203–1220.
(14) A.S. Vanini, J.P. Audouard and P. Marcus: Corros. Sci. **36** (1994) 1825–1834.
(15) H.P. Leckie and H.H. Uhlig: J. Electrchem. Soc. **113** (1966) 1262–1267.
(16) R.C. Newman and T. Shahrabi: Corros. Sci. **27** (1987) 827–838.
(17) K.J. Irvine, D.T. Liewellyn and F.B. Pickering: J. Iron Steel Inst. **199** (1961) 153–175.
(18) J.C. Rawers, J.S. Dunning, G. Asai and R.P. Reed: Metall. Trans. A **23** (1992) 2061–2068.
(19) R.C. Gebeau and R.S. Brown: Adv. Mater. Process. **159** (2001) 46–48.
(20) J. Menzel, W. Kirschner and G. Stein: ISIJ Int. **36** (1996) 893–900.
(21) P.J. Uggowitzer, R. Magdowski and M.O. Speidel: ISIJ Int. **36** (1996) 901–908.
(22) 片岡公太, 土山聡宏, 後藤秀人, 高木節雄：粉末および粉末冶金 **46** (1999) 1249–1255.
(23) D. Kuroda, T. Hanawa, T. Hibaru, S. Kuroda, M. Kobayashi and T. Kobayashi: Mater. Trans. **44** (2003) 414–420.
(24) D. Kuroda, T. Hanawa, T. Hibaru, S. Kuroda and M. Kobayashi: Mater. Trans. **45** (2004) 112–118.
(25) D. Kuroda, T. Hanawa, T. Hibaru, S. Kuroda and M. Kobayashi: Mater. Trans. **44** (2003) 1577–1582.
(26) D. Kuroda, T. Hanawa, T. Hibaru, S. Kuroda, M. Kobayashi and T. Kobayashi: Mater. Trans. **44** (2003) 1363–1369.
(27) A. Yamamoto, Y. Kohyama, D. Kuroda and T. Hanawa: Mater. Sci. Eng. C **24** (2004) 737–743.

4-1-2 模擬生体環境下でのSUS304, 316Lステンレス鋼の電気化学挙動
―細胞培養下における金属材料の腐食挙動評価―

藤 本 慎 司*

中心論文：Y.-C. Tang, S. Katsuma, S. Fujimoto and S. Hiromoto: Electrochemical study of Type 304 and 316L stainless steels in simulated body fluids and cell cultures, Acta Biomater. **2** (2006) 709–715.

模擬生体環境でのオーステナイト系ステンレス鋼の電気化学挙動を検討した．分極曲線によるとHanks溶液やMEM中でSUS316L鋼は局部腐食を生じない．しかし，タンパク質あるいは細胞に覆われると局部腐食を生じうる．材料表面を被覆するタンパク質や細胞は酸素還元反応を抑制するので，腐食速度を低下させる．しかし，タンパク質や細胞の被覆によって生じた材料表面の閉塞された空間内では物質移動が妨げられてpHの低下や塩化物イオンの濃縮が生じて局部腐食が生じやすくなる．

The electrochemical behavior of austenitic stainless steel was studied in simulated body environments. Polarization tests indicate that SUS316L is immune to localized corrosion in Hanks' solution and MEM, but exhibited pitting corrosion when materials were exposed to the environment including proteins and cells. Proteins and cells retard oxygen reduction which suppresses corrosion reaction. However, localized corrosion may initiate under the occluded space under cell and proteins layer in which H^+ and Cl^- are concentrated because of restricted diffusion.

1. はじめに

オーステナイト系ステンレス鋼は，外科インプラントなどの医療材料として広く用いられている．しかし，塩化物イオン等を含む生体環境では金属イオンの溶出は不可避で，生体環境における腐食挙動の把握が必要とされる．タンパク質等の有機物はステンレス鋼の腐食速度に影響を及ぼし[1]，さらに細胞の接触は環境と材料表面との間で物質移動を制限する．一方，細胞はコラーゲン等のタンパク質を産出して材料表面の環境を変化させる．生体環境に含まれる有機物や細胞がステンレス鋼の腐食挙動に及ぼす影響は報告されている[1]-[3]が，長期にわたる予測には電気化学挙動の継続的検討が必要である．すなわち，金属材料からのイオン溶出は初期は大きく次第に低下して定常となり，ステンレス鋼では無視しうる程度まで短期間で低下する．しかし，ステンレス鋼は環境次第で局部腐食を生じて再度イオン溶出が増大することがある．本研究では模擬生体環境中でのステンレス鋼の腐食挙動を連続測定し，生体環境に含まれる化学成分および細胞被覆にともなう電気化学挙動の変化を検討した[4]．

2. 模擬生体環境での電気化学挙動の変化

模擬環境として無機イオンより構成されるHanks溶液，タンパク質，アミノ酸等の有機物を含むEagle培養液(MEM)さらにMEMに10％の牛胎児血清(FBS)を加えた溶液を準備した．マウス由来線維芽細胞L929を培養する環境も検討した．SUS316L, SUS304板状試験片をこれらの水溶液に浸漬し，腐食電位と分極抵抗を37℃に維持した5％ O_2, 5％ CO_2滅菌環境にて連続測定した．

腐食電位と分極抵抗の継時変化を図1(a), (b)にそれぞれ示す．分極抵抗は腐食電位の±10 mVの範囲の分極曲線を1 $mV \cdot min^{-1}$の電位走査速度で測定した．Hanks溶液中で腐食電位と分極抵抗はいずれも単調に上昇しており，表面の不働態皮膜の安定化が進行していることを意味している．他の溶液中では腐食電位は時間とともに低下している．一方，腐食速度の逆数に対応する分極抵抗はHanks溶液とMEM中で単調に増大し，イオン溶出が抑制されていることが分かる．

電気化学挙動を詳細に検討するために，動電位曲線を測定した．図2にFBSを含む培地中に試料浸漬直後および試料上での細胞培養開始7日後のアノード分極曲線を示す．培地に試料を浸漬直後ではSUS304, 316Lともに局部腐食を生じない．しかし7日後では細胞の有無に関わらず孔食を生じる．局部腐食発生にともない電流が急増する孔食電位には特に差異はない．次にカソード分極曲線を図3に示す．−200〜−500 mV付近の酸素還元電流は細胞培養開始後時間の経過とともに減少している．本研究では6日で試料表面はほぼコンフルエントとなっており，酸素還元の抑制と細胞被覆率の増大は対応している．すなわち，タンパク質や細胞は局部腐食の発生を促進するとともに酸素還元を抑制する．なお，これらの分極曲線は生体内では有り得ない高電位まで測定しているが，腐食挙動の特徴を顕著に示している．

---

* 大阪大学大学院工学研究科マテリアル生産科学専攻・教授（〒565-0871 大阪府吹田市山田丘 2-1）
　Shinji Fujimoto (Division of Materials and Manufacturing Science, Osaka University, Suita)
　e-mail: fujimoto@mat.eng.osaka-u.ac.jp
　Keywords：*in vitro* 腐食挙動測定，電気化学，腐食電位，分極抵抗，L929

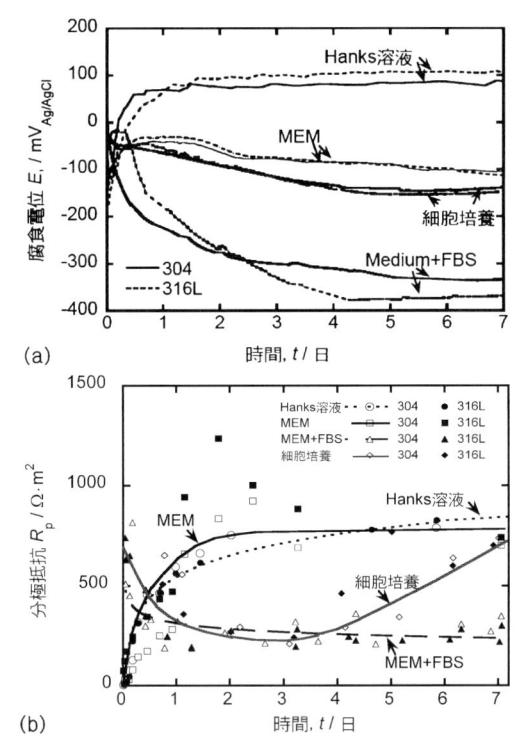

図1 各種模擬生体環境水溶液中に浸漬したSUS304,316Lステンレス鋼の(a)腐食電位，(b)分極抵抗の継時変化．細胞培養の初期数は800 cells・cm^{-2}．（文献(4)より改変し引用）

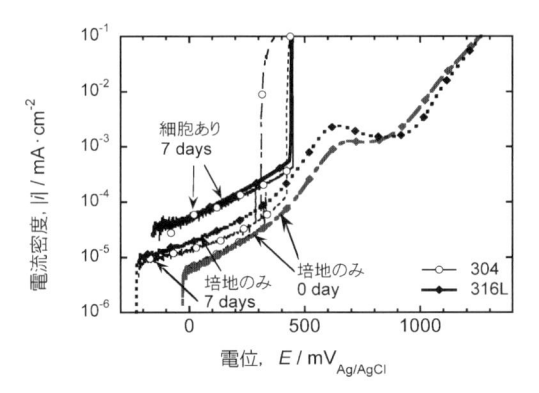

図2 模擬生体環境水溶液中でのSUS304, 316Lのアノード動電位分極曲線．細胞培養の初期数は800 cells・cm^{-2}，電位走査速度は60 mV・min^{-1}．（文献(4)より改変し引用）

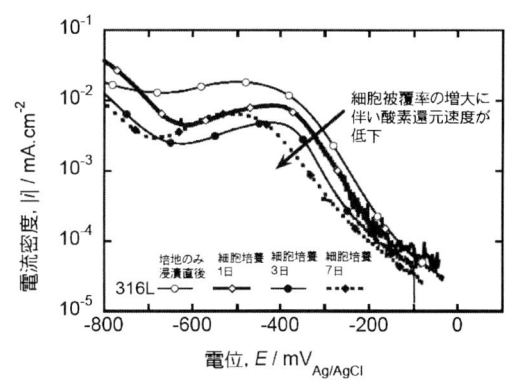

図3 模擬生体環境水溶液中でのSUS316Lステンレス鋼のカソード動電位分極曲線．細胞培養の初期数は800 cells・cm^{-2}，電位走査速度は60 mV・min^{-1}．（文献(4)より改変し引用）

3. 細胞培養下での腐食挙動

本研究では，タンパク質等の有機物および細胞が腐食挙動に及ぼす影響を検討した．培地に添加したFBSはタンパク質の沈殿物を多量に含んでおり，試料表面に層状に付着していると思われる．金属材料表面の保護皮膜である不働態皮膜は時間とともに安定化して保護性を高める．しかし，環境に塩化物イオンとFBSが存在する場合は必ずしも保護性に優れた不働態皮膜を生成せず[2][5]，局部腐食を発生しないときでも定常溶解速度を上昇させる．このような作用は図2の分極曲線の－100～300 mVのアノード電流にみられる．同様に，細胞が生成するコラーゲンも不働態での電流密度を増大させると報告されている[6][7]．一方，試料表面に付着したタンパク質および細胞は酸素拡散を抑制するので金属表面での酸素還元反応を低下させ，腐食を抑制する効果がある．しかし，付着したタンパク質や細胞と材料表面との間には閉塞された空間が形成され，ここでは溶出した金属イオンが加水分解して水素イオンを生成しpHが低下する[8]とともに，電気的中性維持のため，すきま外より塩化物イオン等のアニオンが流入し，低pHかつ高塩化物イオン濃度のすきま腐食の条件となり，局部腐食を生成しやすい環境となる[9]．

4. 将来展望

ステンレス鋼などの高耐食性金属材料の腐食挙動の*in vitro*電気化学測定は滅菌状態の維持が必要で実験には困難を伴うが様々な電気化学的要素を明らかにできる．本研究では，金属材料に付着したタンパク質層や細胞が，すきま形成による局部腐食の促進と酸素還元抑制による腐食抑制の作用を持つことを示したが，生成する不働態皮膜の保護作用については明確でなく，今後の詳細な解析が必要である．

文 献

(1) G.C.F. Clark and D.F. Williams: J. Biomed. Mater. Res. **16** (1982) 125–134.
(2) R.L. Williams and S.A. Brown: Biomaterials **9** (1988) 181–186.
(3) S. Hiromoto, K. Noda and T. Hanawa: Corros. Sci. **44** (2002) 955–965.
(4) Y.-C. Tang, S. Katsuma, S. Fujimoto and S. Hiromoto: Acta Biomater. **2** (2006) 709–715.
(5) S.A. Brown and K. Merritt: J. Biomed. Mater. Res. **14** (1980) 173–175.
(6) S. Hiromoto, A. Yamamoto, K. Asami and T. Hanawa: Proc. 52nd Jpn. Conf. on Mater. and Environments, (2005) pp. 465–468.
(7) S. Hiromoto and T. Hanawa: J. Royal Soc. Interf. **3** (2006) 495–505.
(8) S. Hiromoto and T. Hanawa: Electrochem. Solid-State Let. **7** (2004) B9–B11.
(9) K. Doi, S. Miyabe and S. Fujimoto: J. Electrochem. Soc. **160** (2013) C576–C580.

バイオマテリアル研究の最前線

4-2-1　(Mg, Ca)基金属間化合物の新規生体内分解性金属材料としての可能性
―新たな(Mg, Ca)基生分解性金属材料の開発―

萩　原　幸　司*

中心論文：K. Hagihara, K. Fujii, A. Matsugaki and T. Nakano: Possibility of Mg- and Ca-based intermetallic compounds as new biodegradable implant materials, Mater. Sci. Eng. C 33 (2013) 4101-4111.

溶解性を制御し得る新規生体内溶解性材料として，Mg_2Ca, Mg_2Si, Ca_2Si, $CaMgSi$ といった(Mg, Ca)基金属間化合物の可能性について検討した．化合物化により期待通り Ca の反応性の低減が認められた．ただしその程度は十分ではなく，合金組成の選択等，今後さらなる改善が必要である．一方，Mg_2Si 化合物はわずかな溶解性を示しつつ，溶解速度が一般の Mg 合金よりも著しく低下した．この溶解性低減に伴い，浸漬エキスを用いた MC3T3-E1 細胞での毒性試験において Mg_2Si は純 Mg よりも優れた成績を示した．Mg_2Si 溶解に伴う Si イオン放出が細胞へ与える影響については本研究における濃度レベル（～70 $mg \cdot L^{-1}$）ではほとんど認められなかった．ただし，Mg_2Si のインプラント材料としての適応を考慮するためには，その脆性的な変形特性を改善することが必要不可欠である．

Mg- or Ca-based intermetallic compounds of Mg_2Ca, Mg_2Si, Ca_2Si and $CaMgSi$ are investigated as possible new candidates for biodegradable implant materials, attempting to improve the degradation behavior compared to Mg and Ca alloys. The reactivity of Ca can be indeed reduced by the formation of compounds with Mg and Si, but its reactivity is still high for applications as an implant material. In contrast, Mg_2Si shows a higher corrosion resistance than conventional Mg alloys while retaining biodegradability. The cell viability of preosteoblast MC3T3-E1 cultured in the Mg_2Si extract medium was confirmed to be better than that in a pure Mg extract medium, because of the lower corrosion rate of Mg_2Si. The cytotoxicity derived from the Si ion was not significantly detected in the Mg_2Si extract medium in the concentration level of ~ 70 $mg \cdot L^{-1}$ measured in the present study. For aiming the practical application of Mg_2Si as an implant material, however, its brittle nature must be improved.

1. はじめに

近年，血管狭窄等を改善するステントや，骨プレート，骨ピンといった一時的に力学特性を発揮することが望まれるインプラント材として，摘出再手術の必要がない「生体内溶解性(生分解性)構造材料」の開発が強く望まれている．この生分解性材料の開発にあたっては，高い生体適合性，適応部位に応じた適切な溶解速度の制御，高い力学的信頼性の三要素が同時に求められる．現在 Mg 合金[1]，Fe 合金[2]がその候補として注目されているが，我々は「金属間化合物」に着目した新たなアプローチを着想している．金属間化合物とは二種以上の複数の金属元素から構成され，各構成元素が特定の周期的な規則構造をもって配列したものである．異種原子間には，自由電子による金属的な結合が支配的なものから，セラミックスに見られるような共有結合的性質の強いものまで，組み合わせに応じて様々な結合形態が生じる．原子間の結合性は当然ながら金属材料の特性に直接的な影響を与える重要な因子であり，したがって原子配列の規則化は，金属材料の特性を制御する一つの方策と成り得る可能性がある．このような観点に立ち我々は現在，Mg, Ca をベースとし，生体内に微量存在する元素である Si と組み合わせた金属間化合物による，溶解性，力学特性，生体親和性といった各種機能性の制御について検討を進めている．これまでに得られた成果の一部に関し，本稿にて概説する．

2. (Mg, Ca)基化合物の生分解性材料としての可能性

(1) 生体擬似溶液内での溶解挙動

本研究では (Mg, Ca) 基化合物として Mg_2Ca, Ca_2Si, Mg_2Si, $CaMgSi$ の四種に着目した．図1に溶解法により作製した各合金の内部組織を示す．Mg_2Ca, Mg_2Si については若干の第二相を含むもののほぼ期待どおりの単相組織が得られたが，Ca_2Si, $CaMgSi$ においては Ca の溶解の困難さから，それぞれ Ca_5Si_3, $CaSi$ を多量に含む二相組織であることが SEM-EDS, XRD 等において確認された．

これら各化合物合金の溶解挙動について，Hanks 溶液への浸漬試験により評価した．この結果，数分間で溶解が完了するような Ca 単体で見られる溶液との爆発的な反応性は，期待通り化合物化により低減することが確認された．ただし現状では Ca を含む合金は化合物化によっても 6 時間以上溶

---

* 大阪大学大学院工学研究科知能・機能創成工学専攻・准教授（〒565-0871 大阪府吹田市山田丘 2-1）
　Koji Hagihara (Department of Adaptive Machine Systems, Osaka University, Suita)
　e-mail: hagihara@ams.eng.osaka-u.ac.jp
　Keywords：生分解性，金属間化合物，Ca 合金，Mg 合金，細胞毒性

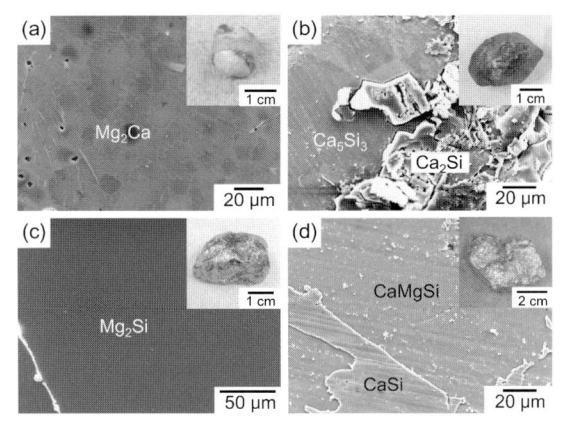

図1 作製した各金属間化合物合金の形状，内部組織．
(a) Mg$_2$Ca，(b) Ca$_2$Si，(c) Mg$_2$Si，(d) CaMgSi．
（中心論文より改変し引用）

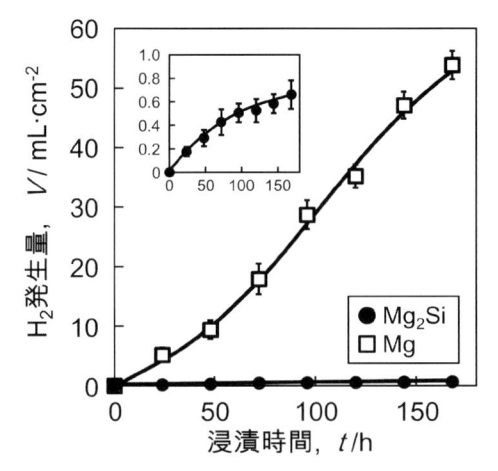

図2 Hanks液中への試料浸漬に伴う水素発生量の変化．（中心論文より改変し引用）

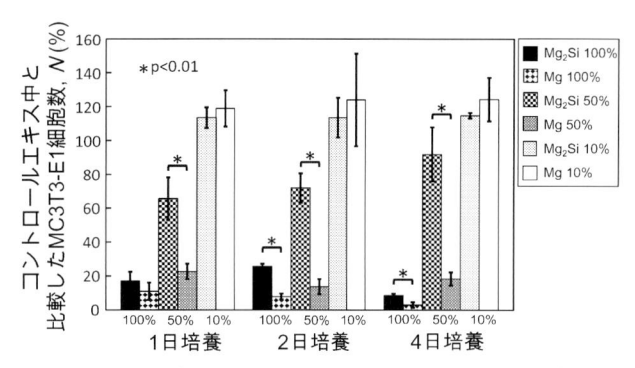

図3 試料浸漬エキス中でのMC3T3-E1細胞培養試験における細胞数変化．100％，50％，10％はそれぞれ培養液中での浸漬エキス濃度を示す．（中心論文より改変し引用）

液中でバルク形態を保つことは困難であり，いずれの試料も粉砕に至った．骨置換材として適応を目指すためには現状の特性では不十分であり，合金組成制御による更なる安定性の向上が必要不可欠である．一方，MgとSiの化合物であるMg$_2$Siにおいては，浸漬後の溶液pH変化も小さく，溶解性の低減が示唆された．このことを定量的に評価すべく，浸漬時の反応に伴う水素発生量を市販の純Mgインゴット（純度99.98 mass％）と比較した結果を図2に示す．Mg$_2$Siは浸漬後に水素発生を伴うことからも，わずかな溶解性が確認できる．この際の水素発生量は市販Mg材における値の約1/80程度であり，すなわち溶解速度が劇的に低減したことを示唆している．過去の報告によると，Mg$_2$Siは水と反応し表面にSiO$_2$を形成することが指摘されており[3]，このSiO$_2$被膜が溶解性低減に寄与している可能性がある．今後XPS等による表面状態の解析によりその詳細を解明する必要がある．

(2) Mg$_2$Si化合物の細胞毒性

Mg$_2$Siの生体為害性を評価するため，ISO 10993-5, 12に基づき，バルク体を3日間浸漬した溶液（エキス）を用い，MC3T3-E1細胞の培養試験を行った．この際エキスを50％，10％に希釈した溶液を用い同様に培養試験を行うことで，溶出イオン量と細胞量変化の相関について評価した．図3にコントロール（試料浸漬のない溶液で培養）と比較した1, 2, 4日間培養に伴う細胞数変化について示す．図中には比較として市販Mgを浸漬したエキス中での挙動についても併せて示している．100％エキス中では高い溶出イオン量のため，Mg, Mg$_2$Si両エキス中にて細胞数が大きく低減した．しかし，50％エキスに着目すると，Mgエキス中では依然細胞数が大きく低下しているのに対し，Mg$_2$Siエキス中では60％を超える高い値を示すことが確認された．このような差異が現れる要因はMg$_2$Siが示す低溶解速度により，培養液中のMgイオン濃度がMgエキス中と比較して大きく低下するためであることが明らかとなり，Mg$_2$Siの生分解性インプラント材料としての可能性が示された．ただし大きな問題点として，Mg$_2$Siは室温圧縮試験においてほとんど塑性変形することなく破断するという極めて脆性的な特性を示す．実用化を検討するためには，力学特性の向上策を検討することが必須である．その他の利用法，例えば生分解性Mg合金のコーティング材料としての可能性等についても現在検討を進めている．

3. 将来展望

当初の期待どおり，化合物化による(Mg, Ca)合金の溶解性制御，溶解速度低減の可能性が示された．しかしその程度は特にCa化合物において依然十分ではなく，更なる検討が必要不可欠である．現在さらに合金系をCa-Mg-Zn系等に拡張し，合金探査を進めている．力学特性向上を図るうえでも，材料学的な組織制御，結晶方位制御の考慮も重要である．今後，これら方策を組み合わせた新材料創成，開発の推進が望まれる．

文　献

(1) X. Gu, Y. Zheng, Y. Cheng, S. Zhong and T. Xi: Biomaterials **30** (2009) 484–498.
(2) H. Hermawan, A. Purnama, D. Dubé, J. Couet and D. Mantovani: Acta Biomater. **6** (2010) 1852–1860.
(3) K.A. Yasakau, M.L. Zheludkevich, S.V. Lamaka and M.G.S. Ferreira: Electrochim. Acta **52** (2007) 7651–7659.

4-2-2 生体応用を目指したシラン処理AZ91合金の表面解析および細胞適合性評価
―表面特性制御による細胞適合性向上―

山 本 玲 子*

中心論文：A. Witecka, A. Yamamoto, H. Dybiec and W. Swieszkowski: Surface characterization and cytocompatibility evaluation of silanized magnesium alloy AZ91 for biomedical applications, Sci. Tech. Adv. Mater. **13** (2012) 064214.

AZ91合金のシラン処理による細胞適合性向上を検討した．5種類のシランを用いたが，いずれのシランについても表面処理後の疎水性およびアルブミン吸着量が増加することが確認された．7日間培養後の細胞増殖性については，エチルトリエトキシシシラン処理表面において最も高かった．培養中のMg^{2+}溶出量はシラン処理により変化しなかったことから，シラン処理により，分解特性に影響を与えず細胞適合性の向上が可能であることが明らかになった．

High-Al content Mg alloys have superior corrosion resistance in aqueous environments but poor cytocompatibility compared to that of pure Mg. We have silanized the cast AZ91 alloy to improve its cytocompatibility using five different silanes. Silanization successfully increased the surface hydrophobicity and albumin adsorption compared to those of unmodified surface. *In vitro* cytocompatibility evaluation revealed that silanization with ethyltriethoxysilane improved cell growth on AZ91 after 7 days of incubation while Mg^{2+} ions release during the cell culture was not influenced by silanization.

1. は じ め に

Mgは生体必須元素であり，体液に含まれる水と反応して容易に腐食する性質から，生体吸収性材料としての医療応用が期待されている．しかし，純Mgはヒト皮質骨と比較して強度が低く，体内における分解速度が大き過ぎるため，Mg合金の適用が検討されている．工業用合金，中でも高Al濃度の合金（AZ系など）は使用量が多いこともあり，医療応用の可能性の検討が進んでいる．

Mg合金の医療応用研究は主として，(1)医療用合金の開発と擬似体液中の耐食性評価，(2)擬似体液中の耐食性向上のための表面処理法の開発，である．*In vivo*埋入試験は幾つか行われているが，*in vitro*における細胞適合性評価はほとんど実施されていない．それは，従来の標準的細胞適合性評価法は非分解性の金属材料や，生体内分解速度の小さい生体吸収性高分子・セラミックス材料を対象としており，Mg合金への適用は考慮されていないからである．そこで，本稿では，Mg合金の細胞適合性評価法と，高Al濃度のMg合金を対象とした，細胞適合性向上のための表面処理について紹介する．

2. Mg合金の細胞適合性評価

Mgは水と反応して腐食し，H_2，Mg^{2+}およびOH^-を生じる．したがって，閉鎖系ではMgの腐食が進行するに従い，溶液のpH上昇が懸念される．しかし，生体内では血流により常に新しい体液が供給されるため，閉鎖系よりもpH上昇は生じにくいと推測される．血流量は組織により異なるが，比較的血流の少ない結合組織100gあたり1 mL·min^{-1}である[1]．

表1 ISO 10993における培養・抽出条件．（文献(2)より改変し引用）

	試料厚さ(mm)	抽出溶媒1 mLに対する試料	試料形状の例
抽出法	<0.5	6 cm^2	フィルム，シート，チューブ
	0.5〜1.0	3 cm^2	チューブ，平板，小型の成型物
	>1.0	3 cm^2	大型の成型物
	>1.0	1.25 cm^2	ゴム栓などの弾性材料
	不規則な形状の硬質材料	0.2 g	粉末，ペレット，フォーム状，非吸収性成型物
	不規則な形状の多孔性材料	0.1 g	メンブレンフィルター
	マイクロプレート	試料直径(mm)	培養液の量(mL)
直接培養法	96穴	<6.4	0.1〜0.2
	48穴	<9.9	0.5〜0.8
	24穴	<15.5	0.5〜1.0
	12穴	<22.1	1.0〜2.0
	6穴	<34.6	2.0〜4.0

---

* 独立行政法人物質・材料研究機構国際ナノアーキテクトニクス研究拠点・グループリーダー（〒305-0044 茨城県つくば市並木1-1）
Akiko Yamamoto (International Center for Materials Nanoarchitectonics, National Institute for Materials Science, Tsukuba)
e-mail: yamamoto.akiko@nims.go.jp
Keywords：生体吸収性，Mg合金，AZ91合金，シラン処理，細胞適合性

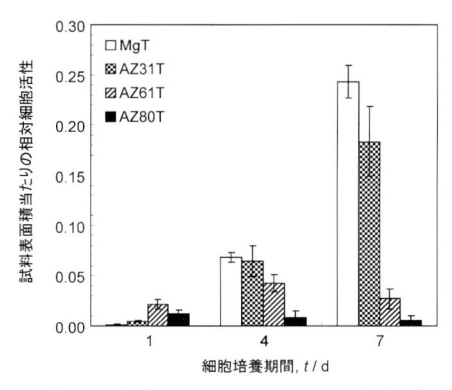

図1　AZ系Mg合金のL929を用いた細胞適合性評価結果．（文献(3)より改変し引用）

表2　シラン処理後のAZ91の水の表面接触角[5]．

シランの種類	接触角(°)
エチルトリエトキシシラン（C2）	71
3-アミノプロピルトリエトキシシラン（NH2）	56
3-イソシアネートプロピルトリエトキシシラン（IC）	54
フェニルトリエトキシシラン（Ph）	71
オクタデシルトリエトキシシラン（C18）	89
未処理	30

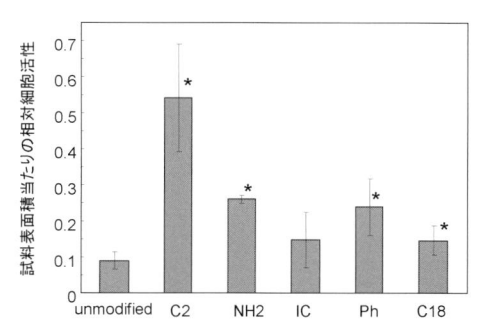

図2　シラン処理AZ91合金のSaOS-2を用いた細胞適合性評価結果．（文献(5)より改変し引用）

ISO10993-5では，材料の細胞毒性評価法として，直接接触法と抽出法を提示している（表1）[2]．しかし，これらの試験条件はいわば閉鎖系であり，結合組織中の血流量と比較しても，体内の状況とは大きく異なることが分かる．

閉鎖系の問題点である溶液のpH上昇を緩和する方法の一つは，用いる培養液量を増やすことである．理想的にはヒトの全血漿量（成人で約2.75 L）を用いることが望ましいが，実験の効率性を考え，1/100にスケールダウンし，細胞適合性試験を実施した．純Mgおよび高Al濃度Mg合金についての結果を図1に示す[3]．培養液量を適切に増やすことにより，Mgの腐食に伴うpH上昇を抑え，材料間の細胞適合性を適切に評価することが可能になる．

3．細胞適合性向上を目指した表面処理

図1において明らかなように，AZ系Mg合金については，Al濃度が高くなると細胞適合性が低下する．前述したように，生体内環境で分解するMg合金については，pH上昇による悪影響が懸念される[4]．しかし，溶出Mg量は純Mgで最も高く，Al濃度が高くなるにつれ低下しており[3]，したがって高Al濃度のAZ合金における細胞適合性の低下は，合金の腐食に伴うpH上昇が原因ではないと考えられる．

金属材料が生体組織に及ぼす影響として，第一は溶出金属イオン・摩耗粉の毒性であり，第二に材料表面と生体分子・細胞との相互作用が挙げられる．高Al濃度のAZ合金の場合も，この第二の影響が考えられる．そこで，高Al濃度のMg合金の細胞適合性向上を目指し，表面処理を検討した．

高Al濃度のAZ合金としてAZ91を用い，シラン処理で有機小分子を固定化することにより，表面の化学的特性を変化させ，細胞適合性への影響を調べた．表2[5]に示すように，シラン処理後は未処理表面と比較して表面の疎水性が増加した．アルブミン吸着量についても，シランの種類により差が見られたが，いずれも未処理表面よりも増加した．

図2にシラン処理後の試料について，ヒト骨芽細胞様細胞SaOS-2を培養した結果を示す[5]．7日間培養後の細胞活性はエチルトリエトキシシラン処理表面において最も高かった．その理由の詳細は現時点では不明であるが，水の接触角が70°前後の表面は細胞接着性に優れるという報告[6]があり，エチルトリエトキシシラン固定化表面が，SaOS-2の接着・増殖に適していたためと考えられる．

一方，細胞培養中のMg^{2+}溶出量測定結果から，シラン処理は下地であるAZ91合金の分解特性には影響していなかった．XPS測定により確認したシラン固定化相の厚さはエチルトリエトキシシランで約5 nmと非常に薄く[5]，下地と培養液中の水分子との反応を防ぐことができなかったためと考えられる．

4．将来展望

体内の血液循環を考慮した培養条件を用いることにより，Mg合金の細胞適合性評価が可能であること，シラン処理により分解特性を変えることなく，高耐食性Mg-Al合金の細胞適合性の改善が可能であること，が明らかになった．いずれの技術も，生体吸収性材料としてのMg合金の医療応用の実現に貢献するとともに，適用デバイス範囲の拡大に貢献することが期待される．

文　献

(1) 橋田　充，高倉喜信：生体内薬物送達学，産業図書，東京，(1994) 97.
(2) 和英対訳　医療機器の製造販売承認申請等に必要な生物学的安全性評価の基本的考え方について，薬事日報社，東京，(2012) 24-49, 204.
(3) A. Yamamoto and Y. Kohyama: Magnesium Technology 2014, ed. by M. Alderman et al., John Wiley & Sons, Inc. Somerset, (2014) 381-385.
(4) L. Xu and A. Yamamoto: Colloid. Surf. B **93** (2012) 67-74.
(5) A. Witecka, A. Yamamoto, H. Dybiec and W. Swieszkowski: Sci. Tech. Adv. Mater. **13** (2012) 064214.
(6) Y. Tamada and Y. Ikada: Polymer **34** (1993) 2208-2212.

バイオマテリアル研究の最前線

4-3-1　Zr-Nb 合金の磁化率に及ぼす相構成の影響
―Zr 合金の構成相と磁化率の関係―

野　村　直　之*

中心論文：N. Nomura, Y. Tanaka, Suyalatu, R. Kondo, H. Doi, Y. Tsutsumi and T. Hanawa: Effects of phase constitution of Zr-Nb alloys on their magnetic susceptibilities, Mater. Trans. 50 (2009) 2466-2472.

Zr-Nb 合金の相構成は合金組成や熱処理により変化し，それに伴い磁化率が変化する．Zr-Nb 合金の相構成が β 相から $\beta+\omega$ 相に変化すると磁化率は急激に減少し，ω 相は Zr 合金の磁化率低減に大きく寄与する．本研究から，各相の磁化率の大小関係は，$\chi_\beta > \chi_{\alpha'} > \chi_\omega$ であることが判明した．α' 相を主相とする Zr-3Nb 合金の磁化率は Ti-6Al-4V 合金の磁化率の約 3 分の 1 であることから，低磁性 Zr-Nb 合金は MRI 画像中に発生するアーチファクトを低減する新規医療用金属として期待できる．

The magnetic susceptibilities of Zr-Nb alloys varied depending on the phase constitution, which was controlled by the alloy composition and heat treatment. The magnetic susceptibilities of Zr-Nb alloys decreased when the ω phase appeared in the β phase, suggesting that the ω phase contributes to lowering the magnetic susceptibility. The relationship between the magnetic susceptibility of each phase is concluded to be as follows: $\chi_\beta > \chi_{\alpha'} > \chi_\omega$. The magnetic susceptibility of the Zr-3Nb alloy was almost one-third that of Ti-6Al-4V, which is commonly used for medical devices. Thus, Zr-Nb alloys are useful for medical devices used under MRI.

1. はじめに

磁気共鳴画像診断法 (MRI) は非侵襲で任意の断面画像が得られること，コントラスト分解能が優れていること，放射線被爆がないことから，整形外科や脳外科，歯科領域で有用な検査方法として広く用いられている．しかし，体内に金属が埋入されている患者に対する MRI 診断は禁忌とされている．これは MRI を使用する際の強磁場および電磁波環境下において，埋入金属に起因する発熱や動揺，アーチファクトが生じる可能性があるためである．特に，診断画像中に発生するアーチファクトは，インプラント周辺の臓器または組織の撮像を妨げ，正確な診断に支障を与えることが問題となっている[1][2]．

これまでに著者らは，代表的な生体用金属材料であるステンレス鋼，コバルトクロム合金，チタンよりも磁化率の低いジルコニウム (Zr) に注目し[3]，アーチファクトを低減する生体用 Zr 合金の開発を進めている[4]-[7]．本稿では，Zr に対する添加元素として細胞毒性の低いニオブ (Nb) に着目し[8]，Zr-Nb 合金の磁化率に及ぼす組成と構成相の影響について紹介する．

2. Zr-Nb 合金の磁化率に及ぼす組成と相構成の影響

図 1 に Zr-Nb 合金鋳造材の磁化率の組成依存性を示す．本合金の磁化率は Nb 濃度が 0～3 mass% の範囲で急激に減少し，3～9 mass% の範囲で大きな変動は見られなかった．

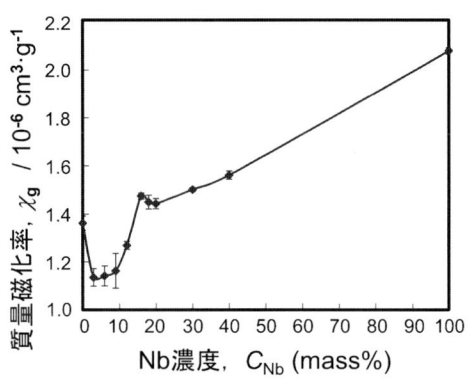

図 1　Zr-Nb 合金の磁化率と組成の関係．（文献 (4) より改変し引用）

9～20 mass% の範囲では，磁化率は急激に上昇した後，その後緩やかな増加を示した．Nb は Zr より高い磁化率を示すことが知られているが，合金化した場合の磁化率は必ずしも Nb 濃度の増加に伴って単調増加せず，複雑な変動を示すことが分かる．このような磁化率の変動は Zr-Mo 合金でも観察されている[6][7]．

表 1 に XRD により解析した Zr-Nb 合金の相構成を示す．Nb 濃度が 3 mass% では六方最密充填構造 (hcp) を有する α' 単相であるが，6 mass% では α' 相に加え，β 相と ω 相の存在が確認される．ω 相からの回折強度は 9 mass% において最も高く，Nb 濃度の増加に伴って減少し，20 mass% 以降は β 相が安定化される．

Zr-Nb 合金における磁化率の変動と相構成との関係について考察する．β 相が安定に存在する合金組成 (20 mass% 以

---

* 東北大学大学院工学研究科材料システム工学専攻・准教授（〒980-8579 宮城県仙台市青葉区荒巻字青葉 6-6-02）
　Naoyuki Nomura (Department of Materials Processing, Tohoku University, Sendai)
　e-mail: nnomura@material.tohoku.ac.jp
　Keywords: Zr-Nb 合金，MRI，磁化率，ω 相

表1 Zr–Nb合金の組成と相構成の関係．（文献(4)より改変し引用）

合金組成	相構成
Zr–3Nb	α'
Zr–6Nb	α', ω, β
Zr–9Nb	ω, β
Zr–12Nb	$\omega, \beta, ?^*$
Zr–16Nb	$\omega, \beta, ?^*$
Zr–20Nb	$\beta, ?^*$
Zr–30Nb	β
Zr–40Nb	β

＊？：不明な相

上)では，磁化率はNb濃度の増加とともにほぼ一定に増加している．これはβ相中にZrとNbが組成比に応じて存在し，磁化率も組成比に応じて変化することを示している．Nb濃度が20 mass%以下になると$\beta + \omega$相となり，ω相の回折強度が最も高かった9 mass%まで磁化率は急激に減少する．さらにNb濃度が減少すると磁化率はやや減少し，3 mass%ではα'相のみとなる．すなわちZr–3Nbにおける磁化率はα'相の磁化率に対応する．Zr–3Nb合金がβ相となることを仮定した場合，その磁化率はβ相が安定に存在する組成(20～40 mass%)を用いた外挿線から予測できる．しかし実測値は予測値よりも低く，α'相の磁化率はβ相よりも低いことを示している．β相とω相から構成されるZr–9Nbとα'相から構成されるZr–3Nbの磁化率はほぼ同程度であることから，ω相の磁化率はα'相の磁化率より低いことが示唆される．すなわち，各相の磁化率の大小関係は，$\chi_\beta > \chi_{\alpha'} > \chi_\omega$であるものと考えられる．Zr–Nb合金に見られる各相の磁化率の関係は，Zr–Mo合金における磁化率と相構成との関係と一致する[6][7]．

図2に573 Kと673 Kで熱処理したZr–16Nb合金の磁化率を示す．573 Kの熱処理では，熱処理時間の増加とともに磁化率が減少したが，673 Kでは逆に磁化率が増加する傾向がみられた．X線回折により相構成を調べた結果，573 Kの熱処理では熱処理時間の増加とともにω相からの回折強度が増加したが，673 Kではα相からの回折強度が増加した．この結果から，時効により形成したω相も磁化率の低下に寄与する．

図3に各種医療用金属とZr–Nb合金の磁化率を示す．Zr–3Nb合金の磁化率はCo–Cr合金の約7分の1，チタン合金の約3分の1程度であることから，Zr–Nb合金はアーチファクトを低減する新規生体用金属として期待できる．

3．将来展望

MRIアーチファクトを低減するための医療用低磁性Zr–Nb合金の開発について紹介した．アーチファクトを低減するために，磁化率の低い高分子材料やセラミックスを選択することも可能ではある．しかし，強度・靱性などの力学的信頼性の観点から，多くの医療用デバイスでは金属材料の使用が必須である．すなわちアーチファクトを抑制する金属材料の開発には，強度と靱性を損なわずに磁化率を低減させることが大きな課題である．磁化率の低減を目指した医療用金属に関する研究例は数少ないのが現状である．MRI診断装置の普及率で首位にある日本が，MRIに対応する低磁性材料に関する研究を積極的に推進していく必要がある．

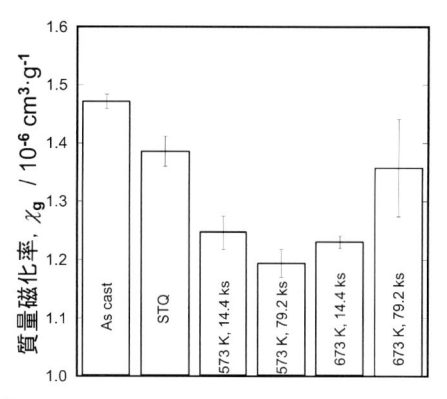

図2 熱処理したZr–16Nb合金の磁化率．（文献(4)より改変し引用）

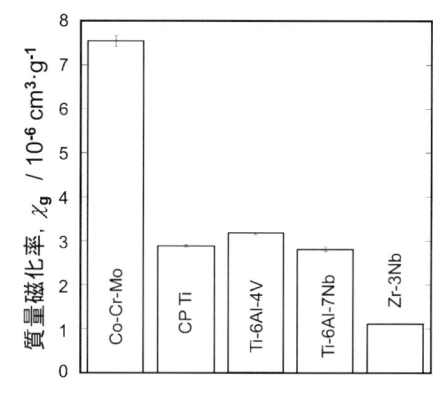

図3 各種医療用金属の磁化率．（文献(4)より改変し引用）

文　献

(1) J. Olsrud, J. Latt, S. Brockstedt, B. Romner and I. Bjorkman-Burtscher: J. Magn. Reson. Imaging **22** (2005) 433–437.
(2) L. Bartels, H. Smits, C. Bakker and M. Viergever: J. Vasc. Interv. Radiol. **12** (2001) 365–371.
(3) D.R. Ride: CRC Handbook of Chemistry and Physics. 87th ed., CRC Press, Taylor & Francis Group **4** (2006) 142–147.
(4) N. Nomura, Y. Tanaka, Suyalatu, R. Kondo, H. Doi, Y. Tsutsumi and T. Hanawa: Mater. Trans. **50** (2009) 2466–2472.
(5) R. Kondo, N. Nomura, Suyalatu, Y. Tsutsumi, H. Doi and T. Hawawa: Acta Biomater. **7** (2011) 4278–4284.
(6) Suyalatu, N. Nomura, K. Oya, Y. Tanaka, R. Kondo, H. Doi, Y. Tsutsumi and T. Hanawa: Acta Biomater. **6** (2010) 1033–1038.
(7) Suyalatu, R. Kondo, Y. Tsutsumi, H. Doi, N. Nomura and T. Hanawa: Acta Biomater. **7** (2011) 4259–4266.
(8) A. Yamamoto, R. Homma and M. Sumita: J. Biomed. Mater. Res. **39** (1998) 331–340.

バイオマテリアル研究の最前線

4-3-2 チタンとジルコニウムの擬似体液中における表面反応の違い
―生体活性(Bioactive)と生体不活(Bioinert)の由来の検討―

堤 祐介*

中心論文：Y. Tsutsumi, D. Nishimura, H. Doi, N. Nomura and T. Hanawa: Difference in surface reactions between titanium and zirconium in Hanks' solution to elucidate mechanism of calcium phosphate formation on titanium using XPS and cathodic polarization, Mater. Sci. Eng. C **29** (2009) 1702-1708.

生体内や擬似体液中における Ti と Zr のリン酸カルシウム形成挙動の違いを解明するため，カルシウムイオンやリン酸イオン濃度を調整した Hanks 液に浸漬し，XPS およびカソード分極により表面分析を行った．Ti の表面酸化皮膜は完全に酸化されていないため反応性が高いが，Zr は Ti と比較して酸化が進行しており，保護性の高い皮膜を形成していた．カルシウムイオンとリン酸イオンのいずれか単独が存在する溶液では Ti 表面には不安定な化合物が形成したが，Zr 表面にはリン酸ジルコニウムが形成し，安定化していた．複数の表面解析により得られた結果をもとに，Ti と Zr の生体中での表面反応の違いを考察した．

Ti and Zr were immersed in several kind of simulated body fluids, and the surfaces were characterized with XPS and electrochemical measurement to determine the mechanism of calcium phosphate formation in a living body. The surface oxide film on Ti is not completely oxidized and is relatively reactive while that on Zr is more passive and protective. Neither calcium nor phosphate could stably exist alone on Ti. On the other hand, highly stable and protective zirconium phosphate was formed on Zr.

1. はじめに

材料が生体内に埋入されると，直ちに材料表面と生体組織の間に反応が生じる．医療用金属材料が示す生体との反応性は，一部の貴金属材料を除き，表面に存在する酸化皮膜の性質に大きく影響を受ける．Ti は硬組織との反応性が高く，これは生体内でリン酸カルシウム(CaP)を自発的に形成することに起因している[1][2]．一方，Zr は CaP 形成が起こらず生体との反応性が低い．これは表面に形成するリン酸ジルコニウムの安定性に起因するとされている[3]．

本稿では同族ながら全く異なる生体との反応性を示す Ti と Zr について，擬似体液浸漬における表面酸化皮膜の変化を XPS と電気化学的測定により評価した結果をもとに，その機構の違いを検討する．

2. XPS による表面酸化皮膜の解析

(1) 未処理の Ti と Zr の表面酸化皮膜の状態

図 1 に研磨まま(未処理)の Ti と Zr の XPS スペクトルを示す[4]．Ti は酸化状態を示す 4 価のピークに加えて 2 価と 3 価のピークが存在するのに対し，Zr は酸化状態を示すピークは 4 価のみとなっている．O1s スペクトルより，酸化物を示す O^{2-} のピークと水酸化物・水酸基を示す OH^- のピークの比は Ti で1.90，Zr で2.53と異なっていることから，

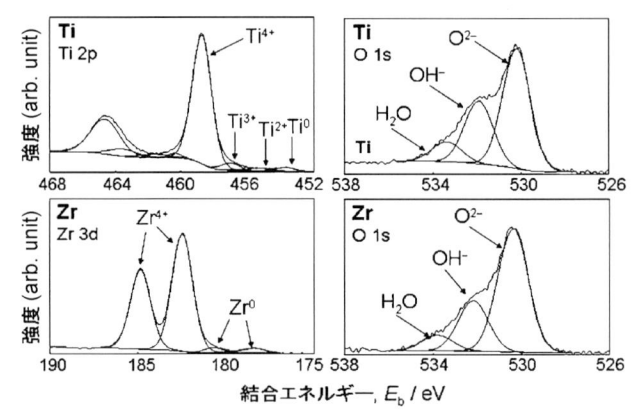

図 1 未処理の Ti と Zr の XPS スペクトル．(文献(4)より改変し引用)

Ti の表面酸化皮膜は酸化の余地を残している一方，Zr の表面酸化皮膜はすべて 4 価であり，Ti と比較して酸化が進行しており，安定な状態であることが分かる．

(2) 擬似体液浸漬による表面酸化皮膜の変化

本研究では表 1 に示す組成の 4 種類の擬似体液を用いて実験を行った．生理食塩水(0.9%NaCl)は最も単純な組成の擬似体液，Hanks 液(グルコース不含)は細胞外液を模擬したカルシウムイオンとリン酸イオンを含有する擬似体液である．さらに，Hanks 液の成分からカルシウムイオンもしく

---

* 東京医科歯科大学生体材料工学研究所・准教授(〒101-0062 東京都千代田区神田駿河台 2-3-10)
Yusuke Tsutsumi (Institute of Biomaterials and Bioengineering, Tokyo Medical and Dental University, Tokyo)
e-mail: tsutsumi.met@tmd.ac.jp
Keywords：チタン，ジルコニウム，リン酸カルシウム，カソード分極，XPS

表1 本研究で用いた擬似体液の組成．(文献(4)より改変し引用)

イオン種	濃度/10^{-3} mol·L^{-1}			
	0.9%NaCl	Hanks	Ca-free	P-free
Na^+	154	142	142	141
K^+	—	5.81	5.81	5.37
Mg^{2+}	—	0.811	0.811	0.811
Ca^{2+}	—	1.26	—	1.26
Cl^-	154	145	142	145
PO_4^{3-}	—	0.778	0.778	—
SO_4^{2-}	—	0.811	0.811	0.811
CO_3^{2-}	—	4.17	4.17	4.17
pH	5.4	7.4	7.2	8.1

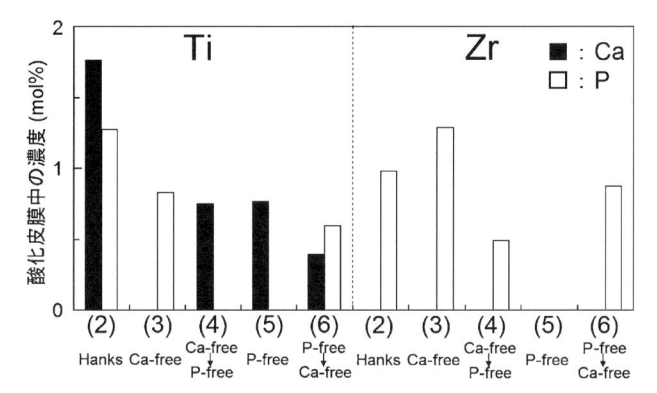

図2 擬似体液浸漬による酸化皮膜中のCaおよびP濃度の変化．(文献(4)より改変し引用)

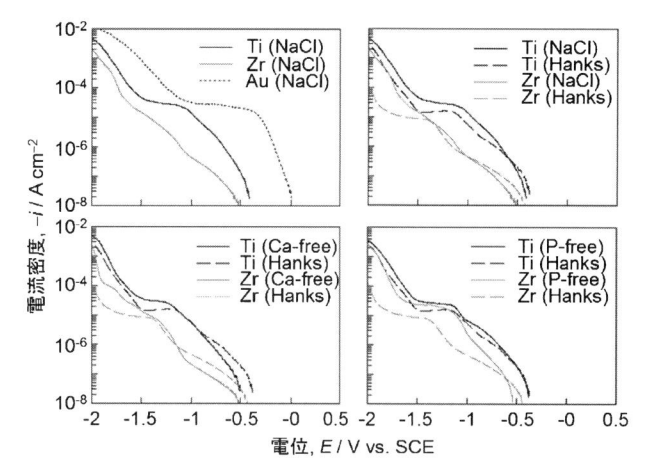

図3 各擬似体液中におけるTi, ZrおよびAuのカソード分極曲線．(文献(4)より改変し引用)

はリン酸イオンを除外したものを，Ca不含Hanks液(Ca-free)およびP不含Hanks液(P-free)とした．

TiおよびZrをこれらの擬似体液中に310 Kの温度で1 d浸漬した．浸漬条件を以下に示す．

① 浸漬せず未処理
② Hanksに浸漬
③ Ca-freeに浸漬
④ Ca-freeに浸漬後，P-freeに浸漬
⑤ P-freeに浸漬
⑥ P-freeに浸漬後，Ca-freeに浸漬

各条件で擬似体液に浸漬した試料表面についてXPS測定を行い，酸化皮膜中のCaおよびP濃度を定量分析により求めた結果を図2に示す(4)．

Ca-freeに浸漬したTiではリン酸チタンが形成したが，その後P-freeに浸漬するとリン酸チタンは消失し，CaOやCa(OH)$_2$の結合エネルギーを示す(CaTiO$_3$とは異なる)Ca化合物を形成した．反対に，P-freeに先に浸漬すると同様のCa化合物が形成し，その後Ca-freeに浸漬すると微量ながらCaPが形成した．すなわち，Tiにおいてはカルシウムイオンとリン酸イオンのいずれか単独と反応し形成する化合物は不安定であり，どちらも存在する環境ではCaPが形成し安定化すること，CaP形成にはカルシウムイオンとの反応が先行することが分かる．一方，Zrの場合，一度でもリン酸イオンを含む溶液に曝された試料にはリン酸ジルコニウムが形成されており，その後P-freeに浸漬しても消失していないことから，リン酸ジルコニウムの高い安定性が示されている．

3. カソード分極による酸化皮膜の保護性の評価

各擬似体液中でTiとZrおよび比較材のAuを用いてカソード分極試験を行った結果を図3に示す(4)．

左上の図のAuの分極曲線にみられる電流の停滞域は，溶存酸素の還元反応において，沖合から電極表面までの溶存酸素の拡散が律速となっている状態を示しており，この電流密度は拡散限界電流密度(i_{lim})と呼ばれる．一般的な溶存酸素のi_{lim}の値は大気開放，無攪拌の条件で約20 μA·cm^{-2}である．酸素の拡散を阻害する層や析出物が金属表面に存在すると，このi_{lim}の値が減少することから，本研究においてはTiとZrの表面酸化皮膜の物質拡散阻害性，すなわち緻密性や保護性を示す指標として用いることができる．リン酸チタンを形成したCa-freeにおけるTiのi_{lim}は26.6 μA·cm^{-2}と保護性に変化がないのに対し，リン酸ジルコニウムを形成したHanksおよびCa-freeにおけるZrのi_{lim}はそれぞれ3.3 μA·cm^{-2}, 2.2 μA·cm^{-2}と低く，リン酸ジルコニウムの高い保護性を示している．

4. まとめ

TiとZrは同族であるため多くの物理的・化学的性質において似た傾向を示すが，生体との反応は大きく異なる．本研究における表面酸化皮膜の解析では，いずれもTiは反応性が高く，活性で不安定な表面状態であるのに対し，Zrは表面に形成する酸化物やリン酸化合物が緻密で保護性が高く，安定であるため反応性に乏しいことが示され，これが生体に対する反応性を決定する主要因となっていることが示唆される．

文　献

(1) 塙　隆夫：材料の科学と工業 **42** (2005) 188-193.
(2) S. Fujibayashi, M. Neo, H. M. Kim, T. Kokubo and T. Nakamura: Biomaterials **24** (2003) 1349-1356.
(3) T. Hanawa, S. Hiromoto, K. Asami, O. Okuno and K. Asaoka: Mater. Trans. **43** (2002) 3000-3004.
(4) Y. Tsutsumi, D. Nishimura, H. Doi, N. Nomura and T. Hanawa: Mater. Sci. Eng. C **29** (2009) 1702-1708.

バイオマテリアル研究の最前線

4-3-3　MRI画像中に発生する各種金属による磁化率アーチファクトの3次元的定量評価
―MRIアーチファクトを抑制する低磁性医療用材料の設計指針―

野　村　直　之[*]

中心論文：H. Imai, Y. Tanaka, N. Nomura, Y. Tsutsumi, H. Doi, Z. Kanno, K. Ohno, T. Ono and T. Hanawa: Three-dimensional quantification of susceptibility artifacts from various metals in magnetic resonance images, Acta Biomater. **9** (2013) 8433-8439.

磁化率アーチファクトの体積は磁化率の低下とともに減少するが，周囲物質の影響を受け，周囲物質との磁化率との差が最も小さいCuが最も小さいアーチファクトを示す．硝酸ニッケル混合寒天の磁化率との差が，正負が異なるもののほぼ等しい値を示したAgとSnでは，アーチファクトの体積はほぼ等しい値となり，その形状は3次元的に反転していた．磁化率とアーチファクト体積の関係は，アーチファクトを抑制するための低磁性医療材料を開発する上で重要な指標となる．

The artifacts volumes of metals decreased with decreasing magnetic susceptibility. The artifact volume from Cu was smallest due to the minimum susceptibility difference between the metal and the agarose containing $Ni(NO_3)_2$. Since the difference in magnetic susceptibility between Ag and Sn is close, their artifact volumes were almost the same, irrespective of their reversed artifacts. These correlations will contribute to the development of new metals with low magnetic susceptibility to suppress susceptibility artifacts in MRI.

1.　はじめに

磁気共鳴画像診断法（MRI）は，脳外科や整形外科，口腔外科を始め様々な医療分野における画像診断技術として欠くことのできない重要な手法の一つである．MRIでは，放射線被曝がなく正確な解剖学的診断が行えることに大きな特徴がある．しかし，体内に脳動脈クリップやステント，人工関節等の金属製インプラントが埋入されている患者に対するMRI診断は禁忌とされている．これはMRI環境下において金属製インプラントが磁化されるために磁場が乱され，生体組織から得られる信号が欠落したり画像に歪みが生じるためである[1][2]．このような生体組織の磁化率と大きく異なる材料が引き起こすMRI画像への影響を，「磁化率アーチファクト」と呼んでいる．

これまでに，種々の材料から発生する磁化率アーチファクトについて報告され[3][4]，生体組織に近い磁化率を持つ材料が望ましいことが知られている．しかしアーチファクトと磁化率の関係を定量的に評価した報告例はなく，アーチファクトを抑制する新材料を開発するための磁化率の指標が求められている．本稿では，10種類の金属から発生するアーチファクト体積の測定を行い，磁化率との関係や周囲物質の影響について紹介する[5]．

2.　磁化率アーチファクトの定量評価

磁化率の異なる10種類の金属（Ag, Cu, Sn, Al, Mo, Zr, Ti, Nb, Co-Cr, SUS）を直径3 mm，長さ25 mmの円柱状に加工し，磁気天秤にて磁化率を測定した．各試料は硝酸Ni混合寒天を用いてプラスチック製容器に包埋し，MRI撮像に供した．撮像は1.5 Tおよび3.0 Tの2種類の印加磁場で行い，Fast spin echo (FSE), Gradient echo (GRE)の2つの3次元撮像シークエンスを使用した[5]．図1に各種金属より発生するアーチファクト体積を示す．MRIの磁場強度，撮像方法，試料の設置方向にかかわらず，アーチファクト体積はAgを除いて体積磁化率の低下に伴い減少した．アーチファクト体積は，体積磁化率の絶対値が最小を示したSn（1.8×

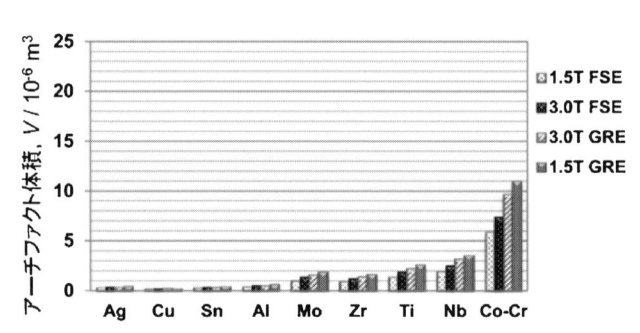

図1　各種金属から発生したアーチファクトの体積．印加磁場方向は試料の長手方向に対して平行．（文献(5)より改変し引用）

---

[*] 東北大学大学院工学研究科材料システム工学専攻・准教授（〒980-8579　宮城県仙台市青葉区荒巻字青葉6-6-02）
Naoyuki Nomura (Department of Materials Processing, Tohoku University, Sendai)
e-mail: nnomura@material.tohoku.ac.jp
Keywords：MRI，磁化率アーチファクト，アーチファクト体積，磁化率

10^{-6})ではなく，Cu(-7.8×10^{-6})において最小となった．これはCuの体積磁化率が，材料を包埋した硝酸ニッケル混合寒天の体積磁化率(-7.3×10^{-6})に最も近い値となったためであると考えられる．そこで，硝酸ニッケル混合寒天と各金属との体積磁化率の差の絶対値($|\chi'|$)と，アーチファクト体積の相関について検討を行った．この結果を**図2**に示す．両者の間にはStudentのt検定により有意な線形相関が認められた（$p<0.0001$）．アーチファクトと体積磁化率の関係式については，文献(5)を参照されたい．

図3にAgとSnから発生するアーチファクトの3次元像を示す．アーチファクトから離れた領域に平均信号強度領域を設定し，これと比較して130％以上の強度を示す領域を緑，70％以下の領域をピンクとして示す．硝酸ニッケル混合寒天の体積磁化率との差が，正負が異なるものの，ほぼ等しい値を示したAgとSnでは，アーチファクトの体積はほぼ等しい値となるが，その形状は3次元的に反転していることが分かった．以上より，周囲の物質の体積磁化率との差を基準とし，アーチファクトの体積と方向性が決定されることが定量的に示された．

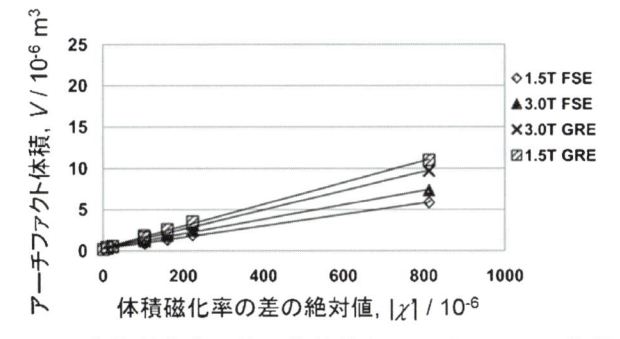

図2 体積磁化率の差の絶対値とアーチファクト体積の関係．印加磁場方向は試料の長手方向に対して平行．（文献(5)より改変し引用）

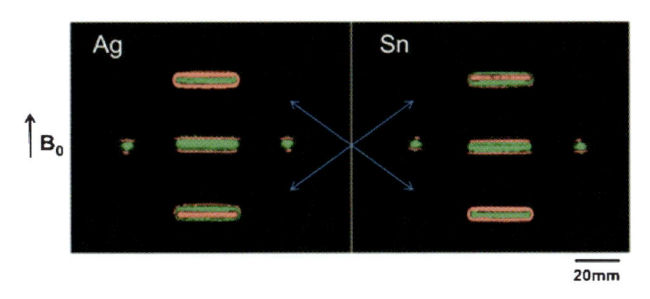

図3 AgとSnに計測されるアーチファクトの形状[5]．印加磁場方向は試料の長手方向に対して垂直．

3. 磁化率アーチファクトにおよぼす撮像パラメータの影響

同一試料において，MRIの磁場強度，撮像方法，試料の設置方向によりアーチファクトの形状や体積が変化した．試料をMRIの静磁場に対し垂直に設置した場合，平行に設置した場合よりも明らかにアーチファクトの体積が増大した．磁場に対して垂直な断面積がアーチファクトの体積に影響を与えるものと考えられ，これまでの報告例と一致する[6][7]．撮像条件に応じて1.5 T FSE＜3.0 T FSE＜3.0 T GRE＜1.5 T GREの順に大きなアーチファクト体積を示した．通常，磁化率アーチファクトは磁場強度の増加に伴い増大する．GRE法において大小関係が逆転した結果が得られた理由は，1.5 T GREのデータ収集の際に使用したhalf-Fourier法に起因することが示唆された．この方法では，full-Fourier法に比較して40％程度データを少なくすることが可能であるが，画像化する際には再計算が施されるために，アーチファクトを過大に評価したものと考えられた．本研究の結果から，アーチファクトの定量評価により詳細な比較が可能となり，磁場強度や撮像パラメータがアーチファクトに大きな影響を与えることが明らかとなった．

4. 将 来 展 望

磁気共鳴画像中に発生する磁化率アーチファクトの体積を3次元(3D)モデルにより定量的に評価した．材料の磁化率と周囲の物質の体積磁化率との差が基準となって，アーチファクトの体積と方向性が決定されることが示された．体積磁化率の差とアーチファクト体積の間には有意な線形相関が認められた．アーチファクトの体積は試料の配置や撮像条件で変化するため，比較する際には十分留意する必要がある．本研究にて明らかとなった磁化率とアーチファクト体積の関係は，金属，セラミックスや高分子，これらの複合材料から低磁性医療材料を設計する上で重要な指標となるだろう．

文 献

(1) J. Olsrud, J. Latt, S. Brockstedt, B. Romner and I. Bjorkman-Burtscher: J. Magn. Reson. Imaging **22** (2005) 433-437.
(2) L. Bartels, H. Smits, C. Bakker and M. Viergever: J. Vasc. Interv. Radiol. **12** (2001) 365-71.
(3) F. Shafiei, E. Honda, H. Takahashi and T. Sasaki: J. Dent. Res. **82** (2003) 602-606.
(4) H. Matsuura, T. Inoue, K. Ogasawara, M. Sasaki, H. Konno, Y. Kuzu, H. Nishimoto and A. Ogawa: Neurol. Med. Chir. **45** (2005) 395-359.
(5) H. Imai, Y. Tanaka, N. Nomura, Y. Tsutsumi, H. Doi, Z. Kanno, K. Ohno, T. Ono and T. Hanawa: Acta Biomater. **9** (2013) 8433-8439.
(6) J. Port and M. Pomper: J. Comput. Assist. Tomogr. **24** (2000) 958-964.
(7) A. Guermazi, Y. Miaux, S. Zaim, C. Peterfy, D. White and H. Genant: Clin. Radiol. **58** (2003) 322-328.

4-4-1 溶体化処理を施した Ag-Pd-Au-Cu 合金中における L1$_0$ 型 β' 規則相の形成と硬化挙動
―歯科用 Ag-Pd-Au-Cu 合金の機械的特性―

稗田純子[*1)]　新家光雄[*2)]

中心論文：Y.H. Kim, M. Niinomi, J. Hieda, M. Nakai and H. Fukui: Formation of L1$_0$-type ordered β' phase in as-solutionized dental Ag-Pd-Au-Cu alloys and hardening behavior, Mater. Sci. Eng. C **32** (2012) 503-509.

歯科用 Ag-20Pd-12Au-14.5Cu 合金は高温溶体化処理を施すと軟化せずに，その硬度が著しく上昇する．この特異硬化現象は，高温溶体化処理の急冷過程で析出する微細な L1$_0$ 型規則相（β' 相）による析出強化によると考えられる．本論文では，高温溶体化処理における冷却速度および高温溶体化処理温度が特異硬化および β' 相の析出に与える影響について明らかにしている．高温溶体化処理における冷却速度が速いほど析出する β' 相析出物の数が増加するとともにサイズが小さくなり，硬度の上昇が大きくなる．高温溶体化処理温度が高いほど，硬度の上昇が大きくなる．

The hardness of the dental Ag-20Pd-12Au-14.5Cu alloy increases after high temperature solution treatment. This unique hardening phenomenon is caused by precipitation hardening by fine L1$_0$ ordered phase (β' phase) precipitated during cooling process. In this article, the influence of the cooling rate and temperature of high temperature solution treatment was investigated. The size of the β' phase decreases and the number of β' phase precipitates increases with an increase in the cooling rate. In addition, the hardness increases with an increase of the temperature of high temperature solution treatment.

1. はじめに

銀パラジウム金銅（Ag-Pd-Au-Cu）合金は，優れた耐食性，無毒性および鋳造性を有し，十分な機械的性質を持つことから，インレー，クラウンおよびブリッジ等の歯科補綴物用金属材料として国内で最も多く使用されている[1]．機械的特性および耐食性の向上と主成分である Ag の口腔内での硫化による黒変を防ぐために Pd が，機械的特性の向上および融点低下のために Cu が，耐食性の向上のために Au が添加されている[2]．本合金は，その機械的特性を向上させるために，溶体化処理後に時効処理を行う（硬化熱処理）[3]．福井らは本合金が，従来の硬化熱処理よりも高い温度で熱処理（高温溶体化処理）することにより，その後時効処理無しで，それに匹敵する硬度が得られることを発見した[4]．この特異硬化現象は，現在，高温溶体化処理中の急冷過程における L1$_0$ 型規則相（β' 相）の析出に起因すると考えられている[5][6]．本稿では，歯科用 Ag-20Pd-12Au-14.5Cu 合金に高温溶体化処理を施した場合に生じる特異硬化挙動およびその要因である L1$_0$ 型規則相の析出について概説する．

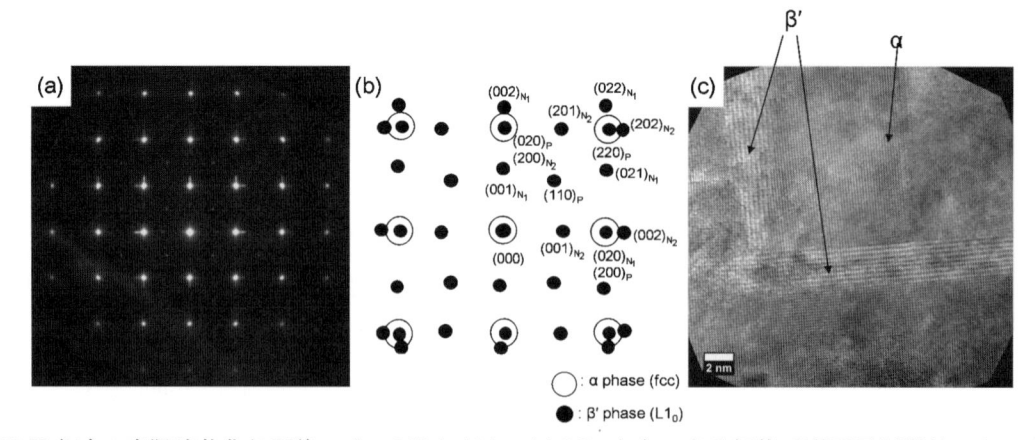

図1　1123 K 急冷の高温溶体化処理後の Ag-20Pd-12Au-14.5Cu 合金の高分解能透過電子顕微鏡による (a) 制限視野回折，(b) key diagram および (c) 明視野像．（文献(7)より改変し引用）

---

* 東北大学金属材料研究所；1）助教，2）教授（〒980-8577 宮城県仙台市青葉区片平 2-1-1）
1) Junko Hieda, 2) Mitsuo Niinomi (Institute for Materials Research, Tohoku University, Sendai)
e-mail: hieda@imr.tohoku.ac.jp
Keywords：Ag-Pd-Au-Cu 合金，高温溶体化処理，析出強化，β' 相

2. 歯科用 Ag-20Pd-12Au-14.5Cu 合金における特異硬化と $L1_0$ 型規則相

Ag-20Pd-12Au-14.5Cu 合金の受け入れまま材は，Cu の多い α_1 相（fcc 構造），Ag の多い α_2 相（fcc 構造）および B2 型 CuPd 規則相である β 相より構成されている．通常行う溶体化処理温度（1023 K）では，そのビッカース硬さは減少するが，より高い温度である 1123 K で 3.6 ks 加熱し，急冷の高温溶体化処理を施した合金では，α_1 相と α_2 相が混合することにより形成される α 相，β 相および母相である α 相中に析出した β' 相からなる組織へと変化する．図1に高温溶体化処理後の Ag-20Pd-12Au-14.5Cu 合金の高分解能透過電子顕微鏡（TEM）による制限視野回折，key diagram および明視野像を示す[7]．明視野像において，母相内に幅数 nm の小片状の β' 相が見られる．Ag-20Pd-12Au-14.5Cu 合金における特異硬化は，この β' 相による析出強化に起因していると考えられている．β' 相は，高温溶体化処理における冷却過程で析出するため，冷却速度や高温溶体化処理温度の影響を受ける．

3. $L1_0$ 型規則相の析出とその析出形態

高温溶体化処理において，急冷，空冷あるいは炉冷を行った Ag-20Pd-12Au-14.5Cu 合金のビッカース硬さを図2に示す[7]．急冷を行った場合が最もビッカース硬さの上昇が大きく，次に空冷，炉冷の順となる．冷却方法として急冷，空冷，炉冷の順に合金の冷却速度が速い．図3に示した急冷，空冷あるいは炉冷を行った Ag-20Pd-12Au-14.5Cu 合金の TEM による β' 相の(001)の暗視野像から，急冷を行った場合には非常に細かい多数の β' 相が析出していることが分かる[7]．それに対して，空冷および炉冷の場合は，粗大化した β' 相が見られ，これらは，析出強化への寄与が急冷に比べて小さいと考えられる．冷却速度が遅くなると，拡散が起こりやすくなり，β' 相が粗大化したと考えられる．これらのことから，β' 相は冷却過程において形成され，拡散により成長することが分かる．析出する β' 相の形態および量が，特異硬化に大きな影響を与えることが明らかである．

4. 将来展望

歯科用 Ag-20Pd-12Au-14.5Cu 合金は，すでに実用化され，歯科治療において一般的に使用されている合金であるが，β' 相の析出機構を明らかにし，高温溶体化処理条件を最適化することで，今後，硬化処理時間の短縮およびより効果的な硬化処理が行えるようになると期待される．さらに，Cu 濃度の異なる Ag-Pd-Au-Cu 合金において，Cu 濃度が特異硬化挙動に与える影響の調査が，β' 相の析出機構の解明に今後必要となるであろう．

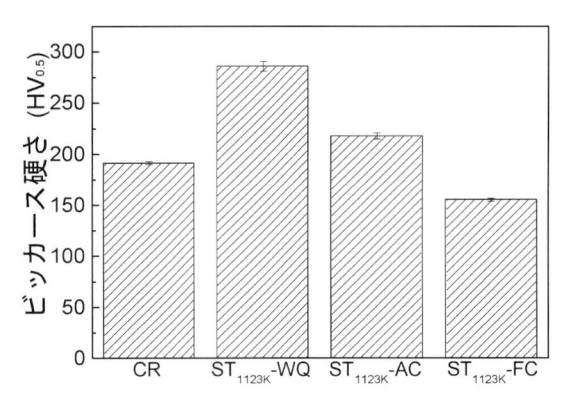

図2 1123 K 急冷の高温溶体化処理において急冷（WQ），空冷（AC）あるいは炉冷（FC）を行った Ag-20Pd-12Au-14.5Cu 合金のビッカース硬さ．（文献(7)より改変し引用）

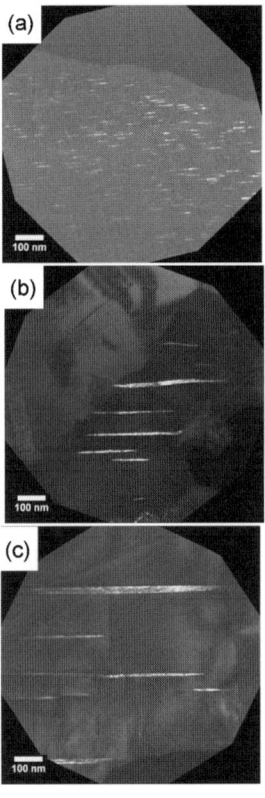

図3 1123 K の高温溶体化処理において，(a) 急冷，(b) 空冷あるいは (c) 炉冷を行った Ag-20Pd-12Au-14.5Cu 合金の TEM による β' 相の(001)の暗視野像．（文献(7)より改変し引用）

文献

(1) M. Ohta, K. Hisatsune and M. Yamane: J. Less-Common Met. **65**(1979) 11-21.
(2) 塙 隆夫編：医療用金属材料概論，日本金属学会，(2010) p. 127.
(3) M. Ohta, T. Shiraishi, K. Hisatsune and M. Yamane: J. Dent. Res. **59**(1980) 1966-1971.
(4) 福井壽男，篠田 了，向井正規，安江和夫，長谷川二郎：歯科材料・器械 **11** (1992) 141-148.
(5) 田中康弘，薛 暁靜，緒方敏明，三浦永理，白石孝信，久恒邦博：歯科材料・器械 **22** (2003) 69.
(6) Y. Tanaka: Boundary **19** (2003) 14-17.
(7) Y.H. Kim, M. Niinomi, J. Hieda, M. Nakai and H. Fukui: Mater. Sci. Eng. C **32** (2012) 503-509.

4-4-2 MRI適合 Au–xPt–yNb 合金の磁化率と機械的特性
―MRIアーチファクトフリー医療用合金の開発―

浜 田 賢 一*

中心論文：E. Uyama, S. Inui, K. Hamada, E. Honda and K. Asaoka: Magnetic susceptibility and hardness of Au–xPt–yNb alloys for biomedical applications, Acta Biomater. **9** (2013) 8449–8453.

Au-28Pt 合金は体積磁化率約 -9 ppm を示し，MRIアーチファクトを生じない．Au–xPt–8Nb 合金の磁化率は x に依存せず約 -9 ppm であり，いずれもアーチファクトフリーである．一方，機械的特性は x に依存し，Au-5Pt-8Nb 合金と Au-10Pt-8Nb 合金が高い機械的特性を示した．両合金は Au-28Pt 合金より機械的特性が高く，アーチファクトフリー医療用合金の有望な候補と考えられた．

Au-28Pt alloy showed volume magnetic susceptibility (χ) of approximately -9 ppm and was a MRI artifact-free alloy. Au–xPt–yNb alloys were developed for MRI artifact-free alloys with higher mechanical properties, and the Au–xPt–8Nb alloys showed satisfactory χ values. The Vickers hardness of Au-5Pt-8Nb alloy and Au-10Pt-8Nb alloy was much higher than that of Au-28Pt alloy. These two Au–xPt–8Nb alloys are thus suggested as candidates for MRI artifact-free alloys for biomedical applications.

1. はじめに

体内の診査を行う際に広く用いられている X 線コンピュータ断層撮影（CT）と磁気共鳴画像法（MRI）は，3 次元画像化を行う点では類似しているが，撮像原理が異なるためその侵襲性は大きく異なる．1 つは放射線被曝の有無から，もう 1 つは低リスクの造影剤を少量使用あるいは不使用で軟組織の撮像が可能な点から，MRI はより低侵襲な診査法である[1]．通常は診査による侵襲より，得られる画像情報の利益が大きいことで侵襲は正当化されるが，同等の画像情報が得られるのであれば，X 線 CT より低侵襲である MRI の選択が合理的である．

一方で MRI には CT とは異なる欠点も存在する．その 1 つが，体内に存在する金属製医療用デバイスに誘起される偽像（アーチファクト）である[2]．アーチファクトは周囲の生体組織の画像情報を劣化，消失させ，正確な診査を困難にする．この金属アーチファクトの主因は金属の体積磁化率と，周囲の生体組織の体積磁化率とのミスマッチから生じる磁化率アーチファクトであり，金属の磁化率が生体組織と等しければ抑制できる．生体組織の磁化率は水の磁化率である -9×10^{-6}（SI 単位，以下 ppm と表記）に支配され，組織により異なるが -7 ppm から -11 ppm を示す[3]．したがって，磁化率が約 -9 ppm を示す金属を用いれば，アーチファクトフリーのデバイスを作製できる．

磁化率が負，すなわち反磁性で生体為害性の低い金属元素としては Bi, Au, Ag, Ga, Sn, Zn, Cu などが挙げられる．このうち融点が低く強度が期待できない元素は各種医療用デバイスには不向きであること，体内で十分な耐食性を示す必要があることから，医療用アーチファクト合金の候補を Au 合金とした．Au の磁化率は -34 ppm と小さすぎるため，磁化率が $+279$ ppm の Pt を加えて磁化率を調整することとした．Au-Pt 合金の磁化率の報告[4]に基づき試作を行った結果，Au-28Pt 合金がほぼアーチファクトフリーとなることを見出した．他方，Au-28Pt 合金のビッカース硬さは焼鈍材で約 80 Hv，時効硬化材で約 140 Hv と 2 種の純 Ti と同程度であり，様々な医療用デバイスに利用するには不十分と考えられた．そこで第 3 元素を添加した合金を試作し，磁化率約 -9 ppm を維持しつつ，より硬さが大きい合金の作製が可能か調べた結果，Nb（磁化率：$+237$ ppm）の添加が有効とわかった．

2. Au–xPt–yNb 合金の特性

(1) 磁化率

Au-Pt 合金の磁化率は Pt 濃度の増加にともない線形ではないが単調に増加する[4]．一方，試作した種々の Au–xPt–yNb 合金の磁化率（χ）を x と y で重回帰分析すると，

$$\chi = -0.02 \times x + 2.2 \times y - 26.8 \quad (R^2 = 0.87)$$

となった[5]．すなわち，磁化率はほぼ Nb 濃度のみで決まり，Pt 濃度はほとんど影響しなかった．この結果から，Au–xPt–8Nb 合金が磁化率約 -9 ppm を示すことがわかった．Au–xPt–8Nb 合金の圧延材と焼鈍材の比較の結果，圧延材の方が少し大きい磁化率を示す傾向にあったが，その差は僅かであり，時効処理による磁化率の変化も僅かであった．以上から，Au–xPt–8Nb 合金が加工や熱処理の有無によらず，医

---

* 徳島大学大学院ヘルスバイオサイエンス研究部生体材料工学分野・教授（〒770-8504 徳島県徳島市蔵本町 3-18-15）
　Kenichi Hamada (Department of Biomaterials and Bioengineering, University of Tokushima, Tokushima)
　e-mail: hamada.dent@tokushima-u.ac.jp
　Keywords：MRI，磁化率アーチファクト，アーチファクトフリー，2 相分離，時効硬化

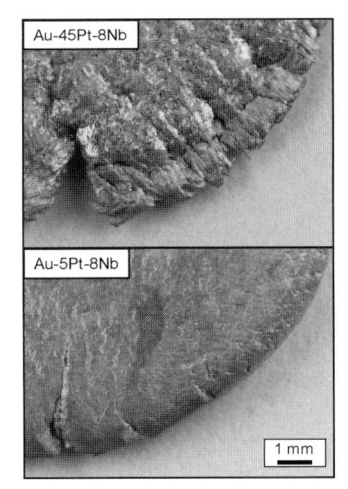

図1　圧延後の板材辺縁に生じたクラックの差異.

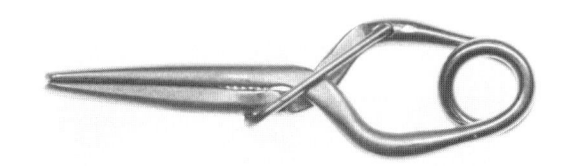

図2　Au-5Pt-7Nb合金で試作した脳動脈瘤クリップ.

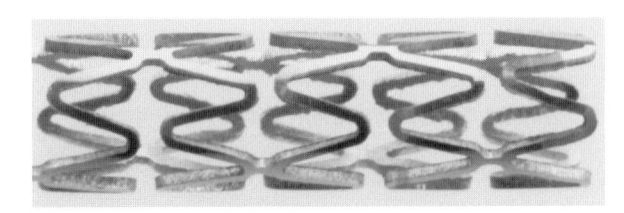

図3　Au-5Pt-7Nb合金で試作中のステント.

療用アーチファクトフリー合金の候補と考えられた.

(2) ビッカース硬さと圧延性

Au-xPt-8Nb合金の硬さはxに依存し，xの増加にともなって低下した．もっとも大きい硬さを示したのはAu-5Pt-8Nb合金（1000℃焼鈍材で約170，700℃時効材で約190）であり，Au-28Pt合金より約40％の向上を認めた[5]．一方，図1に示すように，圧延後の板材辺縁部に生じるクラックの状況からはxの増加にともなって圧延性が低下することが示唆され，この点からもAu-5Pt-8Nb合金が医療用アーチファクトフリー合金の候補と考えられた.

3. Au-5Pt-8Nb合金線材への加工

金属製医療用デバイスには様々な形状があり，デバイス製造の素材としてAu-5Pt-8Nb合金の線材が必要である．線材への加工には田中貴金属工業㈱の協力を仰ぎ，これまでに直径約2 mmから60 μmまでの線材の作製に成功している．一方で，加工時の不純物混入の影響で線材の磁化率が増加することがわかり，磁化率の調整のため組成をAu-5Pt-7Nb合金に変更して線材を作製している．線材に焼鈍および時効処理を適切に行うことで，強度と延性のバランスを変化させることに成功しており，デバイスの所要性質に応じた線材を準備することが可能となった.

4. 将来展望

Au-5Pt-7Nb合金が各種医療用デバイス用材料として実用化可能か評価するため，臨床で用いられているものと同形状のデバイスの試作を進めている．1例として，ミズホ㈱の協力により，図2に示す脳動脈瘤クリップ（杉田チタンクリップIIと同形状）が作製可能であることを確認した．一方で，クリップへの加工を可能とするためには線材の完全焼鈍が必要であり，そのため加工後のクリップの閉鎖力が不十分となる問題が見出された．現在，クリップへの加工後の時効処理により閉鎖力を向上させるため，時効処理条件の最適化を進めており，時効処理だけでは閉鎖力の向上が不十分である場合は，クリップデザインの最適化に着手する必要がある.

他のデバイスとして，Au-5Pt-7Nb合金のパイプをレーザー切断でステント形状に加工することにも成功している（図3）．レーザー切断では加工時に塑性変形しないことから加工前の焼鈍は不必要であるが，使用時に展開して用いることから大きな塑性変形能が必要であり，強度とのバランスが高いレベルで取れる熱処理条件を明らかにする必要がある.

以上のように機械的特性と加工性のバランスに制限があることから，あらゆる医療用デバイスをAu-5Pt-7Nb合金で作製可能とは考えにくいが，合金特性にデバイス・デザインを最適化することで実用化可能な範囲は拡がると考えられる．構成元素の特性から高耐食性，高生体親和性が期待できる点も合わせ，Au-5Pt-7Nb合金は次世代のMRI適合合金の有力な候補の1つであると期待できる.

文献

(1) D. Green and D. Parker: Seminars in Ultrasound CT MRI, **24** (2003) 185–191.
(2) H. Graf, U.A. Lauer, A. Berger and F. Schick: Magn. Reson. Imaging **23** (2005) 493–499.
(3) J.F. Schenck: Med. Phys. **23** (1996) 815–850.
(4) C.H. Johansson and J.O. Linde: Ann. Phys. (Berlin, Ger.) **397** (1930) 762–792.
(5) E. Uyama, S. Inui, K. Hamada, E. Honda and K. Asaoka: Acta Biomater. **9** (2013) 8449–8453.

バイオマテリアル研究の最前線

5-1-1 Ca欠損ハイドロキシアパタイトへの転換プロセスが関与するOCPの骨形成促進作用
―OCPの骨伝導能発現のメカニズム―

鈴木　治*

中心論文：O. Suzuki, S. Kamakura, T. Katagiri, M. Nakamura, B. Zhao, Y. Honda and R. Kamijo: Bone formation enhanced by implanted octacalcium phosphate involving conversion into Ca-deficient hydroxyapatite, Biomaterials 27 (2006) 2671-2681.

生理的環境下におけるOCPのHAへの転換過程が及ぼす骨形成促進作用について調べるために，OCPおよびOCPを水溶液中で加水分解して得たCa欠損HAの2つの材料に対するマウス骨髄由来間質ST-2細胞の応答性，およびラット頭蓋冠臨界径骨欠損部への埋入による骨再生能を比較検討した．OCPは培養環境下および骨欠損内において徐々にHA結晶相に加水分解して転換する傾向があった．OCPはCa欠損HAと比較して培養初期には細胞増殖を抑制するが後期には骨芽細胞への分化を促進し，骨再生を有意に促進した．OCPの骨再生促進にはOCPからHAへ転換する過程が関与することが示唆された．

OCP and OCP hydrolyzate (Ca-deficient HA obtained from OCP hydrolysis in water) were compared regarding differentiation of osteoblastic ST-2 cells *in vitro* and bone regeneration of critical-sized rat calvaria defect. OCP tended to convert to HA progressively both in the culture medium and the bone defect. OCP promoted osteoblastic differentiation of ST-2 cells and bone regeneration more than OCP hydrolyzate. A process of OCP hydrolysis into HA may be involved in stimulating bone regeneration by OCP implantation.

1. はじめに

合成したリン酸八カルシウム（OCP: $Ca_8H_2(PO_4)_6\cdot 5H_2O$）は骨代替材料として研究され，骨伝導能を示す物質であることが明らかにされてきた[1][2]．しかしながらOCPの骨伝導能発現のメカニズムは未解明である．OCPはハイドロキシアパタイト（HA: $Ca_{10}(PO_4)_6(OH)_2$）との構造類似性からHA形成の前駆体と位置付けられる物質である[3]．また生体アパタイト結晶の物理化学的性状が，水溶液中でOCPが前駆体となって形成されたCa欠損HA結晶に類似するため，OCPは生体アパタイトの前駆体とも考えられている[3][4]．

マウス頭蓋冠上へOCPとHAを埋入するとOCPはHAよりも早い骨形成を引き起こす[1]．その際にOCPはHAに徐々に転換することから[1]，その転換プロセス自体がOCPの骨伝導発現に関係する可能性がある．しかしながら，HA材料は製造プロセスによりその物質性状が著しく変化することから多様な生体応答性を示すため，OCPのHAへの転換プロセスと骨伝導能発現の関連性を解明するためには，OCPの真の対照とみなし得るHA（OCPから加水分解して得られるHA，OCP hydrolyzate: HL）[5]と比較する必要がある．本稿ではOCPとHLを用いて *in vitro* および *in vivo* におけるOCPの骨伝導能発現のメカニズムを調べた．

2. OCPの細胞応答性と骨再生

(1) OCPの細胞応答性

図1は培養皿内に施したOCPおよびHLコーティング上で培養したマウス骨髄間質ST-2細胞の増殖および骨芽細胞分化マーカーであるアルカリフォスファターゼ（ALP）の染色性を示す．OCPは培養初期にST-2細胞の増殖を抑制す

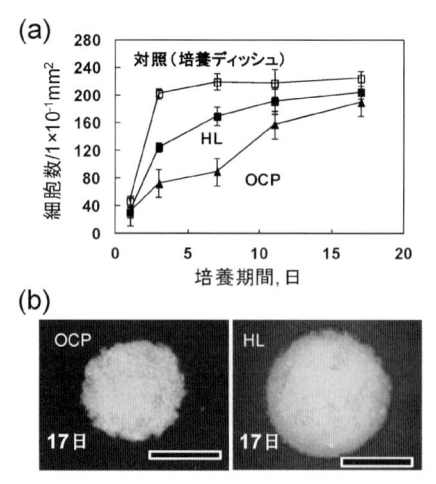

図1　OCPおよびHLのコーティング上におけるST-2細胞の(a)増殖および(b)ALP活性(分化)．Bars = 4 mm．（Elsevierから転載許可を得て中心論文より一部改変して引用）

---

* 東北大学大学院歯学研究科顎口腔機能創建学分野・教授（〒980-8575 宮城県仙台市青葉区星陵町4-1）
  Osamu Suzuki (Division of Craniofacial Function Engineering, Tohoku University Graduate School of Dentistry, Sendai)
  e-mail: suzuki-o@m.tohoku.ac.jp
  Keywords：リン酸八カルシウム(OCP)，アパタイト，転換，バイオミネラリゼーション，骨形成

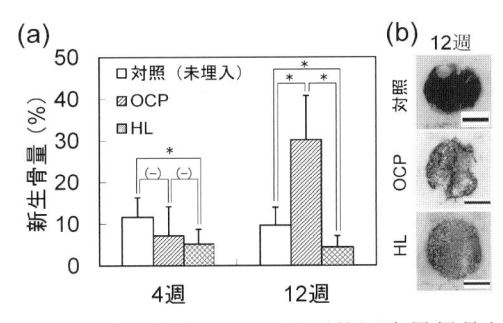

図2 OCPおよびHLのラット頭蓋冠臨界径骨欠損埋入による骨再生．(a)新生骨量%および(b)軟X線像，bars＝4 mm．(Elsevierから転載許可を得て中心論文より一部改変して引用)
*$p<0.05$ (unpaired t-test)．(−)有意差無し．

表1 OCPおよびHLの化学組成と比表面積．

	Ca (mass%)	P (mass%)	Ca/P モル比	SSA*/ $m^2 \cdot g^{-1}$
OCP	31.1	19.6	1.23	16.0
HL	35.5	18.8	1.46	45.0

* Specific surface area．(Elsevierから転載許可を得て中心論文より一部改変して引用)

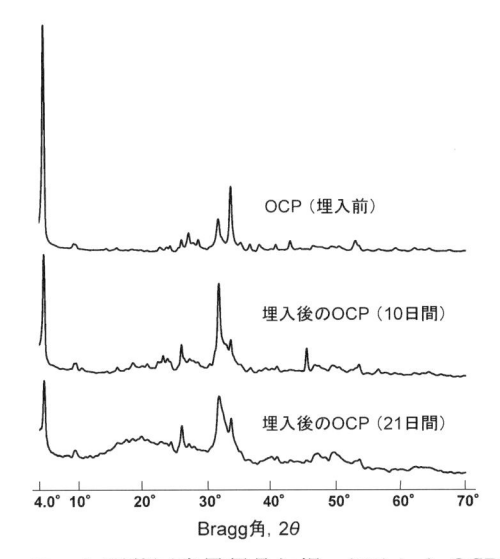

図3 ラット頭蓋冠臨界径骨欠損へ埋入したOCPのX線回折プロファイル．(Elsevierから転載許可を得て中心論文より一部改変して引用)

る傾向があるが，培養後期には同等となった．またHL上よりもOCP上でALP活性が高く，OCPはHLよりも分化を促進することが示唆された．

(2) OCPの骨再生能

図2はラット頭蓋冠臨界径骨欠損にOCPとHLの顆粒（粒径300〜500 μm）を充填して埋入し，12週間経過後の頭蓋冠の軟X線像およびヘマトキシリン・エオジン組織染色標本を用いた新生骨の形態計測による骨形成量を示す．OCPはHLよりもX線上の不透過性が高く，また骨形成を有意に促進した．

3. OCPの結晶化学的性質とHAへの転換

表1は湿式合成で得たOCPとHLの化学組成と比表面積である．ここで用いたOCPは理論組成（Ca/Pモル比1.33）よりもCaが欠損した非化学量論組成を有していた（Ca/Pモル比1.23）．生体アパタイト形成におけるOCPは非化学量論組成を有する可能性があり[6]，本研究では非化学量論的OCPをそのまま用いた．図示しないが，非化学量論的OCPは全P量当たりのHPO_4の量も理論的組成を持つOCPとは異なっていた．加水分解の進行によりHPO_4の含有量は減少する傾向があった．HLもCaが大きく欠損したCa欠損HAの組成を有していた（Ca/Pモル比1.46）．比表面積は加水分解により増大した．これらの傾向は既報の結果と一致している[5]．OCPの形態は長軸方向に成長した数μm長の板状を示し，その形態はHLにおいても維持されていた[5]．図3はラット頭蓋冠骨欠損に埋入したOCPを回収して測定したX線回折プロファイルである．OCPは埋入期間経過とともに非晶質化する傾向を示し，その後にHA様構造に変化した．既報のマウス頭蓋冠上への埋入と同様に[1]，OCPはラット頭蓋冠骨欠損内埋入においてもHAへ転換する傾向があった．培地への浸漬によってもOCPはHAへ転換する傾向が示された（図示せず）．

4. 将 来 展 望

OCPは生体アパタイトの前駆体と考えられるため，OCPの骨伝導能発現のメカニズムを研究することは骨の石灰化のメカニズムを解明するための基盤的研究になると考えられる[7]．本研究ではOCPからHAへの転換過程と骨伝導能発現のメカニズムに焦点を当てた．OCPとHAの間に他の結晶相が介在しないHAへの不可逆的な転換過程はOCPに特有の物理化学的なプロセスである[8]-[10]．そのため，生体材料の共通の因子となる材料表面微細構造や化学的な諸因子についても研究することで，他のリン酸カルシウム材料の骨伝導能発現のメカニズムとの類似性や相違点を明らかにできると考えている．

文　献

(1) O. Suzuki, M. Nakamura, Y. Miyasaka, M. Kagayama and M. Sakurai: Tohoku J. Exp. Med. **164** (1991) 37–50.
(2) A. Oyane, X. Wang, Y. Sogo, A. Ito and H. Tsurushima: Acta Biomater. **8** (2012) 2034–2046. (Review)
(3) W.E. Brown, J.P. Smith, J.R. Lehr and A.W. Frazier: Nature **196** (1962) 1050–1055.
(4) O. Suzuki, S. Kamakura and T. Katagiri: J. Biomed. Mater. Res. B Appl. Biomater. **77** (2006) 201–212.
(5) O. Suzuki, H. Yagishita, M. Yamazaki and T. Aoba: Cells Mater. **5** (1995) 45–54.
(6) O. Suzuki, H. Yagishita, T. Amano and T. Aoba: J. Dent. Res. **74** (1995) 1764–1769.
(7) X. Dong, Q. Wang, T. Wu and H. Pan: Biophys. J. **93** (2007) 750–759.
(8) J.L. Meyer and E.D. Eanes: Calcif. Tissue. Res. **25** (1978) 209–216.
(9) N.S. Chickerur, M.S. Tung and W.E. Brown: Calcif. Tissue Int. **32** (1980) 55–62.
(10) M. Tung, B. Tomazic and W. Brown: Arch. Oral Biol. **37** (1992) 585–591.

5-1-2　OCP析出ゼラチン複合体によるラット頭蓋冠臨界径骨欠損の修復
―OCP析出ゼラチン複合体による骨欠損の修復法―

鈴　木　　　治*

中心論文：T. Handa, T. Anada, Y. Honda, H. Yamazaki, K. Kobayashi, N. Kanda, S. Kamakura, S. Echigo and O. Suzuki: The effect of an octacalcium phosphate co-precipitated gelatin composite on the repair of critical-sized rat calvarial defects, Acta Biomater. 8 (2012) 1190-2000.

ゼラチン共存下でHAに関して過飽和状態を示すカルシウムイオンとリン酸イオンの水溶液から析出してくるOCP結晶と架橋ゼラチン基質との成型複合体（OCP/Gel）の材料学的性状およびラット頭蓋冠臨界径骨欠損埋入による骨再生能を検討した．共沈法によるOCPは単独合成のOCP結晶と比較して長軸方法に成長する傾向があった．OCPを40 mass％含むOCP/Gelは多孔質構造を有し，高い生体内吸収性および骨再生能を有しており，16週までに臨界径骨欠損の70％以上を修復した．生体内における宿主細胞のOCP/Gelへの易侵入性およびGel基質近傍のOCP結晶の細胞活性化能が高骨伝導能発現を支持することが示唆された．

OCP co-precipitated gelatin composites (OCP/Gels) were prepared in a wet process. OCP grown together with Gel molecules tended to elongate toward the long axis of the crystals compared to original OCP preparation. OCP (40 mass%)/Gel composite had a porous structure including OCP crystals closely associated with the Gel matrix and repaired over 70% of critical-sized rat calvaria defect until 16 weeks. OCP/Gel composite may provide a suitable site where OCP crystals encounter host osteoblastic cells that can be invaded within the material.

1. はじめに

合成されたリン酸八カルシウム（OCP: $Ca_8H_2(PO_4)_6\cdot 5H_2O$）は生体内でハイドロキシアパタイト（HA: $Ca_{10}(PO_4)_6(OH)_2$）に転換する過程で高い骨伝導能を示し[1][2]，生体内吸収性を示して新生骨と置換する傾向がある[3]-[5]．また，in vitroで骨芽細胞の分化を促進する[2][6]．さらに，骨芽細胞と骨髄由来細胞の共存下で，骨芽細胞に発現する破骨細胞分化因子（RANKL）の発現促進因子である活性型ビタミンD_3の非存在下で破骨細胞形成を促進する能力がある[7]．OCPは顆粒状でアテロコラーゲン等のマトリクス材料に分散されることでより高い骨伝導能を示すようになる[8]．一方，数百μm径の顆粒状でコラーゲンに分散されたOCPは完全に吸収されないで残存する傾向がある[9]．そこで，天然高分子基質への分散形態を顆粒状から個々の結晶粒子に変えることで，骨形成の促進，生体内吸収性の向上が可能となるかどうかを検討した．天然高分子材料としてより高い生体内吸収性が期待でき[10]，OCP結晶の析出および成長時に共存させることが可能なゼラチン（Gel）をマトリクス材料として用い，OCP/Gel複合体を作製して材料学的性質とその骨再生能を調べた．

2. OCPおよびOCP/Gel複合体の性状

(1) OCP/Gelの複合体としての性状

表1に調整条件とOCP/GelのOCP含有量および水銀圧入法による気孔率を示す．OCP含有量はGel濃度が低いほど高くなる傾向があったが，複合体として成形できる限度があり54 mass％を含むOCP/Gelは形態付与に難があった．図1にOCP/Gel（OCP40 mass％）の走査型電子顕微鏡（SEM）による観察像を示した．～500 μm程度の気孔を有し，またOCP結晶は長軸方向によく成長し，Gel基質表面と密接に関連して存在していた．Gel単体は滑沢な表面構造を有していた．

(2) Gel共存下で形成されるOCP結晶の性状

OCP/GelからOCP結晶を抽出し，透過型電子顕微鏡

表1　OCP/GelのOCP含有量と気孔率．

Gelatin(mass%)*	OCP(mass%)	Porosity(%)
0.1	54.0	—
0.5	40.0	96
1.0	31.1	98

* 調整時．（Elsevierから転載許可を得て中心論文より一部改変して引用）

---

* 東北大学大学院歯学研究科顎口腔機能創建学分野・教授（〒980-8575 宮城県仙台市青葉区星陵町4-1）
　Osamu Suzuki (Division of Craniofacial Function Engineering, Tohoku University Graduate School of Dentistry, Sendai)
　e-mail: suzuki-o@m.tohoku.ac.jp
　Keywords：リン酸八カルシウム（OCP），ゼラチン，結晶成長，骨再生，生体吸収性

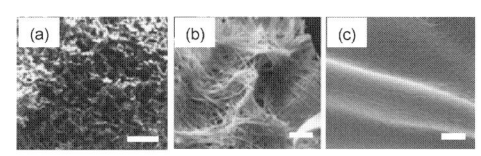

図1 OCP/Gel（OCP40 mass％）の走査型電子顕微鏡像．弱拡像（a），bar = 500 μm，気孔内部の拡大像（b），bar = 5 μm，および Gel 単体の気孔内部の拡大像（c），bar = 5 μm．（Elsevier から転載許可を得て中心論文より一部改変して引用）

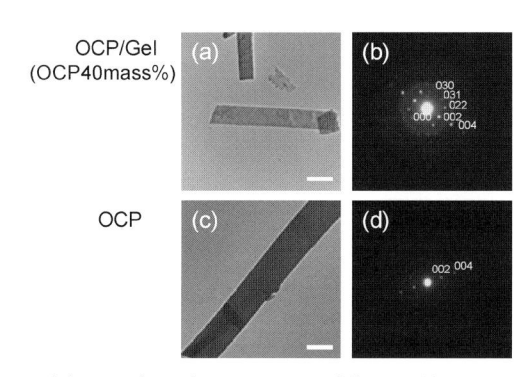

図2 （a）OCP/Gel（OCP40 mass％）から抽出した OCP 結晶および（c）Gel 共存無しで調整した OCP 結晶の透過型電子顕微鏡像，bar = 200 nm および（b），（d）制限視野電子回折による観察像．（Elsevier から転載許可を得て中心論文より一部改変して引用）

（TEM）で観察した．図2は TEM 像および制限視野電子回折法による観察像である．結晶相は Gel の共存の有無によらず OCP 単一相であった．しかしながら Gel 共存下では OCP は結晶成長の調節を受ける傾向があり，長軸方向に成長の促進を受けていると考えられた．このことから Gel 共存下における OCP 結晶の成長は，Gel 分子との相互作用が生じている可能性が示唆された．

3．OCP/Gel 複合体の骨再生能

図3はラット頭蓋冠臨界径骨欠損に OCP/Gel（OCP40 mass％）のディスク状の架橋成形体（9 mm 径，高さ1 mm）を埋入し，4週，8週および16週間経過後の頭蓋冠の軟 X 線像およびヘマトキシリン・エオジン組織染色標本を用いた新生骨の形態計測による骨形成量，また OCP/Gel の残存量を示す．経過期間が長くなるほど X 線上の不透過性の増加が認められ，実際に組織レベルで骨形成を有意に促進し，その数値は70％を上回った．一方，OCP/Gel の材料の残存率は16週までに顕著に低下し，およそ3％となった．図示しないが in vitro の検討から骨芽細胞様細胞が OCP/Gel に培養1日間でよく接着したことから，骨欠損内への埋入によって宿主由来の骨芽細胞様細胞が OCP/Gel 内部へ容易に侵入して OCP 結晶の影響を受けて骨芽細胞への分化が促進されることにより[2][6]，骨再生を効果的に進行させる可能性が示唆された．一方，高い材料の吸収性は Gel 基質の生理的環境下における吸収のしやすさ[10]，および OCP 結晶の破骨細胞形成促進能[7]によって発現されるものと考えられた．

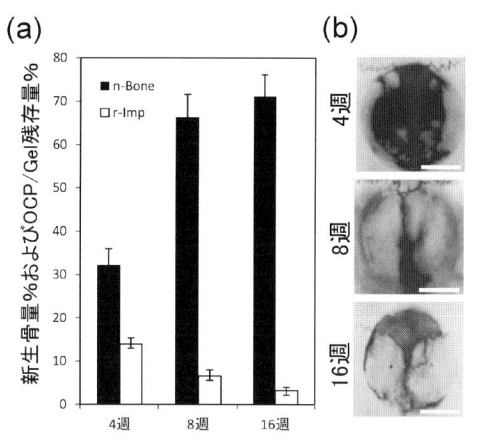

図3 （a）OCP/Gel（OCP40 mass％）のラット頭蓋冠臨界径骨欠損埋入による骨再生．新生骨量％（n-Bone），OCP/Gel 残存量％（r-Imp）および（b）軟 X 線像，bars = 4 mm．（Elsevier から転載許可を得て中心論文より一部改変し引用）

4．将来展望

本研究で作製した OCP/Gel 複合体の骨再生率は用いた実験的骨欠損モデルにおいて70％を超えるものであった．本実験系と類似の臨界径骨欠損モデルを用いた過去の研究で[11]，間葉系幹細胞（MSC）と骨形成タンパク質（BMP-2）の両者を含有するキトサンゲルを用いた組織工学的手法にて80％を超える骨再生を実現したとの報告がなされている．細胞や成長因子を用いない OCP/Gel は生体材料のみで高い骨再生を実現した点で，自己修復しない臨界径骨欠損を効果的に修復する材料であると考えられた．生体内で材料の急速な吸収に追随できる骨形成能の発現は骨再生材料として重要な性質であろう．生体内で OCP/Gel が宿主細胞をどのように活性化するのか十分に解明されていないため，材料科学と細胞生物学の両面からそのメカニズムを追及していく必要がある．

文　献

(1) O. Suzuki, M. Nakamura, Y. Miyasaka, M. Kagayama and M. Sakurai: Tohoku J. Exp. Med. **164** (1991) 37-50.
(2) O. Suzuki, S. Kamakura, T. Katagiri, M. Nakamura, B. Zhao, Y. Honda and R. Kamijo: Biomaterials **27** (2006) 2671-2681.
(3) S. Kamakura, Y. Sasano, H. Homma-Ohki, M. Nakamura, O. Suzuki, M. Kagayama and K. Motegi: J. Electron Microsc. (Tokyo) **46** (1997) 397-403.
(4) H. Imaizumi, M. Sakurai, O. Kashimoto, T. Kikawa and O. Suzuki: Calcif. Tissue Int. **78** (2006) 45-54.
(5) N. Miyatake, K. N. Kishimoto, T. Anada, H. Imaizumi, E. Itoi and O. Suzuki: Biomaterials **30** (2009) 1005-1014.
(6) T. Anada, T. Kumagai, Y. Honda, T. Masuda, R. Kamijo, S. Kamakura, N. Yoshihara, T. Kuriyagawa, H. Shimauchi and O. Suzuki: Tissue Eng. Part A **14** (2008) 965-978.
(7) M. Takami, A. Mochizuki, A. Yamada, K. Tachi, B. Zhao, Y. Miyamoto, T. Anada, Y. Honda, T. Inoue, M. Nakamura, O. Suzuki and R. Kamijo: Tissue Eng. Part A **15** (2009) 3991-4000.
(8) S. Kamakura, K. Sasaki, Y. Honda, T. Anada and O. Suzuki: J. Biomed. Mater. Res. B Appl. Biomater. **79** (2006) 210-217.
(9) Y. Tanuma, T. Anada, Y. Honda, T. Kawai, S. Kamakura, S. Echigo and O. Suzuki: Tissue Eng. Part A **18** (2012) 546-557.
(10) A. Veis and J. Cohen: Nature **186** (1960) 720-721.
(11) S.J. Stephan, S.S. Tholpady, B. Gross, C.E. Petrie-Aronin, E.A. Botchway, L.S. Nair, R.C. Ogle and S.S. Park: Laryngoscope **120** (2010) 895-901.

5-1-3 高い発熱効率を有するがん温熱治療用マグネタイトナノ粒子
―交流磁場を用いた低侵襲がん治療の実現に向けて―

川 下 将 一*

中心論文：Z. Li, M. Kawashita, N. Araki, M. Mitsumori, M. Hiraoka and M. Doi: Magnetite nanoparticles with high heating efficiencies for application in the hyperthermia of cancer, Mater. Sci. Eng. C **30** (2010) 990-996.

8～413 nm の種々の粒径のマグネタイト（Fe_3O_4）ナノ粒子を共沈法あるいは酸化沈殿法により作製し，得られた Fe_3O_4 ナノ粒子を寒天ファントム中に分散させ，同ファントムの交流磁場の下での温度上昇を調べた．120 Oe の交流磁場の下では，8 nm の Fe_3O_4 ナノ粒子を分散させた寒天ファントムが30秒以内に9.3℃の温度上昇を示したが，他の粒径の Fe_3O_4 ナノ粒子を分散させた寒天ファントムはそれほどの温度上昇を示さなかった．一方，300 Oe の交流磁場の下では，24 nm の Fe_3O_4 ナノ粒子を分散させた寒天ファントムが30秒以内に55℃の温度上昇を示し，8 nm の Fe_3O_4 ナノ粒子を分散させた寒天ファントムが25℃の温度上昇を示した．24 nm の Fe_3O_4 ナノ粒子が300 Oe の交流磁場の下で良好な発熱特性を示したのは，同 Fe_3O_4 ナノ粒子が緩和損失とヒステリシス損の両方の機構により発熱したためと考えられる．以上より，8～24 nm の粒径を有する Fe_3O_4 ナノ粒子が温熱治療に有用であると考えられる．

Magnetite (Fe_3O_4) nanoparticles varying in size from 8 to 413 nm were synthesized using a chemical coprecipitation and an oxidation precipitation method. The particles' *in vitro* heating efficiency in an agar phantom was measured in an applied magnetic field. In a magnetic field of 120 Oe, the temperature increase (ΔT) of the agar phantom within 30 s was 9.3℃ for Fe_3O_4 nanoparticles with a size of 8 nm, but was less for the other samples, while in a magnetic field of 300 Oe, $\Delta T = 55$℃ for Fe_3O_4 nanoparticles with a size of 24 nm, and $\Delta T = 25$℃ for Fe_3O_4 nanoparticles with a size of 8 nm. The excellent heating efficiency of magnetite nanoparticles with a size of 24 nm in a magnetic field of 300 Oe may be due to a combination of the effects of both relaxation and hysteresis losses of the magnetic particles. It is believed that Fe_3O_4 nanoparticles with a size of 8-24 nm will be useful for the in situ hyperthermia treatment of cancer.

1. はじめに

がん細胞は熱に弱く43℃以上に加温されると死滅するが，正常細胞は48℃程度まで耐え得る．この性質を利用した，がんの温熱療法[1]が近年注目を集めている．マグネタイト（Fe_3O_4）やマグヘマイト（$\gamma-Fe_2O_3$）等からなる磁性ナノ粒子は交流磁場の下に置かれると発熱するため，温熱治療に有用である[2][3]．交流磁場の下に置かれた磁性ナノ粒子は，緩和損失（ネール緩和およびブラウン緩和）あるいは磁気ヒステリシス損により発熱する．磁性ナノ粒子がどの機構によって発熱するか，どれほどの発熱効率を示すかは，交流磁場条件（磁場強度および周波数），同ナノ粒子の粒径（磁気的性質），同ナノ粒子が置かれた条件（分散剤の粘性など）によって変化する[2][3]．本稿では，Fe_3O_4 ナノ粒子の粒径が交流磁場下での発熱特性および磁気的性質に及ぼす影響[4]について述べる．

2. Fe_3O_4 ナノ粒子の構造

粒径の小さい磁性ナノ粒子（試料A）は共沈法により作製し，粒径の大きい磁性ナノ粒子（試料B～F）は酸化沈殿法により作製した．磁性ナノ粒子のX線回折パターンによれば，得られた試料はいずれも $\gamma-Fe_2O_3$ を少量含む Fe_3O_4 である可能性が示唆された．図1に Fe_3O_4 ナノ粒子の透過型電子顕微鏡（TEM）写真を示す[4]．試料A～Cはほぼ球状粒子からなり，試料DおよびEは球状粒子を含む立方体の粒子からなり，さらに試料Fは主に六面体あるいは八面体の粒子からなっていた．

図1のTEM写真から求めた，Fe_3O_4 ナノ粒子の粒径分布を図2に示す[4]．各試料の平均粒径は，それぞれA：8 nm，

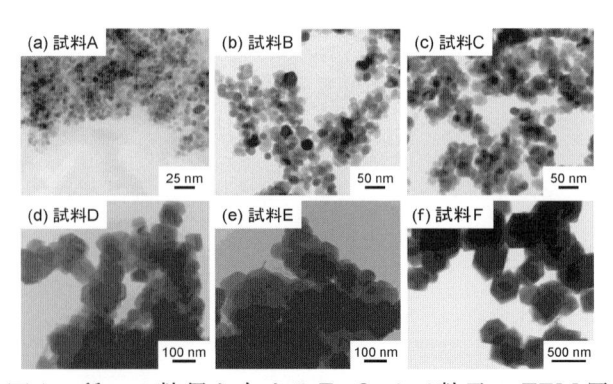

図1 種々の粒径を有する Fe_3O_4 ナノ粒子のTEM写真．（文献(4)より改変し引用）

---

* 東北大学大学院医工学研究科医工学専攻・准教授（〒980-8579 宮城県仙台市青葉区荒巻字青葉6-6）
  Masakazu Kawashita (Graduate School of Biomedical Engineering, Tohoku University, Sendai)
  e-mail: m-kawa@ecei.tohoku.ac.jp
  Keywords：温熱療法，マグネタイト，磁性ナノ粒子，緩和損失，磁気ヒステリシス損

表1 Fe_3O_4ナノ粒子の磁気的性質および発熱特性．（文献(4)より改変し引用）

試料	平均粒径/nm	M_s/emu·g^{-1}	H_c/Oe	P^*/W·g^{-1}	SAR^{**}/W·[g of Fe]$^{-1}$	SAR^{***}/W·[g of Fe]$^{-1}$
A	8	67.3	8.2	1.1	52.8	17.2
B	24	76.5	106.1	55.1	134.1	3.7
C	36	76.7	139.8	26.9	31.0	1.1
D	65	89.2	189.3	22.0	23.3	2.2
E	103	79.3	175.0	16.3	7.2	1.3
F	413	91.3	84.0	15.3	10.6	0.6

* 300 Oeでの各試料の磁気ヒステリシス曲線の面積から算出
** 300 Oe, 100 kHzの交流磁場の下における寒天ファントムの発熱特性(図3(a))から算出
*** 120 Oe, 100 kHzの交流磁場の下における寒天ファントムの発熱特性(図3(b))から算出

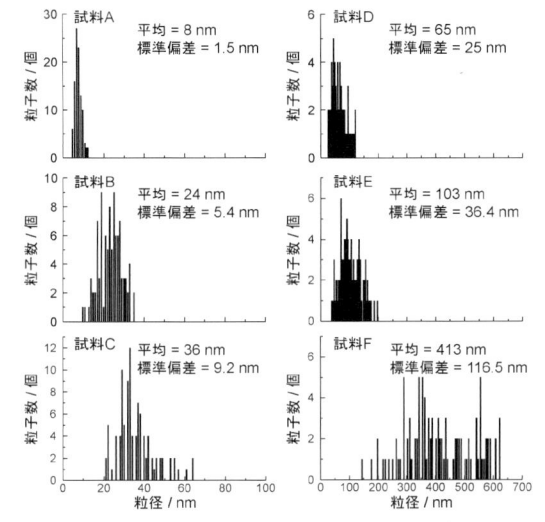

図2 Fe_3O_4ナノ粒子の粒度分布．（文献(4)より改変し引用）

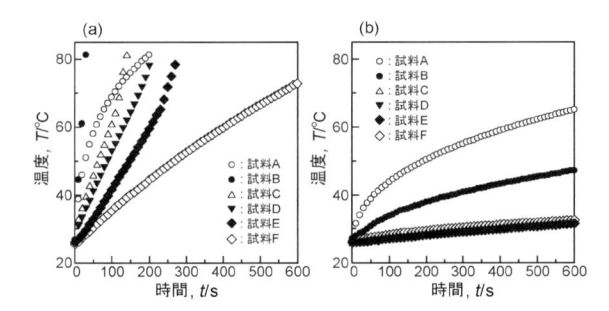

図3 種々の粒径のFe_3O_4ナノ粒子を分散させた寒天ファントムの交流磁場下((a) 300 Oe, (b) 120 Oe 周波数100 kHz)における温度変化．（文献(4)より改変し引用）

B：24 nm，C：36 nm，D：65 nm，E：103 nmおよびF：413 nmであった．平均粒径が大きくなるにつれ，粒度分布が大きくなった．

3．Fe_3O_4ナノ粒子の発熱特性および磁気的性質

Fe_3O_4ナノ粒子を寒天ファントム中に58 mg Fe/mlの濃度で分散させ，これを周波数100 kHz，120あるいは300 Oeの交流磁場の下に置いた時の温度変化を図3に示す[4]．120 Oeの交流磁場下(図3(b))では，8 nmのFe_3O_4ナノ粒子(試料A)を分散させた寒天ファントムが30秒以内に9.3℃の温度上昇を示したが，他の粒径のFe_3O_4ナノ粒子(試料B～F)を分散させた寒天ファントムはそれほどの温度上昇を示さなかった．一方，300 Oeの交流磁場(図3(a))では，24 nmのFe_3O_4ナノ粒子(試料B)を分散させた寒天ファントムが30秒以内に55℃の温度上昇を示し，8 nmのFe_3O_4ナノ粒子(試料A)を分散させた寒天ファントムが25℃の温度上昇を示した．このことから，実際の治療に用いる交流磁場の条件によって，最も良好に発熱する磁性ナノ粒子の粒子径が異なることが分かる．

表1にFe_3O_4ナノ粒子の平均粒径，磁気的性質および発熱特性を示す[4]．ここで，M_s，H_c，PおよびSARは，それぞれ飽和磁化，保磁力，発熱量および比吸収率を示す．試料Aは，低い10 Oe未満の低い保磁力を示し，300 Oeでの磁気ヒステリシス曲線の面積から見積もられた発熱量が1.1 W·g^{-1}ときわめて低いことから，超常磁性体であると考えられる．一方，試料B～Fは，76.5～91.3 emu·g^{-1}の高い飽和磁化と84.0～189.3 Oeの高い保磁力を示したことから，いずれも強磁性体であると考えられる．

試料Bの比吸収率は，120 Oeでは3.7 W·[g of Fe]$^{-1}$とそれほど高くなかったが，300 Oeでは134.1 W·[g of Fe]$^{-1}$ときわめて高くなった．Fe_3O_4は，その粒径が小さく，単磁区構造を取る場合は主に緩和損失により発熱し，その粒径が数十nm以上と大きく，多磁区構造を取る場合は主に磁気ヒステリシス損により発熱する．試料Bが優れた発熱特性を示したのは，同試料が広い粒径分布を有し，緩和損失とヒステリシス損の両方の機構により発熱したためと考えられる．

4．将来展望

磁性ナノ粒子を用いた温熱療法は，低侵襲かつ副作用の少ないがんの治療法として注目されているが，我が国においては未だ実用化されていない．本治療法を実用化するためには，交流磁場発生装置の開発と共に，本稿に示したような，治療に用いる磁場条件に合わせた磁性ナノ粒子の合成が必要である．実際，ドイツでは，周波数100 kHzで最大225 Oeの交流磁場を発生する装置が開発され，その磁場条件に合わせて作製された磁性ナノ粒子を用いた脳腫瘍，すい臓がん，膀胱がんの臨床試験が進められており[5]，その一部は欧州での薬事承認をすでに得ている．国内における，磁性ナノ粒子を用いた温熱治療の一日も早い実用化が期待される．

文献

(1) ハイパーサーミア～がん温熱治療ガイドブック～，日本ハイパーサーミア学会編，毎日健康サロン，(2008).
(2) A. Ito and T. Kobayashi: Thermal Med. **24** (2008) 113–129.
(3) B. Jeyadevan: J. Ceram. Soc. Japan **118** (2010) 391–401.
(4) Z. Li, M. Kawashita, N. Araki, M. Mitsumori, M. Hiraoka and M. Doi: Mater. Sci. Eng. C **30** (2010) 990–996.
(5) B. Thiesen and A. Jordan: Int. J. Hyperther. **24** (2008) 467–474.

5-1-4 キトサン複合体材料およびN1E-115細胞を用いた神経組織の再生
―有機-無機複合材料による神経組織再生への挑戦―

城﨑 由紀*

中心論文：S. Amado, M.J. Simões, P.A.S. Armada da Silva, A.L. Luís, Y. Shirosaki, M.A. Lopes, J.D. Santos, F. Fregnan, G. Gambarotta, S. Raimondo, M. Fornaro, A.P. Veloso, A.S.P. Varejão, A.C. Maurício and S. Geuna: Use of hybrid chitosan membranes and N1E-115 cells for promoting nerve regeneration in an axonotmesis rat model, Biomaterials 29 (2008) 4409-4419.

末梢神経損傷の際の治療は，他部位から自家神経を採取して移植する自家神経移植が一般的であるが，知覚障害などの二次障害を引き起こす危険性がある．そこで，自家神経移植の代わりに神経再生用の足場材料を用いることが試みられている．神経再生足場材料には，(1) 生体親和性，(2) 機械的強度，(3) 薬物輸送・徐放能，(4) 生体吸収性，(5) 透過性などの特性が求められる．著者らが作製したキトサン-γ-グリシドキシプロピルトリメトキシシラン(GPTMS)ハイブリッド膜は，骨芽細胞や線維芽細胞に対して優れた細胞適合性を有する．このハイブリッド膜は柔軟で，凍結乾燥法によって高気孔率を有する多孔質膜に成形することも可能である．そこで，本研究では本ハイブリッド膜の神経再生用足場材料としての可能性とN1E-115細胞と組み合わせた効果について調べた．

Autologous nerve grafting is still the gold standard to reconstruct a large defect in a peripheral nerve. To avoid secondary damage due to harvesting of the nerve graft, a tube-guide can be used to bridge the nerve gap. Many properties are desirable for a nerve scaffold, such as (1) biocompatibility, (2) mechanical strength, (3) drug delivery and release system, (4) biodegradability, (5) permeability, etc. Chitosan and γ-glycidoxypropyltrimethoxysilane (GPTMS) hybrids have good cytocompatibility with respect to osteoblastic cells and fibroblastic cells. The porous hybrids with flexibility and high porosity can be prepared from the precursor sols using freeze-drying system. The goal of this study was to develop and test chitosan hybrid membranes to use in peripheral nerve reconstruction, either alone or enriched with N1E-115 neural cells.

1. はじめに

末梢神経の再生は1982年のLundborgらの発表以来，シリコーンチューブモデルを中心に研究がなされてきた[1]．しかしながらシリコーンチューブの異物反応や神経再生後のチューブの除去といった点で問題が残っている．近年それらを解決するために，生体親和性の高いポリグリコール酸やポリカプロラクトン等の生体吸収性材料を用いた研究が進められ，良好な結果が報告されている[2]．一方，天然高分子のひとつであるキチン・キトサンは免疫力の増強や創傷治癒促進等の性質をもつことから，生体材料として広く研究され，神経再生用足場材料としての応用も試みられている．著者らはこれまでにキトサンとγ-グリシドキシプロピルトリメトキシシラン(GPTMS)から作製したキトサン-シリケート複合体が，in vitroにおいて良好な細胞適合性を示すことを明らかにした[3]-[5]．本複合体から作製した膜は柔軟で，凍結乾燥法によって高気孔率を有する多孔質膜を作製することも可能である[6][7]．多孔質複合体内に骨芽細胞を播種すると，孔内部においても細胞が接着・増殖している様子が観察された．

そこで本稿では，上記複合体を用いマウスの坐骨神経損傷の再生およびそれに伴う運動・感覚機能を調べた．神経細胞N1E-115細胞と複合体を組み合わせ，細胞存在下での神経組織再生の様子も観察した．

2. 実験

(1) キトサン複合体膜の作製

0.25 M酢酸水溶液に所定量のキトサンおよびGPTMSを添加し，スターラーで攪拌後キトサン-GPTMS溶液を得た．この溶液をポリプロピレンケースに流し込み，60℃で熟成・乾燥させて複合体膜を得た．得られた複合体を0.25 M水酸化ナトリウム水溶液および蒸留水で洗浄した．得られたキトサン-GPTMS溶液を-20℃で凍結後，凍結乾燥し孔径約100 μmの連続貫通孔をもつ多孔質膜を作製した．比較として同一の方法で作製したGPTMSを添加していない純キトサン膜も準備した．これらすべての膜はエチレンオキサイドでガス滅菌した．

---

* 九州工業大学若手研究者フロンティア研究アカデミー・准教授(〒808-0196 福岡県北九州市若松区ひびきの2-4)
  Yuki Shirosaki (Frontier Research Academy for Young Researchers, Kyushu Institute of Technology, Kitakyushu)
  e-mail: yukis@lsse.kyutech.ac.jp
  Keywords：神経再生，キトサン基複合材料，動物モデル

(2) 神経細胞 N1E-115 を用いた *in vitro* 培養評価

マウスから採取した N1E-115 細胞を各試料表面に播種し，細胞内カルシウム濃度から細胞生存率を調べた．また培養24時間後の細胞分化の様子も観察した．

(3) マウスを用いた *in vivo* 評価

マウスの皮下組織に各試料を埋入し，埋入2週および8週後に周辺組織の炎症反応を観察した．一方，マウスの坐骨神経を鉗子によって損傷させ，その損傷部を各試料で覆い神経再生の様子を観察した．埋入8週目までは各週，その後12週目までは2週ごとに運動機能および感覚機能の回復を調べた．埋入12週後に組織切片を作製し，再生神経組織の形態を透過電子顕微鏡にて観察した．

3．結果と考察

in vitro 細胞適合性評価ではN1E-115細胞の細胞内カルシウム濃度は膜の種類にかかわらずほぼ同程度の値を示し，膜上で細胞が死滅することなく分化することを示した．このことから，すべての膜はN1E-115細胞の接着，増殖および分化を阻害しないことが確認された．皮下組織埋入8週間以内で，感染や疾患といった症状はどの試料の場合も観察されなかった．組織切片より，埋入2週間後，キトサン膜および複合体緻密膜は線維性皮膜で覆われ，単核性炎症反応が観察された．一方，複合体多孔質膜周辺には肉芽組織と厚さはあるが疎線維皮膜の形成が観察された．埋入8週後には，キトサン膜および複合体緻密膜周囲の線維皮膜の厚さは増大したが，複合体多孔質膜周囲の疎線維皮膜の厚さは疎構造を有したまま減少した（表1）．

表1　組織画像から算出した線維皮膜の厚さ．

(μm)

	2週	8週
キトサン膜	24.47±0.24	186.98±1.62
緻密膜	99.21±2.07	221.89±1.36
多孔質膜	159.81±2.47	81.82±1.88

損傷坐骨神経を用いた評価では，キトサン複合体膜を用いた場合に通常の自然治癒あるいはキトサン膜を用いた場合よりも早い神経組織の再生と高い運動・感覚機能の回復が観察された．伸筋突伸反応や走行時の各部位の角度といった運動機能に関する因子は，自己治癒よりも複合体膜を埋入した際に通常により近い状態に回復した．熱に対する感覚機能の観察では，多孔質膜を用いた際に，自己治癒よりも3週間早く通常の状態に回復した．組織切片観察から，特に多孔質膜において，神経組織の数，神経細胞の軸索の大きさ，ミエリン鞘（絶縁体のような働きをする）の厚さの高い再生能は顕著であった（表2）．この神経組織の良好な再生が，感覚機能の早期回復に寄与していると考えられる．糖タンパク質の発現に効果的に作用するケイ酸イオンの存在[8]がPMP22やMBPのようなミエリン鞘を再生する遺伝子の発現に寄与していると考えられる．一方，N1E-115細胞を複合体膜上で培養し，膜上に細胞を接着・増殖させた後にラットへ埋入した場合，複合体膜のみを埋入した場合と比較して，優位な結果は得られなかった．これはN1E-115細胞を接着・培養させた乳酸-グリコール酸共重合体（PLGA）をラットに埋入しても神経細胞の軸索再生が促進されなかった結果と一致する[9]．さらに臨床応用が試みられているPLGAおよびカプロラクトンと比較しても多孔質複合体膜の結果は神経再生および運動機能回復において良好な結果を得た．

表2　組織画像から算出した神経密度，神経数および各組織の大きさ．（中心論文より改変し引用）

	神経線維の直径 (μm)	軸索の直径 (μm)	ミエリン鞘の厚さ (μm)
自己治癒	5.31±0.34	4.12±0.32	0.60±0.08
緻密膜	5.77±0.45	4.54±0.35	0.62±0.06
多孔質膜	6.72±0.26	5.00±0.19	0.86±0.05

4．将来展望

キトサン多孔質複合体膜は損傷した神経組織を再生し，早期に運動・感覚機能を回復させることを明らかにした．しかし，膜を神経組織が完全に破断した部位に筒状に埋入することは困難である．よって，この複合体をチューブ化し，完全に断裂した神経組織の再生を試みている．現在，3 mm程度の断裂であれば，良好な神経組織の再生が観察されているが，一方で，感覚機能の回復には効果が見られていない．今後，本複合体の微細構造（孔径，ケイ酸成分の表面存在比・溶出量）や機械的強度（柔軟性）を変化させ，より大きな断裂部であっても，神経組織の再生のみならず，運動・感覚機能の回復を可能とする材料の実現を目指す．

文　献

(1) G. Lundborg, B. Rosén, S.O. Abrahamson, L. Dahlin and N. Danielsen: J. Hand Surg. Br. **19**(1994) 273–276.
(2) F.J. Rodríguez, N. Gómez, G. Perego and X. Navarro: Biomaterials **20**(1999) 1489–1500.
(3) Y. Shirosaki, K. Tsuru, S. Hayakawa, A. Osaka, M.A. Lopes, J.D. Santos and M.H. Fernandes: Biomaterials **26**(2005) 485–493.
(4) Y. Shirosaki, K. Tsuru, S. Hayakawa, A. Osaka, M.A. Lopes, J.D. Santos, M.A. Costa and M. H. Fernandes: Acta Biomater. **5**(2009) 346–355.
(5) Y. Shirosaki: J. Ceram. Soc. Jpn. **120**(2012) 520–524.
(6) Y. Shirosaki, T. Okayama, K. Tsuru, S. Hayakawa and A. Osaka: Chem. Eng. J. **137**(2008) 122–128.
(7) Y. Shirosaki, T. Okayama, K. Tsuru, S. Hayakawa and A. Osaka: Int. J. Mater. Chem. **3**(2013) 1–7.
(8) A.M. Pietak, J.W. Reid, M.J. Stott and M. Sayer: Biomaterials **28**(2007) 4023–4032.
(9) A.L. Luís, J.M. Rodrigues, S. Geuna, S. Amado, Y. Shirosaki, J.M. Lee, F. Fregnan, M.A. Lopes, A.P. Veloso, A.J. Ferreira, J.D. Santos, P.A.S. Armada da Silva, A.S.P. Varejão and A.C. Maurício: Tissue Eng. Part A **14**(2008) 979–993.

バイオマテリアル研究の最前線

5-1-5 ハイドロキシアパタイトエレクトレットのぬれ性向上と骨芽細胞挙動制御
―アパタイトの表面特性と細胞挙動制御―

中 村 美 穂*

中心論文：M. Nakamura, A. Nagai, T. Hentunen, J. Salonen, Y. Sekijima, T. Okura, K. Hashimoto, Y. Toda, H. Monma and K. Yamashita: Surface electric fields increase osteoblast adhesion through improved wettability on hydroxyapatite electret, ACS Appl. Mater. Interfaces 1 (2009) 2181-2189.

分極処理は，ハイドロキシアパタイト(HA)の表面粗さ，結晶性，構成元素に影響を及ぼさなかった．しかし，分極HAの負電荷および正電荷が誘起された面で，ぬれ性を大幅に向上した．骨芽細胞評価より，骨芽細胞接着面積測定による伸展度の増大，接着形態分類法による伸展細胞割合の増加が定量的に示された．

The surface characteristics revealed that electrical polarization had no effect on surface roughness, crystallinity, and constituent elements of hydroxyapatite (HA). According to contact angle measurement, electrically polarized HA, which provides two kinds of surfaces, negatively charged HA (N-HA) and positively charged HA (P-HA), were even more hydrophilic than that of conventional HA. Morphological observations and quantitative analyses revealed that the typical adhered cells had a round shape on the HA but had a spindle or fan-like spreading configuration on the N-HA and the P-HA 1 h after seeding.

1. はじめに

ハイドロキシアパタイト(HA)等のリン酸カルシウム系セラミックス材料は，優れた生体親和性と骨伝導能を有することから，医歯学分野において人工関節やインプラント材などの硬組織代替材料として用いられている．バイオマテリアル分野では，材料と骨形成を主体的に担う骨芽細胞との相互作用について様々な研究例が報告されている．材料と細胞の相互作用についての知見を得ることで，骨芽細胞の接着・増殖・分化挙動を制御することを目的としており，最終的な目的は材料周囲における新生骨形成過程である骨伝導能の促進である．材料上への骨芽細胞接着は，その後の伸展・遊走・分化・細胞外基質形成を制御しうる重要な役割を有する．材料表面特性は骨芽細胞接着に大きく影響を及ぼす因子であるため，骨伝導能機構解明には材料表面特性と細胞挙動制御の関連性が重要な因子の一つであると考えられる．

HAを分極処理すると材料表面に正電荷または負電荷が誘起され，生体反応に様々な効果を示すことが報告されている[1]．分極HAは生体骨内に埋植すると周囲の骨伝導能を促進すること[2]，埋植直後に材料表面へのタンパク質吸着を促進すること[3]が確認されている．これらの生体レベルでの効果を考慮すると，細胞レベルでの効果も発現されると予測される．本稿では，骨伝導過程において主要な役割を担うと考えられている骨芽細胞挙動に分極HAが与える影響について述べる．

2. 分極HAの表面特性評価

図1に分極HA緻密体表面についての定性評価の結果を示す[4]．X線回折(XRD)の結果より，分極処理により負電荷が誘起した面(N-HA)と正電荷が誘起した面(P-HA)は，分極前のHAと同様にいずれも高結晶性・HA単相である．

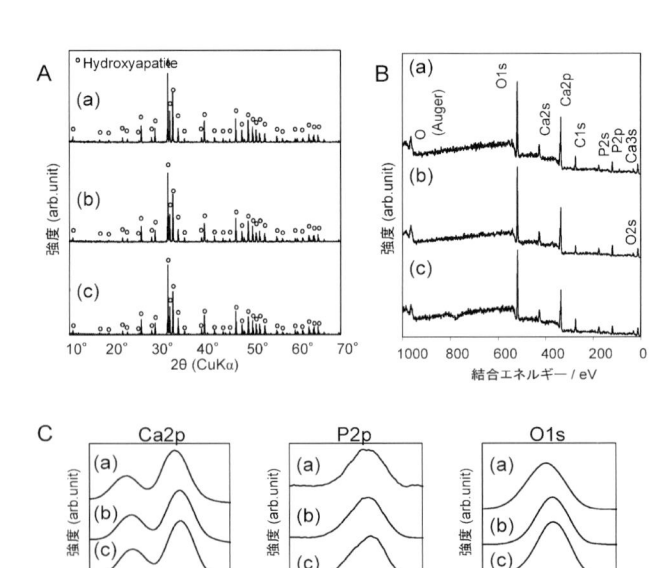

図1 (a) HA, (b) N-HA, (c) P-HA 表面の定性評価．(A) XRD, (B) XPS の wide scan 測定および (C) narrow scan 測定．(文献(4)より改変し引用)

---

* 東京医科歯科大学生体材料工学研究所・准教授(〒101-0062 東京都千代田区神田駿河台2-3-10)
Miho Nakamura (Institute of Biomaterials and Bioengineering, Tokyo Medical and Dental University, Tokyo)
e-mail: miho.bcr@tmd.ac.jp
Keywords：アパタイト，ぬれ性，骨芽細胞，細胞接着

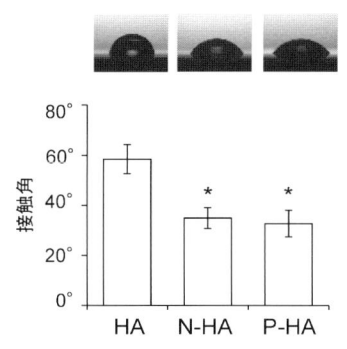

図2 分極HAの水接触角測定．(*: $p<0.05$)（文献(4)より改変し引用）

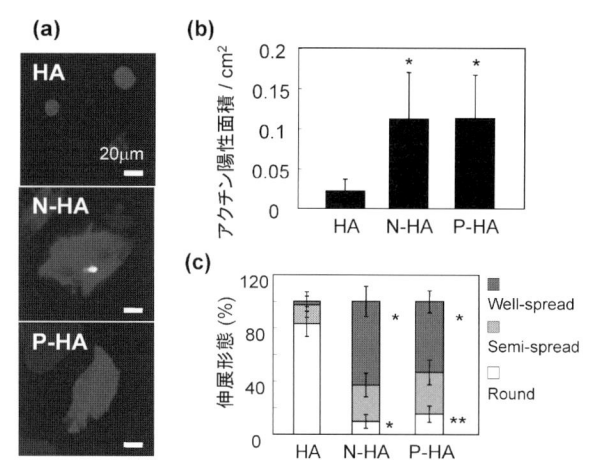

図3 分極HA上における骨芽細胞接着評価．(*: $p<0.005$, **: $p<0.02$)（文献(4)より改変し引用）

X線光分子分光（XPS）のWide scan測定において，分極前後のHA表面でOのオージェピーク，O1s，O2p，Ca2s，Ca2p，P2s，P2p，C1sに帰属するピークが検出された．Narrow scan測定結果より結合状態の分析を行ったところ，Ca2pが347, 351 eV，O1sは517 eV，P2pは133 eV付近でピークが検出され，表面の構成元素組成に変化がないことが確認された．

表面粗さ（算術表面粗さRa値：0.5 ± 0.01 μm）が同様の試料を用いて水接触角測定を行ったところ，分極前後で大きく変化した（図2）[4]．水に対するぬれ性向上の要因には，固体表面の表面粗さ[5]，結晶性[6]，固体構造[7]，表面エネルギー[8]が大きく影響すると報告されている．水は極性分子であるため，分極HAのぬれ性向上には表面エネルギー変化が関与している可能性が考えられる．

3. 分極HAの細胞評価

図3に分極HA表面上における骨芽細胞評価の結果を示す．マウス骨髄間葉系幹細胞由来の前骨芽細胞を試料上に播種（1×10^4 cells）し，1時間培養後に4％パラフォルムアルデヒド固定し，ローダミン・ファロイジンによるアクチン染色およびヘキストによる核染色を行った．蛍光顕微鏡観察より，各面には同等数の細胞が接着していた．各細胞のアクチン陽性面積測定を行い，細胞伸展度を求めると，分極HA上ではHAと比較して2～4倍大きくなっていた．

アクチン染色像より細胞を3タイプに分類した（図3）．すなわち，単に材料上に付着した球形細胞のタイプ（タイプ①：round），付着しているがstress fiber構造を有しないタイプ（タイプ②：semi-spread），接着後十分伸展しstress fiber構造を有するタイプ（タイプ③：well-spread）である．播種後1時間で，接着細胞数全体に対するタイプ①の割合はHA上では83％であるのに対し，分極HA上では10～22％であった．タイプ②の細胞の割合は，HAおよび分極HA上で14～43％となり有意差は見られなかった．タイプ③の割合は，HAでは3％であるのに対し，分極HA上では41～63％であった．この結果より，大多数の細胞が分極HA上で伸展していることが確認された．細胞接着促進の原因の一つとして考えられるのは，ぬれ性の向上である．ぬれ性の向上による細胞接着促進という現象は，HA以外の材料でも多数報告されている．例えば，polymer[9]，glass[10]，Ti[11]等の表面でも，方法が異なるにせよ，ぬれ性を向上させると細胞接着・伸展が促進される．

4. 将来展望

分極処理を施したHA表面では，表面粗さ，結晶性，構成元素は変化しなかったが，水に対する接触角が低下し，ぬれ性が向上した．このぬれ性向上は初代骨芽細胞の接着，伸展に寄与することが定量的に示された．今後は，骨伝導機構解明に向けて，骨芽細胞分化への効果，骨伝導機構における役割を議論することが重要である．

文献

(1) K. Yamashita and S. Nakamura: J. Ceram. Soc. Jpn. **113** (2005) 1–9.
(2) S. Itoh, M. Nakamura, S. Nakamura, K. Shinomiya and K. Yamashita: Biomaterials **27** (2006) 5572–5579.
(3) M. Nakamura, S. Nakamura, Y. Sekijima, K. Niwa T. Kobayashi and K. Yamashita: J. Biomed. Mater. Res. A **79** (2006) 627–634.
(4) M. Nakamura, A. Nagai, T. Hentunen, J. Salonen, Y. Sekijima, T. Okura, K. Hashimoto, Y. Toda, H. Monma and K. Yamashita: A. C. S. Appl. Mater. Interfaces **1** (2009) 2181–2189.
(5) M. Lampin, R. Warocquier-Clerout, C. Legris, M. Degrange and M.F. Sigot-Luizard: J. Biomed. Mater. Res. **36** (1997) 99–108.
(6) M. Rouahi, E. Champion, P. Hardouin and K. Anselme: Biomaterials **27** (2006) 2829–2844.
(7) S.A. Redey, M. Nardin, D. Bernache-Assolant, C. Rey, P. Delannoy, L. Sedel and P.J. Marie: J. Biomed. Mater. Res. **50** (2000) 353–364.
(8) D. Aronov, A. Karlov and G. Rosenman: J. Eur. Ceram. Soc. **27** (2007) 4181–4186.
(9) L.C. Xu and C.A. Shiedlecki: Biomaterials **28** (2007) 3273–3283.
(10) K. Webb, V. Hlady and P.A. Tresco: J. Biomed. Mater. Res. **41** (1998) 422–430.
(11) K. Das, S. Bose and A. Bandyopadhyay: Acta Biomater. **3** (2007) 573–585.

5-1-6 水熱合成したカルシウム欠損水酸アパタイトの骨による置換に伴う緩やかな吸収
―骨代謝に組み込まれるカルシウム欠損水酸アパタイト―

上高原　理暢*

中心論文：T. Okuda, K. Ioku, I. Yonezawa, H. Minagi, Y. Gonda, G. Kawachi, M. Kamitakahara, Y. Shibata, H. Murayama, H. Kurosawa and T. Ikeda: The slow resorption with replacement by bone of a hydrothermally synthesized pure calcium-deficient hydroxyapatite, Biomaterials **29** (2008) 2719-2728.

水熱合成法により作製した柱状粒子からなるカルシウム欠損組成の水酸アパタイト（HHA）多孔体，および焼結法により作製した化学量論組成の水酸アパタイト（SHA）多孔体を，動物への埋入実験（in vivo）と細胞培養実験（in vitro）により比較した．HHA多孔体は，生体内で緩やかに吸収され埋入72週でほぼ吸収されていたのに対し，SHA多孔体はほとんど吸収されなかった．細胞培養によりHHAおよびSHAディスク上で破骨細胞形成を調べたところ，HHA上の方が破骨細胞の活性が高かった．これらの水酸アパタイト多孔体の生体内での挙動は，破骨細胞の活性が骨芽細胞の骨形成活性と相関があることを示唆している．

A calcium-deficient hydroxyapatite (HHA) porous ceramic composed of rod-shaped particles synthesized by a hydrothermal method and stoichiometric hydroxyapatite (SHA) porous ceramic synthesized by the sintering method were compared by *in vivo* implantation and *in vitro* culture systems. In the rabbit femur, implanted HHA was slowly resorbed and most of the implanted HHA was resorbed 72 weeks after implantation. The implanted SHA was not resorbed throughout the experimental period. *In vitro* osteoclastogenesis of HHA and SHA discs using bone marrow macrophages and recombinant receptor activator of nuclear factor-κB ligand showed higher tartrate-resistant acid phosphatase (TRAP) activity of osteoclasts cultured on HHA discs. These results suggested that the activity of osteoclasts correlated to the bone-forming activity of osteoblasts.

1. はじめに

水酸アパタイト（HA, $Ca_{10}(PO_4)_6(OH)_2$）は，骨や歯の無機主成分であり，骨置換材料として広く用いられている．しかしながら，骨置換材料として化学量論組成のHAを用いた場合には，生体内でほとんど吸収されない[1]．化学量論組成のHAが吸収されない理由を明らかにすることは，生体材料の分野で大変重要である．

これまでに，Iokuらは水熱合成法を用いることにより，柱状粒子からなるカルシウム欠損組成の水酸アパタイト多孔体の作製に成功している[2]．本稿では，水熱合成法により作製した柱状粒子からなるカルシウム欠損組成のHA（HHA）多孔体および焼結法により作製した化学量論組成のHA（SHA）多孔体を，動物への埋入実験（in vivo）と細胞培養実験（in vitro）により比較した[3]．

2. 材料の生体内（*in vivo*）での挙動

α型リン酸三カルシウム（α-TCP, $Ca_3(PO_4)_2$）の粉末を円柱状に成形し，水熱処理を施すことにより，図1に示すように，柱状粒子からなるHHA多孔体を作製した．一方，比較試料として，化学量論組成のHAの粉末を焼結することにより，粒状の粒子が焼結した微構造をもつSHA多孔体を作製した．いずれの多孔体においても，直径350 μmの孔を水平方向および垂直方向に作製した．

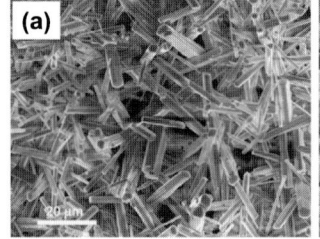

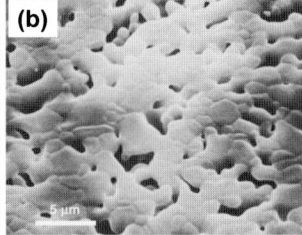

図1　作製した（a）HHAおよび（b）SHAの微細構造．（文献(3)より許可を得て引用）

上記で得られた多孔体を，ウサギの大腿骨に埋入し，生体内での挙動を比較した（図2）．軟X線画像において，HHAまたはSHAを埋入した部位では，いずれの場合にも埋入後24週までは埋入した材料による四角い白い像が鮮明に見られており，材料が残存していることが分かる．しかし，埋入後72週においては，SHAが残存しているのに対し，HHAを埋入した部位には白い像が見られず，周囲の骨と同じ像が観察される．すなわち，吸収速度は大きくないが，HHAは

---

*東北大学大学院環境科学研究科環境科学専攻・准教授（〒980-8579 宮城県仙台市青葉区荒巻字青葉 6-6-20）
Masanobu Kamitakahara (Graduate School of Environmental Studies, Tohoku University, Sendai)
e-mail: kamitaka@mail.kankyo.tohoku.ac.jp
Keywords：アパタイト，骨，カルシウム欠損，生体吸収性，破骨細胞

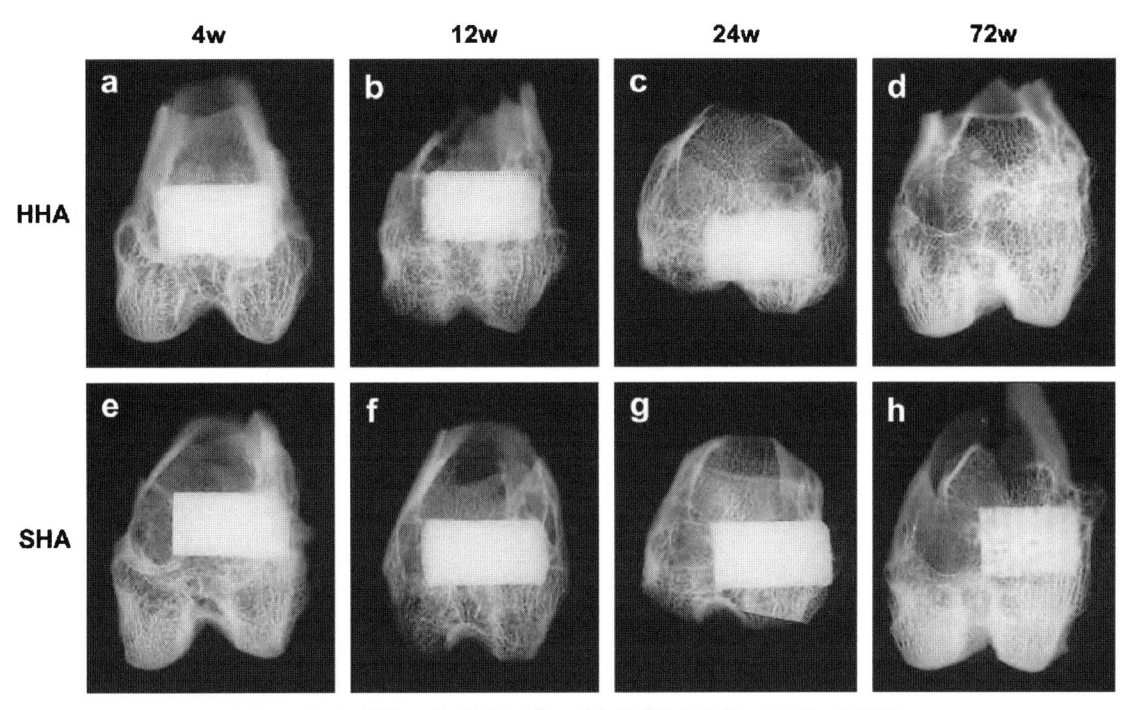

図2 埋入部位の軟X線画像.（文献(3)より許可を得て引用）

埋入後72週においてほとんど吸収され，骨に置換されたことを示している．

埋入部位の組織を観察すると，埋入後24週においてHHA埋入部位では，新生骨の形成量がSHA埋入部位でのそれに比べ大きく，しかも，HHA埋入部位では多くの破骨細胞が観察された．

3. 材料上での細胞の挙動（in vitro 評価）

HHAディスクおよびSHAディスク上において，骨形成タンパク質（BMP-2）を添加した培地を用いて前骨芽細胞C2C12を培養したところ，いずれのディスク上においても骨芽細胞分化マーカーであるアルカリホスファターゼ（ALP）活性は同等であった．一方，これらのディスク上において，破骨細胞分化因子であるNF-κB活性化受容体リガンド（RANKL）とマクロファージコロニー刺激因子（M-CSF）を添加した培地を用いてマウスの骨髄から採取したマクロファージを培養し，破骨細胞のマーカーである酒石酸耐性酸性ホスファターゼ（TRAP）活性を調べたところ，HHA上で形成した破骨細胞の方が，SHA上で形成した破骨細胞よりも高い活性を示した．

4. ま と め

HHAとSHAを比較すると，HHAは生体内において破骨細胞により吸収されるのに対し，SHAはほとんど吸収されなかった．HHAは，生体内で吸収され骨に置換される人工骨として期待される．HHAを埋入した部位においてSHAを埋入した部位よりも骨形成が促進された理由としては，破骨細胞による骨芽細胞の活性化の可能性が考えられる．最近の研究によりHHAとSHAの挙動の違いは，表面に吸着するタンパク質の違いに起因する可能性が示唆されている[4]．

5. 将 来 展 望

これまでに，HAやTCPが臨床で使用されているが，骨欠損部の修復においては，患者自身の骨を移植する自家骨移植が最も頻繁に行われているのが現状である．今後，細胞挙動を制御できる材料の開発により自家骨に匹敵するような骨再生能力を有する材料の開発が望まれる．

文 献

(1) H.A. Hoogendoorn, W. Renooij, L.M. Akkermans, W. Visser and P. Wittebol: Clin. Orthop. Relat. Res. **187**(1984) 281–288.
(2) K. Ioku, G. Kawachi, S. Sasaki, H. Fujimori and S. Goto: J. Mater. Sci. **41**(2006) 1341–1344.
(3) T. Okuda, K. Ioku, I. Yonezawa, H. Minagi, Y. Gonda, G. Kawachi, M. Kamitakahara, Y. Shibata, H. Murayama, H. Kurosawa and T. Ikeda: Biomaterials **29**(2008) 2719–2728.
(4) T. Ikeda, M. Kasai, E. Tatsukawa, M. Kamitakahara, Y. Shibata, T. Yokoi, T.K. Nemoto and K. Ioku: J. Cell. Mol. Med. **18**(2014) 170–180.

バイオマテリアル研究の最前線

5-1-7 リン酸イオンを含有する水和シリカゲル中での リン酸カルシウム結晶の合成
―リン酸カルシウムの結晶相と結晶形態の精密制御―

横 井 太 史*

中心論文：T. Yokoi, M. Kawashita, G. Kawachi, K. Kikuta and C. Ohtsuki: Synthesis of calcium phosphate crystals in a silica hydrogel containing phosphate ions, J. Mater. Res. **24** (2009) 2154-2160.

リン酸カルシウムの結晶相と結晶形態は，生体内における材料の挙動と生体との相互作用を支配する因子である．水和ゲルを反応場とした結晶成長法（ゲル法）は，難溶性無機化合物結晶の合成手法の一つである．ゲル法は次世代型人工骨を創製するためのプロセスとして注目されており，実験パラメータがリン酸カルシウムの結晶相と形態に与える影響を体系的に整理することは大変有用である．本稿ではゲル法によるリン酸カルシウムの精密合成の指針についてまとめた．

Crystalline phase and morphology of calcium phosphate crystals constructing materials are dominant factors for behaviors of the materials in body environment and interactions between the materials and body tissues. Crystal growth in hydrogels is used to synthesize poorly-soluble inorganic crystals and gains attention as a process for development of a novel artificial bone. Hence a systematical study to clarify effects of experimental parameters on crystalline phases and morphology of calcium phosphates is required. The guideline of the precise synthesis of calcium phosphates through gel-mediated processing was summarized.

1. はじめに

リン酸カルシウム製人工骨においては骨結合性や生体内での溶解性の観点から，結晶相や組成の精密制御が必須である．さらに，リン酸カルシウム結晶の形態が生体に与える影響が解明されつつあり[1]，今後は結晶形態の精密制御も材料の機能向上の手法の一つになると考えられる．

水和ゲルを反応場とした結晶成長法（ゲル法）は難溶性無機化合物の合成法として知られている．ゲル法は室温近傍の温和な条件で行うことができ，通常の水溶液系では生成しない特異な形態の結晶を得られる．しかも，無機化合物結晶と有機高分子の複合化が可能である．そのため，新しい人工骨の作製プロセスとして注目され，リン酸カルシウムと様々な有機高分子の複合体が開発されている[2]-[4]．ゲル法によって結晶相と形態を精密に制御しながらリン酸カルシウムを合成する指針は次世代型の人工骨の創製に大きく貢献する．本稿では，ゲル法による結晶相と形態を制御したリン酸カルシウムの精密合成の指針を述べる．

2. リン酸カルシウムの結晶相の制御

図1にゲル法によってリン酸カルシウムを合成する際の反応系を示す．水和ゲル上のカルシウムイオン含有水溶液からカルシウムイオンがゲルに拡散し，ゲル中のリン酸イオンと反応してリン酸カルシウム結晶が生成する．

反応系のpHと温度はリン酸カルシウムの結晶相を支配す

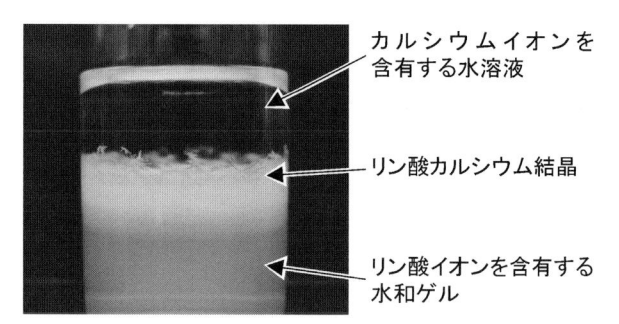

図1　ゲル法によってリン酸カルシウムを合成する際の反応系．

る主要な因子である．種々のpHと温度の条件において水和シリカゲル中に生成したリン酸カルシウムの結晶相を表1に示す[5]．pHの低下とともにリン酸カルシウムの結晶相はハイドロキシアパタイト（Hydroxyapatite, HAp）からリン酸八カルシウム（Octacalcium phosphate, OCP）さらにリン酸水素カルシウム無水物（Dicalcium phosphate anhydrous, DCPA）やリン酸水素カルシウム二水和物（Dicalcium phosphate dihydrate, DCPD）へと変化した．pHが同じ水和ゲルを反応場として用いても，反応温度を上昇させれば，OCPやHApが生成することが分かる．反応系のpHと温度を適切に選択すれば，望みの結晶相のリン酸カルシウムをゲル中に合成できる．

結晶相の制御は，反応系のpHと温度以外にも，反応系中のカルシウムイオン濃度とリン酸イオン濃度[6]ならびに水和ゲルを構成する高分子の官能基[7]によっても可能である．

---

* 東北大学大学院環境科学研究科環境科学専攻・助教（〒980-8579 宮城県仙台市青葉区荒巻字青葉6-6-20）
Taishi Yokoi (Graduate School of Environmental Studies, Tohoku University, Sendai)
e-mail: yokoi@mail.kankyo.tohoku.ac.jp
Keywords：リン酸カルシウム，結晶形態，結晶成長，水和ゲル，人工骨

3. リン酸カルシウムの結晶形態の制御

表1に示す合成条件の中で，種々のpHと温度の条件で生成したOCPの走査電子顕微鏡写真を図2に示す．結晶形態はpHの低下あるいは反応温度の上昇によって不定形から球状となり，さらにリボン状および線維状に変化した．つまり，結晶形態は平衡形に近づいたと言える．この結晶形態の変化は，pHの低下による結晶成長の駆動力（過飽和度）の低下ならびに反応温度の上昇により結晶成長の律速過程が拡散律速から界面カイネティクス律速になったために生じたと考えられる．OCPに類似した形態変化の傾向はHApにおいても観察された．結晶成長の駆動力の大きさと結晶成長の律速過程のバランスを調節することにより，結晶形態の精密制御が可能になると言える．

ゲル法において，結晶は水和ゲルマトリックス中で成長する．そのため，ゲルを結晶成長のテンプレートとして利用し，形態を制御することも可能である[8]．種々の濃度のアクリルアミド水溶液から合成したポリアクリルアミド（PAAm）ゲル中で生成したOCPの形態を図3に示す．ゲルを構成するPAAm濃度の上昇にともなって球状結晶の表面に線維状結晶が生成し，$1.5\ mol\cdot dm^{-3}$のアクリルアミド水溶液から合成したPAAmゲル中で生成した結晶の表面は線維状結晶によって覆われていた．この現象はゲルを構成するPAAm濃度の上昇によって，球晶の近傍に存在する高分子ゲルのネットワークをテンプレートとした結晶成長が生じたためである．

4. 将来展望

人工骨は患者の生活の質を向上させるために不可欠の材料である．しかし，現在の人工骨の材料特性は自家骨には及ばない．人工骨の特性は，それを構築しているリン酸カルシウムの結晶相や組成だけでなく，結晶形態によっても向上する．ゲル法は，結晶相と結晶形態を制御したリン酸カルシウムの合成が可能であり，新規人工骨の開発に大きく貢献する．ゲル法によるリン酸カルシウムの精密合成に関する基礎的知見を蓄積することにより，高度にデザインされた高機能人工骨の創製が可能になると期待される．

表1 反応系のpHおよび温度と生成するリン酸カルシウムの結晶相の関係．（文献(5)より改変し引用）

pH	反応温度, $T/°C$		
	4	40	80
10.5	HAp	HAp	HAp
10.0	OCP, DCPD	HAp	HAp
7.6	OCP, DCPD	OCP, DCPD	HAp
6.6	OCP, DCPD	OCP, DCPD, DCPA	OCP, DCPA
6.1	DCPD, DCPA	OCP, DCPA	DCPA
5.5	DCPD, DCPA	DCPA	DCPA

HAp：ハイドロキシアパタイト，OCP：リン酸八カルシウム，DCPD：リン酸水素カルシウム二水和物，DCPA：リン酸水素カルシウム無水物．

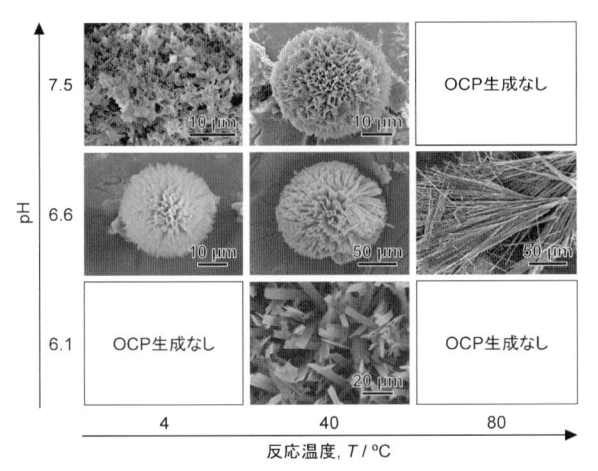

図2 水和シリカゲル中で生成したリン酸八カルシウム（OCP）の結晶形態．（文献(5)より改変し引用）

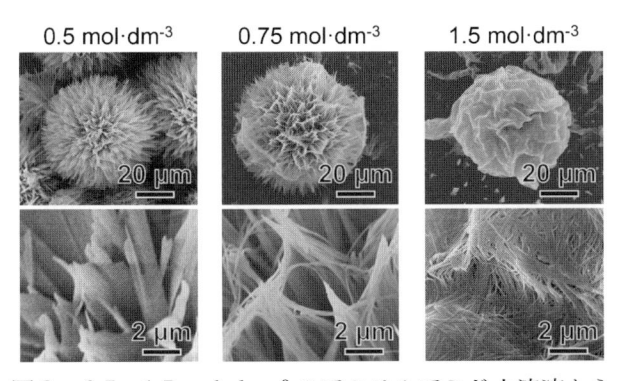

図3 $0.5\sim1.5\ mol\cdot dm^{-3}$のアクリルアミド水溶液から合成したポリアクリルアミドゲル中で生成したリン酸八カルシウム（OCP）の結晶形態．（上段：低倍率観察写真，下段：高倍率観察写真）（文献(8)より改変し引用）

文献

(1) S. Okada, H. Ito, A. Nagai, J. Komotori and H. Imai: Acta Biomater. **6**(2010) 591–597.
(2) K. Furuichi, Y. Oaki, H. Ichimiya, J. Komotori and H. Imai: Sci. Technol. Adv. Mater. **7**(2006) 219–225.
(3) J. Watanabe, M. Kashii, M. Hirao, K. Oka, K. Sugimoto, H. Yoshikawa and M. Akashi: J. Biomed. Mater. Res. A **83**(2007) 845–852.
(4) R. Yoh, T. Matsumoto, J. Sasaki and T. Sohmura: J. Biomed. Mater. Res. A **87**(2008) 222–228.
(5) T. Yokoi, M. Kawashita, G. Kawachi K. Kikuta and C. Ohtsuki: J. Mater. Res. **24**(2009) 2154–2160.
(6) T. Yokoi, M. Kawashita, K. Kikuta and C. Ohtsuki: Mater. Sci. Eng. C **30**(2010) 154–159.
(7) T. Yokoi, M. Kawashita and C. Ohtsuki: J. Asian Ceram. Soc. **1**(2013) 155–162.
(8) T. Yokoi, M. Kawashita and C. Ohtsuki: J. Cryst. Growth **383**(2010) 166–171.

バイオマテリアル研究の最前線

5-1-8 湿式化学プロセスにより合成した層状 OCP の合成と評価
―層状 OCP の合成と評価―

中 平　　敦*

中心論文：A. Nakahira, S. Aoki, K. Sakamoto and S. Yamaguchi: Synthesis and evaluation of various layered octacalcium phosphate by wet-chemical processing, J. Mater. Sci. Mater. Med. **12** (2001) 793-800.

リン酸八カルシウム(OCP)をリン酸三カルシウム(TCP)の加水分解を利用した湿式化学プロセスにより合成した．各種側鎖基を有するコハク酸骨格のジカルボン酸を含有させたジカルボン酸含有 OCP の合成を試みた．得られたジカルボン酸含有 OCP の構造などの評価を行った．

Synthesis of octacalcium phosphates (OCP) was carried out by hydrolysis of tri-calcium phosphate (TCP) through a wet-chemical processing. Novel complexed octacalcium phosphates were successfully synthesized by a wet-chemical processing in presence of various succinate ions. The products were characterized by X-ray diffraction method, scanning and transmission electron microscopy. These complexed octacalcium phosphates intercalated with succinic acid, L-asparatic acid, and methyl succinic acid showed an expanded basal spacing in the octacalcium phosphate unit cell dimensions.

1. はじめに

水酸アパタイト($Ca_{10}(PO_4)_6(OH)_2$：以下 HAP と記述)に代表されるリン酸カルシウムセラミックスは，生体内での歯や骨の無機成分として重要であり，その吸着特性からタンパク質や核酸などの生体高分子の分離，精製にも利用されている．また，そのリン酸カルシウム類の中でもリン酸八カルシウム($Ca_8(HPO_4)_2(PO_4)_4\cdot 5H_2O$：以下 OCP と記述)は，4[$Ca_3(PO_4)_2\cdot 0.5H_2O$]組成の「アパタイト層」と 4[$CaHPO_4\cdot 2H_2O$]組成の「水和層」との互層構造からなるリン酸カルシウムであり，他のリン酸カルシウムとは異なり，表面だけでなくその層間ナノ空間を利用できるというユニークな構造的特徴を有している[1]．この構造的特徴を活かして無機-有機複合体化合物をリン酸カルシウムベースで合成できれば，触媒や DDS (Drug Delivery System) 等の新規な機能性材料として応用が広がるものと期待される．

2. TCP の湿式化学プロセスによる各種 OCP 複合体の合成

(1) リン酸八カルシウムの合成

図1 に OCP の 4[$Ca_3(PO_4)_2\cdot 0.5H_2O$]組成の「アパタイト層」と 4[$CaHPO_4\cdot 2H_2O$]組成の「水和層」との層状構造を示す．Monma らは高温安定型のリン酸三カルシウム($Ca_3(PO_4)_2$：以下，TCP と記述)の加水分解反応により OCP の合成に成功し[2]，ジカルボン酸を添加することにより OCP の水和層中のリン酸イオン(HPO_4^{2-})をジカルボン

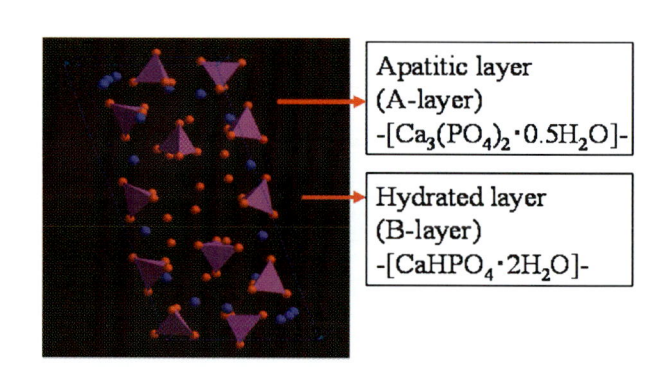

図1　リン酸八カルシウム(OCP)の模式図．

Apatitic layer (A-layer) -[$Ca_3(PO_4)_2\cdot 0.5H_2O$]-
Hydrated layer (B-layer) -[$CaHPO_4\cdot 2H_2O$]-

酸イオン(-OOC(CH_2)COO-)で差し替えた OCP の合成を報告している．そこで本研究グループは，TCP の加水分解をソフトケミカル的な湿式化学プロセスにて処理し，種々の形態の Ca 欠損型のウィスカーあるいは板状 HAP を合成し，新規多孔体を合成した，さらに TCP 加水分解の湿式プロセスを利用し，様々な有機物や無機物そして金属イオンなどを取り込んだ OCP 複合体の合成に関する一連の研究を進めた[3]-[9]．特にジカルボン酸の中でも比較的よく用いられているコハク酸に着目し，各種側鎖基を持つジカルボン酸含有の OCP を合成し，さらにそれらの側鎖基が結晶成長へ及ぼす影響を明らかにした．

(2) ジカルボン酸含有リン酸八カルシウムの合成

本研究では，各種側鎖基を有するコハク酸骨格のジカルボン酸を含有させたジカルボン酸含有 OCP の合成を試み，各種側鎖基が OCP 結晶成長に及ぼす影響について検討した．

---

* 大阪府立大学大学院工学研究科物質・化学系専攻・教授(〒599-8531 大阪府堺市中区学園町 1-1)
Atsushi Nakahira (Department of Materials Science and Engineering, Graduate School of Engineering, Graduate School of Engineering, Osaka Prefecture University, Sakai)
e-mail: nakahira@mtr.osakafu-u.ac.jp
Keywords：リン酸八カルシウム(OCP), 湿式プロセス, 層状構造, インターカレーション

添加するジカルボン酸はコハク酸（HOOC(CH$_2$)$_2$COOH），メチルコハク酸（HOOCCH$_2$CH(CH$_3$)COOH），メルカプトコハク酸（HOOCCH$_2$CH(SH)COOH），DL-リンゴ酸（HOOCCH$_2$CH(OH)COOH），L(+)-アスパラギン酸ナトリウム-水和物（HOOCCH$_2$CH(NH$_2$)COONa·H$_2$O）を用いた．

各種の側鎖基を有するジカルボン酸含有 OCP のピーク強度が比較の標準 OCP 試料と比較して小さくなっていることが確認された．表1に示すように OCP の特徴的な(100)面を示す約4°付近のピークは低角度側にシフトし，(100)面間隔が拡大し，各種ジカルボン酸が層間に取り込まれたことを示唆した．さらに，標準 OCP においては約1～2 μm の薄い板状粒子であったが，コハク酸(Suc)-OCP ではその大きさは約1 μm と減少し，さらにメチルコハク酸(Met)-OCP やメルカプトコハク酸(Mer)-OCP においてその大きさは1 μm 以下に減少したが，その形状は薄い板状粒子であった．一方，リンゴ酸(Mal)-OCP とアスパラギン酸(Asp)-OCP では薄い板状粒子はほとんど観測されず，未発達な粒子であった．

各種分析結果から総合的に解釈すると，コハク酸含有 OCP では OCP 層間の約94％の HPO$_4^{2-}$ イオンとコハク酸イオンが置換し，他の各種側鎖基を有するコハク酸では約20～60％の部分的な置換が起こるという結果を得た．つまり，側鎖基の立体効果やその極性の違いが OCP 層間への取り込みに影響を与えていることが明らかになった．側鎖基の極性はその結晶成長にも影響を与え，その結果として OCP 粒子の結晶性に変化を起こしたものと考えられる．

3. 将来展望

薬剤担体への応用を目指して，各種ジカルボン酸含有リン酸八カルシウムの合成と側鎖基の結晶成長へ及ぼす影響について基礎的研究を進めた．TCP の加水分解をベースとした湿式化学プロセスにて OCP 層間にジカルボン酸が取り込まれたジカルボン酸含有 OCP の合成に成功し，また，その側鎖基の立体効果や極性の違いにより，OCP 層間への取り込みや結晶成長に影響を及ぼすことを明らかにした．

この構造的特徴を活かして層間に薬剤などをインターカレーションした無機/有機複合体をリン酸カルシウムベースで合成することができれば，DDS 等への利用が期待できる．さらに，層間に金属ナノ微粒子やクラスターなどをインターカレーションした無機/金属複合体は，新規触媒や新規な機能性材料として応用が広がるものと期待される．このようにリン酸カルシウムをホストし，有機化合物や薬剤，さらに金属微粒子やクラスターをゲストとしてインターカレーションした複合体の創製によりリン酸カルシウムの新規応用分野の開拓が期待できる．

表1 各種ジカルボン酸含有リン酸八カルシウムの(100)の面間隔．（中心論文より改変して引用）

Materials	2θ	spacing(Å)	Materials	2θ	spacing(Å)
Suc-OCP	4.10°	21.7	Met-OCP	4.32°	20.5
Mer-OCP	4.23°	21.0	Asp-OCP	4.17°	21.3
Ref-OCP	4.73°	18.7			

文　　献

(1) W.E. Brown: Nature **196** (1962) 1048-1050.
(2) H. Monma: J. Mater. Sci. **15** (1980) 2428-2434.
(3) K. Sakamoto, A. Nakahira, M. Okazaki, N. Matsuda, K. Suganuma, K. Niihara and S. Yamaguchi: Phosph. Res. Bull. **8** (1998) 17-21.
(4) A. Nakahira, K. Sakamoto, S. Yamaguchi, M. Kaneno, S. Takeda and M. Okazaki: J. Am. Ceram. Soc. **82** (1999) 2029-2032.
(5) K. Sakamoto, S. Yamaguchi, A. Nakahira, M. Kaneno, M. Okazaki, J. Ichihara, Y. Tsunawaki and J.C. Elliott: J. Mater. Sci. **37** (2002) 1033-1041.
(6) 玉井将人，三木定雄，ジュセッペ・ペッツォッティ，中平 敦：J. Ceram. Soc. Jpn **108** (2000) 915-920.
(7) A. Nakahira, H. Tamai, D. Murakami, S. Miki and G. Pezzotti: J. Aust. Ceram. Soc. **36** (2000) 63-70.
(8) A. Nakahira, M. Tamai, S. Miki and G. Pezzotti: J. Mater. Sci. **37** (2002) 4425-4430.
(9) 青木慎介，坂本清子，山口俊郎，中平 敦：J. Ceram. Soc. Jpn **108** (2000) 909-914.

5-1-9

骨修復材料への応用を目指したシリコン含有バテライト・ポリ乳酸複合体不織布へのアルミニウムケイ酸ナノチューブコーティング
―細胞接着性を飛躍的に向上させるコーティング材料―

前田浩孝* 小幡亜希子[1]** 春日敏宏[2]**

中心論文：S. Yamazaki, H. Maeda, A. Obata, K. Inukai, K. Kato and T. Kasuga: Aluminum silicate nanotube coating of siloxane–poly(lactic acid)–vaterite composite fibermats for bone regeneration, J. Nanomater. **2012** (2012) 463768.

アルミノケイ酸塩水和物であるイモゴライトはナノチューブ構造を形成し，表面に多数の水酸基を保有する．イモゴライト水溶液を用いた電気泳動により，容易にポリ乳酸を主成分とする骨修復材料用不織布表面を改質することが可能となる．イモゴライトコーティングにより，マトリックスの親水性が改善され，細胞接着性・伸展性が飛躍的に改善される．

For improving the hydrophilicity of skeleton fibers in a degradable polymer-based fibermat, they were coated with amorphous aluminosilicate hydrate (imogolite) nanotubes. The nanotubes were coated easily on the fiber surface using an electrophoretic method. After the coating, the hydrophilicity of the fibermat was improved dramatically. Cell culture tests using murine osteoblast-like cells showed that imogolite coating enhanced the attachment and extension of the cells on the surface.

1. はじめに

新規骨修復材料として，生分解性のポリ L-乳酸 (PLLA) とシロキサン含有バテライト (SiV) からなる複合体 (SiPVH) の合成に著者らのグループは成功している[1]．この複合体は骨芽細胞の増殖，分化，石灰化を促進すると報告されているカルシウムとシリケートイオン[2]の溶出能を有する．マウス骨芽細胞様細胞 (MC3T3-E1) を用いた細胞親和性試験の結果，膜状 SiPVH は PVH (シロキサンを含まないバテライトと PLLA からなる複合体) 膜よりも増殖性・石灰化を促進する特長を持つ[3]．

生体骨の進入を勘案すると，三次元構造を持つ材料が好ましい．エレクトロスピニング法は高気孔率，かつ，フレキシビリティーを持つ不織布 (ファイバーマット) の合成に適した手法である[4]．著者らはエレクトロスピニング法により，SiPVH ファイバーマットの合成に成功しており，動物実験において良好な結果を得ている[5]．SiPVH のマトリックスである PLLA は疎水性を示す．生体内埋入後の初期反応である細胞接着性を向上させるには，表面を親水化することが望ましい．

アルミノケイ酸塩水和物であるイモゴライト [$(HO)_3Al_2O_3Si(OH)$] は，ナノチューブ構造 (外径：約 2.2 nm，内径：約 1.0 nm) を持つ．イモゴライトナノチューブ (INT) は，表面水酸基が多数形成されることから親水性を示し，かつ，優れたタンパク質吸着特性を発現する[6]．骨芽細胞様細胞 (SaOS-2) に対して，INT が高い細胞親和性を持つことが報告されている[7]．つまり，INT は骨修復材料として応用展開される可能性を秘めていることが示唆される．

本稿では，SiPVH ファイバーマットに INT をコーティングすることにより，初期の細胞親和性が向上することを紹介する．

2. SiPVH ファイバーマットへの INT コーティング

細胞進入に最適な SiPVH ファイバーマット (ファイバー径：約 10 μm，ファイバー間スペース：約 40 μm) 上に，Suzuki らの報告[8]に従い，合成した 2 種類の INT 水溶液を

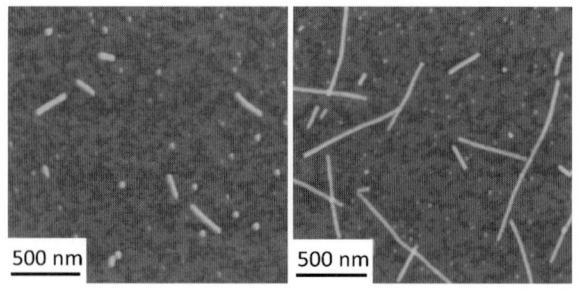

図 1 INT_{220} (左側)，INT_{570} (右側) の AFM 像．

---

* 名古屋工業大学若手研究イノベータ養成センター・特任助教 (〒466-8555 愛知県名古屋市昭和区御器所町)
** 名古屋工業大学大学院工学研究科未来材料創成工学専攻；1) 助教，2) 教授 (〒466-8555 愛知県名古屋市昭和区御器所町)
* Hirotaka Maeda (Center for Innovative Young Researchers, Nagoya Institute of Technology, Nagoya)
** 1) Akiko Obata, 2) Toshihiro Kasuga (Department of Frontier Materials, Graduate School of Engineering, Nagoya Institute of Technology, Nagoya)
e-mail: maeda.hirotaka@nitech.ac.jp
Keywords: イモゴライトナノチューブ, コーティング, 細胞親和性, 表面改質

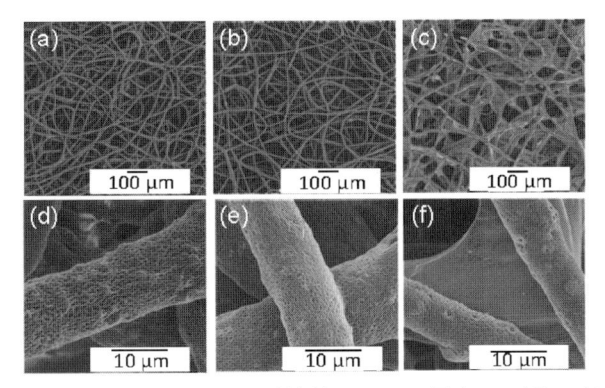

図2 INTコーティング前後のSEM写真．下段：拡大像．
(a), (d)：未処理，(b), (e)：INT_{220}を用いたコーティング，(c), (f)：INT_{570}を用いたコーティング．
(文献(9)より改変し引用)

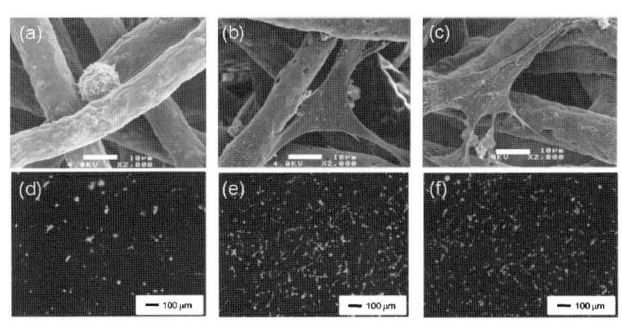

図3 初期接着後の細胞の様子．上段：SEM写真，下段：蛍光顕微鏡写真（細胞；明部）．
(a), (d)：未処理，(b), (e)：INT_{220}を用いたコーティング，(c), (f)：INT_{570}を用いたコーティング．
(文献(9)より改変し引用)

用いて，電気泳動法によりINTコーティングを施した．INTは合成時の熟成期間により，そのチューブ長を変化させることができる．ここでは，図1に示すような平均チューブ長220 nm（以下，INT_{220}），570 nm（以下，INT_{570}）のINTコーティングについて紹介する．

図2に未処理およびINTコーティングしたSiPVHファイバーマットのSEM写真を示す．INT_{220}は未処理のものとほぼ同じ表面形態であるが，INT_{570}では多数のクロスリンクポイント（ファイバー同士の接着部分）付近に，水掻き状の堆積物が見られる．EDS分析結果から，INTコーティングによりAlが検出され，その含有量はINT_{570}の方が高くなる．チューブ長がその凝集性を増加させ，INT_{570}ではクロスリンクポイント近傍において膜状に堆積することが推察される．

SiPVHファイバーマットの水の接触角は約120°であるが，INTコーティングにより水滴は瞬時に膜内に浸透する．INTはナノチューブ構造を有するため吸水性が高く，かつ表面水酸基により高い親水性を示す．この特性により，コーティング表面における水滴挙動の変化を引き起こすと推測される．

3. INTコーティングの細胞親和性

骨芽細胞様細胞（MC3T3-E1）を播種3時間後の細胞数は，INTコーティングすることで有意に増加する．細胞の初期接着には，表面の状態（親水性，粗さなど）が重要な役割を担うことから，INTコーティングによる高い親水性の発現が，接着性の向上に寄与する．図3に材料に細胞播種3時間後のSEM写真と細胞を染色した蛍光顕微鏡写真を示す．未処理の場合，細胞は球形となるが，INTコーティングによりファイバー間を繋ぐように細胞は大きく伸展する．INTの存在は材料への細胞の接着とその後の伸展性を活性化することが推測される．INTチューブ長の違いは，細胞の初期接着性や伸展性に影響を及ぼさない．

3日間培養による細胞増殖性評価を倍加時間から比較すると，未処理，INTコーティングともに同程度の値を示すことから，INTによる増殖性への寄与は見られない．

4. 将来展望

ポリマーをベースとする骨修復材料は，親水性が低いために細胞接着性が低い場合がある．INT_{220}を用いることで，表面形態を変化させることなく，親水性と細胞接着性を格段に向上させることができる．本稿では電気泳動法によるコーティングを紹介したが，ディップコーティングにも対応可能[10]であり，INT水溶液は幅広く応用展開できるものであろう．

INTは優れたタンパク質吸着特性を持つことが知られているため，長期細胞培養において分化や石灰化を促進することが考えられることから，今後評価が必要である．加えて，INTコーティングによる表面のナノ構造の変化が誘起されることが推測されるため，詳細な表面分析に関する基礎データの蓄積を進めている．

文　献

(1) A. Obata, T. Hotta, T. Wakita, Y. Ota and T. Kasuga: Acta Biomater. **6** (2010) 1248-1257.
(2) D.M. Reffitt, N. Ogston, R. Jugdaohsingh, H.F. Cheung, B.A. Evans, R.P. Thompson, J.J. Powell and G.N. Hampson: Bone **32** (2003) 127-135.
(3) A. Obata, S. Tokuda and T. Kasuga: Acta Biomater. **5** (2009) 57-62.
(4) T.J. Still and H.A. von Recum: Biomaterials **29** (2008) 1989-2006.
(5) T. Wakita, A. Obata, G. Poologasundarampillai, J.R. Jones and T. Kasuga: Comp. Sci. Technol. **70** (2010) 1889-1893.
(6) F. Watari, S. Abe, C. Koyama, A. Yokoyama, T. Akasaka, M. Uo, M. Matsuoka, Y. Totsuka, M. Esaki, M. Morita and T. Yonezawa: J. Ceram. Soc. Jpn. **116** (2008) 1-5.
(7) K. Ishikawa, S. Abe, Y. Yawaka, M. Suzuki and F. Watari: J. Ceram. Soc. Jpn. **118** (2010) 516-520.
(8) M. Suzuki, H. Sato, C. Ikeda, R. Nakanishi, K. Inukai and M. Maeda: J. Clay Sci. Soc. Jpn. **46** (2007) 194-199 (in Japanese).
(9) S. Yamazaki, H. Maeda, A. Obata, K. Inukai, K. Kato and T. Kasuga: J. Nanomater. **2012** (2012) 463768.
(10) D. Lee, H. Maeda, A. Obata, K. Inukai, K. Kato and T. Kasuga: Adv. Mater. Sci. Eng. **2013** (2013) 169721.

バイオマテリアル研究の最前線

5-1-10　酸化ニオブ含有リン酸カルシウム
インバートガラスから溶出する
ニオブイオンの骨芽細胞様細胞に対する影響
―骨芽細胞様細胞に対するニオブイオンの影響―

小　幡　亜希子*

中心論文：A. Obata, Y. Takahashi, T. Miyajima, K. Ueda, T. Narushima and T. Kasuga: Effects of niobium ions released from calcium phosphate invert glasses containing Nb_2O_5 on osteoblast-like cell functions, ACS Appl. Mater. Interfaces 4 (2012) 5684-5690.

チタンやチタン合金などの金属系インプラントに用いる生体活性コーティング材としての応用を目指し，酸化ニオブを含有したリン酸カルシウムインバートガラスを溶融急冷法により作製した．ガラスから溶出するニオブイオンによるマウス骨芽細胞様細胞への影響について，2種類の培養方法によって解析した．その結果，3および5 mol%の酸化ニオブを含有する組成のガラスプレート上，または $3×10^{-7}$ M のニオブイオンを含有する培養培地中において，細胞の分化を有意に促進させることが分かった．

Calcium phosphate invert glasses containing Nb_2O_5, $60CaO-30P_2O_5-(10-x)Na_2O-xNb_2O_5$ (mol%, $x=0\sim10$), were prepared by a melt-quenching method for the application to bioactive-coating for metallic implant, such as Ti and its alloys. Effects of niobium ions released from the glasses on mouse osteoblast-like cells (MC3T3-E1 cells) were evaluated by culture tests with two systems, direct and indirect culture systems. Results revealed that the differentiation of the cells was significantly enhanced when they were cultured on the glass plates containing 3 and 5 mol% of Nb_2O_5 and in the culture medium containing $3×10^{-7}$ M niobium ions released from the glasses.

1. はじめに

ケイ酸やリン酸塩の生体活性ガラスが開発され，すでに歯科を含めた医療分野にて応用されている．我々のグループでは $60CaO-30P_2O_5-7Na_2O-3TiO_2$（PIG-3Ti）組成のリン酸カルシウムインバートガラスを開発し，in vitro および in vivo 試験によって優れた生体親和性と生体活性を確認している[1]．

生体活性ガラスから溶出するケイ素，カルシウム，リンなどの無機イオンが，骨形成生細胞の生物機能を促進させる効果を発現すると近年報告されている[2]．その内の数種の無機イオンについては，効果の発現はイオン濃度に依存するとも報告されている．

ニオブイオンにおいては，ヒト骨芽細胞の分化を促進すると報告されているが[3]，報告例が少なく未知な部分が多い．一方で，ニオブはリン酸塩ガラス構造内にてネットワーク形成に寄与すると報告されている[4][5]．つまり，PIG系ガラスへ導入した場合，ガラスの溶解とともに継続的にニオブイオンを溶出させることが可能と考えられる．

以上のことをふまえ，本研究では酸化ニオブ含有リン酸カルシウムインバートガラスの作製，ガラスのイオン溶出挙動の解析および細胞親和性について検討した．

2. ガラスのイオン溶出挙動

$60CaO-30P_2O_5-(10-x)Na_2O-xNb_2O_5$ (mol%, $x=0\sim10$) 組成の種々のガラスを溶融急冷法によって作製した．作製したガラスについて，溶解に伴う各イオンの溶出挙動を測定した．細胞培養培地（10％牛胎児血清含有 αMEM）に作製したガラスの粉末を浸漬し，37℃の CO_2 インキュベーター内に保持した．

経時的に培地中の各イオン濃度を測定した結果，全イオンの溶出が確認された．特にニオブイオンについて着目すると，ガラス組成中の酸化ニオブ含有量に依存して溶出量が変化していた[6]．

3. 細 胞 親 和 性

(1) ガラスプレート上の細胞挙動

細胞挙動を観察するにあたり，まずはガラスプレート表面の親水性評価と，培地へ浸漬したときの培地のpH変化を測定した．その結果，親水性およびpH値ともに，すべてのサンプル間において有意な差はみられなかった[6]．

細胞の初期接着挙動を評価すべく，細胞をプレート表面に

---

* 名古屋工業大学大学院工学研究科未来材料創成工学専攻・助教（〒466-8555 愛知県名古屋市昭和区御器所町）
　Akiko Obata (Department of Frontier Materials, Graduate School of Engineering, Nagoya Institute of Technology, Nagoya)
　e-mail: obata.akiko@nitech.ac.jp
　Keywords：ニオブイオン，リン酸カルシウムガラス，骨芽細胞様細胞，骨組織，生体活性ガラス

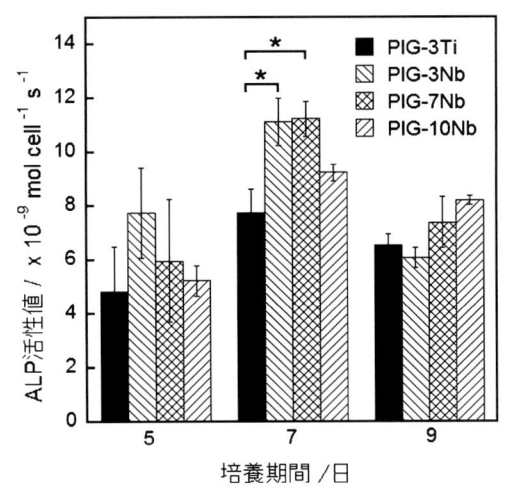

図1　各ガラスプレート上でのALP活性値変化．
（文献(6)より改変し引用）

播種し，1，3，6時間培養後の細胞形態を蛍光顕微鏡にて観察した．培養3時間後の接着細胞率を算出した．その結果，細胞形態および接着細胞率ともに，各サンプル間において有意な差はみられなかった[6]．

さらに細胞の増殖性および分化能を測定すべく，各プレート表面上にておいて，細胞を7日間培養したときの，生細胞数の変化を経時的に測定した．分化誘導培地を用いて9日間培養した時の細胞中のアルカリフォスファターゼ活性値の変化を測定した．その結果，酸化ニオブを含有することで，増殖性に対しては促進効果を示さないが，分化能に対しては促進効果を示すことが分かった（図1）．この促進効果の発現はガラス中の酸化ニオブ含有量に依存し，ガラス中の酸化ニオブが3および7 mol%のときに，有意に高い活性値が得られた[6]．

(2) 溶出イオン含有培養培地中での細胞挙動

ガラスから溶出したニオブイオンの影響を検討すべく，$60CaO-30P_2O_5-10Nb_2O_5$組成ガラスの粉末を用いて，溶出イオン含有培養培地を作製した．得られた培地を希釈することで，培地中のニオブイオン濃度を$10^{-8} \sim 10^{-5}$ Mに設定した．

各溶出イオン含有培地中での細胞の増殖性を測定すべく，ウェルプレート底に細胞を播種し，各培地を用いて7日間培養し，生細胞数の変化を経時的に観測した．その結果，どの培地間においても有意な差はみられなかった[6]．

細胞の分化能の変化を評価すべく，同様にウェルプレート底に細胞を播種し，各培地を用いて21日間（分化誘導因子未添加の培地を使用）または15日間（分化誘導因子添加の培地を使用）培養し，アルカリフォスファターゼ活性値を測定した．その結果，分化誘導因子の添加条件にかかわらず，ニオブイオン濃度が10^{-7} Mの培地において有意に高い活性値を示すことが分かった（図2）[6]．

4. 将来展望

本研究にて作製されたリン酸カルシウムインバートガラス

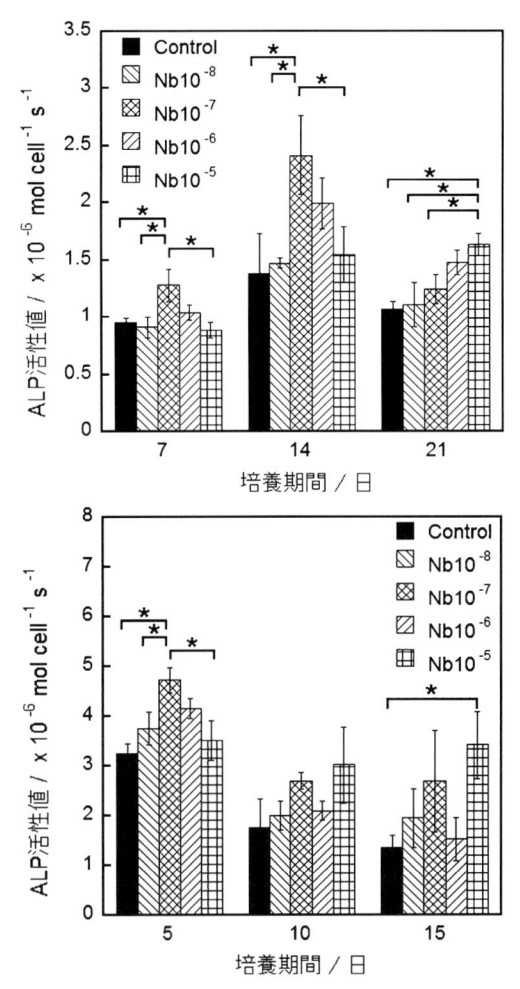

図2　溶出イオン含有培地中でのALP活性値変化．
（上段）分化誘導因子未添加培地，（下段）分化誘導因子添加培地．（文献(6)より改変し引用）

が含有するニオブイオンは，骨芽細胞様細胞の初期接着性および増殖性に対しては影響を与えず，分化に対して促進効果を発現することが分かった．さらに，促進効果の発現はガラス中の酸化ニオブ含有量および溶出イオン量に依存することも分かった．このような細胞の生物機能の促進に対して有効な生体活性ガラスをコーティング材として使用することで，金属系インプラントの生体親和性を向上させ，より積極的に自家骨と接合する機能を付与することが可能と期待される．

文　　献

(1) T. Kasuga: Acta Biomater **1** (2005) 55-64.
(2) A. Hoppe, N.S. Güldal and A.R. Boccaccini: Biomaterials **32** (2011) 2757-2774.
(3) M. Tamai, K. Isama, R. Nakaoka and T. Tsuchiya: J. Artif. Organs **10** (2007) 22-28.
(4) A. El Jazouli, J.C. Viala, C. Parent, G. Le Flem and P. Hagenmuller: J. Solid State Chem. **73** (1988) 433-439.
(5) F.F. Sene, J.R. Martinelli and L. Gomes: J. Non-Cryst. Solids. **348** (2004) 30-37.
(6) A. Obata, Y. Takahashi, T. Miyajima, K. Ueda, T. Narushima and T. Kasuga: ACS Appl. Mater. Interfaces **4** (2012) 5684-5690.

5-1-11 硬化挙動を改良したリン酸カルシウムセメント
―室温では硬化しにくく体内では速やかに硬化するCPC―

鵜 沼 英 郎*

中心論文：H. Unuma and Y. Matsushima: Preparation of calcium phosphate cement with an improved setting behavior, J. Asian Ceram. Soc. 1 (2013) 26–29.

現在臨床で用いられているリン酸カルシウムセメント(CPC)は，体内で迅速に硬化するように処方されている．その反面，埋植前のセメント混練時にも部分的に硬化が進行してしまうことがあるため，室温での硬化の抑制も求められている．本研究では，室温では十分な混練時間を保証しつつ，体温下では迅速に硬化する TeCP-α-TCP-DCPD 系 CPC の開発を目指した．CPC の液剤にゼラチンを溶かすと，室温と体温の間で溶液がゾルゲル転移を示すことを利用して，DCPD もしくは TeCP のいずれかをゼラチンで被覆することにより，310 K での硬化を遅らせることなく，なおかつ 293 K での硬化を抑制することができた．ゼラチン添加 CPC は 41 MPa の圧縮強度を示した．

In the aim of the development of a calcium phosphate cement (CPC) that allows a sufficiently long kneading time at room temperature while sets promptly at a physiological temperature, the powder components of a CPC of a TeCP-α-TCP-DCPD system were coated with gelatin. The gelatin coating on TeCP or DCPD-containing portion effectively retarded the setting reaction at 293 K while it did not hinder at 310 K, implying the possibility of CPC with an improved setting behavior. Compressive strength of 41 MPa was attained for a gelatin-coated CPC.

1. はじめに

リン酸カルシウムセメント(CPC)は，複数種類のリン酸カルシウム粉末(粉剤)と硬化液(液剤)とを混練してペースト状にし，骨欠損部に注入して硬化させる骨補填材である．CPC は低侵襲の外科治療を可能にする．CPC の硬化は，式(1)～(3)に示すような原料中のリン酸カルシウムの溶解・再析出に伴う水酸アパタイト結晶の析出によるとされる．

$$3Ca_3(PO_4)_2 + H_2O \longrightarrow Ca_9(HPO_4)(PO_4)_5(OH) \quad (1)$$

$$2CaHPO_4 + 2Ca_4(PO_4)_2O \longrightarrow Ca_{10}(PO_4)_6(OH)_2 \quad (2)$$

$$2Ca_3(PO_4)_2 + Ca_4(PO_4)_2O + H_2O \longrightarrow Ca_{10}(PO_4)_6(OH)_2 \quad (3)$$

現在実用化されている CPC は，体内への埋植後数分以内で初期硬化が生じるように設計されている．その反面，硬化が速いために埋植前のセメントペーストの混練時間も制限されることになる．ペーストの混練が不完全な場合には，体内での CPC の破壊を引き起こす．このようなリスクを低減するために，室温では硬化ができるだけ遅く，体温下では迅速に硬化する CPC が求められている．

本研究では，CPC の液剤に対するゼラチンの溶解度が温度によって大きく異なる性質を利用して，室温では粉剤の溶解がゼラチンによって抑えられるために CPC の硬化が進行しにくく，体温下ではゼラチンが速やかに液剤に溶解するために速やかに硬化する CPC の開発を試みた．本研究では，ゼラチン被覆 CPC の調製，硬化挙動，および硬化体の圧縮強度について調査した．

2. 実験方法

CPC の粉剤成分である α-リン酸三カルシウム(α-TCP)，リン酸水素カルシウム二水和物(DCPD)，リン酸四カルシウム(TeCP)の粉末および市販 Biopex-R®用の液剤は，HOYA㈱より提供頂いた．粉剤は次の 3 成分に分割した．成分 A は α-TCP，成分 B は TeCP からなり，成分 C は DCPD，α-TCP，水酸アパタイト(HA)の混合粉である．これらの成分を質量比 7：3：5 で混合すると，質量比で α-TCP 73%，TeCP 20%，DCPD 5%，HA 2% の混合比の CPC 粉剤になる．ゼラチンにはゼライス㈱製 RM-100B を用いた．このゼラチンは，310 K では液剤に速やかに溶解するが，293 K では溶解が極めて遅い．

ゼラチン被覆粉剤の調製は次のようにした．粉末成分(A～C) 10.0 g を，0.500 g のゼラチンを溶解した 10.0 cm³ の水に投入し，30 s 攪拌した後に液体窒素で凝固させ，凍結乾燥した．乾燥物の全量が 40 μm 以下になるまで，食品用回転ブレード型ミキサーで粉砕した．TG-DTA を用いて，それぞれの成分に 5 mass% のゼラチンが被覆されていることを確認した．

ゼラチン被覆した成分と被覆しない成分を用いて，表1に示すような組み合わせで 8 種類の CPC 粉剤を処方した．粉剤と液剤を質量比 4：1 で混ぜ，室温で 60 秒間混練した後

---

* 山形大学大学院理工学研究科物質化学工学専攻・教授(〒992-8510 山形県米沢市城南 4-3-16)
Hideo Unuma (Department of Chemistry and Chemical Engineering, Yamagata University, Yonezawa)
e-mail: unuma@yz.yamagata-u.ac.jp
Keywords：リン酸カルシウムセメント，ゼラチン，骨補填材

表1 本研究で用いた CPC 粉剤の処方．（中心論文より改変し引用）

試料番号	ゼラチン被覆 成分A	成分B	成分C	ゼラチン含有量 (mass%)
1	—	—	—	0.0
2	○	—	—	2.3
3	—	○	—	1.0
4	—	—	○	1.6
5	○	○	—	3.2
6	○	—	○	3.8
7	—	○	○	2.6
8	○	○	○	4.8

○：被覆あり，—：被覆なし

に，あらかじめ 297 K または 310 K に保持しておいた深さ 10.0 mm の銅製の型に CPC ペーストを充填し，それぞれの温度に保持した．所定の時間ごとに型を取り出し，CPC ペーストに質量 300 g，直径 1.30 mm の針を 10 s 置き，侵入深さを測定して硬化挙動を追跡した．

圧縮強度は，直径 6 mm，高さ 12 mm の硬化体を作製し（$n=5$），310 K の擬似体液に24時間浸した後にクロスヘッド速度 0.5 mm·min^{-1} で測定した．

3. 結果と考察

図1に，ゼラチン被覆前後のリン酸カルシウム粉末（成分B）の SEM 写真を示す．同図(b)中に見える薄いシート状のものがゼラチンである．両者を比較すると，比較的粒径の小さな粉末がゼラチンに絡めとられているように見える．ゼラチンが必ずしも粉末の粒子表面を一様に覆っているわけではないが，少なくとも粉末の初期の溶解は抑制されることが推測される．

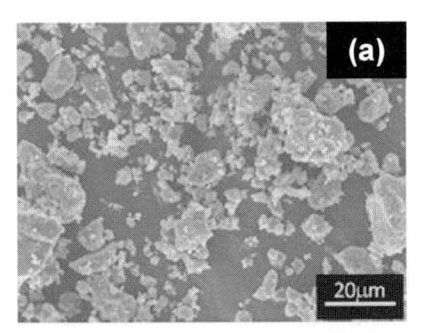

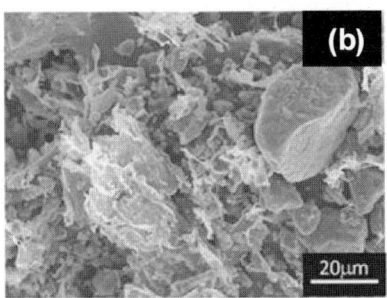

図1 ゼラチン被覆前(a)および被覆後(b)の成分B粉末の SEM 写真．（中心論文より改変し引用）

図2に，試料番号1〜4の，293 K および 310 K における硬化挙動を示す（試料番号5〜8は，液剤がゼラチンに吸収されてペースト状にならなかったため，検討対象から除外した）．ゼラチンを全く含まない試料(No.1)は，293 K では混練後15分あたりから徐々に硬化が始まり，60分後には完全に硬化した．それに対して成分Bのみをゼラチン被覆した試料(No.3)や成分Cのみをゼラチン被覆した試料(No.4)では，混練後60分あたりから硬化が始まり，完全な硬化には約90分を要した．成分Aのみをゼラチン被覆した試料(No.2)では硬化の抑制は見られなかった．これは，初期の硬化においては，TeCP および DCPD の溶解が寄与していることを示唆している．

310 K における硬化挙動（図2(b)）を見ると，試料番号3および4は，混練後3分以内に硬化し終わっており，ゼラチンで被覆しない試料と遜色ない迅速な硬化挙動を示した．それに対して成分Aのみをゼラチン被覆した試料(No.2)では，硬化の阻害が認められた．

試料番号3および4の硬化体の圧縮強度は，それぞれ 41 MPa，31 MPa であった．市販の Biopex-R® の圧縮強度（約 80 MPa）に比べると，少量のゼラチンの添加によって圧縮強度が低下するが，部位によっては十分に使用に耐えうる強度であった．

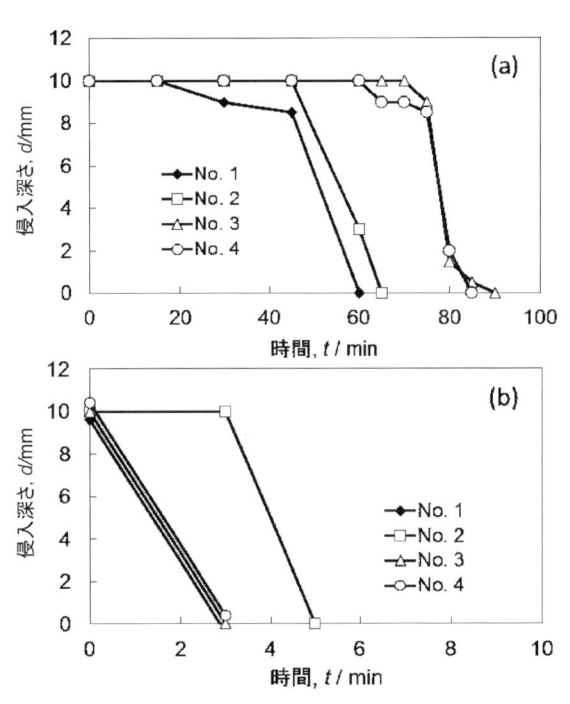

図2 本研究で作製したゼラチン被覆 CPC の，(a) 293 K および (b) 310 K における硬化挙動．（中心論文より改変し引用）

4. 将来展望

CPC の硬化挙動制御は，手術の安全性を高める上で強く求められてきた技術である．今後さらに強度の向上などを通じて，高機能な CPC を開発する余地がある．

バイオマテリアル研究の最前線

5-2-1 骨溶解の抑制を目指した耐摩耗人工股関節の開発
―ポリマーナノグラフト表面構築によるバイオミメティック技術―

茂呂　徹*

中心論文：T. Moro, Y. Takatori, K. Ishihara, T. Konno, Y. Takigawa, T. Matsushita, U.I. Chung, K. Nakamura and H. Kawaguchi: Surface grafting of artificial joints with a biocompatible polymer for preventing periprosthetic osteolysis, Nat. Mater. 3 (2004) 829-836.

人工関節の寿命は，関節摺動面のポリエチレンが摩耗してできる微小粉が骨溶解（オステオライシス）を誘導し，骨との固定が弛むことで決まる．我々は，骨溶解の抑制には，摩耗粉の減少および摩耗粉に対する生体反応の抑制を同時に達成することが必要と考え，合成リン脂質材料・2-メタクリロイルオキシエチルホスホリルコリン（MPC）ポリマーをポリエチレン表面に結合させる技術を開発した．最初の臨床応用として人工股関節を選び，前臨床試験によって安全性と有効性が確認できたため，臨床試験を経て2011年より実用化し，良好な臨床成績を収めている．

The major cause of revision surgery of the artificial joint is periprosthetic osteolysis caused by polyethylene wear particles. To prevent osteolysis, both the reduction of wear and the suppression of osteoclast induction are necessary. For these purposes, a new technology was developed for grafting 2-methacryloyloxyethyl phosphorylcholine (MPC) polymer on the surface of polyethylene liners.

1. はじめに

人工関節手術は，股関節，膝関節などの関節に臨床応用され，国内で年間約19万件（2014年）の手術が行われている．しかし，人工関節周囲に生じる骨溶解とこれに続発する弛みは，再置換術の原因となるため，耐久性を決定する深刻な問題である．骨溶解は，関節摺動面を構成するポリエチレン（PE）から生じる摩耗粉が破骨細胞の形成・活性化を促進することで惹起される．

我々は，生体の関節軟骨表面で潤滑性を改善させるリン脂質層に着目し，生体親和性と潤滑性に優れた合成リン脂質材料・2-メタクリロイルオキシエチルホスホリルコリン（MPC）ポリマー（PMPC）を用いてPE表面に関節軟骨類似構造を構築すれば，摩耗粉の減少と摩耗粉に対する生体反応の抑制とを同時に達成し，弛みを阻止できると考え，PE表面にPMPC層を構成する表面処理技術を開発した．本稿では，この新技術を搭載した人工股関節寛骨臼コンポーネント（ライナー）の実用化研究について紹介する．

2. 至適処理方法の確立

体重の数倍の負荷がかかる過酷な環境下におかれる関節摺動面にMPCを応用するため，新たに光開始ラジカル重合法を適用した（PMPC処理）[1]．この処理により，MPC鎖とPEは安定した共有結合で強固に固定され，表層に約100 nmのPMPC層が形成される（図1）．この方法では表面のみを改質させるため，基材であるPEの特性には影響を及ぼさない[2]．さらに，高密度の親水性PMPC層が均一に形成されることで疎水性のPE表面のぬれ性が増し，表面の動摩擦係数が約1/10にまで低減する[2][3]．

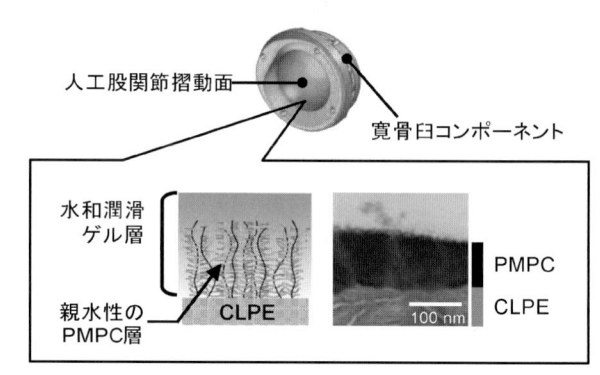

図1　MPCポリマー（PMPC）による臼蓋コンポーネント（ライナー）のナノ表面処理．（文献（4）より改変し引用）

3. 生体内安全性の評価

MPCの微小摩耗粉が骨溶解に与える影響は，PMPC処理した微粒子をマウス骨溶解モデルに用いて検討した．まず微粒子をマウスマクロファージ（MΦ）培養系に暴露して貪食実験を行うと，PMPC処理微粒子は，ほとんど貪食を受けなかった[1]．次に，微粒子をマウスMΦ様細胞株・J774.1細胞に暴露して培養上清中の骨溶解を誘導する液性因子の濃度

---

* 東京大学大学院医学系研究科関節機能再建学講座・特任准教授（〒113-0033 東京都文京区本郷7-3-1）
 Toru Moro (Science for Joint Reconstruction, Graduate School of Medicine, The University of Tokyo, Tokyo)
 e-mail: moro-ort@h.u-tokyo.ac.jp
 Keywords：人工関節，表面処理，MPCポリマー，ナノテクノロジー，摩耗，骨溶解

を測定すると，未処理微粒子暴露群の濃度は，溶液のみを加えたコントロール群と比べ，4〜20倍高値を示したが，PMPC処理粒子暴露群では，コントロール群と有意な差が見られなかった[1]．さらに，微粒子をマウス頭蓋骨上に移植して骨溶解の有無を判定したところ，未処理群では強力に骨溶解が誘導されたが，PMPC処理群では誘導されなかった[1]．

さらに，技術の実用化にあたり，PMPC処理PEの生体に対する為害作用の有無を広範な角度から検討するため，ISOの規格に準拠し，生物学的安全性について試験を行った．この結果，いずれの項目についても毒性は認められず，細胞，局所組織および全身の各レベルにわたって，本技術を搭載したライナーは高い生物学的安全性を有することが示された．

4. 耐摩耗性の評価

股関節は，その歩行周期の中で様々な方向から体重の数倍の負荷を受ける．そこで，手術後の歩行周期を再現する股関節シミュレーターを用い，ISO規格に準じて2000万歩分(20年分に相当)の摩耗試験を行い，耐摩耗を評価した．ライナーは市販品の架橋PE(CLPE)表面をPMPC処理したもの(MPC群)を用い，未処理のCLPE(未処理群)と比較した[4]．まず，ライナーの質量変化から摩耗量を計測すると，未処理群では経時的に質量が減少したのに対し，PMPC群ではこれらの質量減少が見られず，摩耗が抑制されていた(図2)．また，この摩耗抑制効果は，試験終了後のライナー表面の三次元解析およびレーザー電子顕微鏡解析，回収した摩耗粉の解析によっても確認できた(図3)．以上の結果から，関節摺動面のCLPE表面をPMPC処理することにより，人工股関節の弛みの主因となるPEの摩耗を抑制すること，その処理効果は長期の歩行負荷をかけても持続することが明らかになった．最近では，7000万歩分以上という超長期の負荷をかけても高い耐摩耗性を維持するという知見を得ている[4]．さらに，実用化を想定し，骨頭の直径や材質[5]，PEの架橋程度[5]，滅菌操作[6]が与える影響などについても検討を行っており，いずれの条件でも高い耐摩耗性を示すという知見を得ている．

5. 実用化と臨床成績

以上の基礎研究成果に基づき，本技術を搭載した人工股関節を製造し，2007年より臨床試験を実施，良好な治験結果を踏まえて製造認可を取得，2011年に実用化した[7]．治験を行った症例は，全例で手術後3年，最長で手術後7年間を経過しており，優れた安全性・臨床成績を収めている．MPCに起因する合併症は発生しておらず，X線写真でも，骨溶解やインプラントの弛み・移動はみられず，再手術を行った症例はない．さらに，手術後3年時点でのPMPC処理CLPEライナーの線摩耗量は，市販品のCLPEの線摩耗量と比較して劇的に抑制されていた．

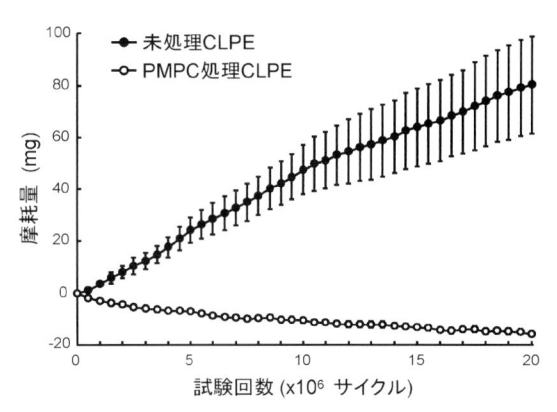

図2 人工股関節シミュレーター試験における質量変化による摩耗量の評価．(文献(4)より改変し引用)

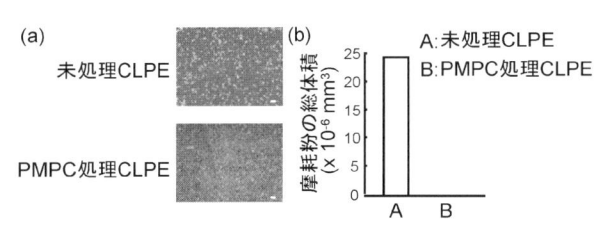

図3 人工股関節シミュレーター試験における摩耗粉の評価．(文献(4)より改変し引用)

6. 将来展望

人工股関節については，関節の安定化を目指した骨頭の大径化および摩耗の減少を目指した摺動面材料の硬質化という世界の動向に対応すべく，金属表面やセラミックス表面のPMPC処理技術の確立も進めている[8]．さらに，人工膝関節においても高い耐摩耗効果を期待できるという知見を得ており[3]，今後，臨床応用の道が開けるものと期待している．

文献

(1) T. Moro, Y. Takatori, K. Ishihara, T. Konno, Y. Takigawa, T. Matsushita, U.I. Chung, K. Nakamura and H. Kawaguchi: Nat. Mater. **3** (2004) 829–836.
(2) M. Kyomoto, T. Moro, T. Konno, H. Takadama, H. Kawaguchi, Y. Takatori, K. Nakamura, N. Yamawaki and K. Ishihara: J. Mater. Sci. Mater. Med. **18** (2007) 1809–1815.
(3) T. Moro, Y. Takatori, M. Kyomoto, K. Ishihara, K.I. Saiga, K. Nakamura and H. Kawaguchi: Osteoarthr. Cartil. **18** (2010) 1174–1182.
(4) T. Moro, Y. Takatori, M. Kyomoto, K. Ishihara, M. Hashimoto, H. Ito, T. Tanaka, H. Oshima, S. Tanaka and H. Kawaguchi: J. Orthop. Res. **32** (2014) 369–376.
(5) T. Moro, H. Kawaguchi, K. Ishihara, M. Kyomoto, T. Karita, H. Ito, K. Nakamura and Y. Takatori: Biomaterials **30** (2009) 2995–3001.
(6) T. Moro, Y. Takatori, K. Ishihara, K. Nakamura and H. Kawaguchi: Clin. Orthop. Rel. Res. **453** (2006) 58–63.
(7) Y. Takatori, T. Moro, M. Kamogawa, H. Oda, S. Morimoto, T. Umeyama, M. Minami, H. Sugimoto, S. Nakamura, T. Karita, H. Ito, J. Kim, Y. Koyama, H. Kawaguchi and K. Nakamura: J. Artif. Organs **16** (2013) 170–175.
(8) M. Kyomoto, T. Moro, Y. Iwasaki, F. Miyaji, H. Kawaguchi, Y. Takatori, K. Nakamura and K. Ishihara: Biomaterials **31** (2010) 658–668.

バイオマテリアル研究の最前線

5-2-2　PEEK表面における自己開始光グラフト重合
―MPCを用いたラジカルグラフト重合による
PEEK表面処理に関する総説―

京 本 政 之*

中心論文：M. Kyomoto, T. Moro, Y. Takatori, H. Kawaguchi, K. Nakamura and K. Ishihara: Self-initiated surface grafting with poly(2-methacryloyloxyethyl phosphorylcholine) on poly(ether-ether-ketone), Biomaterials **31** (2010) 1017-1024.

芳香環がケトン基およびエーテル基により結ばれたポリエーテルエーテルケトン(PEEK)は，その優れた機械的特性，化学的特性により，多くの産業分野において注目されているスーパーエンジニアリングプラスティックの一つである．医療分野においては人工関節，人工椎間板への応用が試みられているが，インプラントに要求される特性を十分に満足していない．本稿では，リン脂質極性基を有する2-メタクリロイルオキシエチルホスホリルコリンを用い，我々が新たに見出したPEEK自体の構造中に存在する芳香族ケトンユニットを利用した自己開始光グラフト重合により表面改質することで，様々な機能をPEEK表面に付与できることを報告する．本法は，光増感剤や光開始剤を添加することなく，水系で表面グラフト重合を進行させる点に特徴を有する．

In the present report, we demonstrate the fabrication of a highly hydrophilic nanometer-scale modified surface on the poly(ether-ether-ketone) (PEEK) substrate by photo-induced graft polymerization of 2-methacryloyloxyethyl phosphorylcholine (MPC) in the absence of photo-initiators, i.e., self-initiated surface graft polymerization. Photo-irradiation results in the generation of semi-benzopinacol containing radicals of the benzophenone units in PEEK molecular structure, which acts as a photo-initiator during the graft polymerization. The poly(MPC)-grafted PEEK surface fabricated by a novel and simple polymerization system exhibited unique characteristics such as high wettability and high anti-protein adsorption, which makes it highly suitable for medical applications.

1.　はじめに

芳香環がケトン基およびエーテル基により結ばれたポリエーテルエーテルケトン(PEEK)は，その優れた機械的特性，化学的特性により，航空宇宙分野や医療分野において注目されているスーパーエンジニアリングプラスティックの一つである[1]．医療分野においては人工関節，人工椎間板への応用が試みられているが，生体親和性や潤滑性などのインプラントに要求される特性を十分に満足しているとはいえない．本稿では，リン脂質極性基を有する2-メタクリロイルオキシエチルホスホリルコリン(MPC)を用い，我々が新たに見出したPEEK自身の構造中に存在する芳香族ケトンユニットを利用した自己開始光グラフト重合により生体軟骨模倣PEEK表面を創製し，ぬれ性と耐摩耗特性の付与につながる表面特性について評価した[2][3]．

2.　自己開始光グラフト重合

(1) 光照射によるラジカルの発生

図1に，紫外線(UV)照射下におけるPEEKの電子スピン共鳴(ESR)スペクトルを示す[4]．UV照射前，比較的安定なフェノキシラジカルが観察されたのに対し，UV照射下では，335.8と337.2 mT付近にケチルラジカルに帰属する新しいピークの出現が確認された．ケチルラジカルの相対的シグナル強度は，UV照射後約10分で急速に増加した後，一定となった．すなわち，UV照射中は，安定してラジカルを産生しており，グラフト重合の制御に非常に適しているといえる．

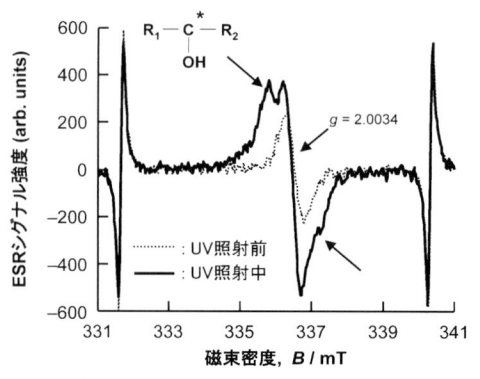

図1　UV照射下におけるPEEKのESRスペクトル．

---

* 京セラメディカル株式会社研究部・課責任者(〒532-0003　大阪府大阪市淀川区宮原3-3-31)
　Masayuki Kyomoto (Research Department, KYOCERA Medical Corporation, Osaka)
　e-mail: masayuki.kyomoto@kyocera-md.jp
　Keywords：poly(ether-ether-ketone)，表面処理，自己開始光グラフト重合，人工関節，摩耗

図2　PEEK表面上での自己開始光グラフト重合.

(2) MPCを用いた自己開始グラフト重合

我々はPEEKの分子内に含まれる芳香族ケトンユニットが，光増感剤として一般的なベンゾフェノン(BP)様の機序でラジカルが発生することを世界で初めて明らかとし，この反応を利用したPEEK表面上での自発的な光開始グラフト重合"自己開始光グラフト重合"も実現している(図2)．これは，重合するモノマー種を選択することで，PEEK表面の改質を任意に行えることを示している．本法は，光増感剤や光開始剤を添加することなく，水系で表面グラフト重合を進行させる点に特徴を有する．

3. PMPC処理PEEKの表面特性

PEEKおよび炭素繊維強化PEEK(CFR-PEEK)表面をPMPC処理し，赤外分光分析，X線光電子分光分析により評価したところ，ポリMPC(PMPC)処理PEEK表面に，MPCに含まれるリン酸基またはリンおよび窒素原子に由来するピークが観察でき，PMPCがグラフトされたことが確認された．続いて，水接触角および摩擦試験により評価したところ，PEEKの静的接触角は約90°であったのに対し，PMPC処理PEEKのそれは約10°にまで低減することが確認された．ぬれ性の向上にともなって，PMPC処理PEEKの動摩擦係数は，PEEKのそれの1/20にまで低減することもわかった(図3)．

4. 人工股関節への応用

股関節は，歩行や走行などの日常運動の際に様々な方向から体重の約5倍に及ぶ負荷を受ける．生体内での人工関節の摩耗特性を評価するため，手術後の歩行運動を再現する人工股関節シミュレーション試験機を用い，PMPC処理PEEKの摩耗特性を評価した．PMPC処理PEEKの経時的な摩耗量をその重量変化で検討すると，PMPC処理PEEKの摩耗量は未処理PEEKに比べ，著しく少なかった(図4)．PMPC処理PEEK表面には厚さ約100 nmのPMPC層しか形成していないにもかかわらず，安定かつ良好な耐摩耗特性を示した．PEEK表面に関節軟骨表面のリン脂質層と同様の水和潤滑特性を持ったPMPC層が形成されたためと考えられる．ナノメートルスケールのPMPC層による水和潤滑機構を持った軟骨模倣表面をPEEK表面上に構築することで，関節軟骨と同様の安定した潤滑特性，耐摩耗特性を発揮する表面を創製できた．

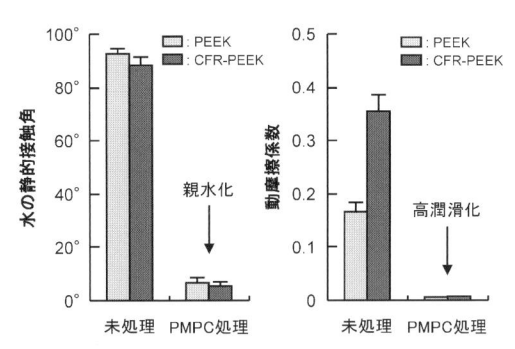

図3　PMPC処理PEEKおよびCFR-PEEKの水の静的接触角と動摩擦係数.

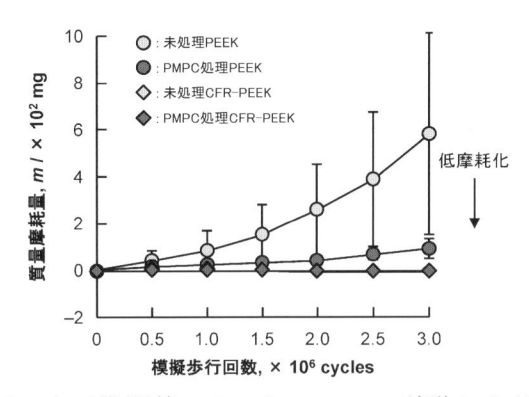

図4　人工股関節シミュレーション試験におけるPMPC処理PEEKおよびCFR-PEEKの摩耗特性.

5. 将来展望

PEEKは，海外で既に多くの医療機器に使用されている．臨床技術だけでなくインプラント材料や設計技術などの応用研究において，広範に，多様に広がっている．本稿では，PEEKの分子内に含まれる芳香族ケトンユニットが光増感剤として機能し，これを利用したビニルモノマーのラジカル開始グラフト重合による表面機能化を世界で初めて実現したことを紹介した．この革新的なPEEK表面での自己開始光グラフト重合は，人工関節を含めた多くの医療機器において極めて有用である．現在，これらの基礎的な研究をもとに，臨床での応用を目指して戦略的イノベーションプログラム(S-イノベ)「バイオ機能材料」において，研究を遂行している．

文　献

(1) S.M. Kurtz and J.N. Devine: Biomaterials **28** (2007) 4845-4869.
(2) M. Kyomoto and K. Ishihara: ACS Appl. Mater. Interfaces **1** (2009) 537-542.
(3) M. Kyomoto, T. Moro, Y. Takatori, H. Kawaguchi, K. Nakamura and K. Ishihara: Biomaterials **31** (2010) 1017-1024.
(4) M. Kyomoto, T. Moro, S. Yamane, M. Hashimoto, Y. Takatori and K. Ishihara: Biomaterials **34** (2013) 7829-7839.

5-2-3 虚血ラットに移植した血管内皮前駆細胞の MRI 追跡
―細胞の分布と生存の低侵襲同時追跡―

山 岡 哲 二*

中心論文：C.A. Agudelo, Y. Tachibana, A.F. Hurtado, T. Ose, H. Iida and T. Yamaoka: The use of magnetic resonance cell tracking to monitor endothelial progenitor cells in a rat hindlimb ischemic model, Biomaterials 33 (2012) 2439-2448.

細胞移植療法の研究ツールとして必要かつ重要な幹細胞標識用の水溶性 MRI 造影剤を開発した．血管内皮前駆細胞（EPCs）をはじめとするさまざまな幹細胞を標識したところ，造影剤は漏洩することなく長期間細胞内に滞留し，細胞の増殖や分化挙動への影響も確認されなかった．一方，移植細胞が死滅した場合には，造影剤は細胞外に漏出して遊離状態となり，周囲組織内に滞留することなく，血流を介して腎排泄されることを確認した．この戦略により，移植細胞の体内分布のみならず，細胞の生死を同時に追跡できる新たなシステムが構築できた．本中心論文では，本システムにより，ラット虚血下肢に移植した EPC（血管内皮前駆細胞）が，正常下肢に比較して，長期間生存することを初めて明らかにした．

Water-soluble magnetic resonance imaging (MRI) contrast agents for cell labelling, polymeric carrier-gadolinium conjugates (Polym-Gd), were developed. Various cells were labelled with the contrast agents by electroporation method. The contrast agents did not leak out of the cells, and the labelling effect continued up to 1 month. When the injected cells died, Polym-Gd went out of the cells, eliminated from the site. Transferred into the blood stream, and finally excreted into urine. We for the first time found that endothelial progenitor cells (EPCs) transplanted to the ischemic rat hindlimbs migrate toward the knee. Moreover, their survival period was elongated in comparison with the case of normal rat hindlimb. We also succeed to evaluate the survival ratio by measuring the amount of excreted Gd molecules in urine. Compared to the commonly used particle type MRI contrast agents, this system is expected to be extremely helpful in clarifying the process of stem cell transplantation therapy.

1. はじめに

心筋梗塞やバージャー病をはじめとして，様々な疾患に対する治療法として細胞移植が検討され，実際に，臨床的有効性も報告されている．しかしながら，組織再生が，移植細胞自体の直接作用か，あるいはパラクライン効果によるものかの議論が続き，移植細胞の生体内運命の解明のために発光や蛍光を用いた細胞トラッキングが精力的に研究されてきた[1][2]．移植する細胞をルシフェラーゼ遺伝子や，蛍光タンパク質，あるいは量子ドットなどで標識する．可視領域における光の吸収，散乱を防ぐために，赤外領域（700～1000 nm）の蛍光が開発されたが，未だ検出深度が課題として残る．さらに，臨床利用はもとより，大動物モデルを用いた検証も困難である．

2. 他のモダリティ

一方，Single-photon Emission Computed Tomography (SPECT) や Positron Emission Tomography (PET) など，放射活性を利用するモダリティは，大動物への応用も可能である．しかしながら，放射核種を細胞内に導入する SPECT 法では，幹細胞に対する放射線の影響が避けられない．細胞に特異的なレセプターを発現させて，これに結合する PET トレーサー分子を用いて幹細胞を追跡する手法では，移植細胞がレセプターを発現している限り細胞追跡が可能で，細胞分裂によってもシグナルが減衰しない利点がある[3]．しかしながら，全身に対して効率よくトレーサー分子を分布させることは，意外と困難であり一層の工夫が必要である．

一方，我が国は世界で最も MRI (Magnetic Resonance Imaging) 普及率が高い国である．その汎用性と高い解像度は，幹細胞イメージングシステムとしても魅力的である．従来，細胞に超磁性微粒子 (Superparamagnetic Iron Oxide, SPIO) を取り込ませて標識し，MRI で追跡する試みがなされてきた[4][5]．SPIO は磁性が大きいために，高磁場における細胞検出に必要な細胞数は数千個でよいとも報告されている．さらに，SPIO は細胞とを共培養するだけで貪食作用により取り込まれて標識できるが，エキソサイトーシス（細胞外放出）により細胞外に放出されるとの指摘もある．近年，細胞から漏出した SPIO 分子が長期間その場に留まることから，得られた MRI イメージの解釈に疑問が指摘されている．さらに，遊離 SPIO がマクロファージに取り込まれ，そ

---

* 国立循環器病研究センター研究所生体工学部・部長（〒565-8565 大阪府吹田市藤白台5-7-1）
Tetsuji Yamaoka (National Cerebral and Cardiovascular Center Research Institute, Suita)
e-mail: yamtet@ncvc.go.jp
Keywords：幹細胞移植，MRI，細胞トラッキング，造影剤，高分子キャリアー

の動きを追跡している可能性も報告されている[6][7].

3. 新しいMRI細胞追跡システム

我々は，これらの問題を解決するために，水溶性キャリアーを用いた細胞ラベル用高分子化MRI造影剤の設計を進めた[8]-[10]．システムの概要を図1に示す．

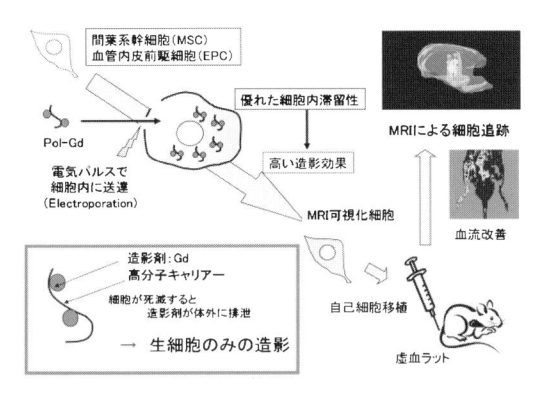

図1　幹細胞の生死を低侵襲モニターできる新たなMRI造影システム．

磁性を有するガドリニウム分子を水溶性キャリアーに結合させて，「水溶性高分子化造影剤」を合成した．キャリアー分子に求められる特性の第一は，細胞毒性がないこと，第二は，長期間トラッキングのために細胞内滞留期間が長いことである．これらを，満たす分子として，細胞膜との相互作用が小さく側鎖官能基型のポリビニルアルコール(PVA)およびデキストラン(Dex)をキャリアー分子に選択した．その側鎖水酸基をカルボニルジイミダゾールで活性化して(1,4,7,10-tetraazacyclo-dodecane-N, N′, N″, N‴-tetraacetic acid)(DOTA)分子を導入し，ガドリニウムを配位させることでPolym-Gdを合成した．

合成したPVA-Gdは，細胞膜との相互作用が極めて低いために，共培養法により細胞を標識することはできない(この性質は後の生細胞追跡に不可欠な特性である)．そこで，遺伝子導入用のエレクトポレーション装置を用いて，細胞に微弱な電気的パルスを印加する手法により，細胞内に高分子化造影剤を送達することに成功した．NIH3T3細胞，ラットEPC，ラット間葉系幹細胞(MSC)などで検討した結果，細胞臓移植速度には影響はなく，最長1ヶ月間までの追跡の結果，細胞からの漏出はほぼ認められなかった．さらに，細胞増殖挙動に影響を与えないのみならず，MSCの骨分化能も完全に保持されていた．

4. 移植細胞の生死の可視化

移植された細胞は，図2に示すように，3次元画像としてその分布を追跡できる．さらに，このコントラストは，移植細胞の生死に影響される．細胞が死滅した場合には，造影剤が細胞外へと漏出して，血中へと移行し，最終的には尿中へと排泄されるように設計されている．すなわち，従来の粒子状造影剤とは異なり，MRIによって観察されるシグナルは，生存している細胞の情報を示し，排泄されたGd分子を定量すれば，死滅細胞の割合が推定できる．図2から明らかなように虚血後肢においては，14日後にも移植細胞のコントラストが確認されているが，正常ラットでは完全にコントラストは消失している．このことは，虚血部位においては，移植EPCの生存期間が，何らかのメカニズムにより延長されることを意味している．

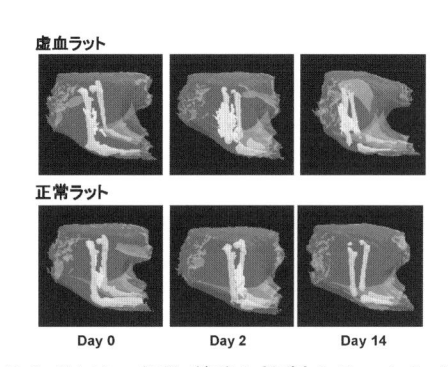

図2　Pol-Gdは，細胞増殖を抑制することなく，長期間細胞内に滞留する．(文献(10)より改変し引用)

5. 将来展望

細胞移植療法の有用性は疑う余地もない．しかしながら，その定量的評価，および，科学的検証なしに安全・安心な医療への貢献は期待できない．今後，本システムを用いて，移植方法が細胞の生存期間に与える影響などを詳細に検討することで，細胞移植再生療法の最適化に役立てたい．

文　献

(1) J.V. Frangioni and R.J. Hajjar: Circulation 110 (2004) 3378-3383.
(2) N. Zhang, Z. Fang, P.R. Contag, A.F. Purchio and D.B. West: Blood 103 (2004) 617-626.
(3) P.D. Acton and R. Zhou: J. Nucl. Med. Mol. Imaging 49 (2005) 349-360.
(4) J.M. Hill, A.J. Dick, V.K. Raman, R.B. Thompson and Z.X. Yu: Circulation 108 (2013) 1009-1014.
(5) J.W.M. Bulte, S.C. Zhang, P. van Gelderen, V. Herynek and E.K. Jordan: PNAS 96 (1999) 15256-15261.
(6) Z. Li, Y. Suzuki, M. Huang, F. Cao, X. Xie, A.J. Conndly, P.C. Yang and J.C. Wu: Stem Cells 26 (2008) 864-873.
(7) Y. Amsalem, Y. Mardor, M.S. Feinberg, N. Landa, L. Miller, D. Daniels, A. Ocherashvilli, R. Holbova, O. Yosef, I.M. Barbash and J. Leor: Circulation 116 (2007) 138-145.
(8) Y. Tachibana, J. Enmi, A. Mahara, H. Iida and T. Yamaoka: Contrast Media Molec. Imag. 5 (2010) 309-317.
(9) C.A. Agudelo, Y. Tachibana, N. Teramoto, H. Iida and T. Yamaoka: Tissue Eng. Part A. 17 (2011) 2079-2089.
(10) C.A. Agudelo, Y. Tachibana, A.F. Huatado, T. Ose, H. Iida and T. Yamaoka: Biomaterials 33 (2012) 2439-2448.

バイオマテリアル研究の最前線

5-2-4 細胞シート工学による心筋再生
―細胞から心臓を創る―

清 水 達 也*

中心論文：T. Shimizu, M. Yamato, A. Kikuchi and T. Okano: Cell sheet engineering for myocardial tissue reconstruction, Biomaterials **24** (2003) 2309-2316.

細胞シート工学は温度応答性培養皿を用いて温度降下処理のみで回収できるシート状の細胞を基本ユニットとして組織構築を行うティッシュエンジニアリング技術である．細胞シート下面に温存される細胞接着因子の移植患部への移植時や細胞シート積層化時に糊の役割を果たし速やかな生着が可能となる．心筋細胞シート積層化時には1時間以内に細胞シート間に電気的結合が生じ組織全体が同期して拍動する．血管内皮細胞との共培養，段階的積層化法により機能的血管網を有した立体心筋組織の構築も可能となっている．

Cell sheet engineering is one of tissue engineering technologies, which utilizes 2-dimensional cell sheets non-invasively harvested from temperature-responsive culture dishes. Deposited proteins underneath cell sheets play an important role as adhesive agent when cell sheets are transplanted into body or transferred on another cell sheet. Layered cardiac cell sheets synchronize within an hour and 3-dimensional vascularized myocardial tissues can be fabricated by endothelial cell co-culture and multi-step procedures.

1. はじめに

近年，再生医療の発展はめざましく幹細胞生物学に加えティッシュエンジニアリング技術の発展が必要不可欠なものになっている．世界的に主流となっているティッシュエンジニアリング技術は，生体吸収性の3次元高分子支持体を細胞の足場として用いる手法である．一方，我々は2次元の細胞シートを作製，細胞シートを基本ユニットとして直接患部に移植したり，積層化することで立体組織を構築した上で移植する独自の再生医療研究を展開してきた[1]．細胞シートは異物を含まず，細胞シート積層化により高細胞密度の組織構築が可能である．

2. 細胞シート工学

組織構築の基本ユニットとなる細胞シートの回収には温度応答性培養皿を用いる．温度応答性培養皿は温度応答性高分子であるポリN-イソプロピルアクリルアミドを電子線により通常の培養皿表面にナノオーダーの厚みで共有結合したもので，通常の培養温度である37℃では軽度疎水性の表面となるため細胞が接着するのに対し，温度降下処理（32℃以下）により親水化するため細胞が培養皿表面から膜蛋白や細胞接着因子とともに損傷を受けることなく脱着する[2]．細胞を培養皿上に密な状態に培養した場合はトリプシンなど蛋白分解酵素を用いた通常の細胞回収法では細胞と培養皿の接着が解離するとともに，細胞間接着も破壊されるため，細胞が解離してしまうのに対し，温度応答性培養皿を用いた場合はこの細胞間接着には全く影響を与えないため，温度降下処理により培養皿と接着因子を介した細胞の接着のみが解離し細胞をシート状に剥離させることが可能である．これまでに種々の細胞を用いた細胞シートの作製が可能となっている．

3. 細胞シート移植による心筋再生

心疾患モデルへの種々の細胞シート移植による心機能改善効果が示されている．細胞シートは縫合することなく心臓表面への移植が可能である．ラット積層化心筋細胞シートを心筋梗塞モデルへ移植したところ，同数の細胞浮遊液の注入と比較しより多くの細胞が生着することが明らかとなり，心機能改善効果に関してもその優位性が示された[3]．さらに筋芽細胞シートや間葉系幹細胞シート移植により心機能が改善することも確認されている[4][5]．これら心筋細胞を用いない細胞シート移植の治療効果に関しては，細胞から持続的に分泌される種々のサイトカインの持つ血管新生，線維化抑制，幹細胞誘導などの効果と考えられている．筋芽細胞シート移植に関しては，大阪大学心臓血管外科において拡張型心筋症ならびに虚血性心疾患による重症心不全患者に対する臨床試験が開始されており，今後の治療効果に期待がかかっている[6]．拍動する心筋細胞のソースとしてヒトiPS細胞由来心筋細胞を用いた細胞シート治療の有効性も動物実験レベルで実証されており，サイトカインの効果に加え物理的な収縮弛緩による心機能改善効果も期待されている．

---

* 東京女子医科大学先端生命医科学研究所・教授（〒162-8666 東京都新宿区河田町 8-1）
　Tatsuya Shimizu (Institute of Advanced Biomedical Engineering and Science, Tokyo Women's Medical University, Tokyo)
　e-mail: shimizu.tatsuya@twmu.ac.jp
　Keywords：再生医療，ティッシュエンジニアリング，細胞シート，血管網付与

4. 細胞シート積層化による立体心筋組織の構築

次世代の再生医療としてティッシュエンジニアリングにより物理的に収縮弛緩する心筋組織，究極的には臓器そのものを作製しようとする研究開発が始まっている．我々も細胞シートを用いて機能的に収縮弛緩する心筋組織を構築する研究開発を行ってきた[7]．新生仔ラット心筋細胞シートを重層化したところ，2枚の心筋細胞シートは重層化後1時間以内の短時間で電気的に同期することが明らかとなった．心筋細胞シートをさらに積層化したところ，心筋細胞シートは肉眼レベルで同期して自律拍動した．ラットの皮下組織に積層化心筋細胞シートの移植を行ったところ，移植組織は皮下で自律拍動を維持するとともに，生体同様の横紋構造・介在板・豊富な毛細血管網を伴った心筋組織が再生された[8]．より収縮力が強い心筋組織を作製するために課題となるのが，いかに組織内に毛細血管網を導入し構築組織の厚みのスケールアップを図るかである．心筋組織では血管が約10％の体積を占有しており，極めて高密度な血管網が形成されている．毛細血管網を伴わず酸素・栄養の拡散のみで生存できる心筋組織の厚さの限界は100 μm程度と考えられており，それ以上の厚みのある心筋組織の構築には生体と同様の毛細血管網を付与し，培地・血液などを持続的に還流する技術革新が必要である．作製した組織を移植する場合の血管網付与に関しては，移植後ホストからの血管新生を促進する目的で血管内皮細胞増殖因子や線維芽細胞増殖因子など血管新生を促進する因子を付加する手法が多く用いられるが，生着率などは向上するものの初期の血管新生に一定の時間を要するためスケールアップという観点では限界がある．近年，血管構成細胞と目的細胞を共培養することで生体外においても血管様構造が形成されることが明らかになっており，多くの研究者が血管内皮細胞との共培養系を用いている．我々も血管内皮細胞と心筋細胞の共培養細胞シートを積層化することで血管内皮細胞のネットワークを含有した3次元心筋組織の再生を実現し，移植後ホストの血管と結合し血管新生促進に寄与することを確認している[9]．しかしながらこの場合も，生体外で構築されるのはあくまで血管内皮細胞のネットワークであり，一部は管腔化しているものの培地や血液を流せるよう連続的に管腔化した血管ではないことから，移植後ホストの血管と吻合し機能的な血管網を形成するのに時間を要するため，最終的に再生可能な組織のサイズに限界を生じる．そこで我々は積層化共培養細胞シートを十分な血管新生が形成されるのを待って繰り返し移植することにより，同期して拍動する厚い組織（～1 mm）の構築を実現した．大腿動静脈分枝上に段階的の移植を行うことで血管付き心筋組織を再生，大腿動静脈とともに組織を切離後，頸部の動静脈に吻合して異所性に移植し生着させることにも成功した[10]．さらに，生体内でスケールアップを図る手法に対し，生体外で機能的な血管網を有した組織を再生する研究開発が始まっている．動静脈付き生体内組織あるいはマイクロ流路を付与したコラーゲンゲルを血管床としてバイオリアクターシステムに接続，生体外で培地を還流することで生体内環境を模倣，その血管床上に心筋-血管内皮共培養細胞シートを積層化した．その結果共培養した血管内皮細胞が機能的血管網を形成，血管床とつながることで細胞シート内への還流が可能となった．さらに段階的積層化を行うことで，生体外で12層まで積層化することに成功している[11][12]．生体由来の動静脈付き血管床を用いた場合に関しては，生体外で機能的血管網を付与した心筋組織を血管吻合により生体内に移植した．その結果再移植した組織には直後より血流が再開し生着，肉眼レベルでの拍動を維持することが明らかとなった．現在，この手法を基盤として生体外でさらに厚い心筋組織の構築をめざしている．

5. 将来展望

細胞シート工学を基盤とした心筋再生の研究開発は飛躍的に進んでおり，心筋組織モデル・再生医療用移植心筋組織構築に向けた新たな可能性を示している．血管網付与技術に加え，ヒトiPS細胞から分化誘導した心筋細胞の大量培養，細胞シートのチューブ化などの技術開発も行われており，将来的にはポンプ機能を持ち心臓を物理的に補助するような組織・臓器の構築が可能となることが期待される．

文献

(1) T. Shimizu, M. Yamato, A. Kikuchi and T. Okano: Biomaterials **24** (2003) 2309–2316.
(2) T. Okano, N. Yamada, M. Okuhara, H. Sakai and Y. Sakurai: Biomaterials **16** (1995) 297–303.
(3) H. Sekine, T. Shimizu, I. Dobashi, K. Matsuura, N. Hagiwara, M. Takahashi, E. Kobayashi, M. Yamato and T. Okano: Tissue Eng. Part A **17** (2011) 2973–2980.
(4) S. Miyagawa, A. Saito, T. Sakaguchi, Y. Yoshikawa, T. Yamauchi, Y. Imanishi, N. Kawaguchi, N. Teramoto, N. Matsuura, H. Iida, T. Shimizu, T. Okano and Y. Sawa: Transplantation **90** (2010) 364–372.
(5) Y. Miyahara, N. Nagaya, M. Kataoka, B. Yanagawa, K. Tanaka, H. Hao, K. Ishino, T. Shimizu, K. Kangawa, S. Sano, T. Okano, S. Kitamura and H. Mori: Nat. Med. **12** (2006) 459–465.
(6) Y. Sawa, S. Miyagawa, T. Sakaguchi, T. Fujita, A. Matsuyama, A. Saito, T. Shimizu and T. Okano: Surg. Today **42** (2012) 181–184.
(7) T. Shimizu, H. Sekine, M. Yamato and T. Okano: Curr. Pharm. Des. **15** (2009) 2807–2814.
(8) T. Shimizu, M. Yamato, Y. Isoi, T. Akutsu, T. Setomaru, K. Abe, A. Kikuchi, M. Umezawa and T. Okano: Circ. Res. **90** (2002) e40–48.
(9) S. Sekiya, T. Shimzu, M. Yamato, A. Kikuchi and T. Okano: Biochem. Biophys. Res. Commun. **341** (2006) 573–582.
(10) T. Shimzu, H. Sekine, J. Yang, Y. Isoi, M. Yamato, A. Kikuchi, E. Kobayashi and T. Okano: FASEB J. **20** (2006) 708–710.
(11) H. Sekine, T. Shimizu, K. Sakaguchi, I. Dobashi, M. Wada, M. Yamato, E. Kobayashi, M. Umezu and T. Okano: Nat. Commun. **4** (2013) 1399.
(12) K. Sakaguchi, T. Shimizu, S. Horaguchi, H. Sekine, M. Yamato, M. Umezu and T. Okano: Sci. Rep. **3** (2013) 1316.

5-2-5 細胞の接着・脱着を制御する超薄層感温性表面
―感温性ポリマー層厚みは細胞の接着・脱着を大きく左右する―

菊 池 明 彦*

中心論文：Y. Akiyama, A. Kikuchi, M. Yamato and T. Okano: Ultrathin poly(N-isopropylacrylamide) grafted layer on polystyrene surfaces for cell adhesion/detachment control, Langmuir **20** (2004) 5506-5511.

2種類のポリ(N-イソプロピルアクリルアミド)(PNIPAAm)修飾表面を電子線重合法により作製し，表面物性が細胞の接着，脱着に与える影響を調べた．PNIPAAm のグラフト量がそれぞれ 1.4 µg/cm^2(グラフト層厚み 15.5±7.5 nm)と 2.9 µg/cm^2(同 29.3±8.4 nm)の表面の，20℃, 37℃での接触角変化と，血管内皮細胞の接着・脱着に与える影響を調べた．グラフト量の多い表面では細胞が接着しないのに対し，グラフト量の少ない表面で37℃での細胞の接着と，20℃での脱着が確認できた．以上から，細胞の接着・脱着には，PNIPAAm のグラフト量とグラフト層厚さの制御が重要な因子であることを明らかにした．

Two types of poly(N-isopropylacrylamide) (PNIPAAm)-grafted polystyrene surfaces were prepared by electron beam-irradiated polymerizaiton. Grafted polymer amounts of these surfaces were 1.4 (graft thickness of 15.5 nm) and 2.9 µg/cm^2 (29.3 nm), respectively. Both surfaces showed thermoresponsive wettability changes, while only PNIPAAm surfaces with 1.4 µg/cm^2 showed temperature-dependent cell adhesion and detachment. Thus, graft density (and/or graft thickness) of PNIPAAm on polystyrene was a crucial factor for cell adhesion/detachment.

1. はじめに

ポリ(N-イソプロピルアクリルアミド)(PNIPAAm)とその誘導体は，代表的な温度応答性高分子である[1][2]．PNIPAAm は水中で32℃に下限臨界溶液温度(LCST)をもち，この感温特性を利用した医用材料への応用が検討されている．Okano らは，PNIPAAm を表面修飾材に用い，水中での表面物性を温度変化で制御し，生理活性物質の相互作用制御[3][4]や細胞の接着・脱着制御を検討し組織工学への展開を行っている[5][6]．実際，PNIPAAm 修飾培養皿を用い，角膜上皮[7]や食道がん切除後の口腔粘膜上皮細胞シートの移植[8]による再生など，応用展開が進んでいる．しかし，PNIPAAm のグラフト量と細胞接着・脱着の関係は十分明らかになっていない．そこで，本研究では，PNIPAAm の表面グラフト量とグラフト厚みが細胞の接着・脱着挙動に与える影響を詳細に検討した．

2. PNIPAAm 表面の表面物性

(1) PNIPAAm のグラフト量

本研究では，グラフト量の異なる2種類の PNIPAAm 修飾ポリスチレン(PS)培養皿を，電子線重合により調製した．表面グラフト量は ATR/FTIR 測定における 1650 cm^{-1} のアミド由来の吸収と 1600 cm^{-1} のベンゼン環由来の吸収との比を用いて決定し，それぞれ 1.4±0.1 µg/cm^2, 2.9±0.1 µg/cm^2(いずれも $n=4$)であった．以下 PNIPAAm-1.4, PNIPAAm-2.9 とする．予備検討では，PS と PNIPAAm の屈折率の差がほとんどなく，グラフト層厚みをエリプソメトリーで測定することが困難であったため，エキシマレーザーアブレーションと飛行時間型二次イオン質量分析法(TOF-SIMS)とを用い，レーザーショット(193 nm, 10 or 20 mJ/cm^2)数と TOF-SIMS における C$_7$H$_7^+$(PS 由来)と C$_3$H$_7^+$(PNIPAAm 由来)を調べ(図1)，ポリスチレン層が露出した表面を原子間力顕微鏡(AFM)で観察し，PNIPAAm 層厚みを求めた．その結果，PNIPAAm-1.4 は乾燥状態で 15.5±7.2 nm, PNIPAAm-2.9 は 29.3±8.4 nm の PNIPAAm 層を有することが明らかになった．

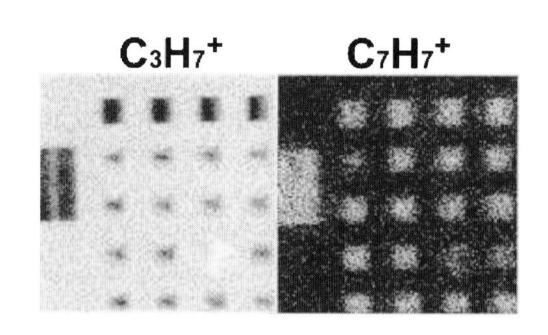

図1 PNIPAAm 修飾 PS の TOF-SIMS マッピング像．(左)グレイ部分に PNIPAAm 由来の C$_3$H$_7^+$ が存在し，(右)同一表面上でグレイ部分(左図のスポット部分)に PS 由来の C$_7$H$_7^+$ が確認できる．

---

* 東京理科大学基礎工学部材料工学科・教授(〒125-8585 東京都葛飾区新宿6-3-1)
Akihiko Kikuchi (Department of Materials Science and Technology, Tokyo University of Science, Tokyo)
e-mail: kikuchia@rs.noda.tus.ac.jp
Keywords：ポリ(N-イソプロピルアクリルアミド), 細胞培養皿, グラフト量, 水和, 細胞接着制御

(2) PNIPAAm表面のぬれ性

2種類のPNIPAAm修飾表面について，水に対するぬれ性を液滴法により評価した．PNIPAAm-1.4は37℃で77.9±0.60°，PNIPAAm-2.9は69.5±1.20°($n=3$)であったのに対し，20℃ではそれぞれ65.2±1.20°，60.0±0.06°となり，培養温度で高い接触角をもつことが明らかになった．

3. PNIPAAm表面とタンパク質・細胞との相互作用

温度変化にともなう2種類のPNIPAAm表面へのタンパク質の吸着挙動を調べた．細胞接着因子であるフィブロネクチン(FN)の温度変化にともなう吸着を，イムノサンドイッチ法による蛍光染色，ならびにミクロBCA法による吸着タンパク質の定量により解析した．それぞれのPNIPAAm修飾表面に，10 μg/mL FNのPBS溶液を加え，37℃または20℃で6 hインキュベートした．イムノサンドイッチ法による蛍光観察では，PNIPAAm-1.4でのみ37℃で表面の蛍光が観察されたことから，この条件でのみFNの吸着が生起したと考えられた．事実，吸着タンパク質の定量を行ったところ，PNIPAAm-1.4で37℃の条件下150±50 ng/cm^{2}のFN吸着が生起したが，PNIPAAm-1.4の20℃，あるいはPNIPAAm-2.9のいずれの温度下においてもFN吸着は検出限界以下であった．このことは，PNIPAAm修飾表面でもそのグラフト量(あるいは厚み)が異なることでタンパク質吸着に大きな違いがあることを示唆する．

図2に，ウシ大動脈由来血管内皮細胞の接着挙動を示す．

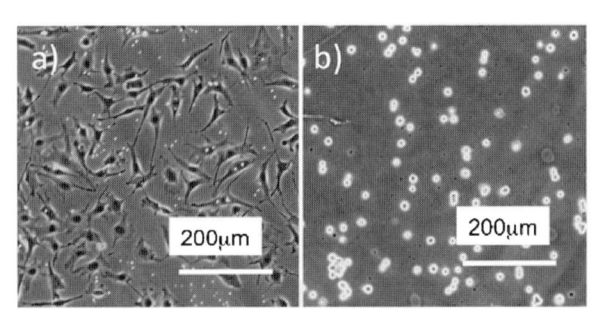

図2 37℃でのPNIPAAm修飾表面へのウシ血管内皮細胞の接着挙動(24 h培養後)．(a)PNIPAAm-1.4, (b)PNIPAAm-2.9．(文献(10)より改変し引用)

PNIPAAm-1.4では，37℃で内皮細胞が接着するのに対し，PNIPAAm-2.9では接着しなかった．いずれの表面も20℃では細胞が接着しなかったことから，細胞接着は先に示したPNIPAAm表面への接着タンパク質の吸着が強く影響していることが示唆される．一方，PNIPAAm-1.4に接着した細胞は20℃でインキュベートすると脱着することを確認した．

いずれの表面でも温度変化に応答した接触角変化が起こるものの，グラフト量の多いPNIPAAm-2.9ではいずれの温度でもPNIPAAm-1.4より接触角が低く，水に濡れやすい特性をもつ．一方，PNIPAAmゲルをガラス基板上に固定すると，同じ膜厚をもつPNIPAAmゲルに比して膨潤が著しく阻害される[9]．このことは培養皿であるPS近傍のPNIPAAm鎖の運動性が著しく阻害されることを示唆する．PSから距離が離れるほどPNIPAAm鎖の分子運動性が上がると考えられる．実際，グラフト量の多いPNIPAAm-2.9は，PNIPAAm-1.4に比べ37℃での水の接触角が低いことから，最表面はより親水的になっていると考えても矛盾がない．すなわち，より親水的な最表面を有するPNIPAAm-2.9では37℃でも細胞接着が起こらず，感温性表面への細胞の接着・脱着に至適なPNIPAAmグラフト量が存在することが示された．

4. 将来展望

日本発の再生医療を進める基盤技術として，京都大学の山中伸弥教授が開発したiPS細胞[10]が注目を集めており，種々の組織構築に関する研究が精力的に展開されている．一方，再生医療は細胞のみでは必ずしも成功しないことはこれまでの研究の蓄積から明らかであり，シート状組織の作製と移植を可能にする細胞シート工学を推進するためには，感温性培養皿の設計がきわめて重要となる．本研究で得られた知見は重要な材料設計指針となるであろう．

文 献

(1) M. Heskins and J.E. Guillet: J. Macromol. Sci. Part A **2** (1968) 1441-1455.
(2) A.S. Hoffman: J. Control. Release **6** (1987) 297-305.
(3) H. Kanazawa, K. Yamamoto, Y. Matsushima, A. Kikuchi and T. Okano: Anal. Chem. **68** (1996) 100-105.
(4) A. Kikuchi and T. Okano: Prog. Polym. Sci. **27** (2002) 1165-1193.
(5) N. Yamada, T. Okano, H. Sakai, F. Karikusa, Y. Sawasaki and Y. Sakurai: Macromol. Chem. Rapid Commun. **11** (1990) 571-576.
(6) T. Shimizu, M. Yamato, Y. Isoi, T. Akutsu, T. Setomaru, K. Abe, A. Kikuchi, M. Umezu and T. Okano: Circ. Res. **90** (2002) e40-48.
(7) K. Nishida, M. Yamato, Y. Hayashida, K. Watanabe, K. Yamamoto, E. Adachi, S. Nagai, A. Kikuchi, N. Maeda, H. Watanabe, T. Okano and Y. Tano: New Eng. J. Med. **351** (2004) 1187-1196.
(8) T. Ohki, M. Yamato, D. Murakami, R. Takagi, J. Yang, H. Namiki, T. Okano and K. Takasaki: Gut **55** (2006) 1704-1710.
(9) Y. Akiyama, A. Kikuchi, M. Yamato and T. Okano: Langmuir **20** (2004) 5506-5511.
(10) K. Takahashi, K. Tanabe, M. Ohnuki, M. Narita, T. Ichisaka, K. Tomoda and S. Yamanaka: Cell **131** (2007) 861-872.

バイオマテリアル研究の最前線

5-2-6　シスプラチン内包高分子ミセルによる固形がん治療
―シスプラチンの抗腫瘍効果の増強と副作用軽減を実現する新規DDS―

西　山　伸　宏*

中心論文：N. Nishiyama, S. Okazaki, H. Cabral, M. Miyamoto, Y. Kato, Y. Sugiyama, K. Nishio, Y. Matsumura and K. Kataoka: Novel cisplatin-incorporated polymeric micelles can eradicate solid tumors in mice, Cancer Res. **63** (2003) 8977-8983.

白金錯体抗がん剤シスプラチン(CDDP)とポリエチレングリコール-ポリグルタミン酸(PEG-P(Glu))ブロック共重合体は，水中において高分子-金属錯体形成によって会合し，粒径30 nmの高分子ミセルを形成する．CDDPを内包した高分子ミセルは，水中では極めて安定であるが，37℃の生理食塩水中においてはミセル形成と逆の配位子交換反応によって，活性型のCDDPを徐放し，ゆっくりと解離することが確認された．このCDDP内包ミセルを担がんマウスに静脈内投与したところ，優れた血中滞留性を示し，固形がんに選択的に集積することが示された．これらの結果として，CDDP内包ミセルは，シスプラチン療法において問題となる腎毒性を回避することができ，固形がんに対して優れた薬理効果を示すことが明らかになった．

Polymeric micelles incorporating cisplatin (cis-dichlorodiammineplatinum(II): CDDP) were formed through the polymer-metal complex formation between CDDP and poly(ethylene glycol)-poly(glutamic acid) block coplymers. The CDDP-loaded micelles were stable in distilled water, but released active CDDP via an inverse ligand substitution reaction of Pt(II) in physiological saline at 37℃. After systemic administration of the CDDP-loaded micelles to tumor-bearing mice, the micelles showed remarkably prolonged blood circulating property and enhanced tumor accumulation. As a result, the CDDP-loaded micelles showed remarkably reduced nephrotoxicity, a dose-limiting factor of CDDP treatment, and significant antitumor activity.

1. はじめに

シスプラチン(cis-dichlorodiammineplatinum(II): CDDP)は，睾丸腫瘍，膀胱がん，前立腺がん，卵巣がん，頭頸部がんなどのさまざまな悪性腫瘍(がん)の化学療法に広く利用されている．CDDPは，優れた薬理効果を示す一方で，悪心・嘔吐，難聴に代表される強い副作用を示す．なかでも，近位尿細管細胞の障害に起因する腎毒性は，用量規制因子(dose-limiting factor)であり，臨床においては，CDDPは大量の生理食塩水とともに長時間かけて点滴するハイドレーション法が用いられている．

CDDPは，leaving groupと呼ばれる2つのクロロ基が容易に配位子交換する性質を有しており，細胞内ではDNAの隣接するグアニン塩基のN-7位に結合することで薬理効果を示すことが知られている．ここで，Pt(II)原子とカルボキシレートの配位結合は，可逆的であることが知られており，CDDPのleaving groupのクロロ基が1,1-cyclobutane dicarboxylateで置換されたキレート錯体は，カルボプラチンと呼ばれ，第二世代の白金抗がん剤として既に実用化されている．

そこで，本中心論文では，側鎖にカルボキシル基を有するポリエチレングリコール-ポリグルタミン酸(PEG-P(Glu))

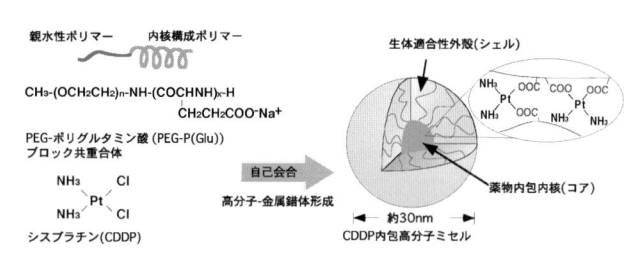

図1　CDDP内包高分子ミセルの模式図．

ブロック共重合体とCDDPの間で高分子-金属錯体を形成させることにより，この反応を駆動力とする高分子ミセル(図1)を調製した[1]．本論文では，CDDP内包ミセルの固形がんを標的としたドラッグデリバリーシステム(DDS)としての有用性について検討を行っている．

2. CDDP内包高分子ミセル

CDDP内包ミセルは，動的光散乱(DLS)測定により，30 nmの極めて分布の狭い粒子径を有することが確認された．CDDP内包ミセルは，水中では極めて安定であるが，37℃の生理食塩水中においては，ミセル形成と逆の配位子交換反応(図2(B))によって，活性型のCDDPを100時間以上かけて放出することが明らかになった(図2(A))．さらに，本シ

---

* 東京工業大学資源化学研究所・教授(〒226-8503 神奈川県横浜市緑区長津田町4259, R1-11)
　Nobuhiro Nishiyama (Chemical Resources Laboratory, Tokyo Institute of Technology, Yokohama)
　e-mail: nishiyama@res.titech.ac.jp
　Keywords：ドラッグデリバリーシステム(DDS)，高分子ミセル，悪性腫瘍，抗がん剤，シスプラチン

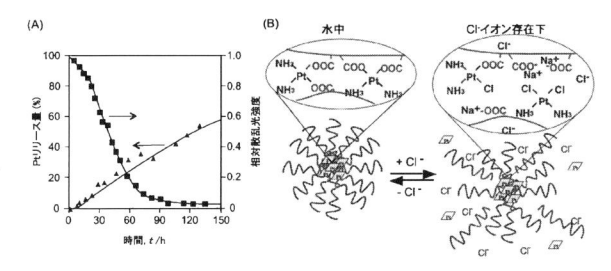

図2 37℃，生理食塩水中におけるミセルからのCDDPの放出と崩壊挙動．（文献(1)より改変し引用）

ステムでは，CDDPの放出に伴って，ミセル内核の凝集力が低下するために，ミセル自体もゆっくりと崩壊することが確認された（図2(A)）．培養がん細胞を用いた細胞毒性の評価では，CDDP内包ミセルは，フリーのCDDPの約10分の1の薬理活性を有することが確認された．

マウス大腸がんC-26細胞の皮下移植モデルを用いた in vivo 評価では，フリーのCDDPは速やかに血中から消失することが確認されたが（投与24時間後における血中CDDP濃度は0.1%以下），CDDP内包ミセルは優れた血中滞留性を示し，24時間後においても投与量の10%以上のCDDPが血中を滞留していることが確認された（図3）．CDDP内包ミセルの血中濃度–時間曲線下面積（AUC）は，フリーのCDDPの65倍であった．一方，組織分布に関しては，フリーのCDDPは投与3分後に腎臓に高い集積を示すことが確認された（図4(A)）．これに対して，CDDP内包ミセルは，腎糸球体によるろ過排泄を受けないために，短時間での腎臓への集積は示さなかった（図4(B)）．ここで，CDDPの腎毒性は腎臓における最大薬物濃度（C_{max}）に依存することが知られており，CDDP内包ミセルによる治療では，腎臓におけるCDDPのC_{max}の低下による腎毒性の回避が期待される．実際に，フリーのCDDPによる治療では，治療後に腎機能パラメータであるクレアチニンと尿素窒素（BUN）の血漿中濃度の増大が認められたが，CDDP内包ミセルによる治療では，クレアチニンおよびBUN値に変化は認められなかった[2]．

固形がんは，腫瘍血管の透過性が亢進しており，リンパ系が未発達であることから，高分子物質が集積しやすい環境が形成されている．この現象は，Enhanced Permeability and Retention（EPR）効果と呼ばれ，高分子キャリアを用いた固形がんターゲティングの基本原理となっている[3]．CDDP内包ミセルに関しても，EPR効果による時間依存的な固形がん（C-26細胞）への集積が確認され，投与24時間後における腫瘍内CDDP濃度はフリーのCDDPの約20倍であった．このような腫瘍への効果的な集積により，CDDP内包ミセルは，フリーのCDDPよりも優れた抗腫瘍効果を示すことが明らかになった．

CDDP内包ミセルの安全性評価として，上記の腎毒性に加えて，肝毒性および神経毒性の評価を行った．肝毒性に関しては，ミセル投与群で血漿中GOT, GPT値の増加が認められ，投与14日後に正常値まで低下したものの一過性の肝障害が示唆された．一方，神経毒性に関しては，CDDP治

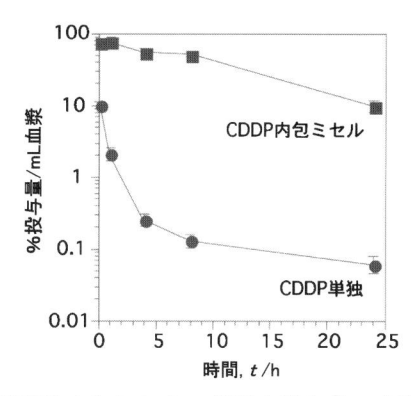

図3 CDDP内包ミセルの静脈内投与後の血漿中濃度．（文献(1)より改変し引用）

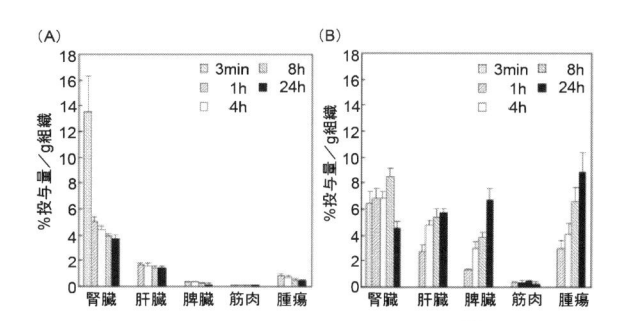

図4 （A）CDDP単独および（B）CDDP内包ミセルの正常組織および固形がん（C-26細胞）への集積．（文献(1)より改変し引用）

療群で知覚神経伝達速度（SNCV）の有意な低下が認められたが，CDDP内包ミセルは，そのような神経毒性を示さないことが明らかになった[2]．以上のように，CDDP内包ミセルは，腎毒性をはじめとするCDDPの副作用を軽減し，がん組織への効果的な集積により抗腫瘍効果を増強することができるDDS製剤であることが実証された．

3. 将来展望

CDDP内包ミセルは，ナノキャリア株式会社によって開発が進められ（ナノプラチン，NC-6004），平成18年より臨床治験が開始された．台湾／シンガポールで実施された第2相治験では，難治性の膵臓がんに対する有効性が明らかになり，2013年より第3相治験が始まっている．CDDP内包ミセルの臨床治験では，ハイドレーションや長時間の点滴投与を必要としないことも明らかになっており，通院治療が可能なCDDP製剤として早期実用化が期待される．

文　献

(1) N. Nishiyama, S. Okazaki, H. Cabral, M. Miyamoto, Y. Kato, Y. Sugiyama, K. Nishio, Y. Matsumura and K. Kataoka: Cancer Res. **63** (2003) 8977-8983.
(2) H. Uchino, Y. Matsumura, T. Negishi, F. Koizumi, T. Hayashi, N. Honda, N. Nishiyama, K. Kataoka, S. Naito and T. Kakizoe: Br. J. Cancer **93** (2005) 678-687.
(3) Y. Matsumura and H. Maeda: Cancer Res. **46** (1986) 6387-6392.

バイオマテリアル研究の最前線

5-2-7 超親水性ポリマーブラシによる低摩擦特性
―生体適合性ポリマーブラシの低摩擦特性に関する総説―

小　林　元　康*

中心論文：M. Kobayashi, Y. Terayama, N. Hosaka, M. Kaido, A. Suzuki, N. Yamada, N. Torikai, K. Ishihara and A. Takahara: Friction behavior of high-density poly(2-methacryloyloxyethyl phosphorylcholine) brush in aqueous media, Soft Matter 3 (2007) 740-746.

表面開始原子移動ラジカル重合により2-メタクリロイルオキシエチルホスホリルコリン(MPC)を重合し、シリコン基板表面にポリMPC(以下PMPC)からなるポリマーブラシを調製した。グラフト密度は0.22本/nm^{2}である。この表面は極めて高い親水性を示し、水中にて膨潤していることが中性子反射率測定から明らかとなった。ガラス球表面にもPMPCブラシを調製し、PMPCブラシ固定化シリコン基板との動摩擦係数を直線摺動型摩擦試験により測定したところ、水中だけでなく湿潤大気下において極めて低い摩擦係数を示した。この挙動はPMPCが大気中の水分を吸収し極めて安定な潤滑膜を形成したと考えられる。

Super-hydrophilic polymer brushes were prepared by surface-initiated atom transfer radical polymerization of 2-methacryloyloxyethyl phosphorylcholine (MPC) on initiator-immobilized silicon wafers. The graft density was estimated to be ca. 0.22 chains/nm^2 based on the linear relationship between the number-average molecular weight (M_n) and the layer thickness. The contact angle against water was very low, and air bubbles in water hardly attached onto the brush surface, indicating a super-hydrophilic surface. Neutron reflectivity measurements of the PMPC brush showed that the grafting polymer chains extended a fair amount in the vertical direction from the substrate in water. Frictional properties of the PMPC brushes were characterized by sliding a glass ball probe in air and water under a load of 0.49 N at a sliding velocity of $10^{-5} \sim 10^{-1}$ m/s. An extremely low friction coefficient of the PMPC brush was observed in humid atmosphere because water molecules adsorbed into the brush layer acted as a lubricant.

1. はじめに

ポリ2-メタクリロイルオキシエチルホスホリルコリン(PMPC)は親水性が高く優れた生体適合性を示す高分子である[1]。この高分子鎖の一端を材料表面に化学的に固定化(グラフト化)させることで材料バルクの性質を維持したまま表面の親水性だけを向上させることができる。一般に高分子鎖同士が互いに接触するほどグラフト密度が高くなると、高分子鎖は表面から垂直方向に伸張した構造をとるようになる。これをポリマーブラシという。このような高密度ブラシを溶媒に浸し、溶媒分子がブラシ層に浸入すると高分子濃厚溶液と同じ状態が生じるため高い浸透圧が発生する。この浸透圧は外部からの荷重を支え潤滑作用を維持するため、摩擦が低減すると言われている[2]。ブラシ鎖が溶媒和することでブラシ鎖同士の相互作用が小さくなり、ある程度の垂直荷重領域までは溶媒の流動性が保たれる。そのため、すべり運動が生じた時にせん断抵抗が小さくグラフト鎖界面で良好な潤滑が生じる。本稿ではPMPCブラシを調製し、その湿潤環境下における摩擦特性について述べる。

2. 表面濡れ性と膨潤構造

PMPCブラシは表面開始原子移動ラジカル重合(SI-ATRP)により調製した。シリコン基板に化学気相吸着法により臭化アルキルシラン化合物を結合させ、ここにMPCモノマーと適切な銅触媒を加えると臭化アルキルからラジカルが発生して重合反応が進行し、基板表面にPMPCブラシが生成した。数平均分子量(M_n)が増大するのに比例して膜厚も増大し、$M_n = 100{,}000$のとき膜厚はおよそ30 nmであった。これよりグラフト密度は約0.22本/nm^{2}と求められた。

得られたPMPCブラシの表面に水滴を接触させるとただ

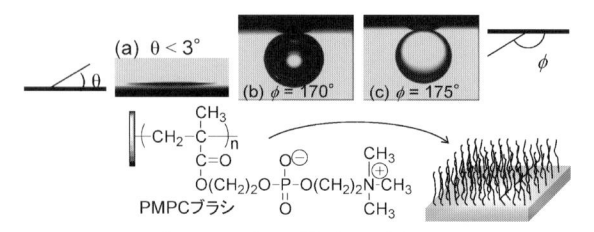

図1　PMPCブラシの化学構造と(a) 大気中における水の接触角 θ、水中における(b) 気泡および(c) ヘキサデカンの接触角 ϕ。

---

* 工学院大学工学部応用化学科・教授(〒192-0015 東京都八王子市中野町2665-1)
　Motoyasu Kobayashi (Department of Applied Chemistry, Kogakuin University, Hachioji)
　e-mail: motokoba@cc.kogakuin.ac.jp
　Keywords：ポリマーブラシ、双性イオン、摩擦、表面自由エネルギー、トライボロジー

ちに濡れ広がり，図1に示すように極めて低い対水接触角 $\theta<3°$ を示した[3][4]．ブラシ基板を水中に固定し下方より気泡やヘキサデカンを導入しても接触角は $\phi>170°$ となり付着しない．これはPMPCブラシの表面自由エネルギーが水と同様に高く，気泡や油滴との接触による界面自由エネルギーの増加を最小にするためであり，PMPCブラシ表面が超親水性であることを反映している．

水溶液中におけるPMPCブラシの構造を中性子反射率（NR）測定により解析した[5]．NR曲線から計算された中性子散乱長密度分布よりPMPCブラシは重水中で伸びきり鎖長に匹敵するほど伸張した鎖構造をしていることが明らかとなった．

3. PMPCブラシの摩擦特性

図2はPMPCブラシ表面を直径10 mmのガラス球で摩擦した時の動摩擦係数（μ）である．ガラス球の表面にもPMPCブラシを付与し，大気中および水中において室温（298 K）にて垂直荷重0.49 N（応力換算137 MPa），摩擦速度 1.5×10^{-3} m/s，振幅20 mmの条件にて直線往復摺動摩擦を行った．PMPCブラシ膜厚は乾燥状態で約30 nmである．乾燥窒素雰囲気ではPMPCブラシは0.25程度の大きな動摩擦係数を示すが，水中では0.1まで低下した．大気中において基板とガラス球表面のポリマーブラシ同士が強く相互作用するため高い摩擦係数を示すのに対し，水中では水分子によりポリマー鎖が溶媒和され対向するブラシ間の相互作用が減少し，摩擦係数が低下したと考えられる．

しかし，より低い摩擦係数を示したのは水中ではなく湿潤大気中であった．大気中の湿度が高くなるほど動摩擦係数は低下し，湿度80％環境下では $\mu=0.03$ を示した．これは，PMPCの吸湿性，保水性が極めて高いため，大気中でも吸着水による潤滑がブラシ表面にて生じていたためである．つまり，ポリマー鎖の水和により摩擦プローブと凝着力が弱く低摩擦となったと考えられる．水中よりも湿潤大気中の方が低い動摩擦係数となった原因は判明していない．良溶媒である水中にPMPCブラシが浸されることで高い浸透圧が発生し，ポリマーブラシは伸長した構造をしていることが中性子反射率測定や原子間力顕微鏡より明らかにされていることから，ブラシ層が膨潤することによりガラス球との接触面積が増大し，動摩擦係数が湿潤大気中よりも高くなったと考えられる．ただし，このような現象はPMPCブラシに独特の現象であり，他の親水性ブラシ，例えば側鎖にアンモニウム塩，スルホン酸を有する親水性ポリマーの動摩擦係数は湿潤大気中よりも水中の方が低い[6]．

図3は水中におけるPMPCブラシの動摩擦係数の速度依存性を示したものである[7][8]．摩擦速度 $10^{-5}\sim10^{-4}$ m/s にて動摩擦係数は $\mu>0.10$ を示すが，10^{-3} m/s 付近で急激に $\mu=0.06$ まで低下し，10^{-3} m/s 以上の速度では $\mu=0.03$ 程度まで低下した．これは速度の増加とともにブラシ層間に水の流体潤滑膜が形成することで，境界潤滑から混合潤滑状態となり，動摩擦係数が低下したと考えられる．表面未修飾のガラスとシリコン基板との摩擦では $\mu>0.12$ であり顕著な速度依存性は認められなかったことから，PMPCブラシが適切な潤滑層として機能していることが分かる．

4. 将来展望

本稿で述べたPMPCブラシはバイオマテリアル分野だけでなく環境に優しい水潤滑や，大気中の水蒸気の吸着による自己潤滑などへの展開も期待される．高分子電解質ブラシのトライボロジーには濡れ性やイオンの水和状態，分子鎖形態，静電相互作用，潤滑媒体の種類とイオン強度など様々な因子が関与する．分子論的な理解を深めるには高輝度放射光による散乱測定や反射率測定による基礎物性評価が不可欠である．大きな垂直荷重と強いせん断応力が加わる摩擦環境下において生じる物理的・化学的変化を分光学的な手法などでその場観測する技術が重要である．

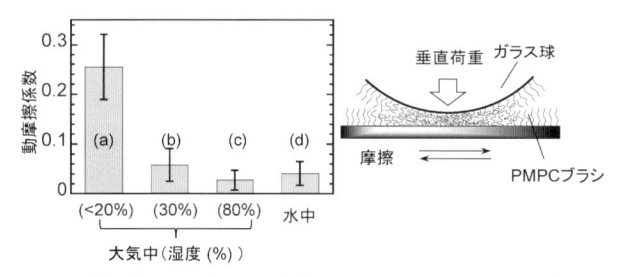

図2 （a）乾燥窒素中，（b）湿度30％大気中，（c）湿度80％大気中および（d）水中におけるPMPCブラシの動摩擦係数．測定条件：垂直荷重0.49 N，摩擦速度 1.5×10^{-3} m/s，振幅20 mm，摩擦圧子＝直径10 mmガラス球（表面にPMPCブラシ），298 K.

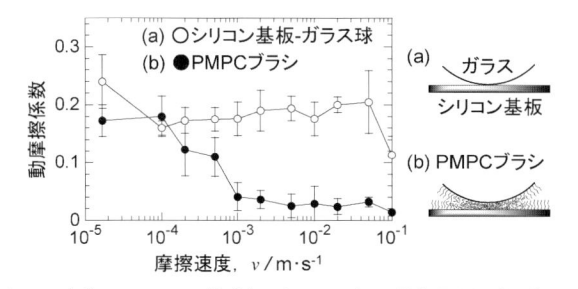

図3 （a）シリコン基板-ガラス球，（b）PMPCブラシ基板-PMPCブラシガラス球の動摩擦係数の摩擦速度依存性．測定条件：水中，垂直荷重0.49 N，振幅20 mm，298 K.

文 献

(1) K. Ishihara, T. Ueda and N. Nakabayashi: Polymer J. **22** (1990) 355-360.
(2) J. Klein, E. Kumacheva, D. Mahalu, D. Perahia and L.J. Fetters: Nature **370** (1994) 634-636.
(3) M. Kobayashi, Y. Terayama, H. Yamaguchi, M. Terada, D. Murakami, K. Ishihara and A. Takahara: Langmuir **28** (2012) 7212-7222.
(4) D. Murakami, M. Kobayashi, T. Moriwaki, Y. Ikemoto, H. Jinnai and A. Takahara: Langmuir **29** (2013) 1148-1151.
(5) M. Kobayashi, Y. Terayama, M. Kikuchi and A. Takahara: Soft Matter **9** (2012) 5138-5148.
(6) M. Kobayashi and A. Takahara: Chem. Record **10** (2010) 208-216.
(7) G. Biresaw and K.L. Mittal: Surfactants in Tribology 3 (2012) 75-91.
(8) M. Kobayashi, M. Terada and A. Takahara: Faraday Discussions **156** (2012) 403-412.

バイオマテリアル研究の最前線

5-2-8 生細胞を可逆的に固定化する細胞親和性リン脂質ポリマーハイドロゲル
―細胞固定化ポリマーマトリックス・セルコンテナ―

金 野 智 浩*

中心論文：T. Konno and K. Ishihara: Temporal and spatially controllable cell encapsulation using a water-soluble phospholipid polymer with phenylboronic acid moiety, Biomaterials **28** (2007) 1770-1777.

細胞親和性ポリマーの分子設計に基づき，生体細胞を常温，常圧，中性の条件下で可逆的に固定化することができるポリマーハイドロゲルを創製した．2-メタクリロイルオキシエチルホスホリルコリンを一成分とするMPCポリマーにp-ビニルフェニルボロン酸を導入した水溶性MPCポリマー（PMBV）水溶液は，多価水酸基型ポリマーであるポリビニルアルコール水溶液と混和することでハイドロゲル化することができる．得られたPMBV/PVAハイドロゲルの貯蔵弾性率はそれぞれのポリマーの組成や濃度などを調節することで任意に制御することができた．貯蔵弾性率1100 Paのハイドロゲルに固定化した細胞の細胞周期は固定化3日後にG1期を占める割合が90％に揃うという効果を見出した．PMBV/PVAハイドロゲルを解離させ固定化細胞を回収した後，接着培養に供したところ接着，伸展，増殖することを確認した．

Temporal and spatial controllable cell encapsulation hydrogels based on a novel water-soluble phospholipid polymer are reported in this study. A poly(2-methacryloyloxyethyl phosphorylcholine-co-n-butyl methacrylate-co-p-vinylphenylboronic acid) (PMBV), was synthesized. A series of hydrogels were prepared between the water-soluble PMBV and poly(vinyl alcohol) (PVA). The PMBV/PVA hydrogels were formed in a cell culture medium, and dissociated by the excess addition of sugar molecules. The PMBV/PVA hydrogel was applied as a cell-container which had 3-dimensional matrices for the reversible encapsulation of living cells without any response in it.

1. はじめに

本論文は，生体細胞を常温，常圧，中性の条件下で三次元環境内にその生理活性を保持したまま固定化することができる自発形成-解離型のポリマーハイドロゲルについて報告している．高分子化学を基盤としたポリマーの分子設計から系統的に研究展開しており，ハイドロゲルの物理化学特性が固定化細胞に与える影響について明らかにしている．さらに，その特長を活かした細胞工学への応用について言及している[1]-[4]．近年，再生医療のための足場材料や薬物送達システムのための物質輸送担体に関する研究が数多く展開されてきている．しかしながら，細胞はもとより，生理活性を有するタンパク質など生体成分を取り扱う際に共通する問題として，急激な温度変化や繰り返しの温度変化による生理活性の失活が挙げられる．細胞材料の常温，常圧，中性での保持技術を可能にするバイオマテリアルは新時代の細胞工学を実践する基盤マテリアルとして期待される．

2. 自発形成ポリマーハイドロゲルの創製

本研究では2-メタクリロイルオキシエチルホスホリルコリン（MPC）ポリマーの生体親和性を三次元細胞環境に拡張し，生体細胞を可逆的に固定化するポリマーハイドロゲルを創出した．具体的には，MPC，n-ブチルメタクリレート，p-ビニルフェニルボロン酸からなる三元共重合体（PMBV）

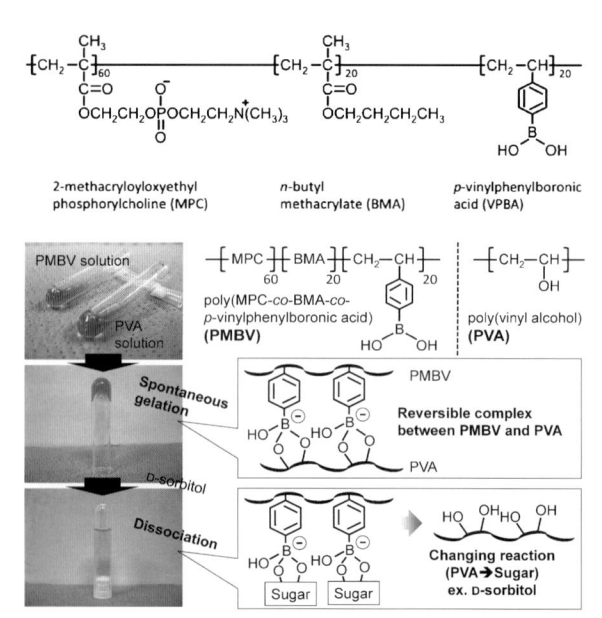

図1 本研究で用いたリン脂質ポリマー（PMBV）の構造式，およびPMBV/PVAハイドロゲルの自発形成-解離の様子とゲル化機構．

---

* 東京大学大学院工学系研究科バイオエンジニアリング専攻・特任准教授（〒113-8656 東京都文京区本郷7-3-1）
Tomohiro Konno (Department of Bioengineering, School of Engineering, The University of Tokyo, Tokyo)
e-mail: konno@bioeng.t.u-tokyo.ac.jp
Keywords：リン脂質ポリマー，自発形成ハイドロゲル，細胞工学

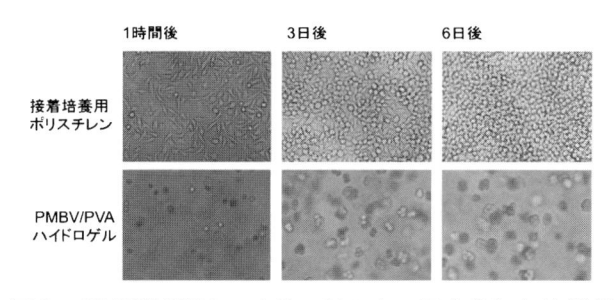

図2 PMBV/PVAハイドロゲル内に固定化した線維芽細胞(L929細胞)の位相差顕微鏡像.（文献(2)より改変し引用）

と多価水酸基を有するポリビニルアルコール(PVA)からなる，常温，常圧，中性での2液体の混和により得られる自発形成-解離型ポリマーハイドロゲルを調製した（図1）．動的粘弾性測定の結果，混和20秒間以内に貯蔵弾性率が損失弾性率を上回るゲル化点が存在することを確認した．ハイドロゲルの貯蔵弾性率(G')はそれぞれのポリマーの組成，分子量，濃度によって任意に制御することが可能であり[5]，100 Pa＜G'＜2000 Paの範囲で調製することができた．

3. PMBV/PVAハイドロゲル内への細胞固定

ポリマー溶液中に細胞を懸濁させておくことでハイドロゲル形成時に任意の細胞を固定化することができた（図2）．固定化細胞の増殖率を評価したところ，貯蔵弾性率が100 Pa＜G'＜400 Paの範囲内では細胞増殖が認められない一方，400 Pa＜G'＜600 Paの範囲内では細胞増殖が認められた．貯蔵弾性率が600 Pa以上になると再び細胞増殖は認められなかった（図3）．この結果は，細胞増殖に至適な貯蔵弾性率が存在するとともに，細胞増殖を貯蔵弾性率によって制御できることを示すものである．続いて，固定化細胞の機能として細胞周期解析を行った．貯蔵弾性率が1100 Paのハイドロゲルに固定化した細胞の周期は72時間後に90％がG1期に揃うという現象を見出した（図4）．これらの結果はハイドロゲルの物理化学特性を調節することによって細胞の増殖特性と同時に周期を制御できることを示すものである[5]．本ハイドロゲルの形成機構は可逆性を有している．D-ソルビトールなどの糖分子を添加することにより架橋点の交換反応を利用することでハイドロゲルを解離させることができる．これにより非侵襲に回収した細胞を通常の接着培養条件で再播種したところ，接着，伸展，増殖などの基本的機能を確認することができた．

4. 将来展望

本論文ではポリマーの分子設計に基づいた細胞親和性ハイドロゲル，すなわち新規なコロイドバイオマテリアル，およびソフトバイオデバイスを提案した．ハイドロゲルの貯蔵弾性率など細胞周囲の環境因子は細胞周期や分化特性などの高

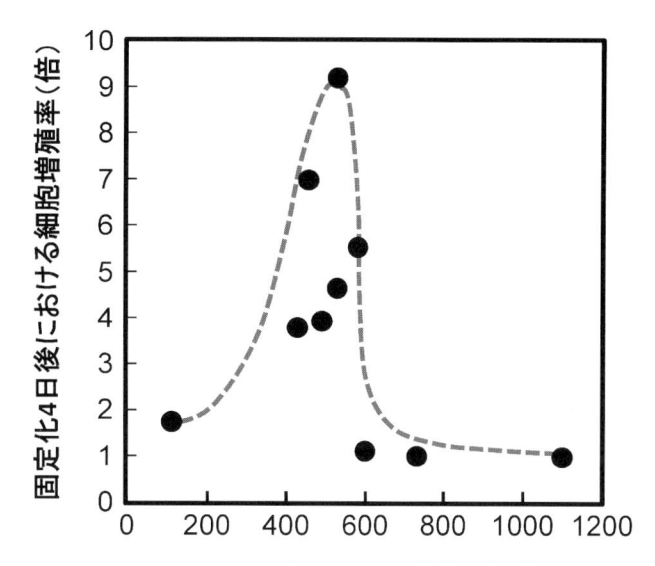

図3 PMBV/PVAハイドロゲルの貯蔵弾性率と細胞増殖率の関係．（文献(5)より改変し引用）

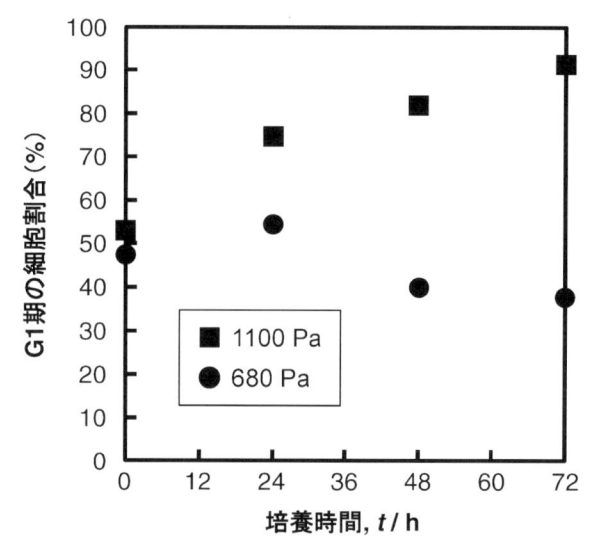

図4 異なる貯蔵弾性率のPMBV/PVAハイドロゲル内に固定化したHeLa細胞の細胞周期変化．（文献(1)より改変し引用）

次の細胞機能を制御するパラメーターであった．本論文によりもたらされた知見は，新時代の細胞工学に有用であることはもとより，細胞材料の産業化，バイオ産業創出に絶大な波及効果をもたらすといえる．

文　献

(1) 金野智浩：高分子論文集 **69** (2012) 555–566.
(2) T. Konno and K. Ishihara: Biomaterials **28** (2007) 1770–1777.
(3) T. Aikawa, T. Konno and K. Ishihara: Langmuir **28** (2012) 2145–2150.
(4) T. Aikawa, T. Konno and K. Ishihara: Soft Matter **9** (2013) 4628–4634.
(5) H. Oda, T. Konno and K. Ishihara: Biomaterials **34** (2013) 5891–5896.

バイオマテリアル研究の最前線

5-2-9　骨形成因子徐放化ハイドロゲルによる骨再生の増強
―生体吸収性ハイドロゲルによる骨形成因子の徐放化―

山　本　雅　哉*

中心論文：M. Yamamoto, Y. Takahashi and Y. Tabata: Controlled release by biodegradable hydrogels enhances the ectopic bone formation of bone morphogenetic protein, Biomaterials **24** (2003) 4375–4383.

骨形成因子(BMP)は，筋肉などの骨組織ではない生体組織においても骨形成を誘導する強力な骨形成誘導活性を持つ．これまで，このBMPの高い骨形成誘導活性を利用した骨再生に関する研究が行われ，その臨床応用が開始されている．しかし，BMPなどの細胞増殖因子の生体内半減期はきわめて短く，水溶液投与ではその効果がほとんど期待できない．本論文では，生物活性を保持したBMPを徐放化することができる生体吸収性ハイドロゲル用いて，生体内でBMPを効率よく作用させることにより，骨再生を誘導できることを示した．

Bone morphogenetic proteins (BMP) have strong osteoinductivity that can induce bone formation even in non-osseous tissues, such as muscle. Because of the strong osteoinductivity, the clinical trial of BMP has been started for local bone regeneration. However, growth factors administrated in the solution form could not always exhibit the expected bioactivity due to their *in vivo* short retention. Controlled release by biodegradable hydrogels could increase the *in vivo* efficacy of BMP, resulting in enhancing bone regeneration.

1. はじめに

骨形成因子(BMP)は，筋肉や皮下組織など，骨組織ではない生体組織においても強力に骨形成を誘導することができるタンパク質である．これまで，このBMPの強力な骨形成誘導活性を利用した骨再生に関する研究が行われ，欧米では，その臨床応用が開始されている[1]．しかし，一般に，BMPなどの細胞増殖因子の生体内半減期はきわめて短く，水溶液投与では，その効果がほとんど期待できない．さらに動物種によって，骨形成誘導活性が異なり，ヒトでは多量のBMPが必要であることが問題とされてきた[2]．これらの問題を解決するための1つの方法として，生体内でBMPを効率よく作用させることができるドラッグデリバリーシステム(DDS)技術の開発が必要不可欠である[3]．具体的には，生物活性を保持したBMPを徐放化することができるバイオマテリアルである．

本稿では，このようなBMPのDDS技術として，生体吸収性ハイドロゲルを用いたBMPの徐放化とその骨再生増強効果について述べる．

2. BMPの徐放化と骨再生増強効果との関係

(1) BMPの徐放化

生体内では，骨組織内に蓄えられたBMPが細胞外マトリックスから遊離することにより細胞に対して作用する．著者らは，この生体本来のメカニズムを模倣したDDS技術として，ゼラチンからなる生体吸収性ハイドロゲルを用いたBMPの徐放化技術を開発した[4]．このBMPの徐放化技術では，凍結乾燥したハイドロゲルへBMP水溶液を滴下することによって，BMPを穏和な条件でハイドロゲル内へ含浸させる．このため，製剤化プロセスによるBMPの変性が起こりにくいと考えられる．

図1にマウス背部皮下におけるBMPの徐放挙動を示す[4]．図から明らかなように，ハイドロゲルの生体吸収性によって，生体内におけるBMPの徐放挙動が変化した．生体内でのハイドロゲルの分解挙動は，BMPの徐放挙動に対してよい相関を示した．これらの結果は，ハイドロゲルの分解

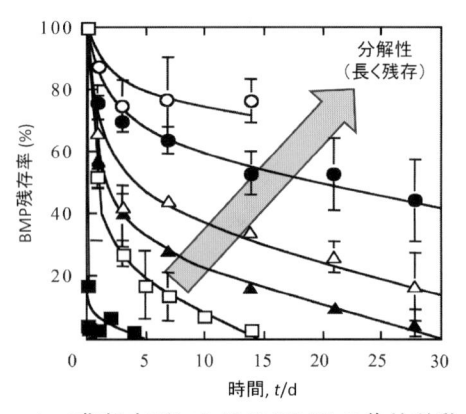

図1　マウス背部皮下におけるBMPの徐放挙動．ハイドロゲルの含水率93.8 (○)，96.9 (●)，97.8 (△)，99.1 (▲)，99.7 mass% (□)，BMP水溶液投与 (■)．(文献(4)より改変し引用)

---

* 京都大学再生医科学研究所・准教授（〒606-8507 京都府京都市左京区聖護院川原町53）
  Masaya Yamamoto (Institute for Frontier Medical Sciences, Kyoto University, Kyoto)
  e-mail: masaya@frontier.kyoto-u.ac.jp
  Keywords：骨形成因子，生体吸収性ハイドロゲル，徐放化，ドラッグデリバリーシステム(DDS)，骨再生

とともに BMP が徐放化されていることを示唆している．一方，水溶液投与では，BMP は投与部位から速やかに消失した．

(2) BMP の徐放化が骨再生増強効果に与える影響

それぞれ 5 μg の BMP を含ませた異なる生体吸収性をもつハイドロゲルをマウス背部皮下へ埋入し，4 週後に形成された骨組織を摘出した．図 2 に BMP の徐放化により形成された骨組織中に含まれる，骨組織特異的なタンパク質の 1 つであるオステオカルシンの定量結果を示す[4]．図から明らかなように，含水率 97.8 mass% のハイドロゲルを用いた場合，オステオカルシン含量が有意に高く，骨再生増強効果を認めた．一方，含水率の高い，すなわち分解の早いハイドロゲル，あるいは含水率の低い，すなわち分解の遅いハイドロゲル，いずれの場合も骨再生増強効果が低かった．これらの結果から，骨再生増強効果は，BMP の徐放化に大きく影響を受けることが分かった．

3. BMP の徐放化によるウサギ尺骨欠損部の骨再生

図 3 に BMP の徐放化によるウサギ尺骨欠損部の骨再生について示す[5]．異なる生体吸収性を持つハイドロゲルに対して 17 μg の BMP を含ませた後，ウサギ(New Zealand white，オス，体重約 3.5 kg)の尺骨欠損部(20 mm)に埋入した．埋入 6 週後，欠損部の骨密度を測定した．図から明らかなように，含水率 97.8 mass% のハイドロゲルを用いた場合，他の実験群と比較して，骨密度が有意に高くなっていることが分かった．後の類似の研究により，骨質の再生促進も認められている[6]．この結果は，図 2 に示したマウスにおける骨再生増強効果と同様である．サルの頭蓋骨欠損部を用いた実験からも同様に，含水率 97.8 mass% のハイドロゲルを用いた場合，最も高い骨再生増強効果を得ている[7]．さらに，BMP の徐放化を最適化することにより，サルにおいても，マウスと同じ BMP 量で骨再生を誘導することに成功した．このことは，再生部位，および動物種に依存せず，骨再生増強効果を得るためには，BMP の徐放化を最適化する必要性を示している．

4. 将 来 展 望

BMP は，すでに臨床応用が始まっているものの，ヒトではマウスなどの小動物と比較して大量の BMP が必要であることから，その副作用が問題である[2][7]．さらに，放射線治療を施した骨欠損部では骨再生が抑制されることが分かっている(著者，未発表データ)．このことから BMP と骨再生に必要な細胞とを組み合わせた新しい骨再生の方法論が必要である．この新しい方法論として，上述した生体吸収性ハイドロゲルと β リン酸三カルシウム(β-TCP) 微粒子とからなるスポンジを用いることにより，BMP の徐放化と細胞の接着とを両立できる細胞足場材料の開発に成功している[8]-[10]．

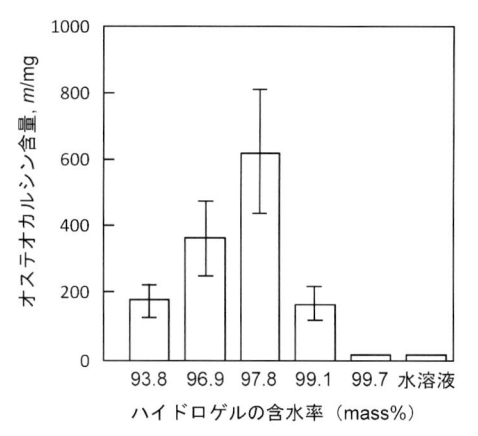

図 2 マウス背部皮下における BMP の徐放化による骨形成．(文献(4)より改変し引用)

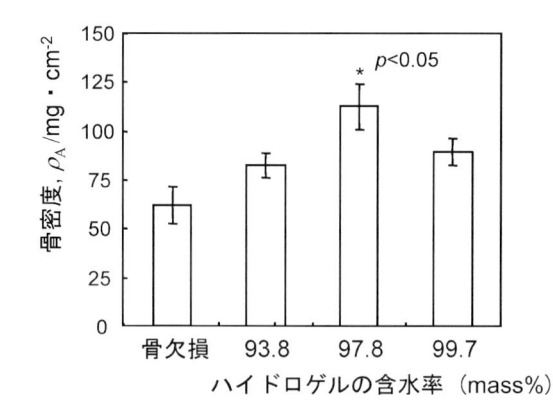

図 3 BMP の徐放化 6 週後のウサギ尺骨欠損部の骨密度．*$p < 0.05$ 他の群に対して有意差あり．(文献(4)より改変し引用)

今後は，より臨床症例に近い動物モデルを用いた骨再生増強効果の検証が必要である．

文　　献

(1) J.M. Wozney and V. Rosen: Clin. Orthop. Rel. Res. **346** (1998) 26-37.
(2) H. Uludag, D. D'Augusta, R. Palmer, G. Timony and J. Wozney: J. Biomed. Mater. Res. **46** (1999) 193-202.
(3) S.A. Gittens and H. Uludag: J. Drug Target. **9** (2001) 407-429.
(4) M. Yamamoto, Y. Takahashi and Y. Tabata: Biomaterials **24** (2003) 4375-4383.
(5) M. Yamamoto, Y. Takahashi and Y. Tabata: Tissue Eng. **12** (2006) 1305-1311.
(6) T. Ishimoto, T. Nakano, Y. Umakoshi, M. Yamamoto and Y. Tabata: J. Bone Mineral Res. **28** (2013) 1170-1179.
(7) Y. Takahashi, M. Yamamoto, K. Yamada, O. Kawakami and Y. Tabata: Tissue Eng. **13** (2007) 293-300.
(8) Y. Takahashi, M. Yamamoto and Y. Tabata: Biomaterials **26** (2006) 3587-3596.
(9) Y. Takahashi, M. Yamamoto and Y. Tabata: Biomaterials **26** (2006) 4856-4865.
(10) Y. Takahashi, M. Yamamoto and Y. Tabata: Israel J. Chem. **45** (2005) 465-475.

5-2-10 ハイドロゲルテンプレート法による培養細胞と細胞外マトリックスから構成された三次元組織の構築
― 合成物フリーな三次元組織体の構築法 ―

吉田裕安材[*1)] 松崎典弥[*2)] 明石 満[*3)]

中心論文：M. Matsusaki, H. Yoshida and M. Akashi: The construction of 3D-engineered tissues composed of cells and extracellular matrices by hydrogel template approach, Biomaterials **28** (2007) 2729-2737.

生体外で培養細胞とそれらが産生した細胞外マトリックス(ECM)から構成された三次元組織を構築するべく、分解性が制御可能なハイドロゲルをテンプレートにした三次元組織の作製法を開発した．ゲルの中で一定期間細胞を培養した後、細胞毒性のない条件下でゲルのみを溶解除去させることで、細胞とECMのみからなる組織が得られた．さらに、ゲルの孔構造や細胞培養法を工夫し、得られる組織に配向性や立体構造を持たせることにも成功した．

A method for constructing 3-dimensional (3D) engineered tissues composed of cultured cells and extracellular matrices (ECM) produced by the cells was developed by using hydrogels with controlled degradability. Such 3D-engineered tissues were simply obtained after 3D-cell culture in porous hydrogels followed by selective removal of the hydrogels under non-cytotoxic conditions. Furthermore, controlling pore structures of the hydrogels and combination with a 3D-cell assembly technique allowed construction of oriented engineered tissues and complex tissues like blood vessels.

1. はじめに

再生医療研究において、肝臓や腎臓など多種類の細胞と細胞外マトリックス(ECM)から構築され、配向性や血管網を兼ね備えた複雑な生体組織は、未だ基礎研究の段階である[1]．これまでに生体外で三次元組織を構築するため、高分子足場材料を用いた細胞の三次元培養が活発に研究されてきたが、細胞の過密化に伴う内部細胞の死滅や合成した高分子足場材料の低い分解性に伴う炎症や腫瘍形成が問題とされてきた．安全性と治療効果がより高い再生治療を行うためには、生体外で細胞とECMのみからなる組織の構築が望まれる．

そこで我々は、分解制御が可能な足場材料を用いた三次元培養の後、足場のみを選択的に溶解除去できれば、細胞とECMのみから構成された三次元組織が回収できると考えた(図1)．本稿では、この新規な三次元組織構築法に加え、この手法を利用して作製した配向組織や立体組織についても紹介する．

2. ハイドロゲルテンプレート法

(1) 分解制御可能な足場材料の作製

培養環境中で細胞に毒性を与えることなく分解除去可能な足場材料を作製するために、ジスルフィド結合に着目した．ジスルフィド結合は生体内に存在する還元剤により切断され

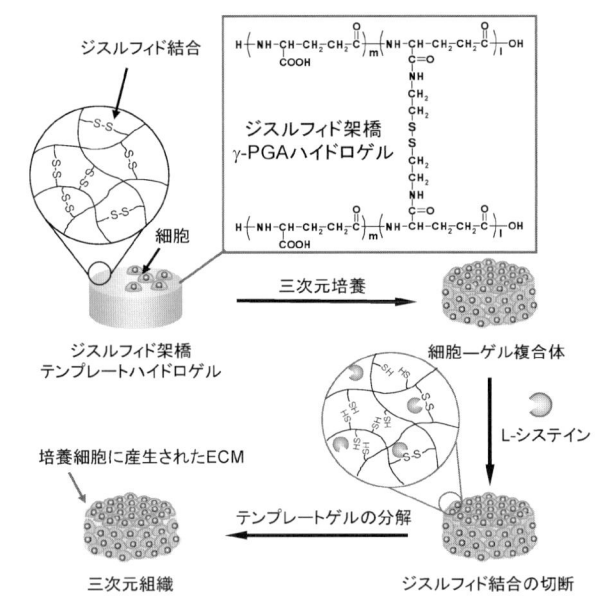

図1 ハイドロゲルテンプレート法による三次元組織の構築のイメージ図．（文献(2)より改変し引用）

ることが広く知られており、この結合を架橋点に付与したジスルフィド架橋ゲルは同様の還元剤による分解が期待される．

ポリγ-グルタミン酸(γ-PGA)は天然由来のポリアミノ酸であり、生分解性・生体適合性に優れている．このγ-PGAを、縮合剤存在下で内部にジスルフィド結合を有するジアミン系架橋剤（シスタミン）で架橋することでハイドロゲルを調製した（図2左）．得られたゲルはアミノ酸であるL-システ

---

* 大阪大学大学院工学研究科応用化学専攻；1)特任研究員, 2)助教, 3)教授（〒565-0871 大阪府吹田市山田丘2-1）
1)Hiroaki Yoshida, 2)Michiya Matsusaki, 3)Mitsuru Akashi (Department of Applied Chemistry, Graduate School of Engineering, Osaka University)
e-mail: akashi@chem.eng.osaka-u.ac.jp
Keywords：刺激応答性ハイドロゲル, ジスルフィド結合, 足場材料, 三次元組織, 組織工学

インを5 mM添加した培地中で, L929マウス線維芽細胞に毒性を与えることなく分解できることが分かった.

(2) 三次元組織の構築

作製したジスルフィド架橋ハイドロゲル(直径1 cm, 厚さ1 mm)を, 凍結乾燥により多孔化し(孔サイズ20〜100 μm), L929マウス線維芽細胞を播種して10日間三次元培養した. その後, 培地中にL-システイン5 mMを添加したところ, ゲルのみが溶解除去され, 細胞とECMのみから構成された三次元組織が回収できた(図2右). WST-1染色やLIVE/DEAD染色により組織中の細胞の生存を, コラーゲン染色により組織全体にわたるTypeⅠコラーゲンの産生を確認した. 得られた組織中のゲル・ポリマーの残存を調べるために, 蛍光ラベル化γ-PGAを用いて作製したジスルフィド架橋ゲルをテンプレートとして組織を作製したところ, 組織中に蛍光は観察されなかった. 以上の結果より, ハイドロゲルテンプレート法により細胞とECMのみから構成された三次元組織が構築できることが明らかとなった. このような組織は足場材料の残存に伴う問題点を解決でき, 安全性の高い再生治療に貢献できると期待される.

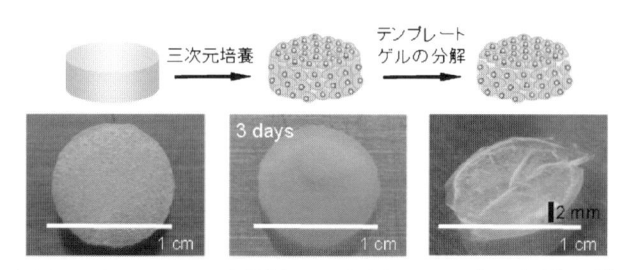

図2 ジスルフィド架橋ゲルを用いた三次元組織の構築. (文献(2)より改変し引用)

3. 複雑な三次元組織の構築

前項では, ハイドロゲルテンプレート法により細胞とECMからなる三次元組織が構築できることを示した[2]. 本項では, テンプレートゲルの孔構造の制御や新たな細胞操作法の利用により, 複雑な三次元組織が構築できることを示す.

図3(a)はシリカクロスと呼ばれるシリカファイバー(直径620 μm)からなる布をテンプレートとして作製したハイドロゲルである. 先述と同様に, このゲルをテンプレートとしてL929マウス線維芽細胞の三次元組織化を行ったところ, 図3(b)のような布状の三次元組織が回収できた[3]. 興味深いことに, ゲル除去前のみならずゲル除去後においても細胞は配向しており, 細胞によって産生されたTypeⅠコラーゲンも同様に配向していた. これらの結果は, 孔構造を適切に制御することで, 得られる三次元組織の配向性を制御できることを示している.

近年, 我々のグループでは, 基材表面に細胞を連続的に積層する細胞積層法を発表した[4]. この手法を用いて, キャピラリー孔を有するゲル(図3(c))の孔表面で血管平滑筋細胞と血管内皮細胞を積層させると, 環状多層血管を有するハイブリッドゲルが得られた. さらに, ゲルのみを除去すると, 細胞とECMのみからなる環状多層血管チューブが回収できた(図3(d))[5]. このように, 孔構造や細胞操作法を工夫すれば, 生体組織に類似した多様な組織が構築可能となる.

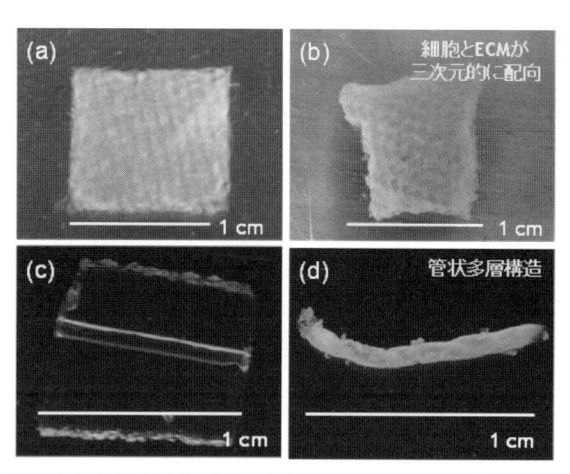

図3 配向や立体構造が制御された三次元組織の構築. (文献(3), (5)より改変し引用)

4. 将 来 展 望

LangerおよびVacantiにより足場材料を用いた再生医療法が提唱されて以来[6], 数多くの足場材料が開発されてきたが, 培養環境中で選択的に除去可能な足場は報告例がなかった. 近年, 細胞とタンパク質を巧みに用いた三次元組織化法が急速な展開を見せている[7][8]. このような手法との複合化により, 複雑な臓器・組織体の構築など, 組織工学のさらなる発展が期待される.

文　　献

(1) T. Dvir, B.P. Timko, D.S. Kohane and R. Langer: Nat. Nanotechnol. 6 (2011) 13-22.
(2) M. Matsusaki, H. Yoshida and M. Akashi: Biomaterials 28 (2007) 2729-2737.
(3) H. Yoshida, M. Matsusaki and M. Akashi: Adv. Funct. Mater. 19 (2009) 1001-1007.
(4) M. Matsusaki, K. Kadowaki, Y. Nakahara and M. Akashi: Angew. Chem. Int. Ed. 46 (2007) 4689-4692.
(5) H. Yoshida, M. Matsusaki and M. Akashi: Adv. Funct. Mater. 23 (2013) 1736-1742.
(6) R. Langer and J.P. Vacanti: Science 260 (1993) 920-926.
(7) A. Nishiguchi, H. Yoshida, M. Matsusaki and M. Akashi: Adv. Mater. 23 (2011) 3506-3510.
(8) M. Matsusaki, H. Ajiro, T. Kida, T. Serizawa and M. Akashi: Adv. Mater. 24 (2012) 454-474.

バイオマテリアル研究の最前線

6-1-1　二段階熱酸化法によるチタン上へのアナターゼ形成
―ドライプロセスによるチタン表面へのアナターゼ皮膜作製―

成　島　尚　之*

中心論文：T. Okazumi, K. Ueda, K. Tajima, N. Umetsu and T. Narushima: Anatase formation on titanium by two-step thermal oxidation, J. Mater. Sci. **46** (2011) 2998-3005.

Ar-CO混合ガス中においてTi(C,O)皮膜を作製する1st step処理と大気中酸化の2nd step処理からなる二段階熱酸化プロセスによりチタン表面にアナターゼ優勢のTiO$_2$皮膜を形成することに成功した．アナターゼ優勢のTiO$_2$皮膜を形成するためには(ⅰ)1st stepにおいてルチル形成を避けTi(C,O)皮膜単相の反応層を形成すること，(ⅱ)2nd stepをTi(C,O)皮膜の酸化が進行する温度以上かつルチル形成が顕著となる温度以下で行うこと，が必要であった．

An anatase-rich TiO$_2$ layer was successfully formed on Ti by a two-step thermal oxidation process. This consisted of a 1st step treatment in an Ar-CO gas mixture to form a Ti(C,O) layer, followed by a 2nd step treatment of oxidation in air. In order to synthesize the anatase-rich TiO$_2$ layer, it was necessary to ensure that: (i) the Ti(C,O) single phase reaction layer was formed in the 1st step treatment; and (ii) the 2nd step treatment was conducted at a temperature higher than that at which the Ti(C,O) was oxidized, but lower than that at which a rutile-rich phase was formed.

1. はじめに

Ti表面へのTiO$_2$コーティングは骨適合性[1]や血液適合性[2]に関係すると報告されており，人工歯根用表面処理として実用化されている．TiO$_2$が光触媒活性を有することはよく知られており[3]，光誘起超親水性や有機物分解能は生体応用の観点からも有用であろう．TiO$_2$の多形にはルチル，アナターゼ，ブルッカイトがある．アナターゼ皮膜をTi表面に作製することができれば，骨適合性の向上[4]のみならず，高い光触媒活性[3]とそれに関連した生体機能発現も期待できる．

Ti上へのアナターゼ皮膜形成は気相析出法，陽極酸化，ゾルゲル法などで報告されている[5]．Tiの熱酸化(高温酸化)は簡便，低コスト，複雑な形状にも対応可能，密着力が高い酸化皮膜が得られるなどの利点を有する．しかしながら，その酸化生成物は主に熱力学的安定相であるルチルである．これに対し，TiCの熱酸化においては873 K以下の処理温度でアナターゼ優勢の酸化皮膜が得られている[6]．

本中心論文ではこの現象に着目し，Ti(工業用純Ti, CP Ti)表面へのアナターゼ皮膜形成プロセスとして二段階熱酸化法を考案した[7]．本稿ではそのプロセスおよび形成されるTiO$_2$皮膜に関して述べる．

2. 二段階酸化プロセス

図1にTiの二段階熱酸化法の概略を示す．二段階熱酸化プロセスはCO含有ガス雰囲気における処理(1st step)とそ

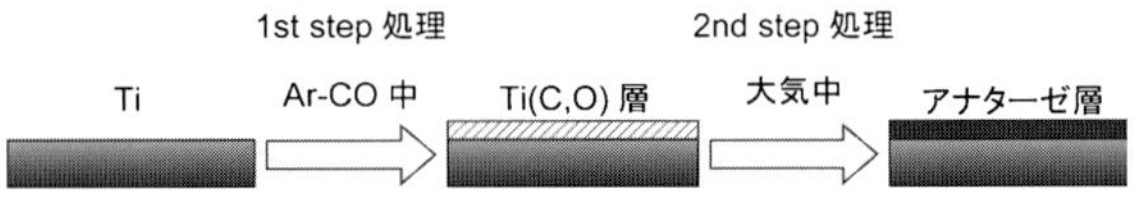

図1　チタンの二段階熱酸化法．

れに引き続く大気酸化処理(2nd step)からなる．すなわち，1st stepでTi表面に作製したTiC系皮膜を2nd stepにおける大気酸化でアナターゼ皮膜へと反応させる．本中心論文では1st stepの雰囲気にはAr-CO混合ガスを用いているが，続報[8]においてN$_2$-CO混合ガスでも同様のプロセスによりアナターゼ皮膜が形成されることが確認されている．

3. アナターゼ形成条件

図2にAr-1％CO雰囲気，1073 Kで0 ks保持後の反応層のXRDパターンを示す[7]．0 ks処理とは目的温度に達した後，直ちに降温することを意味する．基板であるα-Tiに加えてTiCに近いピークが観察される．XPS分析から表面層にはTi, C, Oの存在が検出され，反応層はTi(C,O)であることが確認された．この条件での1st step処理に引き続き，種々の温度で2nd step処理を施した後の表面反応相を図3に示す．2nd step処理温度が573〜773 Kの範囲でアナターゼ優勢なTiO$_2$皮膜が形成された．アナターゼ優勢TiO$_2$皮膜のTi基板に対する密着強度は90 MPa程度であり，この高い密着強度は熱酸化法のウェットプロセスに対する優位点である．2nd step処理温度の上昇はTiO$_2$皮膜中のアナターゼ分率を低下させ，873 Kではルチル単相のTiO$_2$皮膜となっている．なお，473 KではTi(C,O)相が残存して

---

* 東北大学大学院工学研究科材料システム工学専攻・教授(〒980-8579 宮城県仙台市青葉区荒巻字青葉6-6-02)
Takayuki Narushima (Department of Materials Processing, Tohoku University, Sendai)
e-mail: narut@material.tohoku.ac.jp
Keywords：ドライプロセス，熱酸化，アナターゼ，ルチル，チタン

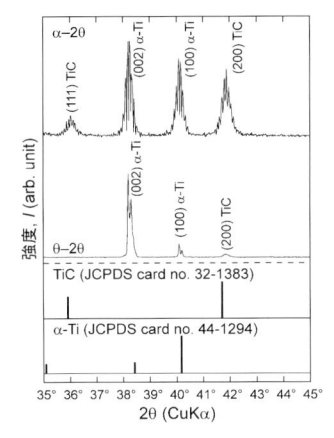

図2 1st step (Ar-1%CO, 1073 K, 0 ks) 後の Ti 表面反応生成物相．（文献(7)より改変し引用）

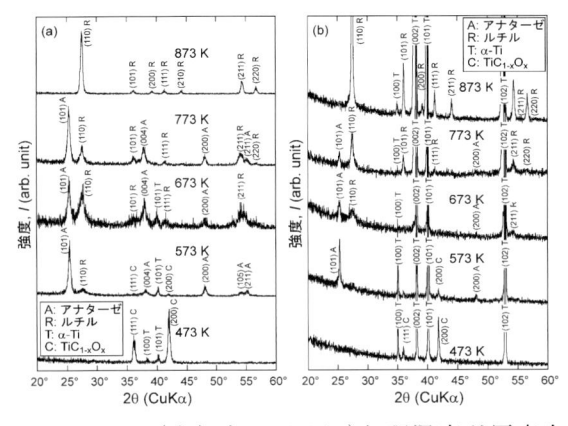

図3 2nd step (大気中, 86.4 ks) 処理温度が反応生成物相に及ぼす影響 (1st step: Ar-1%CO, 1073 K, 0 ks)．（文献(7)より改変し引用）

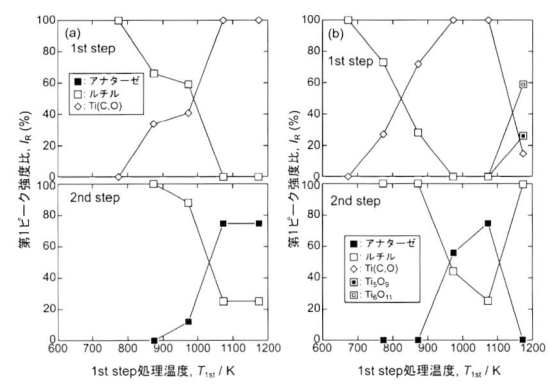

図4 1st step および 2nd step 処理後に形成される反応層の構成相比．1st step 処理時間は (a)：0 ks, (b)：86.4 ks．（文献(7)より改変し引用）

おり Ti(C,O) 相からアナターゼへの反応が完了していない．

TiC の熱酸化におけるアナターゼ形成に関しては，TiO_2 中に残存する炭素がアナターゼを安定化する[9]，NaCl 型構造が酸化反応におけるアナターゼ形成と関連する[10]，との2つの機構が提案されている．今後の実験的および理論的な研究が待たれる．

図4は横軸に 1st step 処理温度をとり，1st step 処理後および 2nd step 処理後の反応層の構成比を示したものである．構成比は反応層の XRD パターンにおける第一ピーク強度比から計算した．(a) は 1st step 処理時間を 0 ks，(b) は 86.4 ks としている．(a)，(b) いずれの条件においても，1st step 処理後に Ti(C,O) 単相の場合にアナターゼ優勢な TiO_2 皮膜が形成されることが分かる．

以上の結果より，二段階熱酸化法で Ti 上にアナターゼ優勢な TiO_2 皮膜を形成するためには以下の2つの条件が必要であることが分かった．

(i) 1st step 処理後の反応生成物が Ti(C,O) 単相であること．

(ii) 2nd step 処理は Ti(C,O) が酸化され，かつルチル相が形成されない中間的な温度で行うこと．

1st step における CO 濃度は0.1〜20％の範囲で検討を行っているが，20％CO の条件では酸化力が強くなり，Ti(C,O) 相に加えてわずかにルチルが形成される[6]．1st step において CO 分圧は1％程度が適当と考えられる．

4. 将来展望

二段階熱酸化法により密着力に優れたアナターゼ優勢 TiO_2 皮膜作製に初めて成功した．今後はアナターゼ優勢 TiO_2 皮膜の光触媒活性評価と抗菌性などの生体関連反応特性の調査を行う予定である．

文献

(1) R. Hazan, R. Brener and U. Oron: Biomaterials **14** (1993) 570-574.
(2) N. Huang, P. Yang, Y.X. Leng, J.Y. Chen, H. Sun, J. Wang, G.J. Wang, P.D. Ding, T.F. Xi and Y. Leng: Biomaterials **24** (2003) 2177-2187.
(3) A. Fujishima, T.N. Rao and D.A. Tryk: J. Photochem. Photobio. C: Photochem. Rev. **1** (2000) 1-21.
(4) B. Liang, S. Fujibayashi, M. Neo, J. Tamura, H.-M. Kim, M. Uchida, T. Kokubo and T. Nakamura: Biomaterials **24** (2003) 4959-4966.
(5) 成島尚之，上田恭介，佐渡翔太：材料と環境，**63** (2014) 295-300.
(6) S. Shimada and M. Kozeki: J. Mater. Sci. **27** (1992) 1869-1875.
(7) T. Okazumi, K. Ueda, K. Tajima, N. Umetsu and T. Narushima: J. Mater. Sci. **46** (2011) 2998-3005.
(8) N. Umetsu, S. Sado, K. Ueda, K. Tajima and T. Narushima: Mater. Trans. **54** (2013) 1302-1307.
(9) I.L. Shabalin, D.L. Roach and L.I. Shabalin: J. Eur. Ceram. Soc. **28** (2008) 3177-3188.
(10) C.-H. Kao, S.-W. Yeh, H.-L. Huang, D. Gan and P. Shen: J. Phys. Chem. C **115** (2011) 5648-5656.

バイオマテリアル研究の最前線

6-1-2 RFマグネトロンスパッタリング法による リン酸カルシウム膜の作製
―Ti表面への非晶質リン酸カルシウムコーティング―

上 田 恭 介*

中心論文：T. Narushima, K. Ueda, T. Goto, H. Masumoto, T. Katsube, H. Kawamura, C. Ouchi and Y. Iguchi: Preparation of calcium phosphate films by radiofrequency magnetron sputtering, Mater. Trans. **46** (2005) 2246-2252.

高密度のβ-TCP焼結体をターゲットとしたRFマグネトロンスパッタリング法によりTi基板上にリン酸カルシウム薄膜を作製した．生成相としては非晶質リン酸カルシウム（ACP）および結晶質のオキシアパタイト（$Ca_{10}(PO_4)_6O$, OAp）が得られた．ACP相は低RF出力，低スパッタガス中酸素濃度および高チャンバー内ガス圧力の条件下において優勢となった．OAp相においては（002）配向が観察された．成膜速度はRF出力の増加およびスパッタガス中酸素濃度の低下に伴い増加した．

Calcium phosphate films were fabricated on a Ti substrate by radiofrequency (RF) magnetron sputtering, utilizing a highly-dense β-TCP target. The fabricated films consisted of an amorphous calcium phosphate (ACP) phase and/or a crystalline oxyapatite ($Ca_{10}(PO_4)_6O$, OAp). The ACP phase was found to be dominant under the sputtering conditions of reduced RF power, lower oxygen gas concentration, and a higher total chamber pressure. The OAp phase was observed to have a preferred (002) orientation. The deposition rate of the films increased with increasing RF power and a decrease in oxygen concentration in the sputtering gas.

1. はじめに

ハイドロキシアパタイト（$Ca_{10}(PO_4)_6(OH)_2$, HAp）やリン酸三カルシウム（$Ca_3(PO_4)_2$, TCP）といったリン酸カルシウム系セラミックスは骨適合性に優れていることから，硬組織代替デバイスへのコーティング材としての研究が行われている．現在プラズマスプレー法によるリン酸カルシウムコーティングが実用化されているが，高温および厚膜プロセスであるため，基板の機械的特性の低下，低密着力および生成相制御が困難である．そのためスパッタリング法，パルスレーザーデポジション法，ゾルゲル法，擬似体液浸漬法，電気化学的方法といった多くのリン酸カルシウムコーティング方法が研究されている[1]．その中でもスパッタリング法は低温プロセスであり基板との高い密着性を有するリン酸カルシウムコーティング薄膜を作製可能である．本中心論文[2]ではβ-TCP高密度焼結体をターゲットとしたRFマグネトロンスパッタリング法によりTi基板上にリン酸カルシウム薄膜を作製し，成膜条件と生成相および成膜速度の関係を明らかにした．

2. コーティング膜の作製

ターゲット材として，Arフロー中1273Kにてホットプレスしたβ-TCP高密度焼結体を作製した．焼結体の相対密度は99.6%以上であり，スパッタリング前後で組成および相に変化は見られなかった．基板には鏡面研磨を施した工業用純Ti（CP Ti, JIS 2種，10 mm×10 mm×1 mm）を用い，成膜前にチャンバー内は$5×10^{-4}$ Pa以下まで真空引きした．スパッタガス流量は$3.3×10^{-7}$ m^3·s^{-1}に固定し，スパッタガス中酸素濃度（C_{O_2}）はAr-O$_2$ガス流量を変化させて0～95%とした．チャンバー内ガス圧力（P_{tot}）を0.1～15 Pa，RF出力（P）を75～150 Wとして成膜を行った．なお成膜中は基板の加熱は行わなかった．

3. コーティング膜の生成相および成膜速度

図1にコーティング膜およびHAp粉末のXRDパターンおよびFTIRスペクトルを示す．コーティング膜のXRDパ

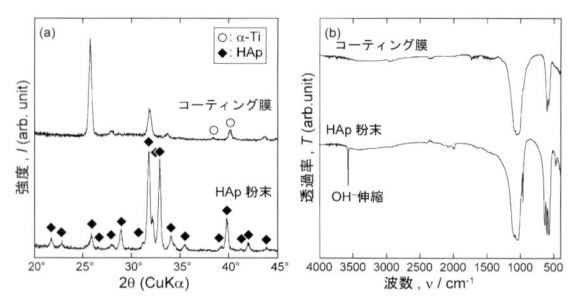

図1 コーティング膜およびHAp粉末の(a) XRDパターンおよび(b) FTIRスペクトル．（文献(2)より改変し引用）

---

* 東北大学大学院工学研究科材料システム工学専攻・助教（〒980-8579 宮城県仙台市青葉区荒巻字青葉6-6-02）
Kyosuke Ueda (Department of Materials Processing, Tohoku University, Sendai)
e-mail: ueda@material.tohoku.ac.jp
Keywords：コーティング，スパッタリング，非晶質リン酸カルシウム，オキシアパタイト，成膜速度

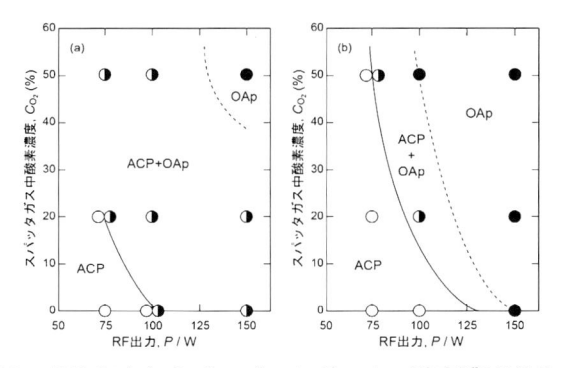

図2　RF出力およびスパッタガス中の酸素濃度が生成相に及ぼす影響．(P_{tot}(a) 0.5 Pa および (b) 5 Pa，成膜時間 18 ks)（文献(2)より改変し引用）

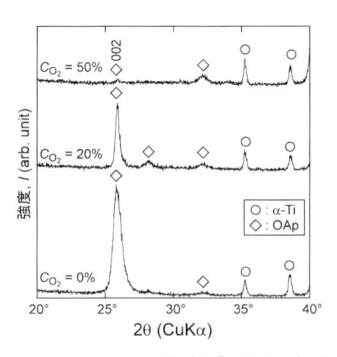

図3　スパッタガス中の酸素濃度を変化させた際のOApの配向性変化．(P = 150 W，P_{tot} = 5 Pa)（文献(2)より改変し引用）

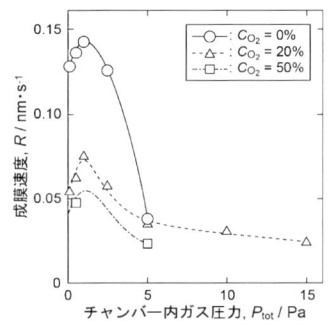

図4　チャンバー内ガス圧力と成膜速度の関係．(P = 150 W)（文献(2)より改変し引用）

ターンはHAp粉末とよく一致しており，HAp構造を有していることが分かる．一方，コーティング膜のFTIRスペクトルからは 3570 cm^{-1} の OH^- に由来するピークが確認されなかった．このことから，コーティング膜はHApから H_2O が脱離したオキシアパタイト($Ca_{10}(PO_4)_6O$, OAp)であることが示唆された．ターゲットには β-TCP を用いていること，成膜前にチャンバー内を十分真空引きしていること，からコーティング膜への H_2O の導入は考えられず，OAp相であると結論付けた．

図2に成膜時間 18 ks における生成相を RF 出力およびスパッタガス中酸素濃度に関してまとめたものを示す．低 RF 出力，低スパッタガス中酸素濃度および高チャンバー内ガス圧力条件下において非晶質リン酸カルシウム(ACP)相が優勢となることが明らかとなった．コーティング膜の結晶化はスパッタされた原子やクラスターの運動エネルギーによるという報告があり[3]，Ar イオンの運動エネルギーは RF 出力，スパッタガス中酸素濃度の増加およびチャンバー内ガス圧力の低下により低下する[4]．そのため，これらの条件において結晶質の OAp 相が得られたと考察した．図3に示すように OAp 相は配向性を示すことも明らかにした．スパッタガス中酸素濃度の低下に伴い OAp(002)のピークが顕著になった．

成膜速度に関しては，RF 出力，スパッタガス中酸素濃度およびチャンバー内ガス圧力に関して検討を行った．RF 出力の増加およびスパッタガス中酸素濃度の減少に伴い成膜速度は増加した．図4にチャンバー内ガス圧力と成膜速度の関係を示す．チャンバー内ガス圧力 1 Pa を極大として成膜速度が変化した．チャンバー内圧力の増加に伴いチャンバー内の Ar イオン数も増加するため，ターゲットのスパッタ効率も上がり，成膜速度は増加する．しかし，更にチャンバー内ガス圧力が増加すると，スパッタされた原子やクラスターは Ar イオンと衝突する頻度が増加し，成膜速度は一定もしくは低下すると報告されている[5]．本研究における最大成膜速度は 0.143 $nm \cdot s^{-1}$ (0.515 $mm \cdot h^{-1}$) であった．

4. 将 来 展 望

RF マグネトロンスパッタリング法はターゲット組成を変化させることでコーティング膜組成を制御することができる．そのため元素添加は比較的容易であると考えられる．続報により ACP コーティング膜は生体内での溶解速度が高いことを明らかにしたが[6]，その制御が可能となれば薬剤徐放等の応用範囲の拡大が期待される．リン酸カルシウム系ガラスの擬似体液中における溶解性制御には Nb 添加が有効であることが報告されている[7]．今後は Nb 添加による ACP コーティング膜の生体吸収性制御や Ag 添加による抗菌性を有する薄膜の作製が期待される．

文　献

(1) Y. Yang, K.H. Kim and J.L. Ong: Biomaterials **26** (2005) 327-337.
(2) T. Narushima, K. Ueda, T. Goto, H. Masumoto, T. Katsube, H. Kawamura, C. Ouchi and Y. Iguchi: Mater. Trans. **46** (2005) 2246-2252.
(3) K. van Dijk, H.G. Schaeken, J.C.G. Wolke, C.H.M. Marée, F.H.P.M. Habraken, J. Verhoeven and J.A. Jansen: J. Biomed. Mater. Res. **29** (1995) 269-276.
(4) K. van Dijk, J. Verhoeven, C.H.M. Marée, F.H.P.M. Habraken and J.A. Jansen: Thin Solid Films **304** (1997) 191-195.
(5) K. van Dijk, H.G. Schaeken, C.H.M. Marée, J. Verhoeven, J.C.G. Wolke, F.H.P.M. Habraken and J.A. Jansen: Surf. Coat. Technol. **76-77** (1995) 206-210.
(6) 上田恭介，川崎雄城，後藤　孝，栗原　淳，川村　仁，成島尚之：粉体粉末冶金 **57** (2010) 314-320.
(7) A. Obata, Y. Takahashi, T. Miyajima, K. Ueda, T. Narushima and K. Kasuga: ACS Appl. Mater. Interfaces **4** (2012) 5684-5690.

バイオマテリアル研究の最前線

6-1-3 生体材料表面の光機能化ナノスケール TiO$_2$ 膜による骨芽細胞接着特性の向上
―材料表面の親水性向上による骨芽細胞機能活性化―

山 本 玲 子*

中心論文：T. Miyauchi, M. Yamada, A. Yamamoto, F. Iwasa, T. Suzawa, R. Kamijo, K. Baba and T. Ogawa: The enhanced characteristics of osteoblast adhesion to photofunctionalized nanoscale TiO$_2$ layers on biomaterials surfaces, Biomaterials **31** (2010) 3827–3839.

チタンにUVを照射し表面を清浄化すると表面は超親水性を示し，その上で培養した骨芽細胞の機能が未処理の試料上と比較して活性化されることを確認した．UV照射により細胞の接着・伸展が促進され，結果として材料-細胞間の結合力が向上することが判明した．本技術は蒸着酸化チタン膜にも適用可能であり，種々の材料表面の高機能化に有用な汎用技術として期待される．

Ti surface is cleaned by the photocatalytic function of surface titanium oxide layer with UV irradiation, which results in the superhydrophilic surface. This UV-irradiated Ti surface encourages the adhesion and proliferation of the osteoblasts from rat bone marrow in comparison with the surface without UV-irradiation. It is also confirmed that the UV-irradiated Ti increased the shear force and the total energy to detach a single cell which adheres onto its surface. Clearing by UV irradiation is also effective for the TiO$_2$ film prepared by physical vapor deposition onto other substrates.

1. はじめに

骨置換材として用いられる材料には，生体構造材として荷重を支えるための十分な強度と，周辺骨組織における固定が求められる．そのためには，埋入材表面における骨形成や組織結合性が求められる．チタンおよびチタン合金は良好な生体適合性を有することが知られているが，より迅速な骨形成のために種々の表面処理が検討されている．

本稿では，近年開発されたチタン表面の紫外線(UV)照射による骨芽細胞の機能活性化[1]と，材料表面と細胞の結合性向上[2][3]について紹介する．

2. チタン表面のUV照射による親水化

チタンは活性な金属であり，大気中では酸素と反応して表面に酸化物層を形成する．その厚さは数nm程度であるが，化学的安定性に優れており，種々の環境中で高い耐食性を示す．酸化チタンで覆われたチタン表面は，本来親水性が高いと考えられる．しかし，大気中では有機物が表面に吸着しており疎水性を示す．表1に鏡面研磨チタンおよび酸化チタン蒸着膜に対する水の接触角を，図1にこれら試料表面の元素分析結果を示す[2][3]．未処理のチタンおよび酸化チタンでは水の接触角は約80°を示し，表面における炭素濃度は約40 at%である．しかしUV照射すると，酸化チタンの光触媒活性により吸着有機分子が分解・消失するため，水の接触角は

表1　チタンおよび酸化チタン蒸着膜上の水の接触角[2][3]．

	未処理	UV照射
鏡面研磨 Ti	72°	0°
TiO$_2$ 蒸着膜	83°	0°

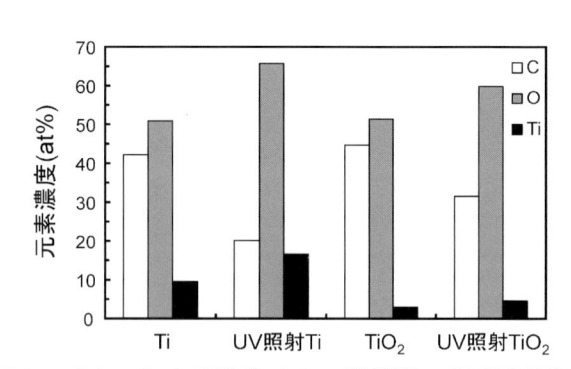

図1　チタンおよび酸化チタン蒸着膜の表面元素分析値．（文献(2),(3)より改変して引用）

約0°と超親水性を示す．表面元素分析結果においても，UV照射前後で炭素濃度が大きく低下することが確認された．

3. UV照射チタン表面の細胞適合性

UV照射による試料表面の清浄化とそれによる親水化が骨芽細胞の機能にどのように影響するかを調べるため，ラット

---

* 独立行政法人物質・材料研究機構国際ナノアーキテクトニクス研究拠点・グループリーダー（〒305-0044 茨城県つくば市並木1-1）
Akiko Yamamoto (International Center for Materials Nanoarchitectonics, National Institute for Materials Science, Tsukuba)
e-mail: yamamoto.akiko@nims.go.jp
Keywords：酸化チタン，UV照射，超親水性，細胞接着力測定，骨形成能

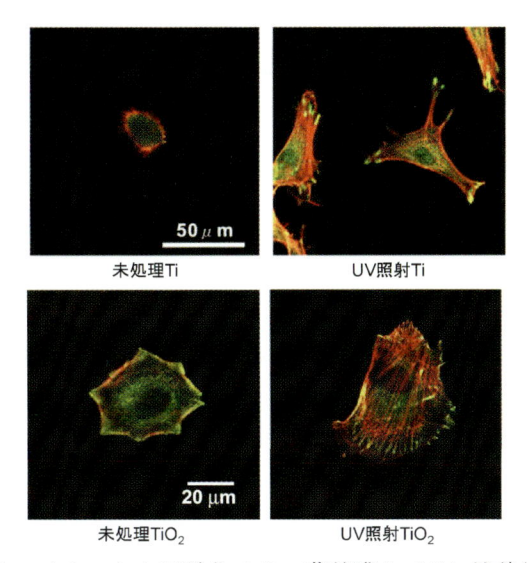

図2 チタンおよび酸化チタン蒸着膜上で3h培養後のラット骨髄由来細胞のアクチン(赤色), ビンキュリン(緑色)免疫蛍光染色像. (文献(2), (3)より改変して引用)

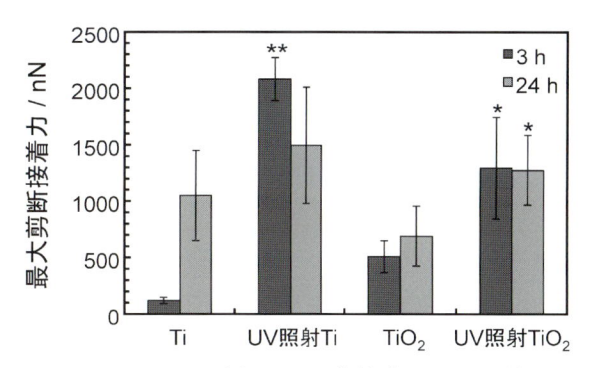

図3 チタンおよび酸化チタン蒸着膜に対する最大剪断接着力. 未処理表面に対する有意差のt検定結果：**$p<0.01$, *$p<0.05$. (文献(2), (3)より改変して引用)

骨髄由来の骨芽細胞を用い, 細胞数, 細胞接着・伸展状態を調べた. その結果, UV照射試料の方が有意に接着・増殖細胞数が多く, 特に培養初期(3h)においてアクチン染色により細胞骨格形成が発達し, ビンキュリン染色により接着斑形成が進んでいることが観察された[2][3](図2). 細胞骨格は細胞の形状の維持や移動, ひいては増殖などの機能発現に重要な役割を果たしており, アクチンは細胞骨格を形成するタンパク質の一つである. 一方, ビンキュリンは材料と細胞の接着部位(接着斑)に存在するタンパク質であり, 細胞接着を担う細胞膜タンパク質(インテグリン)と細胞骨格を繋ぐ役割を果たしている. 接着斑形成が進み, 細胞骨格が発達するということは, 細胞の伸展が早く, 増殖・分化等の細胞機能の発現が促進される可能性を示唆している. UV処理により, 試料表面が清浄化され, 親水性が増加したことにより, タンパク質吸着挙動が変化し, その結果として初期の細胞接着・伸展が向上したと考えられる.

4. UV照射チタンの細胞接着性

UV処理チタンについては, ラット大腿骨への埋入試験により, 埋入2週および4週の時点で, 骨とインプラントの接触率が高いことが確認されている[1]. 埋入材と周辺骨組織との結合性の高さを生体外で調べる方法として, 試料に対する細胞剪断接着力測定を行った. 材料-細胞間剪断接着力の測定は, カンティレバーを用い, 試料上に接着した細胞に剪断力を加えて剥離させ, その際に細胞に加わった力をカンティレバーの変位量から求める[4]. 図3に示すように, チタン, 酸化チタンのいずれも, UV照射試料の方が接着力が大きい傾向が認められ, 特に培養初期(3h)の段階でその傾向は顕著であった.

材料-細胞間の接着力は, 両者の間に形成される結合数に依存し[5], したがって材料表面へのタンパク質吸着挙動が重要である. 酸化チタンの清浄化・親水化により細胞増殖や細胞骨格の発達を促進する細胞外マトリックス分子が材料表面に結合, 接着斑の増加および細胞骨格が発達し, 結果として細胞接着力も増加したと考えられる.

5. 将 来 展 望

チタンにUV照射すると, 表面の酸化チタン層の光触媒活性による清浄化が生じ, それに伴う親水化が骨芽細胞の初期接着・伸展および増殖に有利に働くことが確認された. 本技術は, 蒸着により作製した酸化チタン膜にも有効であり, チタンに限らず他の素材の表面修飾・機能向上も可能である[2]. 一方, 酸化チタン表面のUV処理が骨芽細胞の機能を活性化する機序の詳細は明らかにされていない. 表面の清浄化が鍵であるならば, UV照射に限らず他の手法での清浄化も同様の効果を有すると考えられる.

UV照射試料を大気に曝すと, 時間経過と共に再び有機分子が吸着し, 疎水性となる. 有機分子の吸着を避けるためには水中保存が有効だが, 無菌状態を保つことが難しく, 実用的ではない. 臨床応用の実現には, これらの課題を解決することも求められる.

文　　献

(1) H. Aita, N. Hori, M. Takeuchi, T. Suzuki, M. Yamada, M. Anpo and T. Ogawa: Biomaterials **30** (2009) 1015-25.
(2) T. Miyauchi, M. Yamada, A. Yamamoto, F. Iwasa, T. Suzawa, R. Kamijo, K. Baba and T. Ogawa: Biomaterials **31** (2010) 3827-3839.
(3) M. Yamada, T. Miyauchi, A. Yamamoto, F. Iwasa, M. Takeuchi, M. Anpo, K. Sakurai, K. Baba and T. Ogawa: Acta Biomater. **6** (2010) 4578-4588.
(4) A. Yamamoto, S. Mishima, N. Maruyama and M. Sumita: Biomaterials **19** (1998) 871-879.
(5) 山本玲子：生体材料 **23** (2005) 37-42.

バイオマテリアル研究の最前線

6-2-1 マイクロアーク陽極酸化(MAO)処理と化学処理による ジルコニウムの硬組織適合性の向上
―生体不活性金属の生体活性化―

堤　祐介*

中心論文：J.Y. Ha, Y. Tsutsumi, H. Doi, N. Nomura, K.H. Kim and T. Hanawa: Enhancement of calcium phosphate formation on zirconium by micro-arc oxidation and chemical treatments, Surf. Coat. Technol. **20** (2011) 4948-4955.

微小アーク陽極酸化(MAO)処理と化学処理によるZrの生体活性への影響を評価した．処理前後の試料について，表面分析およびHanks液浸漬による生体活性評価を行った．MAO処理によりZr表面に多孔質酸化皮膜が形成した．皮膜中にはZrとOだけでなく，MAO処理溶液から導入されたCa, Mg, Pが存在することが分かった．未処理およびMAO処理を施した試料表面にはHanks液浸漬後にリン酸カルシウム形成がみられなかったが，MAO処理後に化学処理を施した試料表面には厚いリン酸カルシウムの層が形成していたことから，この処理の組み合わせがZrの表面改質に有効であることが示された．

Surface treatment with combination of micro-arc oxidation (MAO) and chemical treatments was performed on Zr to enhance the bioactivity of Zr. The surface oxide layers formed with MAO and chemical treatments on Zr disks were characterized; the calcium phosphate formation on the specimens after immersion in Hanks' solution was evaluated. The porous oxide layer formed by MAO treatment contained Ca, P, and Mg. In addition, both the composition and crystal structure of the oxide layers uniquely changed after the following chemical treatments. As a result, calcium phosphate formed on Zr specimens that underwent both MAO and chemical treatments, while no precipitate was observed without treatment.

1. はじめに

周期表でTiと同じ4族に属するZrは，多くの物理的・化学的性質でTiと似た性質を示すことから，新たな医療用金属材料として期待されている[1]．Tiは他の金属材料と比較して生体活性が高く，生体内で積極的にリン酸カルシウムを表面に形成し[2]，これがTiの優れた硬組織適合性に寄与している[3]ことが知られている．一方，Zrは表面の安定性が高く，リン酸カルシウム形成が起こらない[4]．このZrの生体不活性な表面は，治癒後の抜去を前提とするデバイスにとっては再骨折のリスク[5]を低減するため利点となるが，早期の骨癒合が求められるデバイスにとっては解決すべき課題となる．

本稿では，歯科インプラント製品に応用されており，Tiの硬組織適合性の向上に高い効果が認められている表面処理[6]である微小アーク陽極酸化(MAO)に着目し，Zrへの適用を検討した．酸およびアルカリを用いた化学処理と，MAO処理を組み合わせることによる相乗効果が認められた実験結果に基づき，Zrの生体活性化表面処理としての妥当性について，表面分析結果とともに述べる．

2. 処理前後のZr表面分析

グリセロリン酸カルシウムと酢酸マグネシウム混合水溶液中でMAO処理を施したZr試料の表面および断面観察像を図1に示す[7]．10 minの比較的短時間の処理で，Zr表面に厚さ約5 μmの多孔質酸化皮膜が形成していることから，Tiと同じくバルブ金属であるZrに対してMAO処理が適用可能であることが分かる．化学処理としてこの試料を1～10 mol・L^{-1}の硫酸もしくは水酸化ナトリウム中に80℃，24 hの条件で浸漬したところ，1 mol・L^{-1}の水酸化ナトリウムを用いた条件ではCaを多く含有する直径1～2 μmの微粒子が析出したが，他の条件では表面形態に変化はみられなかった[7]．

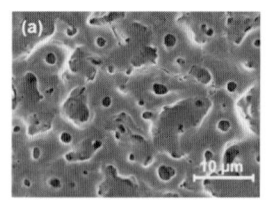

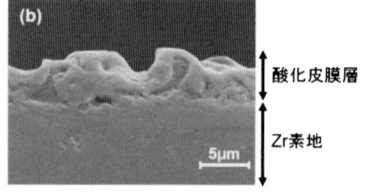

図1　MAO処理後のZrのSEM像．(a) 表面，(b) 断面．(文献(7)より改変し引用)

表1に示すEDS分析結果[7]から，MAO処理で形成した酸化皮膜には主成分であるZrの他にCa, P, Mgが含まれており，これらの元素は処理溶液中から取込まれていたことが示唆される．硫酸を用いた化学処理後はCa, P, Mg濃度が，水酸化ナトリウムを用いた化学処理後はCa, P濃度が減少し

---

* 東京医科歯科大学生体材料工学研究所・准教授(〒101-0062 東京都千代田区神田駿河台2-3-10)
　Yusuke Tsutsumi (Institute of Biomaterials and Bioengineering, Tokyo Medical and Dental University, Tokyo)
　e-mail: tsutsumi.met@tmd.ac.jp
　Keywords：ジルコニウム，微小アーク陽極酸化，化学処理，リン酸カルシウム，生体活性

表1　各Zr試料のEDS分析結果．（文献(7)より改変し引用）

処理条件	濃度(mass%)（「—」は未検出）					
	Zr	C	O	Ca	P	Mg
未処理	92.7	2.1	5.2	—	—	—
MAO処理	51.8	2.1	34.6	4.0	3.0	4.5
MAO+1M H$_2$SO$_4$処理	65.8	3.9	27.8	2.0	—	1.5
MAO+5M H$_2$SO$_4$処理	66.8	2.7	27.9	1.1	—	1.5
MAO+10M H$_2$SO$_4$処理	66.4	2.8	28.0	1.2	—	1.6
MAO+1M NaOH処理	52.0	4.6	35.7	3.8	—	3.9
MAO+5M NaOH処理	53.4	5.7	34.9	1.7	—	4.3
MAO+10M NaOH処理	58.0	3.8	32.8	1.8	—	3.6

ているのは，化学処理によりこれらの元素が再溶解したことを示している．

XRDより，MAO処理で形成した酸化皮膜から正方晶のZrO$_2$が検出され，化学処理を施すと新たに単斜晶のZrO$_2$が現れた[7]．XPS分析より，MAO処理後に硫酸で化学処理を施すと，O1sスペクトルのうちO^{2-}のピーク強度比が増加し酸化が促進されるのに対し，水酸化ナトリウムで化学処理を施すとOH$^-$のピーク強度比が増加し表面水酸基量が増加するとともに，Mg濃度が上昇するという，それぞれ違った傾向を示す[7]ことから，化学処理による表面状態の変化は酸とアルカリでまったく異なることが判明した．

3. Hanks液浸漬による生体活性評価

図2にHanks液に37℃，12 dの条件で浸漬したZr試料のSEM像を示す[7]．未処理のZrはHanks液浸漬前と同じ研磨痕が観察されることから，リン酸カルシウム形成が起こらず，安定で不活性な表面であったことを示している．MAO処理を施したZr表面には凹凸の激しい多孔質酸化皮膜が形成されていたにもかかわらず，リン酸カルシウム形成はみられない．一方，MAO処理後に化学処理を施したZr試料は，いずれも厚いリン酸カルシウムの層で完全に覆われていることが分かる．すなわち，Zrの生体活性は表面粗さやMAO処理単独で改善することは難しいが，化学処理と組み合わせることで改善できることを意味している．

図2で見られた試料表面でのリン酸カルシウム形成の定量評価を行うため，Hanks液浸漬後の試料を硝酸に浸漬し析出物を完全に溶解させ，ICP-AESによりカルシウムイオンとリン酸イオン濃度を測定した結果を図3に示す[7]．カルシウムイオンとリン酸イオンの量が同じ傾向を示していることから，析出物がリン酸カルシウムであったことが分かる．また，MAO処理と化学処理を組み合わせることで，リン酸カルシウム形成が大幅に促進されることが分かる．さらに，CaとPのモル比はHanks液浸漬後3～6 dで約1.7となり，浸漬後12 dでも変化しなかったことから，析出したリン酸カルシウムは，比較的早期の段階で，ハイドロキシアパタイトへと変化していたことも示された．なお，MAO処理のみの試料からもカルシウムイオンとリン酸イオンが検出されているが，これはMAO処理により酸化皮膜に取り込まれたCaとPが再溶解した結果であり，リン酸カルシウム形成

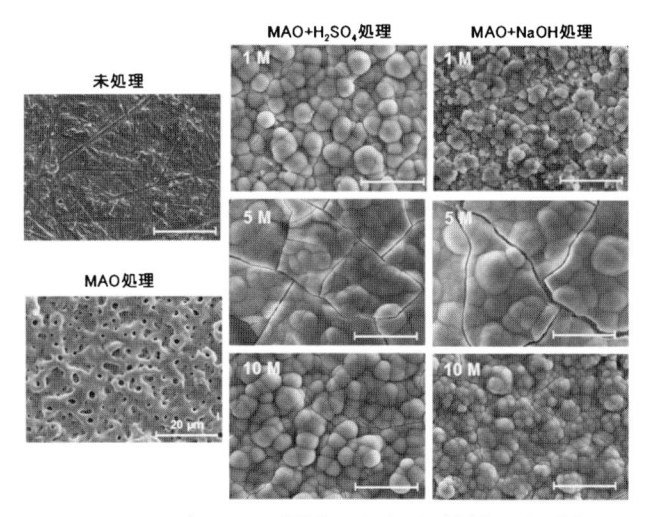

図2　Hanks液に12 d浸漬した各Zr試料の表面SEM像．（文献(7)より改変し引用）

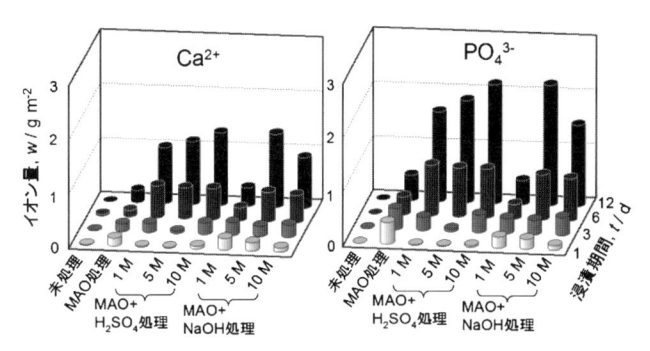

図3　ICP-AESによるZr試料表面でのカルシウムおよびリン酸イオンの定量評価結果．（文献(7)より改変し引用）

は無関係であると考えられる．

4. 将来展望

生体不活性なZrは，MAO処理と化学処理の組み合わせにより，生体活性な表面へ改質可能である．MAOは安価な装置を用いて短時間で金属表面に多孔質酸化皮膜を形成できる有益な表面処理法である．今後は細胞や動物による硬組織適合性の実証に加え，孔内への細菌の侵入による抗菌性への影響や，その対策が課題となると考えられる．

文　献

(1) 中野貴由：ジルコニウム合金，(医療用金属材料概論. 塙 隆夫編，日本金属学会，仙台，2010) pp. 140–142.
(2) 塙　隆夫：材料の科学と工業 **42** (2005) 188–193.
(3) S. Fujibayashi, M. Neo, H.M. Kim, T. Kokubo and T. Nakamura: Biomaterials **24** (2003) 1349–1356.
(4) Y. Tsutsumi, D. Nishimura, H. Doi, N. Nomura and T. Hanawa: Mater. Sci. Eng. C **29** (2009) 1702–1708.
(5) P.L. Sanderson: Injury **23** (1992) 29–30.
(6) A. Rocchi, M. Martignori and J. Gottlow: Clin. Implant Dent. Relat. Res. **5** (2003) 57–63.
(7) J.Y. Ha, Y. Tsutsumi, H. Doi, N. Nomura, K.H. Kim and T. Hanawa: Surf. Coat. Technol. **20** (2011) 4948–4955.

6-2-2 水溶液プロセスによる水酸アパタイトコーティングとその骨伝導性
―骨伝導性の異なる各種アパタイトコーティング―

黒 田 健 介*

中心論文：K. Kuroda and M. Okido: Hydroxyapatite coating of titanium implants using hydroprocessing and evaluation of their osteoconductivity, Bioinorg. Chem. Appl. **2012** (2012) ID 730693.

TiやTi合金は，整形外科や歯科の分野においてインプラント材料して広く使用されているものの，その骨伝導性は必ずしも高くはない．骨伝導性向上のために，コーティング等の表面改質法が多く提案されている中，本稿では，骨伝導性物質として水酸アパタイト系物質を取り上げ，水溶液を用いたコーティング法について概説するとともに，実際に各種アパタイト皮膜を作製し，それらが異なる骨伝導性を示すことについて説明する．

Many techniques for the surface modification of titanium and its alloys have been proposed from the viewpoint of improving bioactivity. In this paper, hydroprocessing for coating on the titanium substrate with HAp, carbonate apatite (CO_3Ap), a $CO_3Ap/CaCO_3$ composite, HAp/collagen, and an HAp/gelatin composite is outlined. Moreover, evaluation by implantation of surface-modified samples in rat tibiae is described.

1. はじめに

現在，TiやTi合金が整形外科や歯科の医療現場において広く利用されている．しかし表面処理を行わないまま生体骨内に埋入した際，生体活性が低いため，インプラント材の固定に長時間を要するなどの問題も生じている．このため，金属インプラント表面に水酸アパタイト（HAp）などの骨伝導性物質をコーティングして，速く確実に固定する試みが行われてきた．本稿では，複雑形状・表面形態を有する場合の多いインプラント材への適用が可能な「水溶液プロセス」によるHAp系物質コーティングに着目し，その特徴について概説した後，作製した表面処理材のラット脛骨内への埋植結果についても述べる．

2. 水溶液プロセスによるHApコーティング

水溶液中での単一工程で直接HAp皮膜を作製できるプロセスとして，カソード電解法[1]-[3]や水中熱基板法[4]-[8]などが挙げられる．本稿では，水溶液中に存在するイオンから基板上へのHApの直接コーティングが可能な水中熱基板法を取り上げた．水中熱基板法とは，溶液中に浸漬した基材に電流を通電し基板をジュール加熱し，常圧下で基材表面に高温反応場を作製する手法である[4]．

Ca^{2+}とPO_4^{3-}を含む水溶液にTi基板を浸漬し通電加熱すると，HAp溶解度の温度逆進性[9]により，基板上にHApが析出する[4]．図1（a）～（d）にコーティング条件を変化させたときの皮膜表面写真を示す[5][6][8]．Ca-P系化合物の溶解度のpH依存性から，pH4の水溶液（a）では$CaHPO_4$が

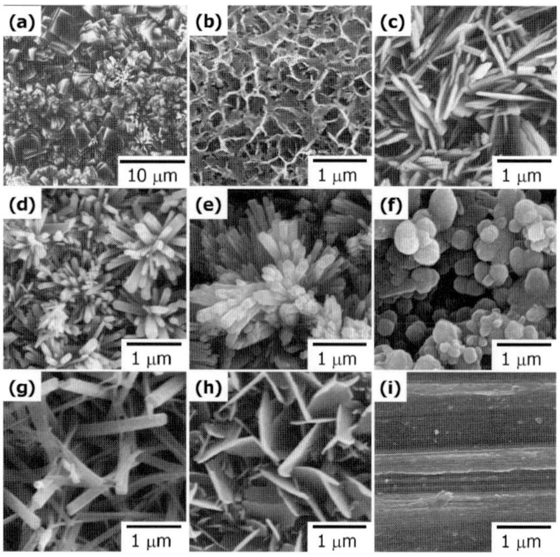

化合物と形状		水溶液	温度	時間	図2
(a) DCPA		pH 4	150℃	15 min	―
(b)	net	0.7 mM CC 0.3 mM CP pH 8	40℃	30 min	①
(c) HAp	plate		60℃		②
(d)	needle				③
(e) CO_3Ap	needle	0.5 mM $NaHCO_3$	140℃	15 min	④
(f) $CO_3Ap/CaCO_3$	spherical	0.7 mM CC 0.3 mM CP 10 mM $NaHCO_3$			⑤
(g) HAp/gel.	needle	pH 8 72 mg L^{-1} col. (Type I)	40℃	30 min	⑥
(h) HAp/col.	plate				⑦
(i) control (as polished #400SiC)					

図1 水中熱基板法により作製したHAp系皮膜の表面SEM写真．

---

* 名古屋大学エコトピア科学研究所・准教授（〒464-8603 愛知県名古屋市千種区不老町）
　Kensuke Kuroda (EcoTopia Science Institute, Nagoya University, Nagoya)
　e-mail: kkuroda@numse.nagoya-u.ac.jp
　Keywords：水溶液プロセス，HApコーティング，炭酸置換型アパタイト，HAp/コラーゲン複合皮膜，骨-インプラント接触率

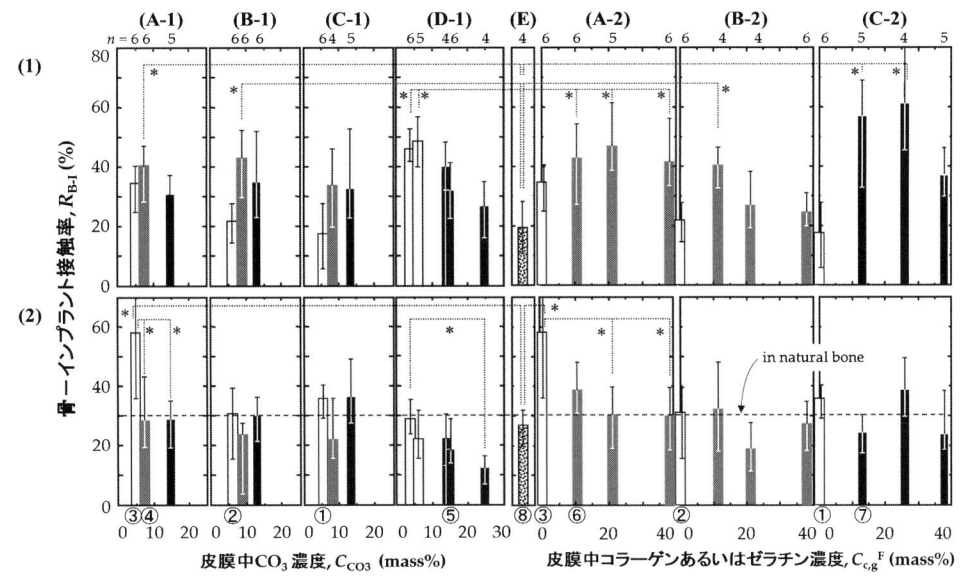

図2 HAp系物質の骨伝導性．
（上段：皮質骨部，下段：海綿骨部）
(A) 針状，(B) 板状，(C) 網状，
(D) 球状，(E) 研磨まま材
□：HAp
▨：CO_3Ap あるいは HAp/gel.
■：$CO_3Ap/CaCO_3$
　　あるいは HAp/col.
*$p<0.05$

生成し，ブロックが積層した様相を呈した．それ以上のpHではHApが生成し，HApの結晶形態は低温から(b)網状，(c)板状，(d)針状と変化した．

ヒトの骨の無機質は，主にPO_4^{3-}がCO_3^{2-}で一部置換された炭酸置換型アパタイト（CO_3Ap）で構成されている．水中熱基板法によるHApへの炭酸成分の複合化も，水溶液への$NaHCO_3$添加により可能となる．CO_3Ap皮膜の表面写真を図1(e)に示す[10]．$CaCO_3$もHApと同様に水溶液の温度上昇によって，溶解度が低下するため[11]，水溶液中のCO_3^{2-}濃度が上昇すると，球状の結晶形態を有する$CO_3Ap/CaCO_3$複合皮膜となる（図1(f)）[10]．一方，ヒトの骨にはコラーゲン（col.）が多量に含まれる（約23 mass%）[12]．HApとcol.の複合皮膜を作製するために，HApコーティングに用いた水溶液にcol.を添加した．一般に，哺乳類の持つcol.はおよそ45℃以上で急速にゼラチン（gel.）に変性するため，ここでは40℃において複合コーティングを行った．HAp/col.複合皮膜の表面写真を図1(h)に示す．50℃より高温でのコーティングでは，HAp/gel.複合膜が生成した（図1(g)）．

3. 生体活性評価

本研究では，上記表面処理材を8週齢の雄性ラット脛骨に14日間埋植する in vivo 評価法を用い，材料表面に生成した硬組織の割合，すなわち次式で定義する「骨-インプラント接触率（R_{B-I}）」によって，海綿骨と皮質骨に分けて組織学的に評価した[8][13]．

$R_{B-I}(\%) =$

$$\frac{試料上に硬組織が生成した部分の長さの合計}{試料の埋植部分の長さ} \times 100$$

結果を図2に示す．皮膜に$CaCO_3$あるいはcol.(gel.)含有の有無ならびにアパタイトの形状の相違（(A)針状，(B)板状，(C)網状，(D)球状）によって分類した．これより，HAp系物質をコーティングした試料のR_{B-I}値は，研磨まま材(E)と同等かそれ以上の値を示しており，コーティングの効果が認められる．HApの結晶形態の相違によりR_{B-I}値に差が認められ，海綿骨における針状HApのR_{B-I}値の高さは特異的である（③）[8]．CO_3複合化については，少量添加ではR_{B-I}値にほとんど変化は認められないが，15 mass%CO_3以上の添加では，R_{B-I}値が低下する（(A-1)(B-1)(C-1)(D-1)中の黒棒）．gel.複合化皮膜のR_{B-I}値は，HApとほとんど変化はない（(A-2)(B-2)(C-2)(D-2)中の灰棒）．col.複合化では，R_{B-I}値が上昇し，骨中のcol.濃度とほぼ等しい濃度でR_{B-I}が最大値を示し，それ以上の濃度では，逆にR_{B-I}値は低下する[14]．

4. 将来展望

金属インプラントの骨伝導性向上には，何らかの表面処理が必要なことは周知の事実である．本稿では水溶液プロセスである水中熱基板法によるHApコーティングについて概説したが，新たなコーティング物質の模索やコーティング法の開発だけでは，骨伝導性の大幅な改善は見込めない．周辺技術の進展や他分野の研究者の協力などがあってはじめて，極めて骨伝導性の高い生体材料が実現するものと考える．

文　献

(1) H. Momma: J. Mater. Sci. **29** (1994) 949–953.
(2) M. Okido, K. Kuroda, M. Ishikawa, R. Ichino and O. Takai: Solid State Ionics **151** (2002) 42–57.
(3) M. Okido, K. Nishikawa, K. Kuroda, R. Ichino, Z. Zhao and O. Takai: Mater. Trans. **43** (2002) 3010–3014.
(4) K. Kuroda, R. Ichino, M. Okido and O. Takai: J. Biomed. Mater. Res. **59** (2002) 390–397.
(5) K. Kuroda, R. Ichino, M. Okido and O. Takai: J. Biomed. Mater. Res. **61** (2002) 354–359.
(6) K. Kuroda, Y. Miyashita, R. Ichino, M. Okido and O. Takai: Mater. Trans. **43** (2002) 3015–3019.
(7) K. Kuroda, S. Nakamoto, R. Ichino and R. M. Pilliar: Mater. Trans. **46** (2005) 1633–1635.
(8) K. Kuroda, S. Nakamoto, Y. Miyashita, R. Ichino and M. Okido: Mater. Trans. **47** (2006) 1931–1934.
(9) J. C. Elliot: Studied in inorganic chemistry 18 "Structure and chemistry of the apatites and other calcium orthophosphates", NewYork, Elsevier, (1994) Chap. 1.
(10) K. Kuroda, M. Moriyama, R. Ichino, M. Okido and A. Seki: Mater. Trans. **49** (2008) 1434–1440.
(11) 日本化学会編：化学便覧　基礎編，丸善，(2004), II-149.
(12) 青木秀希：驚異の生体物質アパタイト，医歯薬出版，(1999) p. 19.
(13) K. Kuroda, H. Shidu, R. Ichino and M. Okido: Mater. Trans. **48** (2007) 328–331.
(14) K. Kuroda, M. Moriyama, R. Ichino, M. Okido and A. Seki: Mater. Trans. **50** (2009) 1190–1195.

バイオマテリアル研究の最前線

6-2-3　化学・水熱複合処理で合成したTiO₂における ハイドロキシアパタイトの光誘起析出
―光化学反応を利用したアパタイトの析出制御に関する総説―

上　田　正　人*

中心論文：M. Ueda, T. Kinoshita, M. Ikeda and M. Ogawa: Photo-induced formation of hydroxyapatite on TiO₂ synthesized by a chemical-hydrothermal treatment, Mater. Sci. Eng. C **29** (2009) 2246-2249.

生体活性な酸化物である TiO_2 は，光化学反応を呈する物質としても注目を集めている．そこで擬似体液(SBF)に浸漬した TiO_2 に紫外光(UV)を連続照射した際の表面におけるハイドロキシアパタイト(HAp)の析出挙動を調査した．UV照射は，TiO_2 表面の Ti-OH 基，Ti-O⁻ 基の形成を促進する一方，光励起した正孔が SBF 側へ移動することで TiO_2 表面を正に帯電させ，Ca^{2+} との間に斥力を発生させる．その結果，TiO_2 表面では，UV照射により，塊状 HAp の形成が促進され，膜状 HAp の形成が抑制される．

TiO_2 is a bioactive oxide material that has received considerable attention as a photocatalyst. The effect of continuous UV irradiation on HAp formation in SBF at the surface of TiO_2 was investigated. The UV irradiation promotes formation of HAp clusters, which may be due to the generation of functional Ti-OH or Ti-O⁻ groups on the TiO_2 surface. On the other hand, the photogenerated holes repel the Ca^{2+} ions in the solution from the surface of TiO_2. As a result, the irradiation suppresses the formation of HAp thin film.

1. はじめに

TiO_2 は，擬似体液中(SBF)でのハイドロキシアパタイト(HAp)の析出を促進するなど，生体活性な酸化物として知られており，金属製硬組織代替材料のコーティング材料として利用されている．この TiO_2 は，光化学反応を呈する物質としても知られており[1][2]，水や有機物の分解，殺菌・滅菌などを目的とした研究が精力的に進められている．

本稿では，SBF に浸漬したアナターゼ型 TiO_2 に紫外光(UV)を連続照射した際，TiO_2 表面で観察される特徴的な HAp の析出挙動について述べる．

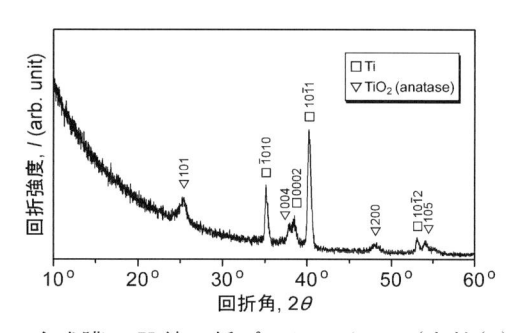

図1　合成膜のX線回折プロファイル．(文献(4)より改変し引用)

2. TiO₂膜の合成と光化学反応

(1) 化学・水熱複合処理による TiO₂ 膜の合成

工業用純 Ti(CP Ti) を H_2O_2/HNO_3 水溶液に浸漬すると表面に TiO_2 ゲル膜が形成される[3]．この化学処理の後，同膜を NH_3 水溶液に浸漬し，オートクレーブ中で 453 K-43.2 ks の水熱処理を施すと結晶性の高いアナターゼ型 TiO_2 膜が合成される[4](図1)．その表面には 50 nm 程度の立方体状の微細な結晶が観察される．TiO_2 ゲル膜に微小なクラックが発生していることがあるが，水熱処理中に TiO_2 が溶解・再析出を繰り返すことによって，そのクラックは完全に消滅し，非常に均一な TiO_2 膜が合成される．この TiO_2 膜を SBF に浸漬すると，CP Ti に比べ HAp の析出は促進される[3][4]．

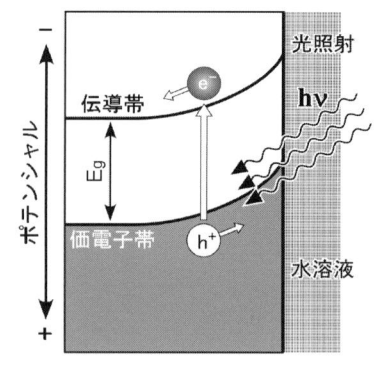

図2　n型半導体における電子・正孔対の光励起と移動．(文献(4)より改変し引用)

---

* 関西大学化学生命工学部化学・物質工学科・准教授(〒564-8680 大阪府吹田市山手町 3-3-35)
   Masato Ueda (Faculty of Chemistry, Materials and Bioengineering, Kansai University, Suita)
   e-mail: m-ueda@kansai-u.ac.jp
   Keywords：表面修飾，Ti・Ti合金，半導体，光化学反応，リン酸カルシウム

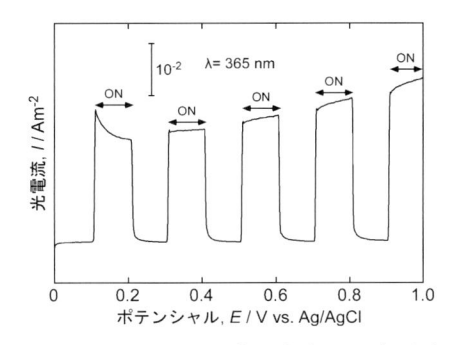

図3 合成したTiO₂膜で発生する光電流.

(2) 光化学反応（図2）

アナターゼ型TiO₂は，エネルギーバンドギャップE_g = 3.2 eV（波長388 nmに相当）のn型半導体である．n型半導体を水溶液に浸漬すると，半導体中には水溶液に向かってアップヒルの電位勾配が生じる．バンドギャップより大きいエネルギーを有する光が照射されると，価電子帯から伝導帯に電子が励起される．光照射により励起された電子と正孔は，表面近傍の電位勾配により半導体内部と水溶液側に分離される．合成したTiO₂膜に波長365 nmのUVを照射すると，明瞭な光電流が発生する（図3）．

3. TiO₂表面のHAp析出に及ぼす光照射の影響

SBFに浸漬したTiO₂にUVを予備照射すると表面におけるTi-OH基の密度が上昇し，その後，暗所でSBFに浸漬するとHApの析出が促進されることが報告されている[5]．SBFに浸漬したTiO₂膜にUVを連続照射した場合も，塊状HApの析出頻度は増加し，光照射にHAp析出の促進効果があるといえる[4]（図4(b)(c)）．しかし，UVを連続照射するとTiO₂表面を薄く覆う膜状HApは観察されない[4]（図4(e)(f)）．

一般的に，Ti-OH基は，SBFに浸漬したTiO₂におけるHAp析出の核生成サイトとして働く．アナターゼ型TiO₂の等電点はpH 6.2であるから[6]，pH 7.4のSBF中では，表面が負に帯電する[7]．その結果，Ca^{2+}が表面に結合し，引き続き，負に帯電したPO_4^{3-}が結合することで，結晶性の低いリン酸カルシウムが形成される（図5）．

UV照射は，TiO₂表面におけるTi-OH基，Ti-O⁻基の形成を促進する[7][8]一方，TiO₂内に電子・正孔対を形成する．形成された正孔は，SBF側へ移動し，TiO₂表面を正に帯電させる．UV連続照射下では，Ca^{2+}など正に帯電したイオンとTiO₂表面の間に斥力が発生し，TiO₂表面近傍ではSBF中のイオン分布が変化する．その結果，UV連続照射下では，膜状HApが形成されない．UV連続照射によりTiO₂表面でCa^{2+}が若干希薄になったとしても，Ti-OH基，Ti-O⁻基の密度は上昇しているので，塊状HApの形成頻度は増加する．TiO₂膜の結晶性を向上させると光化学反応が鋭敏化され，上述したHApの形態変化などに光照射の影響が強く表れる．

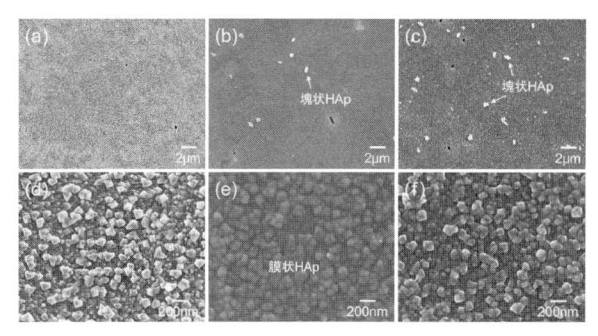

図4 TiO₂膜の表面形態；(a)(d)合成まま，(b)(e)暗所でSBFに2日間浸漬，(c)(f) UV照射下でSBFに2日間浸漬．（文献(4)より改変し引用）

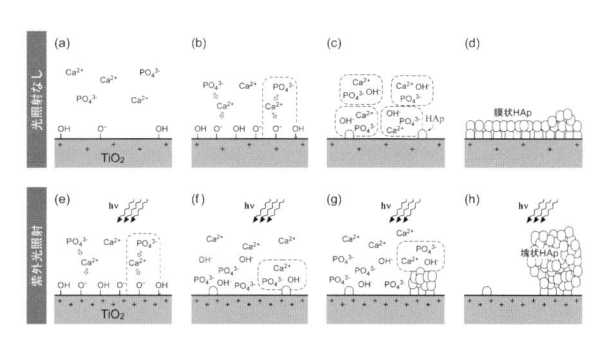

図5 暗所(a-d)および，UV照射下(e-h)におけるSBF中でのHAp析出プロセス．（文献(4)より改変し引用）

4. 将来展望

TiO₂表面への光照射は，生成するHApの形態を変化させるだけではなく，Ca/P比にも影響を与えることが報告されている[9]．TiO₂表面の光化学反応は，物質を分解することなく，表面の帯電状態や官能基密度を制御することが可能であり，様々な機能を発現できる可能性を秘めている．この反応は，HAp析出の制御のみならず，細胞の接着・増殖，パターニングにも応用でき，さらには，細胞シートを培養器から剥離する操作にも利用できる可能性がある．今後，医療材料の様々な分野への応用・展開が期待される．

文献

(1) A. Fujishima and K. Honda: Bull. Chem. Soc. Jpn. **44** (1971) 1148–1150.
(2) A. Fujishima and K. Honda: Nature **238** (1972) 37–38.
(3) M. Ueda, R. Matsunaga, M. Ikeda and M. Ogawa: Mater. Trans. **49** (2008) 1706–1709.
(4) M. Ueda, T. Kinoshita, M. Ikeda and M. Ogawa: Mater. Sci. Eng. C **29** (2009) 2246–2249.
(5) T. Kasuga, H. Kondo and M. Nogami: J. Crystal Growth **235** (2002) 235–240.
(6) G.D. Parfitt: Prog. Surf. Membrane Sci. **11** (1976) 181–226.
(7) X. Liu, X. Zhao, B. Li, C. Cao, Y. Dong, C. Ding and P.K. Chu: Acta Biomater. **4** (2008) 544–552
(8) Y. Han, D. Chen, J. Sun, Y. Zhang and K. Xu: Acta Biomater. **4** (2008) 1518–1529.
(9) A. Obata, T. Zhai and T. Kasuga: J. Mater. Res. **23** (2008) 3169–3175.

6-2-4 チタンの骨伝導能向上をめざした化学・水熱複合処理による表面修飾
―生体活性な酸化物膜の低温合成に関する総説―

上 田 正 人*

中心論文：M. Ueda, M. Ikeda and M. Ogawa: Chemical-hydrothermal combined surface modification of titanium for improvement of osteointegration, Mater. Sci. Eng. C **29** (2009) 994-1000.

生体用 Ti・Ti 合金では，骨伝導能向上をめざした様々な表面修飾法が開発されている．化学・水熱複合処理で純 Ti 表面に生体活性な TiO_2 膜，$CaTiO_3$ 膜を合成した．アルカリ溶液中での水熱処理は，Ti 酸化物の溶解・再析出を活性化し，酸化物膜の結晶性を向上させると同時に基板密着性も向上させる．合成された TiO_2 膜，$CaTiO_3$ 膜上では，擬似体液中でのアパタイト析出が顕著に促進される．

Various surface modification techniques have been developed in Ti alloys to improve the osteointegration. Bioactive anatase-type TiO_2 and perovskite-type $CaTiO_3$ films were synthesized on commercially pure Ti by the combined chemical-hydrothermal treatment. The hydrothermal treatment in alkaline solution activates dissolution and re-precipitation of titanium oxide, and then improves adherence of films to substrates. The oxide films drastically promote the deposition of HAp during SBF soaking.

1. は じ め に

Ti や Ti 合金は，機械的性質，生体適合性に優れるため，整形外科をはじめとする幅広い領域で利用されている．その骨伝導能は生体活性セラミックスに比べ低く，同合金をセメントレスな硬組織代替材料として用いる場合は，表面の骨伝導能を向上させる必要がある．

現在，表面における骨伝導の促進，骨組織との密着性向上をめざした様々な表面修飾が開発されている．そのほとんどのプロセスでは，高温処理を必要とする．一般的に，Ti 基合金の機械的性質は熱処理の影響を強く受ける[1]．特に 773 K 以上の熱処理では機械的性質が大きく変化し，目的とする性質から逸脱する．したがって，表面修飾プロセスにおける処理温度を低下させることは非常に重要である．

本稿では，化学処理と水熱処理を利用した低温プロセスによる生体活性化をめざした工業用純 Ti（CP Ti）の表面修飾について述べる．

2. 表 面 修 飾

(1) 化学処理

Ti は下記反応式で H_2O_2 に溶解することが知られている[2]．

$$Ti + 3H_2O_2 \longrightarrow [Ti(OH)_3O_2]^- + H_2O + H^+$$

この反応式は pH を低くすることで逆反応を誘起できること，すなわち溶解している Ti 化合物を析出させることができることを示唆している．CP Ti を H_2O_2/HCl 水溶液[3] や H_2O_2/HNO_3 水溶液[4]に浸漬すると，表面に結晶性の低いアナターゼ型 TiO_2 膜が形成される（図1，図2(a)）．本稿では，これを TiO_2 ゲル膜と呼ぶ．上記の両水溶液で TiO_2 ゲル膜の状態に明瞭な差異は認められないが，Ti 合金においては，H_2O_2/HNO_3 水溶液を用いた方が，クラックや剥離のない均一なゲル膜が得られる[4]．

(2) 水熱処理

低温プロセスの一種である水熱処理は水の沸点と臨界点の間で行うプロセスであり，$BaTiO_3$，ZrO_2，TiO_2 などの酸化物ナノ結晶を合成することが可能である[5][6]．得られたナノ結晶は低温で合成しているにもかかわらず，非常に高い結晶性を示す．

TiO_2 ゲル膜を蒸留水，$Ca(OH)_2$ 水溶液に浸漬し，オート

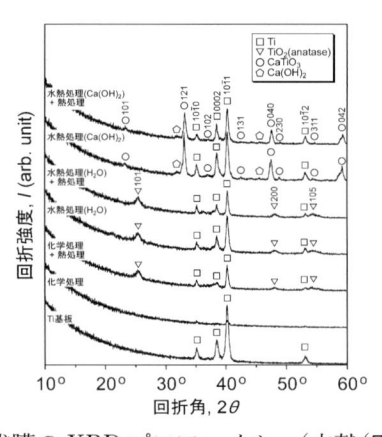

図1　合成膜の XRD プロファイル．（文献(7)より改変し引用）

---

* 関西大学化学生命工学部化学・物質工学科・准教授（〒564-8680 大阪府吹田市山手町 3-3-35）
Masato Ueda (Faculty of Chemistry, Materials and Bioengineering, Kansai University, Suita)
e-mail: m-ueda@kansai-u.ac.jp
Keywords：表面修飾，Ti・Ti 合金，Ti 酸化物，アパタイト，生体活性

クレーブ中で453 K-43.2 ksの水熱処理を施すとアナターゼ型TiO$_2$膜，ペロブスカイト型CaTiO$_3$膜がそれぞれ合成される[7]（図1）．図2にその表面形態を示す．蒸留水中の水熱処理で得られるTiO$_2$膜は，TiO$_2$ゲル膜に類似したスポンジ状の形態を全体として呈するが，微視的には10～20 nmの結晶が連なった形態を呈する（図2(b)）．Ca(OH)$_2$水溶液中の水熱処理で得られるCaTiO$_3$膜は，角柱状の結晶からなり，TiO$_2$膜に比べ粗大化する傾向が認められる（図2(c)）．これらの形態から，高pH水溶液中での水熱処理中に酸化物層の溶解・再析出が活発に生じたことがうかがえる．TiO$_2$ゲル膜に微小なクラックが発生していることがあるが，この水熱処理によって，そのクラックは完全に消滅する．これは，本プロセスの大きな特徴の一つである．この合成膜に，大気中で673 Kの熱処理を施しても，表面形態は変化せず，新たな相の出現も認められない（図1，図2(d)～(f)）．

図3に結晶化度の指標となるX線回折ピークの半値幅を示す．なお，TiO$_2$ゲルのXRDピークは，半値幅が測定できないほどブロードである．453 Kの水熱処理により，酸化物の結晶性は著しく高まり673 Kで熱処理した場合（破線）と同程度まで進行する．これは，低温で結晶性の高い安定な酸化物単相膜が合成できていることを示している．特に，アルカリ性の水溶液中では，TiO$_2$ゲルの溶解，ならびにTiO$_2$, CaTiO$_3$の析出が非常に活発に生じていることを示唆している．

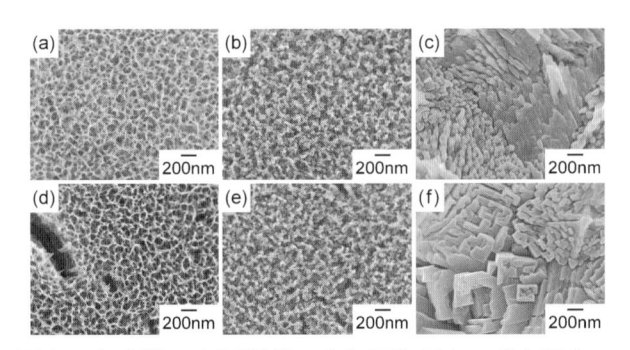

図2 合成膜の表面形態；(a) TiO$_2$ゲル，(b) TiO$_2$，(c) CaTiO$_3$．(d), (e), (f)は(a), (b), (c)の673 K-1 h熱処理後．（文献(7)より改変し引用）

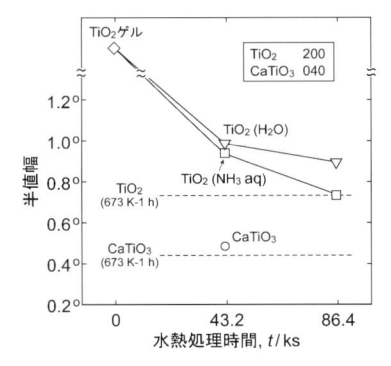

図3 水熱処理による半値幅の変化．（文献(7)より改変し引用）

3. アパタイト形成能と合成膜の基板密着性

擬似体液（SBF）浸漬後，SEMで観察される代表的な表面状態を図4に示す．(a) アパタイト（HAp）の析出が観察される他，HAp層が減圧チャンバー内で脱水されることで，同層に(b) クラックの出現，合成膜に(c) 部分的な，(d) 完全な剥離も観察される．SBF浸漬試験のまとめを表1に示す．TiO$_2$膜，CaTiO$_3$膜では，HApの析出が，未処理のTiに比べ，顕著に促進されている．合成膜の結晶性が高くなると基板密着性が向上する傾向が認められる．

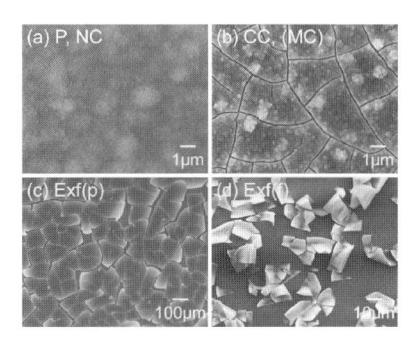

図4 SBF浸漬後の代表的な表面状態．（文献(7)より改変し引用）

表1 SBF浸漬試験のまとめ；P：HAp析出開始，MC, CC：微小，連続クラックの出現，Exf(p), Exf(f)：部分的，完全な剥離．（文献(7)より改変し引用）

表面修飾			合成膜	SBF浸漬期間					
化学処理	水熱処理	熱処理		2 d	4 d	6 d	8 d	14 d	20 d
○	―	―	TiO$_2$ゲル	P	CC	Exf(p) →			
○	―	○	TiO$_2$	P, CC	CC	Exf(p) →			
○	蒸留水	―	TiO$_2$	P	Exf(f) →				
○	蒸留水	○	TiO$_2$	P	NC	CC →			
○	Ca(OH)$_2$ aq	―	CaTiO$_3$	P	NC				
○	Ca(OH)$_2$ aq	○	CaTiO$_3$	P	NC	MC	→	CC →	
―	―	―	(Ti)			P	NC	MC	CC

4. 将来展望

近年，精緻な合金設計，組織制御により，高機能な生体用金属材料が開発されている．その機能を損なうことなく，目的に応じた表面修飾法を開発する必要がある．合成膜の密着力，耐久性に関する基礎的データの蓄積も不可欠である．

文献

(1) M. Ikeda, S. Komatsu, T. Sugimoto and M. Hasegawa: Mater. Sci. Eng. A **243** (1998) 140-145.
(2) M. Kakihana, M. Tada, M. Shiro, V. Petrykin, M. Osada and Y. Nakamura: Inorg. Chem. **40** (2001) 891-894.
(3) X.-X. Wang, K. Hayakawa, K. Tsuru and A. Osaka: Biomaterials **23** (2001) 1353-1357.
(4) M. Ueda, Y. Uchibayashi and S. O.-Y.-Matsuo: J. Alloy. Compd. **459** (2008) 369-376.
(5) W.-J. Dawson: Am. Ceram. Soc. Bull. **67** (1988) 1673-1678.
(6) H. Xu and L. Gao: Mater. Lett. **58** (2004) 1582-1586.
(7) M. Ueda, M. Ikeda and M. Ogawa: Mater. Sci. Eng. C **29** (2009) 994-1000.

6-2-5 カルシウム含有溶液中で水熱処理した チタン表面のアパタイト析出能
—チタン酸カルシウム修飾に関する総説—

浜 田 賢 一*

中心論文：K. Hamada, M. Kon, T. Hanawa, K. Yokoyama, Y. Miyamoto and K. Asaoka: Hydrothermal modification of titanium surface in calcium solutions, Biomaterials **23** (2002) 2265-2272.

水酸化カルシウム水溶液中にTiを浸漬し表面にチタン酸カルシウムを修飾することで，擬似体液中でのTiのアパタイト析出能は向上する．浸漬時に水熱処理を加えることでアパタイト析出能はさらに向上する．本稿では水熱処理条件がアパタイト析出能に及ぼす影響をまとめた．水熱処理温度を高くすることでアパタイト析出能は向上する傾向を示すが，向上可能な温度には上限があると考えられた．

Modification of a Ti surface in $Ca(OH)_2$ solution synthesizes the calcium titanate and enhances the apatite precipitation on the Ti surface in a simulated body fluid. Hydrothermal treatment during the modification increases the thickness of the surface-modified layer and promotes the precipitation. The effects of hydrothermal treatment temperature on the precipitation are summarized in this manuscript. Higher temperature accelerates the precipitation, however, the effects with increasing temperature show saturation.

1. はじめに

Tiは優れた生体適合性を示すために生体用金属材料として注目され，特に骨伝導性を示す点から骨代替材料として広く使われている．しかし，骨伝導の速度は臨床的には不十分であり，より迅速に骨と結合させるための様々な表面処理が行われてきた[1][2]．その1つが，Ti表面へのCa修飾である．修飾法にはCaイオン含有水溶液中への浸漬[3]のようなウェットプロセスと，Caイオン注入[4]のようなドライプロセスがあり，これらのプロセスによりTi表面にチタン酸カルシウムが形成される．形成されたチタン酸カルシウムは擬似体液中でのTi表面へのアパタイト析出を加速させることから，Ca修飾はTiの骨伝導速度を向上させると考えられる．この両者の比較では，ウェットプロセスは大規模な設備を必要とせず，複雑形状のTi表面でも均一に処理が可能，などの利点があり，より実用的なプロセスであると期待される．Caイオン含有水溶液中への浸漬処理の効果を高める手法として，水熱処理[5]-[7]が挙げられる．水熱処理では，Tiを浸漬した溶液に101 kPa以上の圧力をかけ，100℃以上の高温下で処理を行うことで，表面改質を促進させる．

本稿では，水熱処理条件である水溶液中のCaイオン濃度および処理温度・圧力，加えて水熱処理後の熱処理が，Ti表面へのアパタイト析出能に与える影響について述べる．

2. 水熱処理条件とアパタイト析出能

水熱処理は一般的に金属製の耐圧容器を用い，高温高圧下で水が関与する化学反応を生じさせる．耐圧容器を侵食する危険性がある場合は，高耐食性の反応容器を内部に設置する必要があり，テフロン®が広く用いられる．反応容器がテフロン®の場合，反応温度は280℃程度が上限となる．耐圧容器内部の雰囲気制御が可能な装置もあり，反応系によっては容器内のガス置換を行う場合がある．

(1) 溶液中のカルシウムイオン濃度の影響

Caイオン源として酸化カルシウムを用いる場合，水溶液中および空気中の二酸化炭素がCaイオンと反応して炭酸カルシウムを生成して沈殿する．室温での水に対する酸化カルシウムの飽和溶解度は$0.02\ mol\cdot L^{-1}$と小さく，溶液中および耐圧容器中の二酸化炭素を排除せずに反応を進めようとすると炭酸カルシウムが優先して生成し，Tiと反応するCaイオンが十分に存在しなくなる．そのため，反応容器に飽和酸化カルシウム水溶液のみを入れて水熱処理(121℃・202 kPa, 2時間)を行った場合，Ti表面のアパタイト析出量(4週)は図1に示すようにわずかであった[7]が，飽和酸化カルシウム水溶液とともに過剰の酸化カルシウムを沈殿させた状態で加えて水熱処理を行うと，アパタイト析出量(4週)は飛躍的に増加した[5]．水熱処理条件を200℃・1.6 MPa，280℃・6.4 MPaで1時間とした場合も，過剰酸化カルシウムを加えることでアパタイト析出量(30日)は増加を示した[6][8]．

---

* 徳島大学大学院ヘルスバイオサイエンス研究部生体材料工学分野・教授（〒770-8504 徳島県徳島市蔵本町3-18-15）
Kenichi Hamada (Department of Biomaterials and Bioengineering, University of Tokushima, Tokushima)
e-mail: hamada.dent@tokushima-u.ac.jp
Keywords：チタン，チタン酸カルシウム，水熱処理，アパタイト

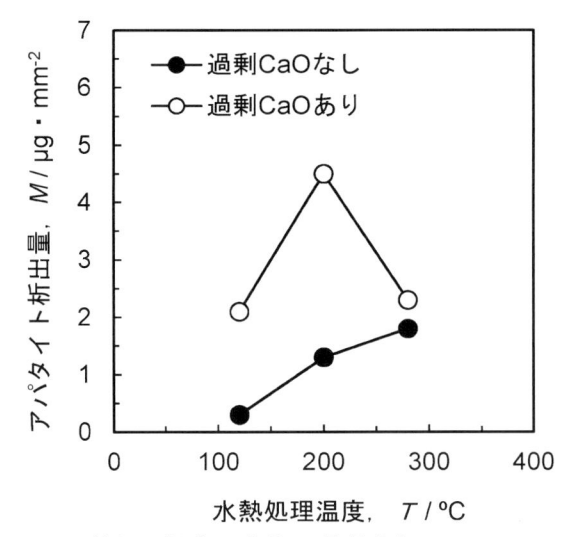

図1 水熱処理温度の変化と過剰酸化カルシウムの有無によるTi表面のアパタイト析出量の変化.（文献(5)，(6)および(7)よりデータを引用）

(2) 水熱処理温度・圧力の影響

水熱処理では高温・高圧による反応速度の増大や，水に対する飽和溶解度の増大などの効果を利用して，プロセスを加速する．室温で酸化カルシウム水溶液に浸漬したTiと比べ，水熱処理（121℃・202 kPa，2時間）を加えたTiのアパタイト析出量は増加した[5]ことから，より高温・高圧の水熱処理を行うことでTiのアパタイト析出量はさらに増加すると期待できる．図1に示すように，過剰酸化カルシウムがない水溶液への浸漬では，水熱処理温度の増加により析出量は増加した．一方，過剰酸化カルシウムがある水溶液への浸漬では121℃から200℃への増加では析出量が増加したが，280℃への増加では減少を示した．ただし，280℃処理を行った試料の析出量のデータは偏差が極めて大きく，200℃処理を行った試料と同程度の析出量を示した試験片と，析出量がほぼゼロの試験片に分散していた．この大きな偏差の理由は明らかではないが，高温・高圧での水熱処理によりTi表面に析出したアパタイトとTiとの接着強度が変化し，析出後に剥離するリスクが拡大するといった，アパタイト析出能以外の性質の変化によるものと推定している．

3. 水熱処理後の熱処理とアパタイト析出能

酸化カルシウム水溶液浸漬処理を行ったTiのアパタイト析出能をさらに向上させるには，浸漬処理後の熱処理が有効である．例えば大気中で800℃，1時間の熱処理を加えると，浸漬のみのTiの約10倍の析出能を示す[7]．浸漬処理を行わないTiの場合も，800℃処理を行うことでアパタイト析出能は大幅に向上することから，熱処理にともなうTi表面の酸化チタン層の変化が析出向上に寄与していると考えられている[9]-[11]．加えて，表面に生成されたチタン酸カルシウムが熱処理にともない結晶化すること，Ti表面酸化膜中に残存するCaイオンと酸化チタンが熱処理により反応し，チタン酸カルシウムが新たに生成すること，などがアパタイト析出能を向上させていると考えられる．

4. 将来展望

Ti表面へのチタン酸カルシウム修飾手法としては他にゾルーゲル法[12]，水酸化ナトリウム水溶液浸漬＋塩化カルシウム水溶液浸漬[13][14]などが挙げられる．工業用純Tiではアパタイト析出能向上に極めて有効で，臨床応用も始まったアルカリ加熱処理（水酸化ナトリウム水溶液浸漬後，加熱処理）[15]が，一部のTi合金では効果が認められず，その代替手法としてチタン酸カルシウム修飾法が有効であるとの報告[13][14]がある．工業用純Tiに対してはチタン酸カルシウム修飾法が臨床応用される可能性は低いと考えられるものの，一部のTi合金のアパタイト析出能向上手法として応用される可能性があり，今後さらなる向上を目指した研究開発が期待される．

文　　　献

(1) 塙　隆夫：軽金属，**55** (2005) 553–556.
(2) 成島尚之：軽金属，**58** (2008) 577–582.
(3) T. Hanawa, M. Kon, H. Ukai, K. Murakami, Y. Miyamoto and K. Asaoka: J. Biomed. Mater. Res. **34** (1997) 273–278.
(4) T. Hanawa, H. Ukai and K. Murakami: J. Electron Spectrosc. **63** (1993) 347–354.
(5) K. Hamada, M. Kon, T. Hanawa, K. Yokoyama, Y. Miyamoto and K. Asaoka: Biomaterials **23** (2002) 2265–2272.
(6) R. Sultana, M. Kon, L.M. Hirakata, E. Fujihara, K. Asaoka and T. Ichikawa: Dent. Mater. J. **25** (2006) 470–479.
(7) R. Sultana, K. Hamada, T. Ichikawa and K. Asaoka: Biomed. Mater. Eng. **19** (2009) 193–204.
(8) E. Fujihara, K. Hamada and K. Asaoka: Proceedings of 6th International Symposium on Titanium in Dentistry and 2nd International Meeting on Titanium in Dental Technology, (2007) 144.
(9) H.M. Kim, F. Miyaji, T. Kokubo and T. Nakamura: J. Mater. Sci. Mater. Med. **8** (1997) 341–347.
(10) H.M. Kim, F. Miyaji, T. Kokubo and T. Nakamura: J. Biomed. Mater. Res. **32** (1996) 409–417.
(11) X.-X. Wang, S. Hayakawa, K. Tsuru and A. Osaka: Biomaterials **23** (2002) 1353–1357.
(12) M.R. Mohammadi and D.J. Fray: J. Sol-Gel Sci. Technol. **68** (2013) 324–333.
(13) S. Yamaguchi, T. Kizuki, H. Takadama, T. Matsushita, T. Nakamura and T. Kokubo: J. Mater. Sci.: Mater. Med. **23** (2012) 873–883.
(14) T. Kizuki, H. Takadama, T. Matsushita, T. Nakamura and T. Kokubo: Acta Biomater. **6** (2010) 2836–2842.
(15) 松下富春，鈴木　順，小林尚博：バイオマテリアル，**27** (2009) 24–31.

バイオマテリアル研究の最前線

6-2-6 スラリーを利用したチタン表面へのHApコーティング
―新しいウエットプロセスによる生体機能性薄膜の形成―

大 津 直 史*

中心論文：N. Ohtsu, Y. Nakamura and S. Semboshi: Thin hydroxyapatite coating on titanium fabricated by chemical coating process using calcium phosphate slurry, Surf. Coat. Technol. **206** (2012) 2616–2621.

生体機能性酸化物薄膜をチタン表面に簡便に形成できる新しい表面処理プロセスを開発した．このプロセスは，難溶性のカルシウム系酸化物粉末試薬と水を混練することで調整するスラリー状の処理剤にチタン材料を完全に埋没させ，そのまま汎用電気炉で873 K程度に保持するだけのものであり，特別な装置および技術を必要としない．この処理で薄膜形成したチタン材料を擬似体液中に浸漬すると，その表面にリン酸カルシウムが迅速に析出することが分かった．

Biofunctional oxide layer was fabricated on a titanium (Ti) surface by a surface treatment process using a slurry-type reagent. In this process, a Ti substrate is completely buried in the slurry prepared by mixing powder of a calcium oxide compound with water, after which the slurry containing the Ti substrate is heated in air. When the coated Ti was soaked in a simulated body fluid, a calcium phosphate precipitation grew on its surface rapidly.

1. はじめに

チタンおよびチタン合金は，その優れた耐食性と機械的特性から，人工股関節，歯科用インプラントなどに応用されている．しかしチタン材料は硬組織適合性が不十分であるため，そのまま用いた場合生体内において骨と十分な強度で接着するために長期間を要する．この欠点を克服するために硬組織適合性を向上させる表面処理が研究開発されてきた．

当グループでは近年，難溶性のカルシウム系酸化物粉末試薬と水または水溶液を混練することで調整するスラリー状の処理剤にチタン材料を完全に埋没させ，そのまま電気炉で加熱すると，処理剤含有物質が材料表面から拡散していき，膜厚数十から数百ナノメートルのカルシウム系酸化物を含む生体機能性酸化物薄膜をチタン材料表面に形成できることを見出した．

本稿では，このスラリー状処理剤を用いた新しい表面処理プロセスの概要，表面処理の実施例，および形成した薄膜の機能について述べる．

2. スラリーを利用した表面処理プロセス

(1) 処理プロセスの概要

図1にスラリーを利用した表面処理プロセスの概略図を示す．スラリー状処理剤は，カルシウム系酸化物粉末試薬1 gに対して水または水溶液を1 mL程度混練することで調整する．このスラリー状処理剤の中にチタン材料を完全に埋没させ，そのまま汎用電気炉などを用いて873 K程度で2時間保持する．材料を処理剤から取り出し，蒸留水などで洗浄し

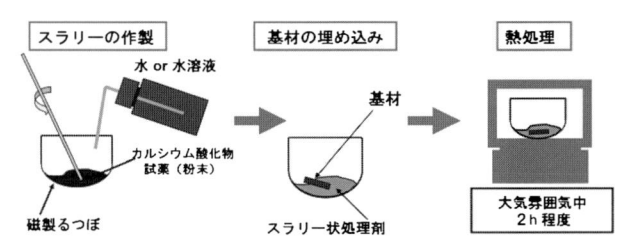

図1 スラリーを利用した表面処理プロセスの概略図．（文献(1)より改変し引用）

た後に乾燥させることで処理は完了する．

(2) スラリーを利用した処理の利点

スラリーを利用した処理プロセスは簡便であり，特別な道具，試薬，技術などを一切必要としない．材料をスラリー中に完全に埋没させて処理するので，複雑形状を持つ材料であってもその表面全面に薄膜を形成できる．さらに熱拡散を利用するので，傾斜的な皮膜-基材界面が形成でき，高い薄膜密着強度が期待できる．

3. 表面処理の実施例

(1) 水酸化カルシウムスラリーによる処理

水酸化カルシウム($Ca(OH)_2$)粉末と水を混練して調整したスラリーを利用してチタン材料を処理すると$Ca(OH)_2$がチタン表面と反応してチタン酸カルシウム($CaTiO_3$)薄膜が形成される[1][2]．図2に水酸化カルシウムスラリーで処理したチタン材料表面の深さ方向の元素分布を示す．$CaTiO_3$薄膜が表面から膜厚30 nm程度で形成していることが分かる．$CaTiO_3$薄膜は生体適合性に優れ[3]，生体内において新生骨

---

* 北見工業大学工学部機器分析センター・准教授（〒090-0810 北海道北見市公園町165番地）
  Naofumi Ohtsu (Instrumental Analysis Center, Kitami Institute of Technology, Kitami)
  e-mail: nohtsu@mail.kitami-it.ac.jp
  Keywords：チタン，HApコーティング，表面処理，スラリー，生体機能性薄膜

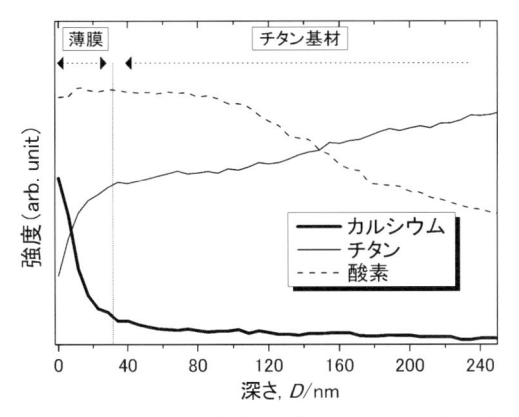

図2 オージェ電子分光法で測定した，Ca(OH)$_2$スラリーで処理したチタン材料表面の深さ方向の元素分布．（文献(1)より改変し引用）

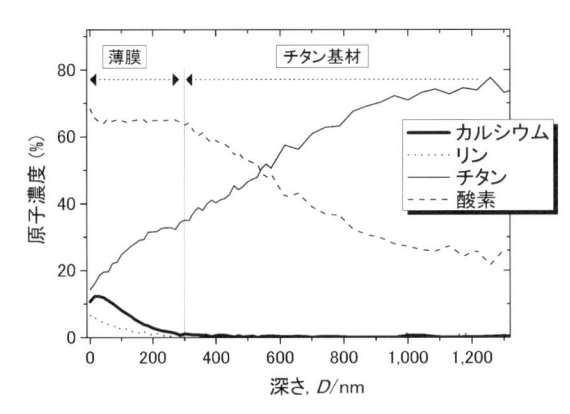

図3 X線光電分光法で測定した，HApスラリーで処理したチタン材料表面の深さ方向の濃度分布．（文献(5)より改変し引用）

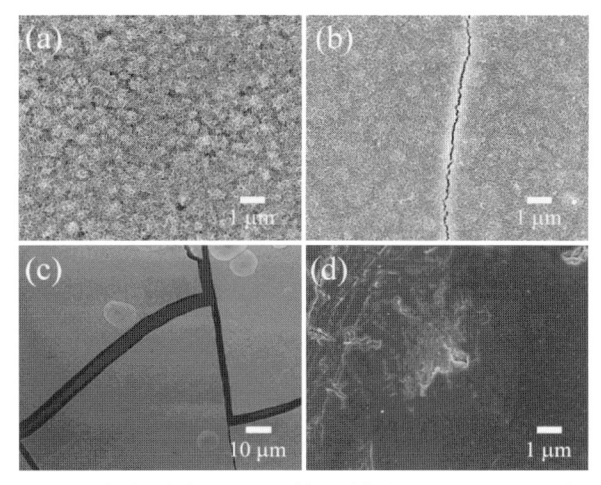

図4 擬似体液（ハンクス緩衝液）中におけるリン酸カルシウムの析出．(a) HAp薄膜チタン1日浸漬，(b) 3日浸漬，(c) 6日浸漬，(d) 未処理チタン6日浸漬．（文献(5)より改変し引用）

形成を促進する機能があること[4]を報告している．

(2) ハイドロキシアパタイトスラリーによる処理

ハイドロキシアパタイト（HAp; Ca$_{10}$(PO$_4$)$_6$(OH)$_2$）粉末と水から調整したスラリーでチタン材料を処理するとその表面にHApを含む薄膜を形成できる[5]．図3にHApスラリー処理剤中で熱処理したチタン材料表面の深さ方向の濃度分布を示す．HApを含む酸化物層が表面から膜厚300 nm程度で形成していることが分かる．さらにこの表面の結晶相をX線回折法で調べると，形成した薄膜はルチル型TiO$_2$とHApから構成されていることが分かった[5][6]．HApは骨の主要無機成分であるので，この成分を含む酸化物薄膜形成により硬組織適合性の向上が期待できる．

4. HApスラリー形成薄膜の生体機能

HApスラリーを用いて薄膜形成したチタン材料を擬似体液に浸漬すると，リン酸カルシウムが未処理材料と比較して迅速に析出される（図4）．加えて，HApスラリーで形成した薄膜は生体毒性がなく，骨芽細胞様細胞の石灰化を促進できることを報告している[6][7]．

5. 将来展望

スラリーを利用した表面処理の魅力は，スラリーの成分やその調整方法を工夫することでさまざまな特徴を持つ薄膜を簡便に形成できることにある[8]．この特徴を利用すれば，硬組織適合性だけではなく軟組織適合性や抗菌性を併せ持つ薄膜を簡便に形成できる可能性がある．スラリーを利用した表面処理は，高機能なチタン材料を製造できる新しい処理プロセスとしての可能性を秘めている．

文　献

(1) N. Ohtsu, T. Ashino, M. Ishihara, F. Sakamoto and T. Hanawa: Mater. Trans. **48** (2007) 105-110.
(2) N. Ohtsu, C. Abe, T. Ashino, S. Semboshi and K. Wagatsuma: Surf. Coat. Technol. **202** (2008) 5110-5115.
(3) N. Ohtsu, K. Sato, K. Saito, K. Asami and T. Hanawa: J. Mater. Sci. Mater. Med. **18** (2007) 1009-1016.
(4) N. Ohtsu, K. Sato, A. Yanagawa, K. Saito, Y. Imai, T. Kohgo, A. Yokoyama, K. Asami and T. Hanawa: J. Biomed. Mater. Res. A **82** (2007) 304-315.
(5) N. Ohtsu, Y. Nakamura and S. Semboshi: Surf. Coat. Technol. **206** (2012) 2616-2621.
(6) N. Ohtsu, T. Takahara, M. Hirano and H. Arai: Surf. Coat. Technol. **239** (2014) 185-190.
(7) N. Ohtsu, M. Hirano and H. Arai: J. Biomed. Mater. Res., (In press).
(8) N. Ohtsu, S. Semboshi, C. Abe and S. Tokuda: Surf. Coat. Technol. **202** (2008) 5110-5115.

6-2-7 化学溶液析出法で作製した水酸アパタイト被覆生体吸収性マグネシウム合金の疲労特性
―生体吸収性 Mg 合金の疲労強度を維持する高密着性耐食被膜―

廣本 祥子*

中心論文：S. Hiromoto, M. Tomozawa and N. Maruyama: Fatigue property of a bioabsorbable magnesium alloy with a hydroxyapatite coating formed by a chemical solution deposition, J. Mech. Behav. Biomed. Mater. **25** (2013) 1-10.

水酸アパタイト被覆した AZ31(HAp-AZ31)試験片に大気中で 5％の伸び(1.5％の残留歪み)を加えても，HAp 被膜にき裂や剥離は見られなかった．HAp-および研磨まま AZ31 の大気中での 10^7 回疲労強度(疲労限)はそれぞれ約 80 MPa および約 90 MPa であった．疲労限の荷重を 10^7 回加えた試験片の被膜に，き裂や剥離は見られなかった．本 HAp 被膜は静的・動的荷重下で良好な密着性を示すことおよび HAp 被覆による Mg 合金の疲労強度の低下は小さいことを明らかにした．

Hydroxyapatite coated Mg-3Al-1Zn (AZ31) alloy (HAp-AZ31) specimen was elongated by 5％ (corresponding to 1.5％ residual strain), and the coating showed neither crack nor detachment microscopically. The fatigue strengths at 10^7 cycles (fatigue limit) of HAp- and polished AZ31 were ca. 80 MPa and ca. 90 MPa, respectively. The HAp coating showed neither cracks nor detachment after 10^7 cycles at the fatigue limit. It is revealed that the HAp coating shows good adhesiveness under static and dynamic loadings and the HAp coating causes only a slight decrease in fatigue limit.

1. はじめに

Mg/Mg 合金は，Mg が生体必須元素で，比強度が高く，ヤング率が骨に近いことから，ステントや骨折固定材，人工骨などの生体吸収性金属材料として注目されている[1][2]．しかし，Mg 合金の腐食の進行が速いことが実用化への課題である．このため，生体用合金や表面処理の開発が行われている．著者らは，化学溶液析出による Mg/Mg 合金の HAp およびリン酸八カルシウム(OCP)被覆法を開発し，OCP および HAp 被覆により Mg/Mg 合金の腐食を抑制できることを報告した[3]-[5]．ここで，骨折固定材などは埋入手術時に患部の形状に合わせて変形を加えられる．生体内に埋入されたデバイスには歩行などの動作により繰り返し荷重が加わる．このため，被膜には基材 Mg 合金との良好な密着性および基材 Mg 合金の疲労強度を維持することが求められる．

本稿では，HAp-AZ31 の大気中での引張試験および疲労試験より，HAp 被膜の静的・動的荷重下での密着性および被覆が Mg 合金の疲労特性に及ぼす影響を検討した[6]．

2. HAp 被覆 AZ31 合金の引張試験

図 1(a)に HAp-AZ31 の大気中での応力-伸び(S-S)曲線を示す．化学研磨まま AZ31(Cpol-AZ31)も全く同様の S-S 曲線を示し，HAp 被覆により引張特性は変化しないことが明らかとなった．HAp-AZ31 の 0.2％耐力，引張強度(UTS)，破断伸びおよびヤング率はそれぞれ 173 MPa，265 MPa，25％，および 40.6 GPa であった．

図 1(b)に，5％伸び(1.5％の残留歪みに相当)を付与後に除荷した HAp-AZ31 試験片の平行部の走査電子顕微鏡(SEM)像を示す．HAp 被膜にき裂も剥離も観察されなかった．12％伸び(7.5％の残留歪みに相当)を付与した場合の

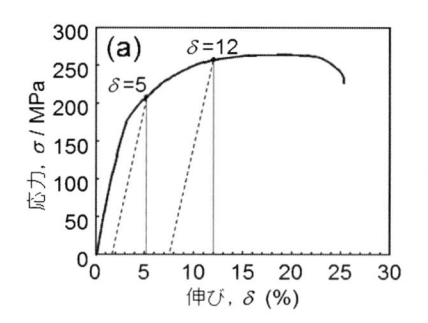

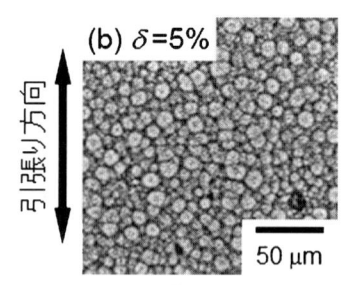

図 1 (a) HAp-AZ31 の大気中での応力-伸び曲線および(b) 5％伸びを付与後に除荷した HAp-AZ31 試験片の SEM 像．(文献(6)より改変し引用)

---

* 独立行政法人物質・材料研究機構生体機能材料ユニット・MANA 研究者(主幹研究員)(〒305-0044 茨城県つくば市並木 1-1)
Sachiko Hiromoto (Biomaterials unit, National Institute for Materials Science, Tsukuba)
e-mail: hiromoto.sachiko@nims.go.jp
Keywords：Mg，リン酸カルシウム，耐食被膜，密着性，引張試験，疲労試験，骨折固定材，人工骨

HAp被膜には荷重方向と直角方向にき裂が発生し，タイル状の剥離が起こっていた．これより，基材Mg合金に1.5％程度の塑性変形を加えてもHAp被膜は良好な密着性を示すことが示唆された．

3. HAp被覆AZ31合金の疲労試験

図2(a)に，#1200 SiC研磨紙で研磨まま（Mpol-），Cpol-およびHAp-AZ31の大気中での応力振幅-破断繰り返し数（S-N）曲線を示す．疲労試験は，応力比$R=0.1$，繰り返し周波数$f=20$ Hzで行った．Mpol-およびCpol-AZ31のS-N曲線には顕著な差は見られず，化学研磨によるMg合金の疲労特性の変化はほとんどないことが示された．一方，HAp被覆により，低サイクル側での疲労寿命がわずかに短くなり，疲労限もMpol-およびCpol-AZ31の約90 MPaから約80 MPaへとわずかに低下した．

図2(b)の表面形状プロファイルに示すように，化学研磨により深さ数μmのマイクロピットが形成され，HAp被覆処理によりさらに深いマイクロピットの形成が見られた．HAp-AZ31の断面SEM観察で，HAp被膜下に深さ約10 μmのマイクロピットが見られた．陽極酸化したMg-6Al-0.5Mn（AM60）合金では，数μmのマイクロピットが疲労き裂の発生を促進した[7]．これより，HAp被覆処理時に形成されたマイクロピットがMg合金の疲労強度を若干低下させることが明らかとなった．

図2(c)に応力振幅（σ_a）= 78.5 MPaを10^7回加えても破断しなかったHAp-AZ31試験片の平行部のSEM像を示す．本応力振幅で，約3％の伸びが繰り返し加わっても，HAp被膜にき裂も剥離も見られなかった．構造材料は通常疲労限より小さい応力下で使用される．これより，本HAp被膜は実用上十分な密着性を示すことが明らかとなった．

4. 将来展望

生体用Mg合金は，生分解性高分子や生体吸収性セラミックスよりも強度と靭性に優れていることから，生体内で荷重が加わる部位に用いることが期待されている．一方，腐食速度制御や生体適合性向上には，生体用Mg合金の表面処理は不可欠である．Mg合金の表面処理には，陽極酸化，カソード電解析出やゾル-ゲル法などの水溶液を用いるものが多いため，表面処理による基材Mg合金の強度低下が懸念される．したがって，種々の表面処理がMg合金の力学強度に及ぼす影響や，力学強度に影響を及ぼす表面形状に関する検討が必要と考えられる．

表面被覆したMg合金では，被膜の欠陥や不均一な箇所から基材の局部腐食が発生し，基材合金の力学強度を低下させると推測される．このため，表面被覆Mg合金の生体模擬環境下での疲労試験が求められる．一方，Mg合金の生体内での腐食速度を生体外で再現できないという課題がある．したがって，使用する生体内の部位での腐食環境を生体外で適切に模擬する試験条件の探索も必要である．

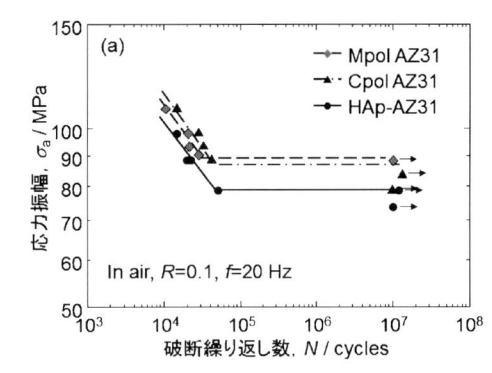

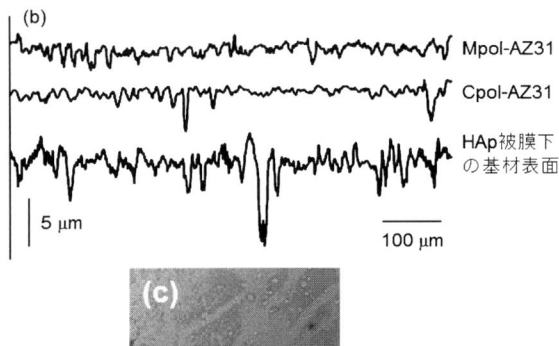

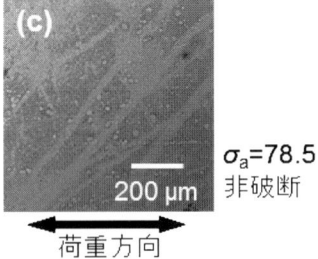

図2 (a) Mpol-, Cpol-およびHAp-AZ31の大気中での応力振幅-破断繰り返し数曲線（S-N曲線），(b) 基材表面の形状プロファイルおよび(c) 10^7回繰り返し荷重を加えても破断しなかったHAp-AZ31のSEM像．（文献(6)より改変し引用）

文献

(1) F. Witte, N. Hort, C. Vogt, S. Cohen, K.U. Kainer, R. Willumeit and F. Feyerabend: Curr. Opin. Solid State Mater. Sci. **12** (2008) 63-72.
(2) H. Kuwahara, Y. Al-Abdullat, N. Mazaki, S. Tsutsumi and T. Aizawa: Mater. Trans. **42** (2001) 1317-1321.
(3) S. Hiromoto: Electrochim. Acta **54** (2009) 7085-7093.
(4) M. Tomozawa and S. Hiromoto: Acta Mater. **59** (2011) 355-363.
(5) S. Hiromoto and M. Tomozawa: Surf. Coat. Technol. **205** (2011) 4711-4719.
(6) S. Hiromoto, M. Tomozawa and N. Maruyama: J. Mech. Behav. Biomed. Mater. **25** (2013) 1-10.
(7) S.A. Khan, Y. Miyashita, Y. Mutoh and T. Koike: Mater. Sci. Eng. A **474** (2008) 261-269.

6-2-8 様々なpHでの処理でマグネシウム表面に作製した水酸アパタイトおよびリン酸八カルシウム被膜の微細構造
―高生体適合性被膜で生体吸収性Mg合金の劣化速度をコントロール―

廣本　祥子*

中心論文：M. Tomozawa and S. Hiromoto: Microstructure of hydroxyapatite- and octacalcium phosphate-coatings formed on magnesium by a hydrothermal treatment at various pH values, Acta Mater. **59** (2011) 355-363.

Mg/Mg合金表面に，結晶化度が比較的高いリン酸カルシウムを被覆する化学溶液析出法を開発した．処理溶液のpHにより結晶構造を，濃度や処理時間により膜厚を制御できた．弱酸性ではリン酸八カルシウム（OCP）被膜が，中性～アルカリ性では水酸アパタイト（HAp）被膜が形成された．被膜は2層構造で，厚さ1～5 μmの連続な内層と，内層から成長した長さ～4 μmの板状OCP結晶もしくは棒状HAp結晶でなる外層で構成されていた．両被膜によりMg/Mg合金の腐食は抑制され，OCPよりもHAp被膜の抑制効果の方が大きかった．

Well-crystallized calcium phosphate coatings were formed on Mg/Mg alloys with a chemical solution deposition method. Crystal structure and thickness of the coatings were varied with treatment pH and concentration of solution and treatment period, respectively. Octacalcium phosphate (OCP) and hydroxyapatite (HAp) coatings were formed at weak acid region and neutral and alkali region, respectively. Both coatings showed two-layered structure: a continuous inner layer (1～5 μm^t) and a porous outer layer consisting of plate-like OCP or rod-like HAp crystals (～4 μm^t). Both coatings reduced the corrosion rate of Mg/Mg alloys, and HAp coatings showed higher protectiveness to corrosion than OCP coatings.

1. はじめに

Mg/Mg合金は，生体吸収性金属材料として注目されている[1][2]．しかし，Mg合金の腐食が患部の治癒よりも速いことが，骨折固定材や人工骨などの整形外科デバイスへの実用化における課題である．一方，血管用ステントへの実用化はこの約10年間で大きく進み，薬物徐放高分子層を被覆したMg合金ステントの臨床試験が行われている[3]．

Mg合金の腐食抑制のために，新合金開発や合金の組織制御および生分解性高分子やリン酸カルシウムなどによる被覆が行われている[4]．リン酸カルシウムの一種であるHApは，骨の主成分であり，生体用Ti合金の被覆に用いられているため，Mg合金の被覆材としても注目されている．しかし，MgイオンがHApの結晶化を阻害するため，Mg合金の水溶液中でのHAp被覆は困難である．著者らは，Ca錯体を用いた水溶液への浸漬でMg合金にHAp被覆する方法を開発した[5]．

本稿では，処理溶液のpHを調節して純Mg表面に作製したリン酸カルシウム被膜の微細構造および加速試験として行った3.5 mass%NaCl中での分極挙動について述べる．

2. OCPおよびHAp被膜の微細構造

図1にpHを5.9，8.9もしくは11.9に調節した250

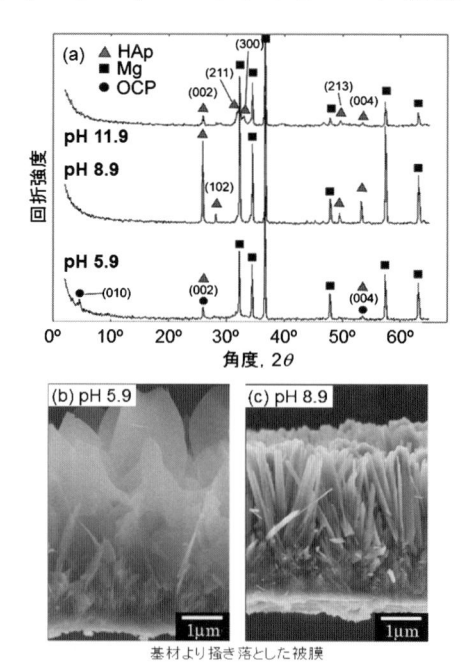

図1　様々なpHで作製したリン酸カルシウム被膜の(a) XRDパターンおよび(b) OCPおよび(c) HAp被膜の断面SEM像．（文献(6)より改変し引用）

---

* 独立行政法人物質・材料研究機構生体機能材料ユニット・MANA研究者（主幹研究員）（〒305-0044 茨城県つくば市並木1-1）
Sachiko Hiromoto (Biomaterials unit, National Institute for Materials Science, Tsukuba)
e-mail: hiromoto.sachiko@nims.go.jp
Keywords：Mg，リン酸カルシウム，耐食被膜，腐食，骨折固定材，人工骨

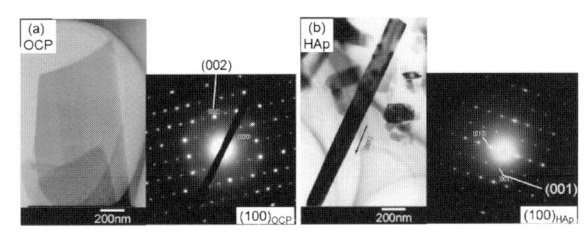

図2 OCP板状結晶およびHAp棒状結晶のTEM像および電子線回折像[6].

mmol·L^{-1} Ca-エチレンジアミン四酢酸2Na-250 mmol·L^{-1} KH$_2$PO$_4$中に363 K,7.2 ks浸漬して作製したリン酸カルシウム被覆純MgのX線回折(XRD)パターンおよびpH 5.9,8.9での被膜の断面電子顕微鏡(SEM)像を示す[6].XRDピーク位置より,pH 5.9ではOCPを主成分とする被膜,pH 8.9およびpH 11.9ではHAp被膜の形成が確認された.OCPおよびHAp被膜のいずれにおいても,それぞれ(002)$_{OCP}$および(002)$_{HAp}$に帰属されるピークの強度は,他のOCPおよびHApピークの強度よりも相対的に高かった.これより,それぞれ(002)$_{OCP}$および(002)$_{HAp}$面が基材表面に平行に配向していることが示唆された.

断面観察より,被膜は2層構造を有しており,厚さ約2 μmの連続な内層と,内層から成長した長さ約2 μmの板状OCP結晶もしくは棒状HAp結晶からなる外層で構成されていた(図1(b),(c)).OCP被膜の内層にはナノ孔が見られたのに対し,HAp被膜の内層にはナノ孔は見られずミクロレベルで緻密であった.膜厚は処理時間の増加に伴い成長し,内層と外層を合わせた膜厚は,処理時間600 sで約3 μm(OCP)および約0.5 μm(HAp),処理時間28.8 ksで約6.5 μm(OCP)および約9 μm(HAp)であった[7][8].

図2に,外層のOCP板状結晶およびHAp棒状結晶の透過電子顕微鏡(TEM)像およびそれぞれに対応する電子線回折パターン(SADP)を示す[6].SADPよりOCPおよびHAp結晶とも,軸方向に成長したことがわかる.

X線光電子分光およびフーリエ変換赤外分光分析より,OCPおよびHAp結晶構造には,微量のNaおよびCO$_3$が含まれていた[9][10].

3. OCPおよびHAp被覆純Mgの耐食性

図3に3.5 mass% NaCl中での化学研磨まま(Cpol-Mg),OCPおよびHAp被覆純Mg(OCP-およびHAp-Mg)のアノード分極曲線を示す[6].カソード電流密度は被覆により減少し,OCP-MgよりもHAp-Mgの方が低かった.Cpol-,OCP-およびHAp-Mgの腐食電流密度はそれぞれ1×10^{-4},2×10^{-5}および1×10^{-7} A·cm^{-2}であった.生体内より過酷な3.5 mass% NaCl中でも,OCPおよびHAp被覆によりMg/Mg合金の腐食が抑制されること,およびHAp被膜はOCP被膜よりも腐食に対する保護性が高いことが明らかとなった.これは,HAp被膜の内層がOCP被膜の内層よりも緻密であったためと考えられる.

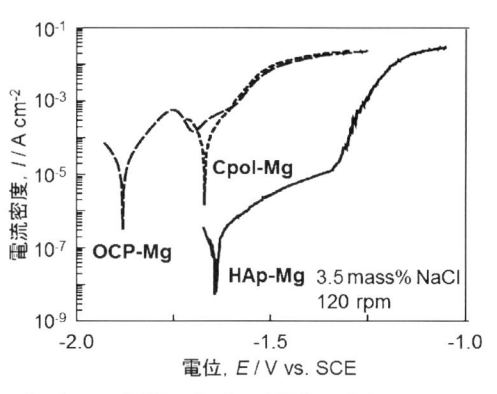

図3 Cpol-,OCP-およびHAp-Mgの3.5 mass% NaCl中でのアノード分極曲線.(文献(6)より改変し引用)

4. 将来展望

生体用Mg合金には,部位ごとに異なる腐食環境下で,患部の治癒に合わせた腐食速度を示すことが望まれる.このため,生体用Mg合金では,腐食速度制御および生体適合性向上のための表面処理は不可欠である.現在,様々な表面被覆が提案され,擬似体液中での腐食評価や細胞適合性評価が行われている.しかし,被膜の改良や開発に有用な知見を与える,被膜の組成や微細構造と腐食速度や形態との関係に関する検討だけでなく,Mg合金の生体内での腐食挙動に関する系統的な検討はほとんど行われていない.これが,Mg合金の腐食速度や形態を生体外で適切に評価できる試験条件の確立の支障となっている.生体内環境下での腐食に伴うMg合金の力学強度の劣化挙動もほとんど検討されていない.このように,生体用Mg合金の研究・開発には多くの課題が残されている.生体用Mg合金の実用化に向けて,合金開発だけでなく適切な力学的・化学的特性評価のための基礎研究も必要と考えられる.

文 献

(1) F. Witte, N. Hort, C. Vogt, S. Cohen, K.U. Kainer, R. Willumeit and F. Feyerabend: Curr. Opin. Solid State Mater. Sci. **12** (2008) 63–72.
(2) H. Kuwahara, Y. Al-Abdullat, N. Mazaki, S. Tsutsumi and T. Aizawa: Mater. Trans. **42** (2001) 1317–1321.
(3) M. Haude, R. Erbel, P. Erne, S. Verheye, H. Degen, D. Bose, P. Vermeersch, I. Wijnbergen, N. Weissman, F. Prati, R. Waksman and J. Koolen: Lancet **381** (2013) 836–844.
(4) H. Hornberger, S. Virtanen and A.R. Boccaccini: Acta Biomater. **8** (2012) 2442–2455.
(5) S. Hiromoto: Electrochim. Acta **54** (2009) 7085–7093.
(6) M. Tomozawa and S. Hiromoto: Acta Mater. **59** (2011) 355–363.
(7) M. Tomozawa and S. Hiromoto: Appl. Surf. Sci. **257** (2011) 8253–8257.
(8) M. Tomozawa and S. Hiromoto: ECS Trans. **33** (2011) 31–37.
(9) S. Hiromoto and M. Tomozawa: Surf. Coat. Technol. **205** (2011) 4711–4719.
(10) N. Ohtsu, S. Hiromoto, M. Yamane, K. Satoh and M. Tomozawa: Surf. Coat. Technol. **218** (2013) 114–118.

6-2-9 シランカップリング材によるセグメント化ポリウレタンとチタンの接合における界面構造と接着強度
―生体高分子と金属の接合複合化技術―

塙　隆夫*

中心論文：H. Sakamoto, H. Doi, E. Kobayashi, T. Yoneyama, Y. Suzuki and T. Hanawa: Structure and strength at the bonding interface between a titanium-segmentated polyurethane composite through 3-(trimethoxysilyl) propyl methacrylate for artificial organs, J. Biomed. Mater. Res. A **82** (2007) 52-61.

Ti とセグメント化ポリウレタン（SPU）との界面の剪断接合強度は，シランカップリング剤（γ-MPS）層の厚さ，SPU の重合度，Ti 表面水酸基濃度の増加に伴って上昇するが，これらの機構は界面の構造解析から明らかになっている．これらの因子の制御は界面剪断接合強さを向上させるために必須である．

The shear bond strength at the interface between Ti and SPU increased with the increase of the thickness of the γ-MPS layer, degree of apparent polymerization of SPU, and concentration of the active hydroxyl groups on Ti surface. These results are elucidated with the characterization of the interface structure. Therefore, the control of these conditions is significant to increase the shear bond strength at the interface.

1. はじめに

金属材料と高分子材料の複合化については，歯科分野において多くの研究が行われてきた．中でも，反応性の異なる官能基を2つ有するシランカップリング剤を用いた金属材料と高分子材料の複合化は有効な手段であると考えられる．

本稿では，シランカップリング剤（メルカプトプロピルトリメトキシシラン：γ-MPS）を用いた Ti とセグメント化ポリウレタン（SPU）との複合体の界面構造，界面接合強度の支配因子について述べる．SPU は血液適合性と耐久性に優れ，人工心臓などに応用されている高分子材料である．

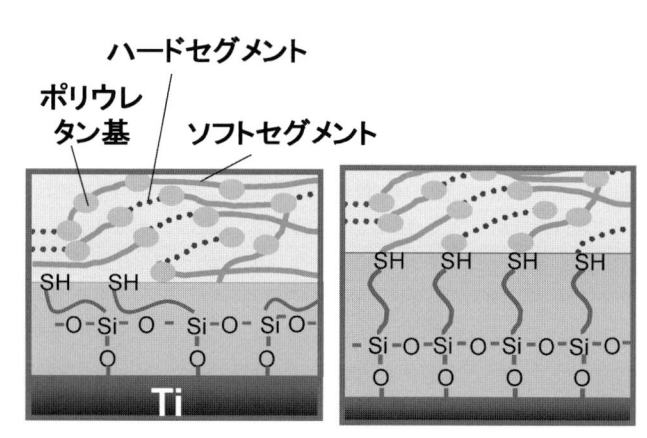

図1　γ-MPS 層の厚さによる分子密度と分子立体構造の相違．（文献(1)より改変し引用）

2. Ti-SPU 複合材料の界面構造と強度[1]

(1) Ti-SPU 複合材料の作製

γ-MPS を超純水で希釈し，酢酸を用いて pH 4.0 に調整した溶液を 1 h 攪拌後，40 μm のフィルターを用いて濾過した．鏡面研磨した Ti を γ-MPS 溶液に浸漬し，真空デシケータ内で 1 d 乾燥した．

γ-MPS 層の深さ方向の元素分布と膜厚をグロー放電発光分析装置（GD-OES）およびエリプソメーターで測定し，剪断接合強度試験を行った．破断後の Ti 表面の残存 SPU を XPS で分析した．加えて純水中での耐久性を調べた．

(2) γ-MPS 層の深さ方向の元素分布と膜厚

GD-OES による γ-MPS 層の深さ方向元素分布から，γ-MPS 溶液の濃度および Ti の浸漬時間に依存して γ-MPS 分子ユニット数が増加することが明らかになっている．さらに浸漬時間および浸漬濃度の増加に伴って，γ-MPS 層の膜厚は増加する．高濃度の γ-MPS 溶液には，多くの γ-MPS 分子ユニットが存在する．したがって，加水分解した γ-MPS 分子ユニットが Ti 表面の水酸基と結合する確率が増加すると考えられる．同様の理由で浸漬時間の増加に伴って γ-MPS 層の膜厚が増加すると考えられる．厚い γ-MPS 層には，多くの γ-MPS 分子ユニットが存在する．Ti 上に結合した γ-MPS 分子ユニットの模式図を図1に示す．

3. 剪断接合強さに影響を及ぼす因子

(1) γ-MPS の膜厚[1]

γ-MPS 溶液の浸漬濃度および浸漬時間の増加に伴って剪

---

* 東京医科歯科大学生体材料工学研究所・教授（〒101-0062 東京都千代田区神田駿河台 2-3-10）
Takao Hanawa (Institute of Biomaterials and Bioengineering, Tokyo Medical and Dental University, Tokyo)
e-mail: hanawa.met@tmd.ac.jp
Keywords：チタン，セグメント化ポリウレタン，シランカップリング剤，剪断接合強さ，重合度，表面水酸基濃度

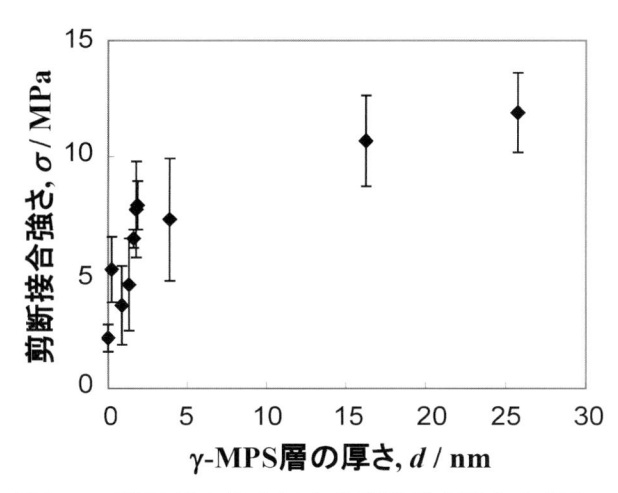

図2 γ-MPS層の厚さによる剪断接合強さの変化．（文献(1)より改変し引用）

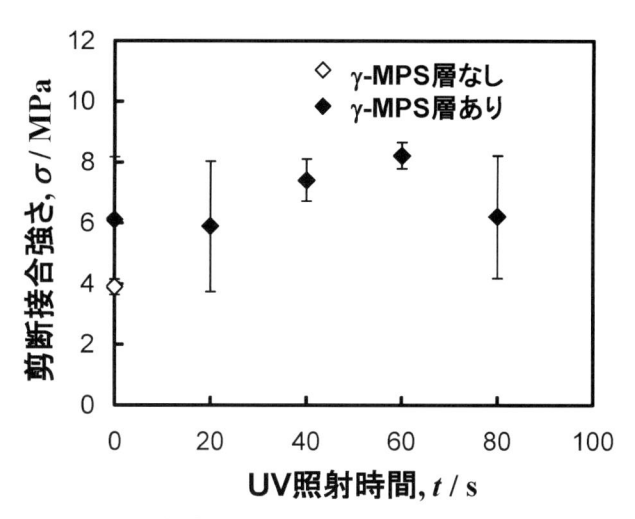

図3 UV照射時間と剪断接合強さの関係．（文献(2)より改変し引用）

断接合強さは増加する（図2）．つまりγ-MPS層の膜厚の増加に伴って剪断接合強さは増加する．

破断面にはSPUが残存しており，剪断接合強さの増加に伴って残存量は増加する．Tiが露出しているように見える破断面でも，XPSの結果から10 nm以下の残存層が存在し，Ti-SPU複合材料は微量なSPUの成分を残して破断していることが明らかになっている．

(2) γ-MPSの重合度（架橋数）[2]

図3にUV照射時間と剪断接合強さとの関係を示す．UV照射時間の増加に伴って剪断接合強さは増加し，その後，減少に転じる傾向がある．このとき，最適なUV照射時間は40〜60 sである．DSCの結果から，UVを60 s照射するとSPUのガラス転位温度は上昇するが，過度なUV照射では下降に転じる．これは適切なUV照射によりSPUの重合度が上昇し，過度なUV照射では重合度が低下するためである．

(3) チタン表面水酸基濃度[3]

H_2O_2に浸漬することでTi表面の水酸基濃度を制御し剪断接合強さへの影響を調べたところ，γ-MPS層が単層の場合，剪断接合強さはH_2O_2処理時間の増加に伴って増加する．すなわち，Ti表面水酸基濃度の増減に伴って剪断接合強さは増減することが明らかとなっている．Ti表面水酸基はγ-MPS分子ユニットと初期の結合サイトになる．したがって，Ti表面水酸基量が増加すればγ-MPS分子ユニットとの結合数も増加し，γ-MPS分子ユニットが多く存在すると，SPUとの結合が強くなる．

4. 水中での耐久性[3]

未処理，最適なUV照射処理，最適なH_2O_2処理を施したTi-SPU複合材料の超純水中での耐久性評価を行った．未処理の場合，いずれのγ-MPS層の膜厚の場合も，超純水への浸漬時間の増加に伴って剪断接合強さは減少する．UV照射処理およびH_2O_2処理を施した試料でも浸漬時間の増加に伴って，剪断接合強さは減少するが，未処理の試料と比較して，その減少幅は小さくなる．

5. 将来展望

本技術を活用してTi-29Nb-13Ta-4.6Zr合金へのSPUの接合強度を上げる努力が続けられている[4]-[6]．本稿で述べた支配因子を制御することにより，界面の接合強度に加えて，長期的な水に対する耐久性を向上させることが可能となる．本稿の結果は界面の構造レベルで界面接合強度を制御するために有効である．

文献

(1) H. Sakamoto, H. Doi, E. Kobayashi, T. Yoneyama, S. Suzuki and T. Hanawa: J. Biomed. Mater. Res. A **82** (2007) 52-61.
(2) H. Sakamoto, Y. Hirohashi, H. Saito, H. Doi, Y. Tsutsumi, Y. Suzuki, K. Noda and T. Hanawa: Dent. Mater. J. **27** (2008) 81-92.
(3) H. Sakamoto, Y. Hirohashi, H. Doi, Y. Tsutsumi, Y. Suzuki, K. Noda and T. Hanawa: Dent. Mater. J. **27** (2008) 124-132.
(4) J. Hieda, M. Niinomi, M. Nakai, H. Kamura, H. Tsutsumi and T. Hanawa: Surf. Coat. Technol. **206** (2012) 3137-3141.
(5) J. Hieda, M. Niinomi, M. Nakai, H. Kamura, H. Tsutsumi and T. Hanawa: J. Biomed. Mater. Res. Part B Appl. Biomater. **101** (2013) 776-783.
(6) J. Hieda, M. Niinomi, M. Nakai, K. Cho, T. Mohri and T. Hanawa: Mater. Sci. Eng. C **36** (2014) 244-252.

バイオマテリアル研究の最前線

6-3-1 チタン表面へのバイオフィルム付着に及ぼす電着ポリエチレングリコールの効果
―チタン表面の生体機能化による血小板粘着とバイオフィルム形成の抑制―

塙　　隆　夫*

中心論文：Y. Tanaka, K. Matin, M. Gyo, A. Okada, Y. Tsutsumi, H. Doi, N. Nomura, J. Tagami and T. Hanawa: Effects of electrodeposited poly(ethylene glycol) on biofilm adherence to titanium, J. Biomed. Mater. Res. A **95** (2010) 1105-1113.

両末端をアミンで修飾したポリエチレングリコール(PEG)を水溶液に溶解しTiにカソード電位を付加するとPEGはTi電極に向かって移動し，U字型に強固に固定化される．PEG電着Ti表面は，タンパク質の吸着を抑制し血小板粘着とバイオフィルム形成を抑制する．本電着技術は，金属表面の生体機能化に有効である．

Both terminals of poly(ethylene glycol) (PEG) are terminated with $-NH_2$. The cathodic potential was charged to Ti caused that the terminated PEGs electrically migrated to and were strongly immobilized on the Ti cathode with a U-shape. The PEG-immobilized surface inhibits the adhesion of platelets and the formation of biofilm because of the inhibition of the adsorption of protein, indicating that this electrodeposition technique is useful for the biofunctionalization of metal surfaces.

1. はじめに

体内埋入部材(インプラント)による感染症を防止するためには，材料表面の細菌付着とバイオフィルム形成を抑制する必要がある．金属をステント，ガイドワイヤー，人工弁などに使用するためには，血小板粘着抑制，血液中潤滑性，細菌付着抑制などの性質が要求される．細菌付着や血小板粘着はタンパク質の吸着を抑制することで達成できる．ポリエチレングリコール(PEG)は，タンパク質の吸着を抑制する性質を持つため，固体表面に安定に固定化できれば，多くの効果が期待できる機能分子である．本稿では，PEGをTi表面に電着固定化する技術，電着によるPEGの固定化様式，血小板粘着とバイオフィルム形成の抑制効果について述べる．

2. PEG電着固定化

PEGの両末端をアミンで修飾し，水溶液に溶解するとアミンが電離し末端がNH_3^+になる．そこで，Ti板をカソード，Pt板をアノードとして−5 Vで300 s通電すると，アミンが電気泳動によってカソードとなったTi板に引き寄せられ固定化される(図1)．浸漬ではランダムに静電的に固定化するのに対し，電着ではU字形に固定化される[1][2]．電着にはTi表面酸化物上の活性な水酸基が重要な役割を果たしている．Ti，Co-Cr-Mo合金，SUS316Lステンレス鋼の表面水酸基濃度とPEG固定化層厚さを比較すると，異なる材料間でもPEG固定化量に表面水酸基濃度が影響する[3]．

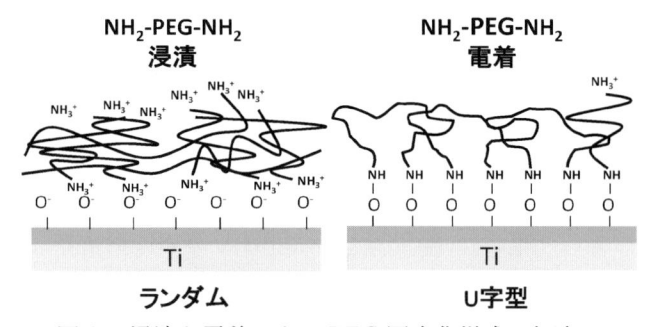

図1　浸漬と電着によるPEG固定化様式の相違．

3. 血小板粘着とバイオフィルム形成

(1) 血小板粘着

血液細胞の接着は血栓形成を引き起こす．ステント再狭窄は，ステント表面で起こる血栓形成あるいは平滑筋細胞の移動と増殖の増大による新生内膜の成長や細胞外マトリックスの蓄積によって起こり[4]，再狭窄を防止する一つの手段として，金属製ステント表面で起こる血栓を防止する材料の選択が挙げられる．血栓形成は，血小板の粘着および凝集によって起こる(一次凝集)．粘着した血小板は活性化され，血漿中のフィブリノーゲンを介して二次凝集(架橋)する．フィブリノーゲンなどの血漿タンパク質は，金属材料表面に初期に吸着し，血小板の活性化とその後の血栓形成に影響を及ぼす[5]．

---

* 東京医科歯科大学生体材料工学研究所・教授(〒101-0062 東京都千代田区神田駿河台2-3-10)
Takao Hanawa (Institute of Biomaterials and Bioengineering, Tokyo Medical and Dental University, Tokyo)
e-mail: hanawa.met@tmd.ac.jp
Keywords：チタン，ポリエチレングリコール，電着，血小板粘着，バイオフィルム形成

(2) バイオフィルム形成

材料に付着した細菌は，単に増殖してコロニーを形成するだけではなく，栄養供給チャンネルまでも備えたバイオフィルムを形成する[6]．付着した細菌の集合体は密度を上げるためにQSシグナルを産生し，菌の増殖が進み成熟バイオフィルムとなる．歯科においては，プラークや歯石がバイオフィルムの一種であり，これらがう蝕や歯周病の原因となる．整形外科においては，インプラント表面に形成するバイオフィルムによって引き起こされる感染症によって部材を摘出しなければならない症例が報告されている．

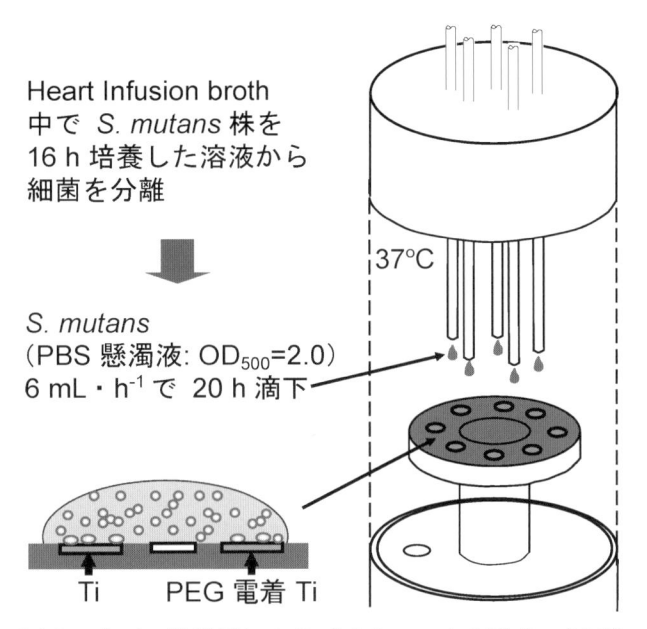

図2 人工口腔装置によるバイオフィルム形成．（文献(8)より改変し引用）

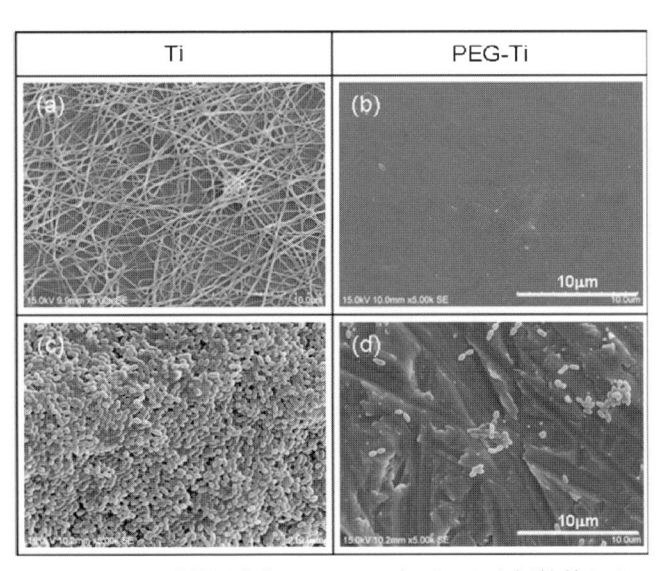

図3 PEG電着固定化によるTi表面の血小板粘着およびバイオフィルム形成抑制．(a)非処理Ti表面での血小板粘着とフィブリンネットワーク形成，(b)PEG電着Ti表面での血小板粘着抑制，(c)非処理Ti表面でのバイオフィルム形成，(d)PEG電着Ti表面でのバイオフィルム形成後の剥離．

4. 電着固定化PEGによるバイオフィルム形成と血小板粘着の抑制

ヒト全血を遠心分離後，血小板数を$1.0 \times 10^5\ \mu L^{-1}$に調製した多血小板血漿にTiおよびPEG電着Tiを5 min浸漬し，固定・脱水後，走査型電子顕微鏡（SEM）により観察した[7]．一方，TiおよびPEG電着Tiを人工口腔装置の中で，ヒト無菌唾液に30 min浸漬後，試料上方から*Streptococcus mutans*（*S. mutans*）*MT8148*株懸濁液，0.1％スクロース含有Heart Infusion brothを20 h滴下し，人工的にバイオフィルムを形成した（図2）．その後，試料上方から超音波を与え，残存したバイオフィルムを固定・脱水後，SEMにより観察した[8]．

PEG電着Ti表面の血小板粘着（図3(b)）は，非処理Ti表面（図3(a)）と比べて少なく，フィブリンネットワークを形成しない．一方，PEG電着Tiは，細菌付着も抑制するが，スクロースからグルカンを産生した*S. mutans*の場合，TiおよびPEG電着Tiいずれの表面にもバイオフィルムが形成される．バイオフィルムの剥離性は，非処理Ti（図3(c)）と比べてPEG電着Ti（図3(d)）の方が高い．バイオフィルムの剥離性には，初期に吸着する唾液タンパク質とTi表面との結合力が影響すると考えられる．PEG電着Tiは唾液タンパク質吸着を抑制するためその結合力は弱く，バイオフィルム剥離性が高くなる．

5. 将来展望

PEG分子量，電着条件，金属表面水酸基濃度によってPEG固定化様式は変化するため，これらの条件と生体機能の発現との関係を明らかにする必要がある．電着は基本的に金属材料全般と他の電荷を持つ機能分子，例えば生体分子に適用することができる．本手法を汎用的に利用するためには，電着による電荷移動などの電着機構を明らかにする必要がある．

文 献

(1) Y. Tanaka, H. Doi, Y. Iwasaki, S. Hiromoto, T. Yoneyama, K. Asami, H. Imai and T. Hanawa: Mater. Sci. Eng. C **27** (2007) 206–212.
(2) Y. Tanaka, H. Doi, E. Kobayashi, T. Yoneyama and T. Hanawa: Mater. Trans. **48** (2007) 287–292.
(3) Y. Tanaka, H. Saito, Y. Tsutsumi, H. Doi, H. Imai and T. Hanawa: Mater. Trans. **49** (2008) 805–811.
(4) 菊池晴彦監修：血管内治療，（先端医療技術研究所，東京店 2001）p. 133.
(5) 筏義人編：生体適合材料，（日本規格協会，東京店，1993）p. 5.
(6) 日本微生物生態学会バイオフィルム研究会編：バイオフィルム入門，（日科技連，東京，2005）．
(7) Y. Tanaka, Y. Matsuo, T. Komiya, Y. Tsutsumi, H. Doi, T. Yoneyama and T. Hanawa: J. Biomed. Mater. Res. A **92** (2010) 350–358.
(8) Y. Tanaka, K. Matin, M. Gyo, A. Okada, Y. Tsutsumi, H. Doi, N. Nomura, J. Tagami and T. Hanawa: J. Biomed. Mater. Res. A **95** (2010) 1105–1113.

6-3-2 電着PEGを介してチタンへ固定化されたRGDペプチド上のMC3T3-E1細胞による石灰化
―骨形成促進のために固定化ペプチドの性能を高める技術―

塙　隆夫*

中心論文：K. Oya, Y. Tanaka, H. Saito, K. Kurashima, K. Nogi, H. Tsutsumi, Y. Tsutsumi, H. Doi, N. Nomura and T. Hanawa: Calcification by MC3T3-E1 cells on RGD peptide immobilized on titanium through electrodeposited PEG, Biomaterials **30** (2009) 1281-1286.

末端にアミノ基とカルボキシル基を修飾したPEG(NH_2-PEG-COOH)をTi表面に電着し，それを介してRGDペプチドの固定化を行うと，骨芽細胞様細胞の分化による石灰化が促進され，動物埋入によって骨形成が促進される．これは，NH_2-PEG-COOHが存在するためにRGDが下地のTiの影響を受けにくいこと，NH_2-PEG-COOH鎖のゆらぎによってRGDが細胞によって認識されやすくなったためと考えられる．

When PEG terminated with amine and carboxyl at both terminals (NH_2–PEG–COOH) is electrodeposited on Ti surface and RGD is immobilized through the electrodeposited NH_2–PEG–COOH, calcification by osteogenic cell on Ti and bone formation in animal are accelerated. The results are possibly caused by the followings: it is difficult for RGD to be influenced by Ti and it is easy for RGD to be recognized by the cells under the motion of NH_2–PEG–COOH chain.

1. はじめに

骨形成に関与する生体分子を材料表面に固定化すれば，材料の骨形成を促進し骨組織との結合を強固にできるとの発想は自然であり，そのために多くの研究が行われてきた．Ti表面にType I コラーゲン，bone morphogenetic protein-4 (BMP-4)，フィブロネクチンなどが固定化されている．多くの細胞外マトリックスに含まれ，細胞接着に関与するとされているArg-Gly-Asp(RGD)配列を持つペプチド[1]の固定化は細胞伸展を促し，骨形成を加速する[2][3]．この他にもGRGDSが細胞接着性ペプチドとして知られている[4]．本稿では，Ti表面に電着固定したポリエチレングリコール(PEG)を介してRGDを固定化したときの骨形成促進効果について述べる．

2. 双性イオンPEG電着固定化

末端にアミノ基とカルボキシル基を修飾したPEG(NH_2-PEG-COOH)をTi表面に電着し，それを介してRGDペプチドの固定化を行う(図1)．RGDペプチドは多くの細胞外マトリックスタンパク質に存在しており，細胞接着に密接に関与していることが知られている．NH_2-PEG-COOHのアミノ基はTi表面と，カルボキシル基はRGDと結合するために用いる．

NH_2-PEG-COOHを電着するに際してはこの双性イオンの電離状態のpH依存性を知る必要がある．NH_2-PEG-

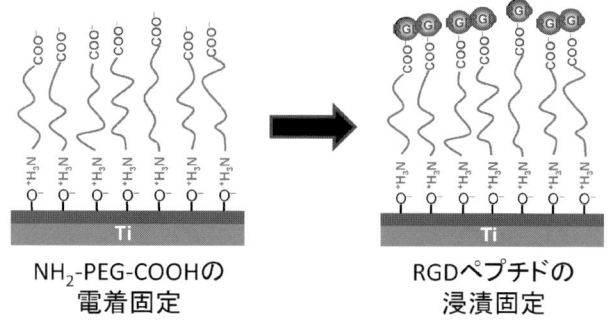

図1　双性イオンPEGを介したRGDペプチド．

COOHの等電点，第1解離点，第2解離点を滴定によって求めると，それぞれ6.9, 2.1, 11.7である[5]．結果として，Ti表面とNH_2-PEG-COOHの間の静的反応はpH12のときに最も大きいことを見出している．

実際に各pHでNH_2-PEG-COOHの電着を行うと，**図2**に示すように，pH12のときに最も電着厚さが大きく，純水中への浸漬によっても剥離が起こらず安定に固定化される．これに対し酸性では電着量も少なく水中での耐久性もない[5]．このことから，NH_2-PEG-COOHの電着はpH12で行うこととした．

3. RGD/PEG/Ti上の石灰化

pH12に調製した溶液中でTiにNH_2-PEG-COOHを電着固定した(PEG/Ti)．電着した試料をRGD溶液中に浸漬してRGDペプチドを固定化した(RGD/PEG/Ti)．RGDペプ

---

* 東京医科歯科大学生体材料工学研究所・教授(〒101-0062 東京都千代田区神田駿河台2-3-10)
Takao Hanawa (Institute of Biomaterials and Bioengineering, Tokyo Medical and Dental University, Tokyo)
e-mail: hanawa.met@tmd.ac.jp
Keywords：チタン，ポリエチレングリコール，電着，血小板粘着，バイオフィルム形成

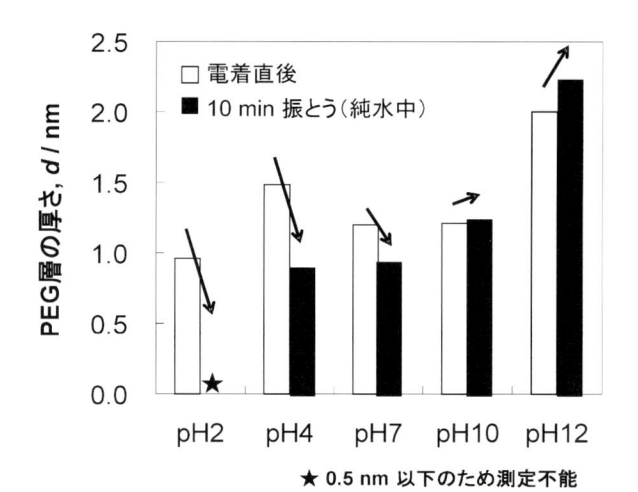

図2　各pHで電着したNH$_2$-PEG-COOH固定化層の厚さ(エリプソメーターによる)と純水中で10 min振とうした後の厚さ．(文献(5)より改変し引用)

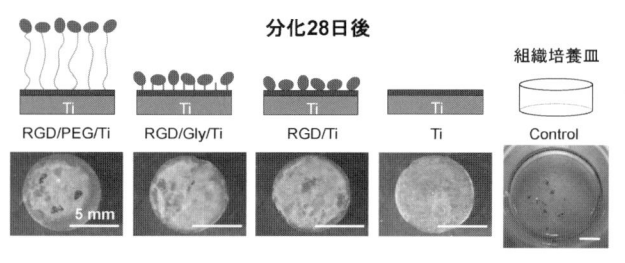

図3　各試料固定化層の模式図と石灰化の様子．(文献(6)より改変し引用)

チドのみを固定化したTi(RGD/Ti)およびTiを比較材とした．さらに，最も単純な双性イオンであるグリシンをNH$_2$-PEG-COOHの代わりに使用した(Gly/PEG/Ti)．

作製した各試料上に骨芽細胞様細胞株のMC3T3-E1細胞を播種し，培養・骨分化誘導を行ってギムザ染色した結果を図3に示す．石灰化量は未処理のTiと比較して，RGDを固定化した試料の方が多く，特にRGD/PEG/Ti上の細胞の石灰化量が顕著に多い[6]．NH$_2$-PEG-COOHを介して固定化されたRGDはTi表面から最も離れているため，Ti表面の影響を受けにくかったと考えられる．グリシンと比較してNH$_2$-PEG-COOHは非常に長い直鎖状分子であり，溶液中で揺らいでいるためにRGDを骨芽細胞が認識しやすくなった可能性がある．

このようにNH$_2$-PEG-COOHの分子鎖長が石灰化に影響することが明らかであるため，分子量を2000，3000，5000と変えて同様の実験を行い，分子量3000のNH$_2$-PEG-COOHが最も細胞活性に有効であることを明らかにしている．

4. 動物実験による骨形成確認

分子量3000のNH$_2$-PEG-COOHをTi表面に電着しRGD

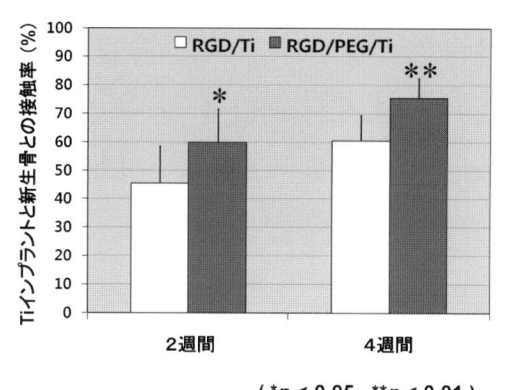

図4　RGDペプチド直接固定Tiインプラント(RGD/Ti)とPEG分子を介したRGDペプチド固定Tiインプラント(RGD/PEG/Ti)をウサギ脛骨中に2週間および4週間埋入したときのTiインプラントと新生骨との接触率．($*p<0.05$, $**p<0.01$)(文献(7)より改変し引用)

ペプチドを固定化した試料(RGD/PEG/Ti)とRGDをTiに直接固定した試料(RGD/Ti)をウサギ脛骨中に2週間および4週間埋入したときの試料と新生骨との接触率を図4に示す．いずれもRGD/PEG/Tiで接触率が大きく，骨形成に対するNH$_2$-PEG-COOHの効果が明らかである．

5. 将来展望

電着によって多様な生体機能をもつ金属表面を簡便自在に創製できる可能性が示されている．双性イオンを介したペプチド固定化技術は他の生体分子にも応用可能な技術であり，骨形成促進のみならず軟組織接着材料の開発にも活用できる．ここで紹介した方法は金属材料全般に有効であり，金属の生体機能化のために幅広い応用が可能である．

文　献

(1) M.D. Pierschbacher and E. Ruoslahti: Nature **309** (1984) 30-33.
(2) A. Rezania, C.H. Thomas, A.B. Branger, C.M. Waters and K.E. Healy: J. Biomed. Mater. Res. **37** (1977) 9-19.
(3) H. Schliephake, D. Scharnweber, M. Dard, S. Rössler, A. Sewing and J. Meyer: Clin. Oral. Implant Res. **13** (2002) 312-319.
(4) N. Yamanouchi, K. Pugdee, W.J. Chang, S.Y. Lee, M. Yoshinari and T. Hayakawa: Dent. Mater. J. **27** (2008) 744-750.
(5) Y. Tanaka, H. Saito, Y. Tsutsumi, H. Doi, N. Nomura, H. Imai and T. Hanawa: J. Colloid Interface Sci. **330** (2009) 138-143.
(6) K. Oya, Y. Tanaka, H. Saito, K. Kurashima, K. Nogi, H. Tsutsumi, Y. Tsutsumi, H. Doi, N. Nomura and T. Hanawa: Biomaterials **30** (2009) 1281-1286.
(7) J.W. Park, K. Kurashima, Y. Tustusmi, C.H. An, Y.J. Suh, H. Doi, N. Nomura, K. Noda and T. Hanawa: Acta Biomater. **7** (2011) 3222-3229.

バイオマテリアル研究の最前線

6-4-1 骨微細構造健全化のための人工股関節インプラント表面の配向溝設計とその最適化
―骨配向性を考慮した配向溝による新たな表面設計の提案―

野 山 義 裕*

中心論文：Y. Noyama, T. Nakano, T. Ishimoto, T. Sakai and H. Yoshikawa: Design and optimization of the oriented groove on the hip implant surface to promote bone microstructure integrity, Bone **52** (2013) 659–667.

人工股関節インプラントの近位表面に導入した配向溝は，骨-インプラント界面にはたらく *in vivo* の最大主応力を制御し，骨力学特性を強く支配する骨微細構造を自発的に配列させる．この検証のため動物実験を実施したところ，最適な角度の配向溝には高量・高質な骨形成が認められた．以上から，最大主応力を制御する最適なインプラント表面の設計が，人工関節の初期～長期固定に対し有効であることが示された．

The unidirectionally-oriented grooves introduced on the proximal surface of the artificial hip implant control the *in vivo* maximum principal stress acting on the bone–implant interface. An *in vivo* implantation experiment revealed the effectiveness of this groove for induction of new bone with preferentially aligned microstructure along the groove depth direction which is parallel to the direction of maximum principal stress in the groove. The introduction of the oriented groove is a potent surface modification for optimizing implant design for a long-term fixation.

1. はじめに

人工股関節置換術後の応力遮蔽はインプラント周囲の骨構造や力学特性を劣化させ，インプラントのルースニング，さらには再置換手術の原因となる[1][2]．応力遮蔽を避けるため積極的な荷重伝達を実現し，骨微細構造と力学特性の健全化を図ることが有効である[3]．

骨の健全性を評価する上で，骨量や骨密度とは独立した指標である骨質の1つとして，骨微細構造に基づく異方性，すなわち，生体アパタイト (biological apatite: BAp) の優先 c 軸配向性が，骨力学特性を強く反映する因子である[4][5]．骨中での BAp 配向性は，骨に負荷する *in vivo* の最大主応力分布により主に制御される[6]ことから，本稿では，人工股関節インプラント表面へ配向溝を導入することで，溝内部に形成した新生骨にはたらく主応力分布の制御を試みた．主応力の制御を可能とする表面設計について溝角度の影響を検証し，インプラント周囲の骨微細構造の健全化，さらには人工股関節の長期固定化を促進する最適なインプラントの設計指針を提案した．

2. 配向溝構造設計・最適化のための解析モデル

人工股関節の最適設計モデルとして，ビーグル犬用大腿骨ステムを用いた．ステム近位内側部には溝内部の主応力分布に対する溝角度の依存性を解析するため，ステム表面の法線方向に対して60°，30°，0°となる角度の溝構造を導入した (図1(a))．これらの配向溝は，圧縮応力が支配的な第二圧縮骨梁群とほぼ同じ高さに位置しており，全て溝幅0.5 mm，溝深さ1 mm とした[7] (図1(b))．

図1(c)に示すような骨-インプラント複合モデルを作成し，有限要素解析 (finite element analysis: FEA) を行った．荷重条件は，イヌが歩行時に股関節に負荷する力とした[8]．各要素の材料物性値[9]を表1に示す．大腿骨ステムには3

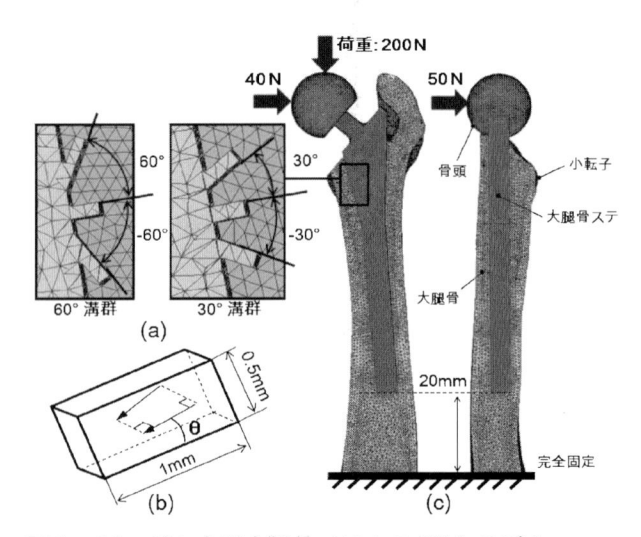

図1 ビーグル犬用大腿骨ステムの FEA モデル．
(a) 大腿骨ステムの近位内側表面に導入した配向溝，(b) 溝構造と最大主応力方向と溝壁面とのなす角度 θ，(c) FEA の解析条件．(中心論文より改変し引用)

---

* ナカシマメディカル株式会社薬事品質部・係長（〒709-0625 岡山県岡山市東区上道北方688-1）
Yoshihiro Noyama (Regulatory Affairs, QA Division, Nakashima Medical Co., Ltd., Okayama)
e-mail: y-noyama@nakashima.co.jp
Keywords：人工股関節，有限要素解析，最大主応力，配向溝，BAp 優先配向性

表1　FEA解析に用いた材料物性値.

	材質	ヤング率(GPa)	ポアソン比
インプラント（大腿骨ステム）	皮質骨	13	0.30
	Ti-6Al-4V合金	110	0.34
	Co-Cr-Mo合金	225	0.30
大腿骨	皮質骨	13	0.30
	海綿骨	1	0.30

表2　配向溝角度と溝内のBV/TVの関係.

θ(deg)	-60	-30	0	30	60
BV/TV(%)	54.7	52.1	58.7	59.9	66.7
S.D.(%)	22.6	31.8	18.1	27.1	8.0
C.V.(%)	41.3	61.0	30.8	45.2	12.0

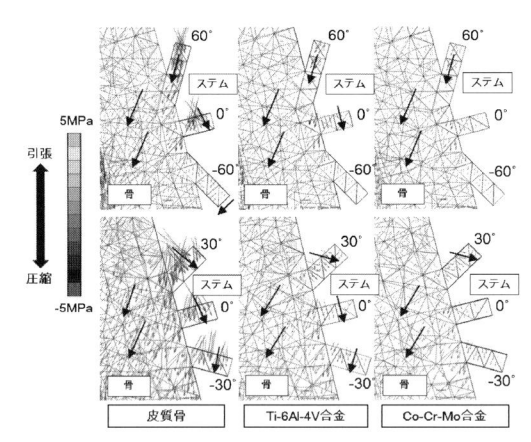

図2　配向溝内の骨に負荷する最大主応力ベクトル分布.（中心論文より改変し引用）

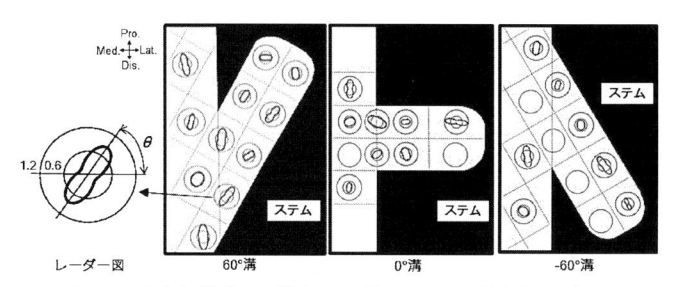

図3　配向溝内に形成した骨のBAp配向性分布.（中心論文より改変し引用）

種のヤング率(それぞれCo-Cr-Mo合金，Ti-6Al-4V合金，皮質骨に相当)を仮定し，FEAソフトウェアを用いて演算した．溝内部に生じた *in vivo* 応力は，最大主応力ベクトルを大腿骨ステム側面へ投影し，溝深さ方向となす角度をθとして定量評価した．

FEAで用いたTi-6Al-4V合金製インプラントを作製し，ビーグル犬($n=4$)の大腿骨へ24週間埋入後，溝内部へ形成した新生骨の組織観察を行った．溝内の骨充填率(BV/TV)は，μCTから得られた二値化画像を元に算出した．新生骨の配向性評価は，透過型の微小領域X線回折装置から得たX線回折ピークより(002)/(310)の積分強度比[10]を楕円関数近似し，面内の最大BAp配向方向と配向度を導出した．

3. 配向溝導入人工股関節の有効性

図2に大腿骨ステムの近位内側部の配向溝内における最大主応力ベクトル分布を示す．溝内は圧縮応力が支配的であり，溝角度によって主応力ベクトル方向は異なる傾向を示した．60°溝において，主応力方向は溝深さ方向と一致し，大腿骨ステムのヤング率が低いほど最大主応力値は上昇した．一方，その他の溝内では溝方向に対して平行ではなく，周囲骨にはたらく主応力分布との連続性は見出せなかった．

表2に配向溝角度とBV/TVの関係を示す．溝角度の増加，すなわち近位側へ溝が傾斜するのに伴い，BV/TVは増加傾向を示した．配向溝内に形成された新生骨のBAp配向性分布を図3に示す．溝内の配向化骨の最大配向方向は，レーダー図の楕円長軸方向である．60°溝内では，壁面に沿った一軸配向を呈しており，楕円長軸で示される最大BAp配向度は，他の溝角度より有意に高く，溝深部まで高値に維持されていた．

4. 将来展望

大腿骨ステムの近位内側部への配向溝の導入は，インプラント周囲骨への荷重伝達を実現し，さらにはBApの優先配向と関連強い最大主応力分布を制御することが示された．骨への正常な応力負荷をもたらし，インプラント周囲や溝内部の骨のBAp配向化，さらには結果としての骨力学機能の向上を促すためには，骨組織本来の微細構造や応力分布に基づいたインプラント表面設計が極めて重要である．インプラント表面形態設計と材質そのものの低ヤング率化との組合せにより，さらなる配向化，インプラント長寿命化が達成できると期待される．

文　献

(1) 吉川秀樹，中野貴由，松岡厚子，中島義雄(編集)：未来型人工関節を目指して，日本医学館(2013).
(2) K.J. Bozic, S.M. Kurtz, E. Lau, K. Ong, T.P. Vail and D.J. Berry: J. Bone Joint Surg. Am. **91** (2009) 128–133.
(3) Y. Noyama, T. Miura, T. Ishimoto, T. Itaya, T. Niinomi and T. Nakano: Mater. Trans. **53** (2012) 565–570.
(4) T. Nakano, K. Kaibara, T. Ishimoto, Y. Tabata and Y. Umakoshi: Bone **51** (2012) 741–747.
(5) T. Ishimoto, T. Nakano, Y. Umakoshi, M. Yamamoto and Y. Tabata: J. Bone Miner. Res. **28** (2013) 1170–1179.
(6) T. Nakano, K. Kaibara, Y. Tabata, N. Nagata, S. Enomoto, E. Marukawa and Y. Umakoshi: Bone **31** (2002) 479–487.
(7) V. Karageorgiou and D. Kaplan: Biomaterials **26** (2005) 5474–5491.
(8) B.V. Rietbergen, R. Müller, D. Ulrich, P. Rüegsegger and R. Huiskes: J. Biomech. **32** (1999) 165–173.
(9) J. O'Grady, M. Sheriff and P. Likeman: Eur. J. Prosthodont. Rest. Dent. **4** (1996) 117–121.
(10) S. Miyabe, T. Nakano, T. Ishimoto, N. Nakano, T. Adachi, H. Iwaki, A. Kobayashi, K. Takaoka and Y. Umakoshi: Mater. Trans. **28** (2007) 343–347.

6-4-2 陽極酸化による Ti-29Nb-13Ta-4.6Zr 合金表面への酸化物ナノチューブ層形成
―β型チタン合金表面への自己組織化ナノ構造形成―

土 谷 博 昭*

中心論文：H. Tsuchiya, J.M. Macak, A. Ghicov, Y.C. Tang, S. Fujimoto, M. Niinomi, T. Noda and P. Schmuki: Nanotube oxide coating on Ti-29Nb-13Ta-4.6Zr alloy prepared by self-organizing anodization, Electrochim. Acta **52** (2006) 94-101.

NH_4F を含む$(NH_4)_2SO_4$ 水溶液中での陽極酸化によりβ型 Ti-29Nb-13Ta-4.6Zr 合金上に，ナノチューブ状酸化物が規則配列した酸化物層が形成する．陽極酸化初期段階においては，酸化物層は外層ナノポーラス層とその下部に規則配列したナノチューブ層からなる．陽極酸化時間が経過すると，外層ナノポーラス層は溶解し，酸化物層は下部のナノチューブ層のみから構成される．陽極酸化初期ではナノチューブの径はほぼ同程度であったが，時間の経過に従い，ナノチューブ層は異なる2つの径を有するナノチューブから構成されるように変化する．すなわち，Ti-29Nb-13Ta-4.6Zr 合金では，より多様なナノチューブ構造をとりうる．

Oxide layers consisting of highly ordered nanotube arrays are formed on β-type Ti-29Nb-13Ta-4.6Zr alloy by anodization in a $(NH_4)_2SO_4$ electrolyte containing a small amount of NH_4F. Layers in the early stage of anodization consist of an outer nanoporous layer and an underneath ordered nanotube layer. For extended anodization, the outer layer is completely dissolved and as a result, the underneath nanotube layer is observed. Within subsequent growth stages multi-scale ordering of nanotube arrays with two discrete geometries can be achieved. Clearly a much boarder range of nanotube geometries, i.e. "structural flexibility" can be realized with the alloy.

1. はじめに

陽極酸化による金属表面への自己組織化ナノポーラス酸化物層形成はアルミニウムについてポーラスアルミナが古くから知られるが，その他の金属については報告例は無かった．1999年にフッ化物を含む水溶液中での陽極酸化によりチタンおよびチタン合金上にチューブ状の酸化物層が形成することが報告されて以来[1]，ジルコニウム[2]など様々なバルブ金属において，フッ化物を含む溶液中での陽極酸化による酸化物ナノチューブ層もしくはポーラス酸化物層の形成が見出されている．

生体用チタン合金についても酸化物ナノチューブ層の形成が検討されており，α+β型2相チタン合金である Ti-6Al-4V や Ti-6Al-7Nb では，合金を構成するα相とβ相において反応速度が異なることや選択溶解が起こることが要因となり，Ti-6Al-4V 合金ではチューブ状酸化物が形成しない箇所が，Ti-6Al-7Nb 合金では孔径の小さなチューブ状酸化物層が形成する箇所が見られる[3]など，均一なナノチューブ層が形成しない．一方β型単相 Ti-29Nb-13Ta-4.6Zr 合金表面には，均一な酸化物ナノチューブ層が形成し，さらにナノチューブ層は純金属基板では見られなかった特徴的な形態を示した[4]．

本稿では，Ti-29Nb-13Ta-4.6Zr 合金を陽極酸化することにより形成する酸化物ナノチューブ層の形態を紹介するとともに，その成長挙動について述べる．

2. 酸化物ナノチューブ層の形態

図1にフッ化アンモニウムを含む硫酸アンモニウム水溶液中でβ型 Ti-29Nb-13Ta-4.6Zr 合金を陽極酸化することにより形成する酸化物層の表面，断面および底面 SEM 像を示す．断面像および底面像は形成した酸化物層を合金基板から機械的に剥離させ観察した．α相，β相の2相混合組織の場

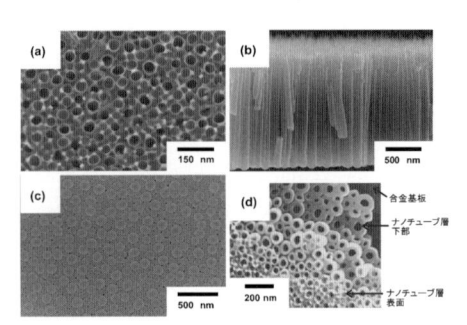

図1 Ti-29Nb-13Ta-4.6Zr 合金を陽極酸化することにより形成する酸化物層の一例．(a)表面像，(b)断面像，(c)底面像．(d)様々な高さレベルで切断されたナノチューブ層．（文献(4)，(5)より改変し引用）

---

* 大阪大学大学院工学研究科マテリアル生産科学専攻・准教授（〒565-0871 大阪府吹田市山田丘 2-1）
  Hiroaki Tsuchiya (Division of Materials and Manufacturing Science, Graduate School of Engineering, Osaka University, Suita)
  e-mail: tsuchiya@mat.eng.osaka-u.ac.jp
  Keywords：酸化物ナノチューブ層，陽極酸化，Ti-29Nb-13Ta-4.6Zr 合金，フッ化物含有水溶液

合では，α相とβ相で異なる形態の酸化物層が形成したが，β相単相合金においては，表面全体に均一な酸化物層が形成された．水溶液中でバルブ金属を陽極酸化することにより得られる酸化物層の形態はチューブ状，ポーラス状いずれであっても，その直径は単一であった．しかしながら，Ti-29Nb-13Ta-4.6Zr合金に形成する酸化物層は図1(a)に示す表面像より，直径50 nmのチューブと30 nmのチューブから構成され，径の大きなチューブの周囲に小さなチューブが配列していることが分かる．このことは図1(c)に示した酸化物層の底面像からも明らかであり，直径100 nmと50 nmのチューブが確認できる．酸化物層において基板に近い部位ほど陽極酸化時間が経過してから形成したことを意味する．すなわち，表面と底面でのナノチューブ径の相違はチューブ径が陽極酸化時間とともに増加することを示唆している．図1(d)は断面・底面観察のために酸化物層を剥離した際に見られたナノチューブ層が様々な高さレベルで切断された像である．この図からもチューブ径が時間の経過とともに増大していることは確認でき，さらにナノチューブの壁厚は表面近傍で薄く，基板に近いほど厚いことが分かる．

3. 酸化物ナノチューブ層の成長

フッ化物を含む水溶液中での陽極酸化によりバルブ金属上に酸化物ナノチューブ層もしくはナノポーラス酸化物層を形成する際，陽極酸化電位まで一定速度で掃引した後に，その電位にて所定の時間，保持を行う．形成する酸化物層の形態はその掃引速度によって大きく変化する[6]ため，掃引速度の調整が必要である．図2に，$1\,V\cdot s^{-1}$で電位を20 Vまで掃引・保持することによりβ型Ti-29Nb-13Ta-4.6Zr合金上に形成する酸化物層の形態の経時変化を示す．図2(a)～(c)から明らかなように，20Vまでの掃引のみで，合金表面にナノポーラス層とその下部のナノチューブ層からなる酸化物層が生成していることが分かる．掃引後1200s経過すると(図2(d)～(f))，溶液に含まれるフッ化物によるナノポーラス酸化物層の化学溶解が進行し，ナノポーラス層の孔径が拡大するとともにその酸化物層厚さが減少する．一方，ナノポーラス層下部に生成したナノチューブ層は成長し膜厚が増加する．陽極酸化時間が4000sになると，図2(g)～(i)に示すように表面ナノポーラス酸化物層は完全に溶解し，表面像からもナノチューブ層が確認できるようになる．チューブ径は前述したように陽極酸化時間の経過とともに増加し，大きな径のチューブと小さな径のチューブの孔径差も増大する．

酸化物層の形態変化は陽極酸化の際に印加する電位を変化させることでも起こる．様々な電位にてTi-29Nb-13Ta-4.6Zr合金表面に形成する酸化物層の表面および断面像を図3に示す．Ti-29Nb-13Ta-4.6Zr合金では，純チタンとは異なり，5Vから50Vという幅広い電位範囲でナノチューブ層が形成する．チューブ径および膜厚は純チタンなどバルブ金属基板と同様，陽極酸化電位を上昇させるに従い増加する．

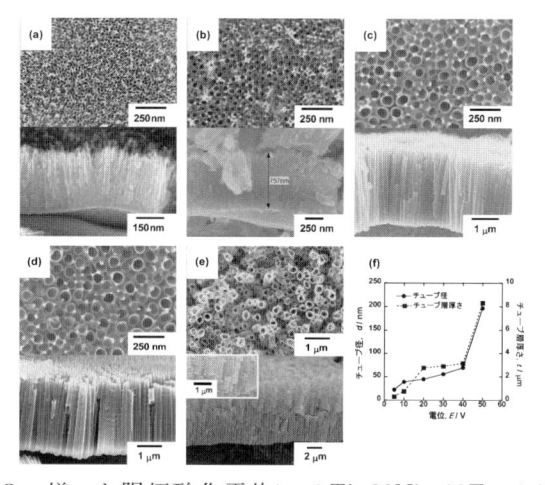

図3 様々な陽極酸化電位にてTi-29Nb-13Ta-4.6Zr合金表面に形成する酸化物ナノチューブ層の表面および断面像；(a) 5 V, (b) 10 V, (c) 30 V, (d) 40 V, (e) 50 V．(f)チューブ径および膜厚の陽極酸化電位依存性．(文献(5)より改変し引用)

4. 将来展望

陽極酸化によるバルブ金属およびその合金上への酸化物ナノチューブ層形成と形態制御に関する研究はこの10年間で飛躍的に発展し，生体用金属材料に対しても適用されるようになってきた．今後は酸化物ナノチューブ層・ナノポーラス層を形成した材料の生体適合性の評価が必要とされる．

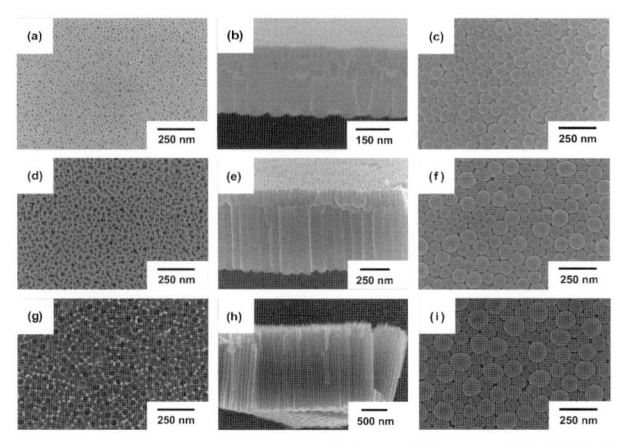

図2 Ti-29Nb-13Ta-4.6Zr合金に形成する酸化物層形態の経時変化；(a-c) 0 s, (d-f) 1200 s, (g-i) 4000 s. (a, d, g)表面像，(b, e, h)断面像，(c, f, i)底面像．(文献(5)より改変し引用)

文 献

(1) V. Zwilling, E. Darque-Ceretti, A. Boutry-Forveille, D. David, M.Y. Perrin and M. Aucouturier: Surf. Interface Anal. **27** (1999) 629-637.
(2) H. Tsuchiya and P. Schmuki: Electrochem. Commun. **6** (2004) 1131-1134.
(3) J.M. Macak, H. Tsuchiya, L. Taveira, A. Ghicov and P. Schmuki: J. Biomed. Mater. Res. A **75** (2005) 928-933.
(4) H. Tsuchiya, J.M. Macak, A. Ghicov and P. Schmuki: Small **2** (2006) 888-891.
(5) H. Tsuchiya, J.M. Macak, G. Ghicov, Y.C. Tang, M. Niinomi, T. Noda, S. Fujimoto and P. Schmuki: Electrochim. Acta **52** (2006) 94-101.
(6) J.M. Macak, H. Tsuchiya and P. Schmuki: Angew. Chem. Int. Ed. **44** (2005) 2100-2102.

6-4-3 陽極酸化 TiO$_2$ ナノチューブ層上でのアパタイト成長
―自己組織化ナノ構造がアパタイト生成に及ぼす影響―

土 谷 博 昭*

中心論文：H. Tsuchiya, J.M. Macak, L. Müller, J. Kunze, F. Müller, P. Greil, S. Virtanen and P. Schmuki: Hydroxyapatite growth on anodic TiO$_2$ nanotubes, J. Biomed. Mater. Res. A 77 (2006) 534–541.

TiO$_2$ ナノチューブ層はフッ化物を含む溶液中での陽極酸化により形成される．チタン表面に TiO$_2$ ナノチューブ層を形成することにより擬似体液中でのアパタイト生成を促進し，厚さ 2 μm のナノチューブ層は 500 nm のものよりも早くアパタイトを生成した．陽極酸化ままの TiO$_2$ ナノチューブ層はアモルファスであるが，熱処理を施しアナターゼ相もしくはアナターゼとルチルの混相に相変態させることによりアパタイト形成能は著しく向上した．

TiO$_2$ nanotube layers are fabricated by anodization in fluoride-containing electrolytes. The presence of TiO$_2$ nanotubes on a titanium surface enhances the apatite formation in a simulated body fluid and the 2 μm thick nanotube layer triggers apatite deposition faster than the thinner 500 nm nanotube layer. Tubes annealed to anatase or a mixture of anatase and rutile strongly facilitate apatite formation than tubes in their "as-formed" amorphous state.

1. はじめに

生体用金属材料に要求される様々な特性のうち，機械的性質などは組成・組織制御により向上させることは可能であるが，耐食性や生体適合性などの表面機能は組成・組織制御だけで十分に向上させることはできないため表面処理が施される．表面処理はドライプロセスとウェットプロセスに大別され，それぞれに多種多様な手法が検討されている．ウェットプロセスである陽極酸化は，簡便かつ低コストなプロセスであり様々な形状の基板上に寸法精度よく行うことができるため，チタンなどの生体用金属材料の表面処理法としても検討されてきた．しかしながら，検討されてきた陽極酸化皮膜は主に，平滑平面か火花放電をともなうマイクロアーク陽極酸化によって形成するマイクロメートルオーダーのランダム細孔が形成した酸化物層であった．その他の酸化物層の形態として，近年，様々な分野で注目を集めている自己組織化 TiO$_2$ ナノチューブ層が挙げられる．自己組織化 TiO$_2$ ナノチューブ層はフッ化物を含む水溶液中でのチタンの陽極酸化により形成することができる．

本稿では，自己組織化 TiO$_2$ ナノチューブ層の形態・構造制御およびナノチューブ層上でのアパタイト成長について述べる．

2. TiO$_2$ ナノチューブ層の形態・構造制御

図 1 (a, b) にごく微量のフッ化水素を添加した硫酸水溶液中で形成した酸化物層の表面および断面 SEM 像を示す．陽極酸化電位は 20 V とした．図から明らかなように，ごく微量のフッ化水素を含む硫酸水溶液中での陽極酸化では，直径 100 nm，長さ 500 nm のナノチューブ状酸化物が規則配列した自己組織化 TiO$_2$ ナノチューブ層が形成する[1]．6-4-2 でも述べたように，このような酸化物ナノチューブ層はチタンだけでなく，ジルコニウム[2]，ハフニウム[3] などその他のバルブ金属およびそれら合金[4] 上にも形成することができる．図 1 (c, d) は，ごく微量のフッ化ナトリウムを含む硫酸ナトリウム水溶液中，20 V でチタンを陽極酸化することにより形成する TiO$_2$ ナノチューブ層の表面および断面 SEM 像である．陽極酸化に用いる電解液を変えることにより，チューブ径はフッ化水素を含む硫酸水溶液中で形成したナノチューブ層と同程度であったが，ナノチューブ層の膜厚は 4 倍になった．

陽極酸化により形成した TiO$_2$ ナノチューブ層について測

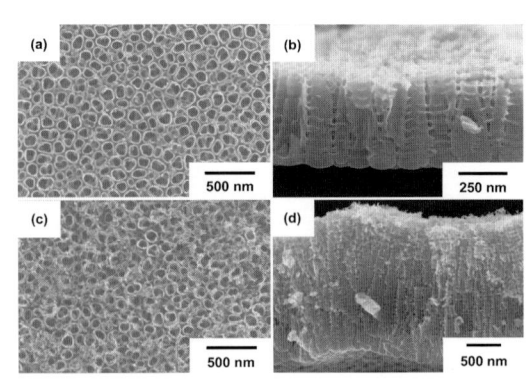

図 1 (a, b) フッ化水素を含む硫酸水溶液中および (c, d) フッ化ナトリウムを含む硫酸ナトリウム水溶液中での陽極酸化によりチタン上に形成した TiO$_2$ ナノチューブ層；(a, c) 表面像，(b, d) 断面像．（文献 (5) より改変し引用）

* 大阪大学大学院工学研究科マテリアル生産科学専攻・准教授（〒565-0871 大阪府吹田市山田丘 2-1）
Hiroaki Tsuchiya (Division of Materials and Manufacturing Science, Graduate School of Engineering, Osaka University, Suita)
e-mail: tsuchiya@mat.eng.osaka-u.ac.jp
Keywords：TiO$_2$ ナノチューブ，陽極酸化，アパタイト，形態制御

定した XRD パターンを図2(a)に示す．図から明らかなように，陽極酸化直後の TiO_2 ナノチューブ層はアモルファスである．そのナノチューブ層を大気中，450℃および550℃で3時間熱処理することにより得られた XRD パターンをそれぞれ図2(b)および(c)に示す．TiO_2 ナノチューブ層は450℃での熱処理によりアモルファスからアナターゼ相へ，550℃ではアナターゼとルチルの混相に相変態した．これらの熱処理を施した後もナノチューブ構造は維持されたままであった．

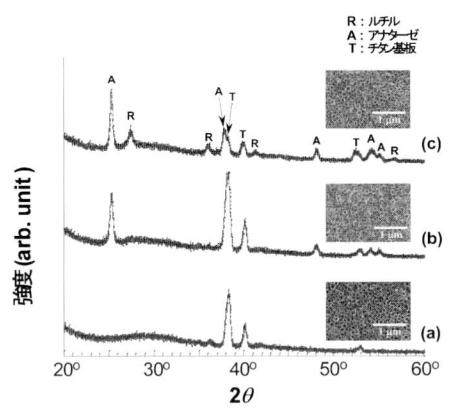

図2 TiO_2 ナノチューブ層の XRD パターン；(a)陽極酸化まま，(b)450℃，(c)550℃熱処理．(文献(5)より改変し引用)

3. TiO_2 ナノチューブ層上でのアパタイト成長

チューブ径が 100 nm，厚さが 500 nm および 2 μm の TiO_2 ナノチューブ層を用いて，擬似体液浸漬中におけるナノチューブ層表面へのアパタイト成長について検討した．図3は擬似体液に所定の期間浸漬した後のナノチューブ層表面 SEM 像である．比較として，同様の浸漬を平滑な TiO_2 層を用いて行った結果も併せて示している．図から明らかなように，平滑な TiO_2 表面には擬似体液に2週間浸漬してもアパタイト生成は確認できなかった．一方，膜厚が 500 nm のナノチューブ層では2週間浸漬後にはアパタイト粒子の生成が確認された．膜厚 2 μm のナノチューブ層では浸漬2日後にはアパタイト粒子の生成が確認でき，さらに2週間浸漬後ではナノチューブ層全体に厚いアパタイト層の形成が認められた．このことより，TiO_2 層の形態がアパタイトの生成・成長に影響を及ぼし，TiO_2 表面をナノチューブ化することによりアパタイトの生成・成長を促進することができ，チューブ層の厚さを増加させると促進効果も大きいことが分かる．

陽極酸化後のアモルファスから，熱処理によりアナターゼ相，アナターゼ・ルチル混相に変態させた TiO_2 ナノチューブ層を擬似体液に浸漬した後の表面 SEM 像を図4に示す．アモルファス状態では膜厚が 500 nm のナノチューブ層には浸漬2週間後もアパタイト生成は見られなかったが，結晶化することにより2日浸漬後にはアパタイト粒子の生成が確認でき，14日後には表面全体が厚いアパタイト層で覆われた．2 μm のナノチューブ層についても結晶化によりアパ

タイト生成が促進した．ナノチューブ構造の TiO_2 層では，アナターゼ相よりアナターゼとルチルの混相の方でよりアパタイト生成が促進されることが明らかとなった．

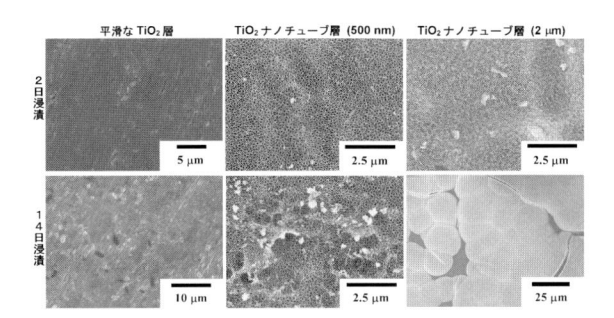

図3 TiO_2 層上でのアパタイト成長．(文献(5)より改変し引用)

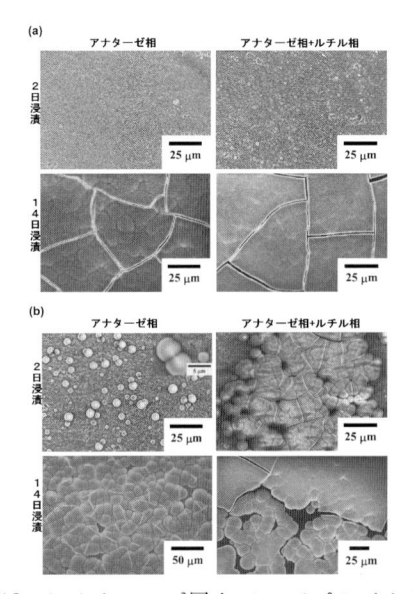

図4 TiO_2 ナノチューブ層上でのアパタイト生成に及ぼす結晶構造の影響；(a) 500 nm TiO_2 ナノチューブ層，(b) 2 μm TiO_2 ナノチューブ層．(文献(5)より改変し引用)

4. 将来展望

本稿に示した結果よりチタン表面に TiO_2 ナノチューブ層を形成することによりアパタイト生成・成長が促進されうることが明らかとなった．今後は，表面組成がアパタイト生成に及ぼす影響についての検討が必要とされる．

文献

(1) R. Beranek, H. Hildebrand and P. Schmuki: Electrochem. Solid-State Lett. **6** (2003) B12-B14.
(2) H. Tsuchiya and P. Schmuki: Electrochem. Commun. **6** (2004) 1131-1134.
(3) H. Tsuchiya and P. Schmuki: Electrochem. Commun. **7** (2005) 49-52.
(4) H. Tsuchiya, J. M. Macak, A. Ghicov and P. Schmuki: Small **2** (2006) 888-891.
(5) H. Tsuchiya, J. M. Macak, L. Müller, J. Kunze, F. Müller, P. Greil, S. Virtanen and P. Schmuki: J. Biomed. Mater. Res. A **77** (2006) 534-541.

6-4-4 マイクロ流路を用いた材料表面特性と血液の相互作用に関する研究
―ナノトポグラフィとタンパク質・血小板相互作用制御―

山 本 玲 子*

中心論文：C. Minelli, A. Kikuta, N. Tsud, M.D. Ball and A. Yamamoto: A micro-fluidic study of whole blood behaviour on PMMA topographical nanostructures, J. Nanobiotech. **6** (2008) 3.

マイクロ流路を有するチップ表面にナノトポグラフィを有するポリマー表面を作製し，全血および血漿タンパク質の吸着挙動を調べた．マイクロ流路の全血通過速度，血小板の吸着数およびフォンヴィルブランド因子の吸着数はトポグラフィの大きさの増加に伴い，増加した．一方，フィブリノーゲンはトポグラフィの大きさの増加とともに減少した．トポグラフィ形状は血漿タンパク質吸着を介して血栓形成に影響を及ぼすことが確認された．

We investigated whole blood behaviour and plasma protein adsorption on nanostructured polymer surface under flow conditions using a micro-fluidic set-up. Whole blood flow rate through the micro-fluidic channels was found to decrease with increasing average surface feature size. Adhesion and spreading of platelets from whole blood and von Willebrand factor adsorption from platelet poor plasma were enhanced on the structured surfaces with larger feature, while fibrinogen adsorption followed the opposite trend.

1. はじめに

埋入材に対する生体組織反応は，材料表面への吸着タンパク質の種類と状態に左右される．血栓形成反応は，材料表面へのフィブリノーゲンやフォンヴィルブランド因子の吸着・活性化により引き起こされることが知られている．タンパク質吸着挙動は，材料表面の化学的性質や物理的形状の影響を受けるが，後者についてはまだ研究段階であり，データが限られている．近年，ナノメーターサイズの形状が細胞に対して特異的に作用することが明らかにされてきた．

一方，生体内での血栓形成反応は主として血流下で生じるため，静置条件における血小板吸着試験等とは結果が異なる可能性がある．半導体微細加工技術により作製された毛細血管規模のマイクロ流路を約8700本有するチップを用い，血流下での血栓形成過程を観察可能な評価法を確立した[1]．本稿では，マイクロ流路を用いた評価法により，材料表面のナノトポグラフィが血栓形成挙動ならびに血漿タンパク質吸着挙動に及ぼす影響について概説する．

2. マイクロ流路を用いた血栓形成量評価

マイクロ流路における経過時間と血液通過量の関係を図1に示す．マイクロ流路を通過する溶液量は，溶液の粘度に依存する[2]．血栓が形成され，血液の粘度が上昇すると，血流量は徐々に低下する．血栓によりマイクロ流路が塞がると，血流量は劇的に減少する．そこで，一定血液量の通過時間，

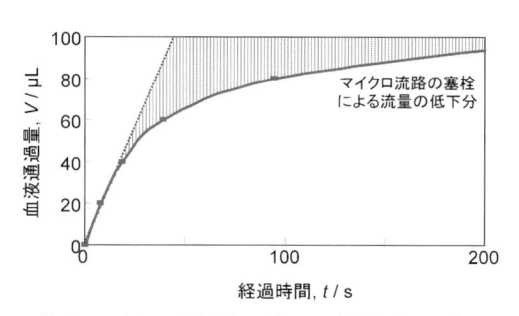

図1　ポリスチレン被覆マイクロ流路チップでの血液流量．

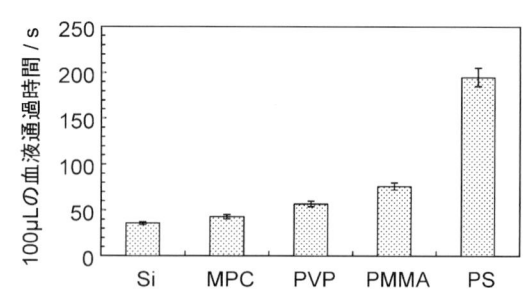

図2　未処理およびポリマー被覆マイクロ流路チップでの100 μLの血液通過時間．MPC：2-メタクリロイルオキシエチルホスホリルコリン，PVP：ポリビニルピリジン，PMMA：ポリメチルメタクリレート，PS：ポリスチレン，Si：非被覆のマイクロ流路チップ．
（文献(2)より改変して引用）

あるいは一定時間内に通過した血液量を測定することにより容易に血栓形成量が推定でき，材料の血液適合性を評価可能である．

---

* 独立行政法人物質・材料研究機構国際ナノアーキテクトニクス研究拠点・グループリーダー（〒305-0044 茨城県つくば市並木1-1）
  Akiko Yamamoto (International Center for Materials Nanoarchitectonics, National Institute for Materials Science, Tsukuba)
  e-mail: yamamoto.akiko@nims.go.jp
  Keywords：マイクロ流路，血液適合性，血栓形成反応，タンパク質吸着

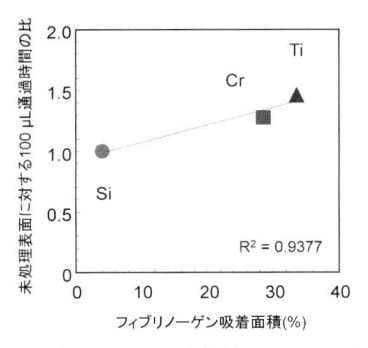

図3 未処理(Si)および金属蒸着マイクロ流路チップでの血液流量とフィブリノーゲン吸着量の関係．（文献(1)より改変して引用）

マイクロ流路チップ表面での血栓形成量は，材料の種類により異なる[1]-[3]．例として，ポリマー被覆マイクロ流路の結果を図2に示す．純金属蒸着膜については，図3に示すように，100 µLの血液通過時間，すなわち血栓形成度はフィブリノーゲン吸着量と相関していた．マイクロ流路においても，フィブリノーゲンの吸着・活性化により血栓形成を誘起することが確認された．同時に，材料表面への血漿タンパク質吸着挙動を解析することにより，血液適合性が推測できる可能性が示唆された．

3. ナノトポグラフィの血液適合性

マイクロ流路表面に形成した，ナノメータからサブミクロンメーターのトポグラフィを有するポリマー（PMMA）皮膜の詳細を表1に，血栓形成挙動を調べた結果を図4に示す．トポグラフィの大きさが大きい程，血液通過量が低下し，血栓形成量が大きいことが示唆された．同様の傾向は，光反応で形成した畝状のポリマー皮膜でも確認された[4]．血小板貧血漿を用い，PMMA表面へのタンパク質吸着挙動を調べた結果を図5に示す[3]．アルブミンは血漿タンパク質の中で最も存在量が多く，血栓形成反応には関与しておらず，調べた3タンパク質の中では，最も分子量が小さい．トポグラフィサイズが大きくなるにつれ吸着量が増加したのは，表面積の増加が貢献しているのではないかと考えられる．フォンヴィルブランド因子は血栓形成反応に関与しており，フィブリノーゲンよりも分子量が大きい．トポグラフィサイズが大きくなると吸着量が増加したことから，血栓形成による血液通過時間の増加に貢献していると考えられる．一方，フィブリノーゲンについては，10 nm程度のトポグラフィで最も吸着量が多かった．フィブリノーゲンの大きさとトポグラフィサイズの関係で，このような結果になったと考えられる．

4. 将来展望

マイクロ流路を用いた血液適合性評価法により，ナノトポグラフィを有するPMMA皮膜に対する血栓形成反応やタン

表1 マイクロ流路上のPMMAナノトポグラフィの詳細．

サンプル名	トポグラフィ幅(nm)	トポグラフィ高さ(nm)
PMMA1*	—	—
PMMA2	27	3
PMMA3	50	13
PMMA4	100	40
PMMA5	250	70
PMMA6	1240	120

* PMMA1はトポグラフィのない，平滑な被覆試料．

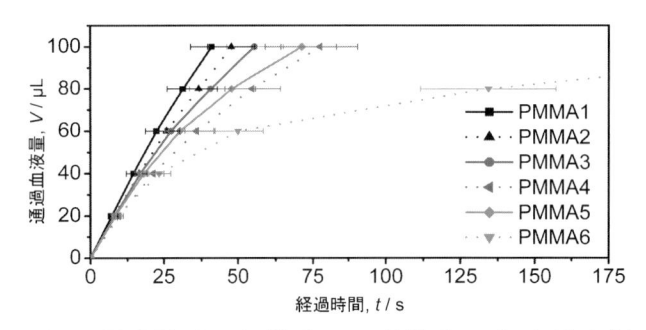

図4 PMMAナノトポグラフィ流路チップにおける血液流量．（文献(3)より改変して引用）

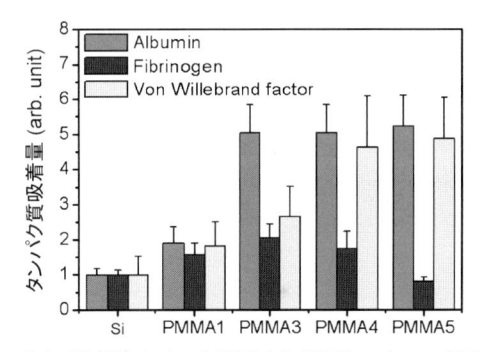

図5 未処理(Si)およびPMMA被覆マイクロ流路への血漿タンパク質吸着量．（文献(3)より改変して引用）

パク質吸着挙動を流れ下で調べることが可能になった．タンパク質の種類によりナノトポグラフィに対する吸着挙動が異なることを明らかにしたデータは他に例がなく，非常に興味深い．本評価システムは生体内の血流を模擬した環境を容易に再現可能であり，材料表面における血栓形成反応機序の解明等に貢献することが期待される．

文献

(1) K. Kurotobi, A. Yamamoto, A. Kikuta and T. Hanawa: J. Mater. Sci. Mater. Med. 18 (2007) 1175–1184.
(2) C. Minelli, A. Kikuta and A. Yamamoto: The Open Biotechnology Journal 2 (2008) 43–50.
(3) C. Minelli, A. Kikuta, N. Tsud, M.D. Ball and A. Yamamoto: J. Nanobiotech. 6 (2008) 3.
(4) C. Minelli, A. Yamamoto and M.J. Kim: J. Biomater. Sci. 22 (2011) 577–588.

バイオマテリアル研究の最前線

7-1 微小領域 X 線回折法を用いた生体骨における *in vivo* 応力に基づく骨部位に依存した生体アパタイト配向性の解明
―骨密度よりも敏感な骨部位に特異的なアパタイトの結晶学的配向性―

中　野　貴　由*

中心論文：T. Nakano, K. Kaibara, Y. Tabata, N. Nagata, S. Enomoto, E. Marukawa and Y. Umakoshi: Unique alignment and texture of biological apatite crystallites in typical calcified tissues analyzed by micro-beam X-ray diffractometer system, Bone **31** (2002) 479-487.

生体アパタイト（BAp）結晶の優先配向性を，微小領域 X 線回折法を用いて典型的な骨組織（ウサギ尺骨，ウサギ頭蓋骨，サル下顎骨，サル腰椎骨）を対象に，その配向性と生体内応力分布，力学特性との関連性を解明するために調査した．それぞれの骨組織における BAp 配向性は骨部位に強く依存し，その六方晶の c 軸は尺骨，頭蓋骨と腰椎骨でそれぞれ骨軸に沿った 1 軸配向性，骨面内に沿った 2 次元配向性ならびに頭尾軸に沿った 1 軸配向性を示した．下顎骨では基本的には近遠心方向に沿った 1 軸配向性を示すが，歯冠直下においては咀嚼荷重の影響を受け配向性は咀嚼荷重方向に変化した．すなわち，BAp 優先配向度は骨組織の力学機能や生体内応力分布を評価するための新骨質指標といえる．

Preferential orientation degree of biological apatite (BAp) crystallites in typical bone tissues of rabbit ulna, rabbit skull, monkey dentulous mandible and monkey lumber vertebra was assessed using a microbeam X-ray diffractometer to clarify the relationship among the BAp *c*-axis orientation, stress distribution *in vivo* and mechanical function. Preferential alignment of BAp in each bone tissue strongly changes depending on the bone portion; the *c*-axes of BAp in the ulna, the skull and vertebra are preferentially arranged as a one-dimensional orientation along the longitudinal axis, a two-dimensional orientation along the flat bone surface and one-dimensional orientation along craniocaudal axis, respectively. The BAp *c*-axis in the dentulous mandible basically aligns along the mesiodistal direction, but this alignment changes along the direction parallel to the biting near the tooth, due to the mastication force. Finally, the preferential degree of BAp orientation is one of novel bone quality parameters for evaluating mechanical function and stress distribution *in vivo* in bone tissues.

1. はじめに

骨は主としてタイプ I コラーゲンと生体アパタイト（biological apatite，以下 BAp）から構成され，それぞれがしなやかさと強さを与える．これまで BAp の存在密度である骨密度（BMD）や骨量を中心に骨診断や骨医療がなされてきたが，2000 年に米国国立衛生研究所（NIH）により，骨強度は必ずしも BMD や骨量だけでは説明することができず，それ以外の要因が存在すること，さらにはその要因となるパラメータを骨質（bone quality）と呼ぶことが提唱された[1]．当時，骨質の有力な候補として，海綿骨の骨梁構造に代表される骨微細構造やマイクロクラックの形成・修復，コラーゲンの状態，骨代謝回転，細胞機能などが提案されたが，本質的な骨質制御因子の解明は未だ十分といえない．

我々のグループでは，BAp 配向性を骨質指標の有力候補の一つとして注目し，本中心論文において，BAp 配向性が骨部位に応じて変化する極めて特徴的な指標であり，*in vivo* 応力分布や骨力学機能とも深く関与していることを示した．

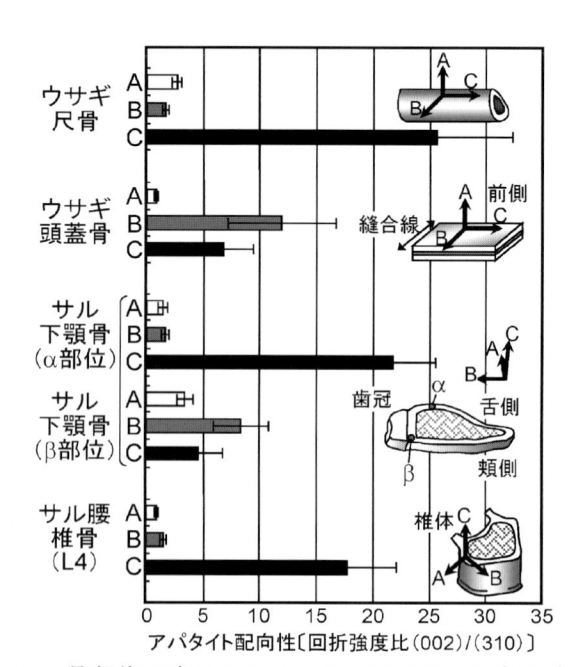

図 1　骨部位に応じたユニークなアパタイト（BAp）配向性．（文献（2）より改変し引用）

---

* 大阪大学大学院工学研究科マテリアル生産科学専攻・教授（〒565-0871 大阪府吹田市山田丘 2-1）
  Takayoshi Nakano (Division of Materials and Manufacturing Science, Graduate School of Engineering, Osaka University, Suita)
  e-mail: nakano@mat.eng.osaka-u.ac.jp
  Keywords：アパタイト配向性，骨部位依存性，骨質，微小領域 X 線回折法，*in vivo* 応力

2. 生体アパタイトの配向性

骨組織のBAp配向性は，正常骨であっても骨部位に応じて強く変化し，*in vivo*応力分布をはじめとする骨環境に多大な影響を受け，最終的には骨部位に応じた特異的な分布を示す[2]．その際，BApは六方晶系の結晶構造を持ち，そのc軸はコラーゲンの配列方向と強く相関する[3]．図1には，微小領域X線回折法によって解析した様々な成熟動物骨のBAp配向性（回折強度比）を示す．無配向の場合にて，約2の(002)/(310)回折強度比を示し，それより高い場合が優先配向性を示すことを意味している．骨組織では，骨密度の違いはほとんど認められないが，BApは，皮質骨部位でのウサギ尺骨，サル下顎骨，サル腰椎骨にて，それぞれ長手方向，近遠心方向，頭尾軸方向に沿って，優先的にc軸が配列した1軸配向性組織を示す．

一方，扁平骨としてのウサギ頭蓋骨では，骨面に沿った2次元配向性を示す．こうした特徴的な配向分布は，正常な骨代謝回転が行なわれている場合には，*in vivo*での応力状態や骨成長方向と深く関わっており，特に強いc軸配向の認められる方位は，最大荷重方位と一致し，近年では最大主応力ベクトルと平行にBAp配向性が形成されることが示されている[4]．

サル下顎骨では，基本的には近遠心方向（C方位）に沿ったBAp配向性を示すが，図1に示すように歯冠部直下では，咀嚼荷重方位（B方位）に対して最大配向性を示すようになる．こうした傾向は咀嚼荷重を受けやすい頬側で強く，咀嚼による*in vivo*応力分布の複雑な局所変化に対応しつつ，BAp配向性を制御していることを意味している．

図2には，さらに詳細にサル下顎骨における3軸方向へのBAp配向性変化を示すが，歯冠直下から2 mm程度では特に頬側にて配向性は咀嚼荷重方向（B方向）に極大値を示す．このことは直接的に，BAp配向性が力学機能に適応し，*in vivo*応力の高い方向に対し，負荷歪を低減するような骨折予防措置をとっていることを示している．

3. BAp配向性に影響を及ぼす諸因子

BApのc軸配向性は，*in vivo*応力に強く影響を受けるが，骨部位に応じて様々な変化を示す．微小領域X線回折法では，微小部（～20 μmφ）での配向性解析を可能とすることから，様々な骨部位における詳細な情報が得られている．

例えば頭蓋骨は骨面に沿った2次元配向性を持つが，内板と外板においては内板の方が平均的には面内での異方性が大きい．さらに縫合線からの距離に応じても，2次元配向分布は変化することから，頭蓋骨のBAp配向性は骨成長とも深く関わっている．さらに，近年では配向分布が層状骨内の配向性とも関わっていることが示唆され，頭蓋骨の骨再生においても，BAp配向性は重要な変化指標となる[5]．

最近の我々のグループの研究によれば，BAp配向性は，OA（変形性関節症），骨成長・咀嚼，骨再生[6]，OVX，Ca欠乏食の投与，遺伝子欠損・操作，薬剤投与による骨成長速度の変化[7]，一方向性孔・溝の導入等の様々な因子の変化を引き金に，応力情報，オステオサイトの応力感受性，骨代謝回転，細胞遊走・配列化[8]を通じて，制御されることが明らかになっている．

4. 将来展望

骨密度がスカラー量であるのに対し，BAp配向性はベクトル量であり，骨微細構造に対する情報は格段に多くなる．その結果，配向性に注目することは，単なる骨微細構造や骨機能の評価法として重要なだけではなく，骨成長や骨再生機構，最終的には骨配向化機構までを解明するための強力な手段となる．BAp配向化は，応力分布をはじめとする外的環境や生体内環境と密接に関係し，骨関連細胞としての骨芽細胞，破骨細胞，そしてオステオサイトの働きとの相互作用に強く支配されていることは疑う余地がない．

文 献

(1) NIH Consensus: Osteoporosis prevention, diagnosis, and therapy, JAMA **285** (2001) 785–795.
(2) T. Nakano, K. Kaibara, Y. Tabata, N. Nagata, S. Enomoto, E. Marukawa and Y. Umakoshi: Bone **31** (2002) 479–487.
(3) W.J. Landis, M.J. Song, A. Leith, L. McEwen and B.F. McEwen: J. Struct. Biol. **110** (1993) 39–54.
(4) Y. Noyama, T. Nakano, T. Ishimoto, T. Sakai and H. Yoshikawa: Bone **52** (2013) 659–667.
(5) T. Nakano, K. Kaibara, T. Ishimoto, Y. Tabata and Y. Umakoshi: Bone **51** (2012) 741–747.
(6) T. Ishimoto, T. Nakano, Y. Umakoshi, M. Yamamoto and Y. Tabata: J. Bone Miner. Res. **28** (2013) 1170–1179.
(7) M. Kashii, J. Hashimoto, T. Nakano, Y. Umakoshi and H. Yoshikawa: J. Bone Miner. Metab. **26** (2008) 24–33.
(8) A. Matsugaki, Y. Isobe, T. Saku and T. Nakano: J. Biomed. Mater. Res. A (2014), DOI:10.1002/jbm.a.35189.

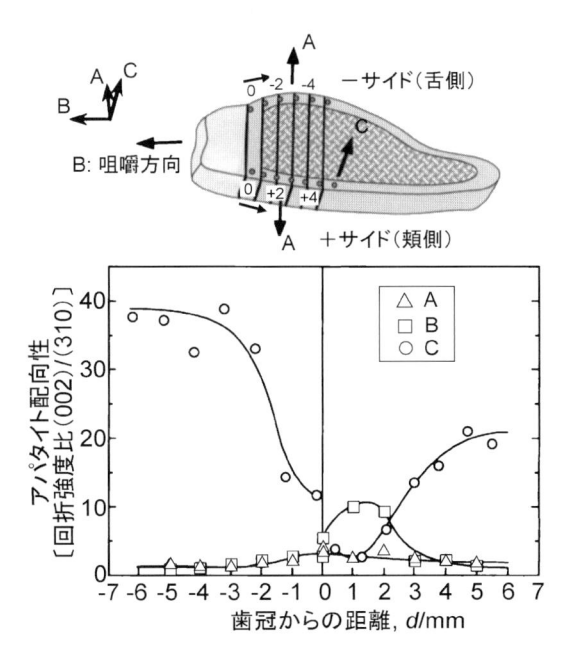

図2 *in vivo*応力分布に応じた下顎骨におけるBAp配向性の変化．（文献(2)より改変し引用）

バイオマテリアル研究の最前線

7-2 アレンドロネートは異方性の低い骨基質形成を促進する
―骨形成速度増加は骨組織の異方性を低下させる―

柏井将文[*1]　吉川秀樹[*2]

中心論文：M. Kashii, J. Hashimoto, T. Nakano, Y. Umakoshi and H. Yoshikawa: Alendronate treatment promotes bone formation with a less anisotropic microstructure during intramembranous ossification in rats, J. Bone Miner. Metab. **26** (2008) 24-33.

膜性骨化の過程において骨外膜に形成される一次骨は特定方向にコラーゲンとミネラルが配向した構造を持つ層板骨であり，コラーゲンおよびミネラルの配向化など骨基質の組織化は骨芽細胞により制御されている．本稿において，骨芽細胞の骨石灰化速度により骨基質の異方化が調節されていることが示された．骨吸収抑制剤アレンドロネートは骨外膜に存在する骨芽細胞の骨形成速度を変化させることで異方性の低い骨基質の形成を促進する．

Intramembranous ossification in the axial and appendicular skeleton involves a process in which osteoblasts form primary bone with a lamellar organized matrix. Bone matrix organization including the preferential orientation of collagen and biological apatite is regulated by osteoblasts. In this paper, we prove that bone matrix anisotropy is regulated by bone formation rate. Bone antiresorptive agent (alendronate) affects bone matrix organization and promotes bone formation with a less anisotropic microstructure during intramembranous ossification.

1. はじめに

骨強度は構造特性と材料特性により決定されるもので，これらの諸特性は骨代謝によって制御されている（**表1**）．現在，臨床の現場において骨強度を評価しうるパラメーターとしては骨密度，骨代謝マーカーを用いた骨代謝回転評価，マクロレベルでの構造特性があるが，それ以外の臨床的に評価不可能なパラメーターは骨質という概念でまとめられ，その中でも重要な位置にあるのがミクロレベルでの構造特性と材料特性である．

骨はマクロレベルからナノレベルまで精緻に制御された複合材料であり，積層化や繊維強化など様々な組織化形態をとることで，加えられた応力に対して最適な材料を構築している[1][2]．材料異方性は骨強度に対して強い影響を与えることが知られているが[3]-[5]，力学的応力に適応するべく皮質骨や海綿骨を異方化させるメカニズムについてはほとんど解明されていない．

骨形成の様式は，軟骨が骨に置換されることで作られる内軟骨骨化と直接骨が形成する膜性骨化に区別される[1]．本稿においては膜性骨化によって形成された皮質骨の構造特性・材料特性についての検討より得られた骨材料の異方化メカニズムについて述べる．

2. 骨組織異方化への骨吸収抑制剤の影響

生後1週齢のメスのSDラットに対して偽薬と骨吸収抑制剤アレンドロネート（以下ALN，1回投与量35 μg/kg）を各々週1回皮下投与した．薬剤投与後に大腿骨X線写真でアレンドロネートの投与時期に一致した骨硬化帯を同定し，横径方向に膜性骨化のみで成長した部分において以下の解析を行った（**図1**）．

pQCT（peripheral quantitative computed tomography）を用いて断面全皮質骨領域および前後方・内外側の4箇所の各関心領域の骨密度を測定したところ，全皮質骨領域および各関心領域の骨密度に関して偽薬群・ALN投与群間の統計学的有意差を認めなかった．微小領域X線回折法を用いて，pQCT測定領域にほぼ一致する直径500 μm円内の生体アパタイト結晶の骨長軸方向配向度を関心4領域にて測定した（**図2**）．膜性骨化にて形成された新生骨の配向度は，ALN4週間投与群では前方関心領域で，ALN8週間投与群では4箇所すべての関心領域で統計学的に有意に低下した（$p<0.05$）．特に材料異方性の高い前方領域で著しい低下を認めた（$p<0.05$）．配向度の低下は，ALNによる骨芽細胞の材料

表1　骨強度規定因子．

1. 骨量
2. 骨質
   ①構造特性
      ・マクロレベル：サイズ，形状，皮質骨幅
      ・ミクロレベル：海綿骨梁の微細構造，皮質骨多孔性
   ②材料特性
      ・ミネラル：総石灰化量，石灰化度，結晶サイズ
      ・コラーゲン：コラーゲンタイプ，架橋状況
      ・マイクロダメージ
      ・材料異方性：コラーゲン/ミネラル複合体配向度

---

*大阪大学大学院医学系研究科外科学系臨床医学専攻；1)助教, 2)教授（〒565-0871 大阪府吹田市山田丘2-2）
1) Masafumi Kashii, 2) Hideki Yoshikawa (Department of Orthopaedic Surgery, Osaka University Graduate School of Medicine, Suita)
e-mail: mkashii-osk@umin.ac.jp
Keywords：骨質，異方性，アレンドロネート，骨形成

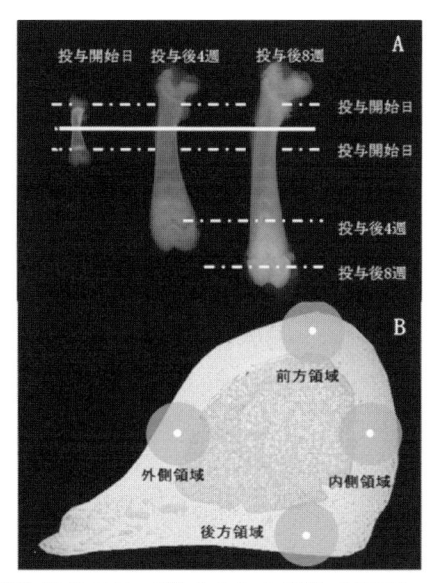

図1 膜性骨化のみで形成された部位の同定．(A)実線部位は骨の横径方向に膜性骨化のみで成長した部分，(B)実線部横断面での解析部位(4カ所)．(中心論文より改変して引用)

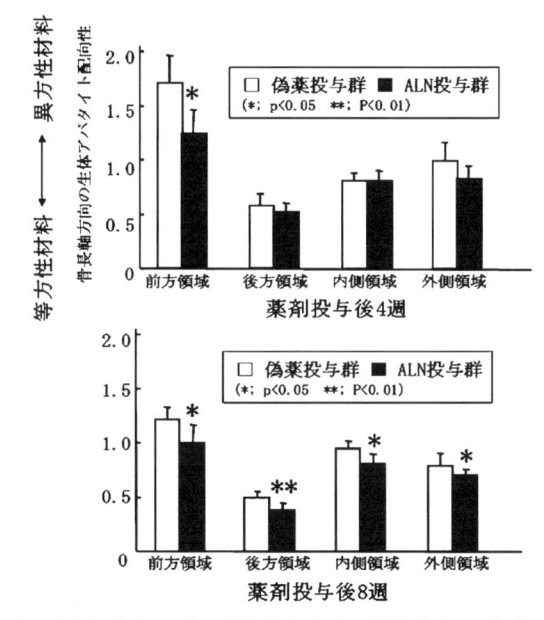

図2 膜性骨化のみで形成された皮質骨内の生体アパタイト結晶の骨長軸方向配向度．(中心論文より改変して引用)

異方化機構に対するALNの影響と考えられた．

3. 骨形成速度と骨基質異方化メカニズム

Caキレート剤であるカルセインを用いた骨形態計測法によって骨芽細胞個々の機能について詳細な検討を行った．ALN投与群において外骨膜周囲長が有意に増加した．ALN投与により骨外膜に存在する骨芽細胞数は変化しなかったが，骨外膜での骨石灰化速度が増加した($p<0.05$)．ALN投与により前方関心領域では有意な石灰化速度の増加を認めた($p<0.05$)が，後方関心領域では有意差を認めなかった．骨石灰化速度と骨基質異方性の間には強い負の相関を認めた

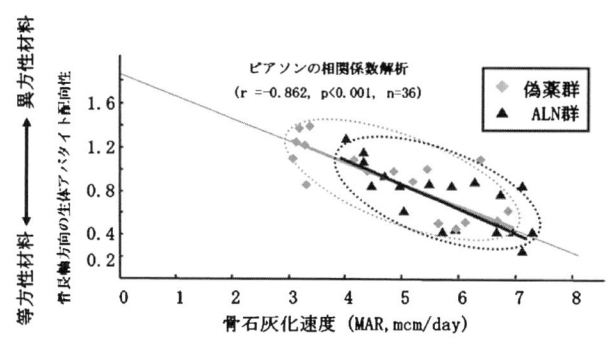

図3 骨石灰化速度と骨基質異方性(配向性)との関係．(中心論文より改変して引用)

(相関係数 $r=-0.862, p<0.001$)(図3)．

微小押し込み強度試験による微小領域の材料強度解析を行ったところ，ALN投与により材料異方性の著しく低下した皮質骨前方領域でのヤング率の有意な低下を認めた($p<0.05$)．

以上の結果より骨芽細胞による骨石灰化速度により骨基質の異方性が制御されることが示された．ALN投与は骨外膜の骨芽細胞の骨形成を促進するが，形成された骨の材料異方性が低下することが示された．

4. まとめ

頭蓋骨・鎖骨の成長や脊椎・長管骨の横径方向の成長は膜性骨化を通じて営まれる．骨基質としては組織化されていない線維骨は骨内膜側で吸収され，同時に骨外膜側では骨芽細胞による一次骨の形成が行われる．一次骨は骨表面に形成され，特定方向にコラーゲンとミネラルが配向した構造を持つ層状骨であり，コラーゲンの配向化などの骨基質の組織化は骨芽細胞によって制御されている．骨芽細胞による骨基質の組織化制御の詳細についてはいまだ不明であるが，骨芽細胞の骨石灰化速度により骨基質の異方性が調節されることが示された．本検討により骨吸収抑制剤アレンドロネートは，骨外膜に存在する骨芽細胞の骨形成速度を変化させることで，異方性(配向性)が低く骨長軸方向に沿ったヤング率の低い骨基質の形成を促進することが示された．この結果は，骨形成が旺盛な小児や骨折患者に対して骨吸収抑制剤を用いる場合，膜性骨化により形成される骨の材料特性が低下する可能性があることを示唆している．

文献

(1) R.B. Martin, D.B. Burr and N.A. Sharkey: Skeletal Tissue Mechanics. In: Skeletal Biology. Springer-Verlag, New York, (1998) 29–78.
(2) 柏井将文，橋本 淳：The Bone **21** (2007) 123–128.
(3) T. Nakano, K. Kaibara, Y. Tabata, N. Nagata, S. Enomoto, E. Marukawa and Y. Umakoshi: Bone **31** (2002) 479–487.
(4) T. Nakano, K. Kaibara, T. Ishimoto, Y. Tabata and Y. Umakoshi: Bone **51** (2012) 741–747.
(5) T. Ishimoto, T. Nakano, Y. Umakoshi, M. Yamamoto and Y. Tabata: J. Bone Miner. Res. **28** (2013) 1170–1179.

バイオマテリアル研究の最前線

7-3 三次元細胞集合体を用いた内軟骨骨化の in vitro での再現
―三次元細胞集合体を用いた内軟骨骨化の再現に成功―

松 本 卓 也*

中心論文：J. Sasaki, T. Matsumoto, M. Nishiguchi, M. Matsusaki, H. Egusa, T. Nakano, M. Akashi, S. Imazato and H. Yatani: *In vitro* reproduction of endochondral occification using 3D cell constructs, Integr. Biol. 4 (2012) 1207-1214.

生体硬組織発生過程の理解には，細胞，遺伝子を元にした細胞生物学的，分子生物学的検討に加え，高分子化学，無機化学，無機結晶学など多分野にまたがる検討が必要となる．このため，これまで各々異なるバックグラウンドをもつ研究者が異なるアプローチで硬組織発生の理解を進めてきたが，統合的な解釈は困難であった．そこで，本研究では異なるアプローチで検討する上での共通ターゲットとして，骨髄間葉系幹細胞で作った凝集塊を元に，軟骨細胞分化さらには石灰化誘導まで起こす *in vitro* の内軟骨骨化モデルシステムを構築した．

Not only the cellular and molecular biology, but also organic and inorganic chemistry, and mineral crystallography are necessary to understand the bone tissue development. Researchers from multiple fields investigate this process by using their own approaches, respectively. Therefore, it was difficult to reflect the obtained results from one field to other fields. To overcome this problem, we develop a novel *in vitro* endochondral ossification model fabricated by using a 3D cellular aggregate consisting of mesenchymal stem cells in this study.

1. は じ め に

生体硬組織の発生は細胞の組織特異的分化のみならず，有機基質の沈着と自己組織化，さらには無機ミネラルの沈着と結晶成長など非常に複雑な成長過程を経る．それゆえ，この過程の理解には，細胞，遺伝子を元にした細胞生物学的，分子生物学的検討に加え，高分子化学，無機化学，無機結晶学など多分野にまたがる検討が必要となる．このため，これまで各々異なるバックグラウンドをもつ研究者が異なるアプローチで硬組織発生の理解を進めてきたが，統合的な解釈は未だに困難である．この理由の1つとして，実際の現象を細分化しすぎたため，異なるターゲットを検討していることが挙げられる．その結果，得られたデータをシームレスに繋げることが困難となっている．この解決策として，検討ターゲットの統一，すなわち，*in vitro* にて簡便に観察可能な硬組織発生過程を再現する実験系の構築は有効である[1][2]．

長管骨の発生は未分化細胞の凝集塊である軟骨原基において，部位特異的な軟骨細胞分化，肥大化，さらには石灰化という内軟骨骨化を示す．そこで，本研究では間葉系幹細胞からなる三次元細胞凝集塊（擬似軟骨原基）を作製し，この凝集塊の長期培養による *in vitro* での内軟骨骨化への誘導を目的に研究を行った．

2. 三次元間葉系幹細胞凝集塊の培養

(1) 三次元細胞凝集塊内の酸素分圧

三次元間葉系幹細胞凝集塊は，温度応答性ゲル鋳型（φ＝1〜3 mm）を元に作製した（図1）[3]．凝集塊は作製直後，鋳型形状と同様に半球状であるが，その後の振盪培養により24時間後には完全な球状に形態が変わる．この細胞凝集塊内の酸素分圧を計測したところ，1 mm の凝集塊内中心で130 mmHg，3 mm の凝集塊で約80 mmHg と凝集塊サイズに依存した酸素分圧の違いが認められた．この酸素分圧は低すぎると当然ながら細胞壊死を誘導するが，一方で適度な低酸素

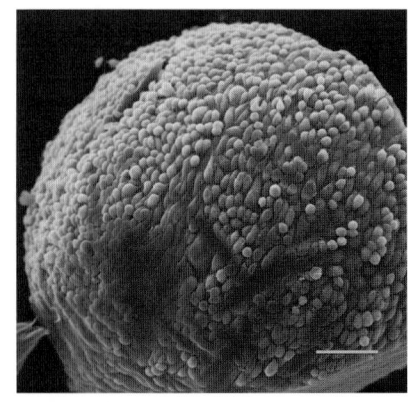

図1　骨髄間葉系幹細胞を元に作製した細胞凝集塊（Bar＝100 μm）．

---

* 岡山大学大学院医歯薬学総合研究科機能再生・再建科学専攻・教授（〒700-8558 岡山県岡山市北区鹿田町 2-5-1）
Takuya Matsumto (Division of Science of Functional Recovery and Reconstruction, Graduate School of Medicine, Dentistry and Pharmaceutical Sciences, Okayama University, Okayama)
e-mail: tmatsu@md.okayama-u.ac.jp
Keywords：細胞操作，内軟骨骨化，組織工学，骨髄間葉系幹細胞

状態は間葉系幹細胞の軟骨分化に有効に働く[4][5]．そこで，本研究では内部の酸素分圧が 110 mmHg で，適度に低酸素状態が維持される，直径 1.5 mm の細胞凝集塊を用いて実験を行った．

(2) 凝集塊内細胞の分化

凝集塊の培養は最長50日続けた．培養ディッシュ底面への細胞接着を阻害する目的で振盪培養を行った．5日ごとに試料を取り出し，薄切切片を作製，細胞凝集塊内での細胞分化，基質産生について検討を行った．その結果，凝集塊内の細胞は培養後1週間以内に肥大化が進むことが明らかとなった．培養20日頃より軟骨細胞分化および軟骨基質の沈着が始まり，その部位は表層から少し内側に限局していることが分かった(**図2**)．この領域は時間とともに内側へと増加していった．石灰化沈着についてフォンコッサ染色をもとに検討を行った結果，培養30日頃より軟骨分化領域よりさらに内側の領域で石灰化沈着が始まり，その領域はさらに広がることが明らかとなった．一方，I 型コラーゲンの発現を検討したところ，この領域での発現は認められなかったことから，この石灰化沈着は骨芽細胞由来ではなく，軟骨細胞分化に由来したものであると考えられた．

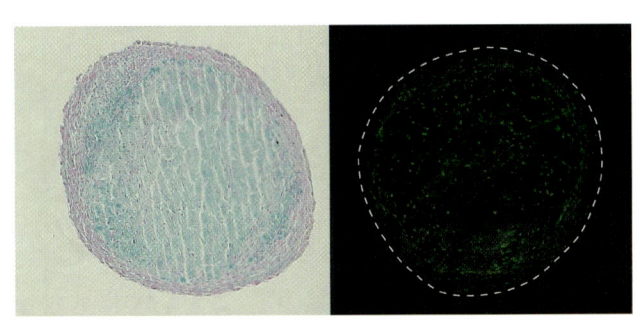

図2　細胞凝集塊内の軟骨基質沈着(左：アルシアンブルー染色，右：II 型コラーゲン)．

3. 細胞凝集塊周囲の血管新生

一般に軟骨組織には血管が存在せず，発生段階の軟骨原基への血管侵入についても，骨幹部の石灰化が進んだ部位から生じる．この理由として，軟骨細胞は軟骨組織の形質維持のため，血管新生阻害因子(例：コンドロモデュリン)を産生しているからと考えられている[6]．そこで，*in vitro* 血管新生モデル上に[7][8]，培養期間の異なる細胞凝集塊を静置した．その結果，培養期間の短い細胞凝集塊周囲では既存の血管新生網が消失すること，逆に培養期間の長い細胞凝集塊周囲では既存の血管新生網が維持されることが明らかとなった(**図3**)．このことから軟骨分化の進んだ初期の細胞凝集塊は，高

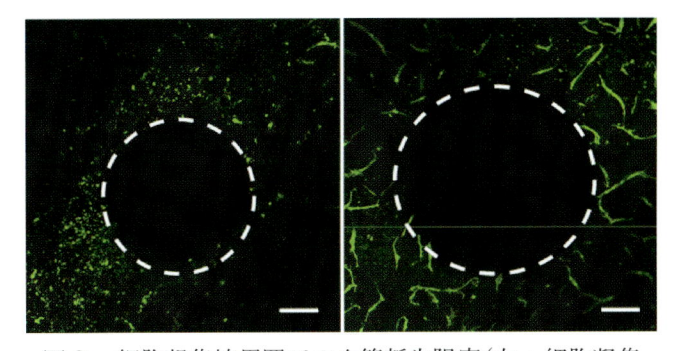

図3　細胞凝集塊周囲での血管新生阻害(左：細胞凝集塊下部での血管網の消失(day3)，右：血管網の維持(day50))(Bar = 200 μm)．(中心論文から改変し引用)

い軟骨様形質を示し，石灰化が進んだ凝集塊は軟骨様形質が低下していると考えられた．

4. 将来展望

上記のように，三次元間葉系幹細胞凝集塊内では部位特異的な軟骨細胞分化，ならびに基質沈着が生じ，肥大軟骨層の形成に続いて石灰化層が形成されること，さらに初期に血管新生が阻害され，その後回復するといった結果を獲得した．これらのことから，この細胞凝集塊を用いた培養系は内軟骨化の様式を再現していることが示唆された．このシステムは，幹細胞の分化から始まり，基質産生，基質の自己組織化，無機石灰化物の生成，結晶成長など様々な事象を含んでおり，異なる解析方法で検討するうえでの共通ターゲットとして生体硬組織発生研究への応用が期待できる．

文　献

(1) T. Matsumoto, A. Mizuno, M. Kashiwagi, S. Yoshida, J. Sasaki and T. Nakano: Materials **4** (2011) 327–338.
(2) T. Matsumoto, M. Okazaki, M. Inoue, S. Yamaguchi, T. Kusunose, T. Toyonaga, Y. Hamada and J. Takahashi: Biomaterials **25** (2004) 3807–3812.
(3) J. Sasaki, T. Asoh, T. Matsumoto, H. Egusa, T. Sohmura, E. Alsberg, M. Akashi and H. Yatani: Tissue Eng. Part A **16** (2010) 2467–2473.
(4) M. Hirao, N. Tamai, N. Tsumaki, H. Yoshikawa and A. Myoui: J. Biol. Chem. **281** (2006) 31079–31092.
(5) M. Kanichai M.D. Ferguson, P.J. Prendergast and V.A. Campbell: J. Cell Physiol. **216** (2008) 708–715.
(6) C. Shukunami, Y. Oshima and Y. Hiraki: Biochem. Biophys. Res. Commun. **333** (2005) 299–307.
(7) A. Nishiguchi, H. Yoshida, M. Matsusaki and M. Akashi: Adv. Mater. **23** (2011) 3506–3510.
(8) M. Matsusaki, H. Ajiro, T. Kida, T. Serizawa and M. Akashi: Adv. Mater. **24** (2012) 454–474.

バイオマテリアル研究の最前線

7-4 骨力学機能を支配する生体アパタイト結晶学的配向性
―再生骨における骨配向性は骨密度に遅れて再生し，骨力学特性を支配する―

石本卓也[*1)]　中野貴由[*2)]

中心論文：T. Ishimoto, T. Nakano, Y. Umakoshi, M. Yamamoto and Y. Tabata: Degree of biological apatite c-axis orientation rather than bone mineral density controls mechanical function in bone regenerated using recombinant bone morphogenetic protein-2, J. Bone Miner. Res. 28 (2013) 1170-1179.

微小領域X線回折法を用いて解析した生体アパタイト(BAp)の結晶学的c軸配向性は，再生骨において骨密度よりも極めて優位に骨力学機能であるヤング率を支配し，さらに，ヤング率の変動を広範囲かつ高精度に記述可能である．BAp配向性は，骨微細構造・骨機能の評価・診断指標としてのみならず，骨インプラントの設計や骨再建のための指針として極めて有力な材料工学的指標であり，今後ますます骨研究・骨医療の現場で重要視されることが期待される．

The crystallographic c-axis orientation of biological apatite (BAp), rather than bone mineral density (BMD), dominantly correlated with Young's modulus of regenerated bones, particularly in the later stage of bone regeneration. Preferential BAp c-axis orientation is, therefore, a strong determinant and predictor of the mechanical function of tissue-engineered bone. The BAp orientation might be an increasingly important index for assessment of bone microstructure and functions, designing bone implants and bone refunctionalization.

1. はじめに

著者らは，微小領域X線回折法にて定量解析した骨生体アパタイト(BAp)結晶のc軸配向性が再生骨評価の極めて有力な指標となり得ることを報告した[(1)]．本稿では，骨の最も重要な機能の一つである力学的機能に対する配向性指標の寄与について統計学的に証明し，BAp配向性が単に骨微細構造の異方性を数値化するのみならず骨機能そのものを評価可能であることを，材料工学的解析法である微小領域X線回折法[(2)]とナノインデンテーション法[(3)]の組合せにより明らかにした最新の研究成果について紹介する．

2. 骨再生にともなうアパタイト配向性回復と骨力学機能との相関

骨再生のため，ウサギ尺骨骨幹中央部に自然治癒不可能な20mm長の完全欠損を導入し，欠損部に溶解性ゼラチンヒドロゲルを担体として17μgのrBMP-2(recombinant bone morphogenetic protein-2)を徐放し[(4)]，一定期間再生を図った．本手法は，最先端の骨再建術の一つである．

図1に，再生過程における欠損部形態ならびに骨密度，微小領域X線回折法により定量解析した骨長手に沿ったBApのc軸配向性の変化を示す[(5)]．欠損部は4週後には骨充填され，12週後には正常骨に類似した皮質骨様のX線吸収コントラストを呈した．こうした再生部の骨密度と配向性の変化は再生期間を通してまったく異なる挙動を示した．骨密度は再生初期より急速に上昇し，12週後には正常値に到達した．一方，配向性は12週まで有意に低値を示し，骨密度回復から12週間遅れた欠損導入後24週で正常値に到達した．一方，ナノインデンテーション法により解析した力学機能指標としてのヤング率は再生初期より単調上昇し，24週後に正常値近傍まで達した（表1）．12週時点でのデータより，骨密度が完全回復していてもヤング率は6割程度しか回復

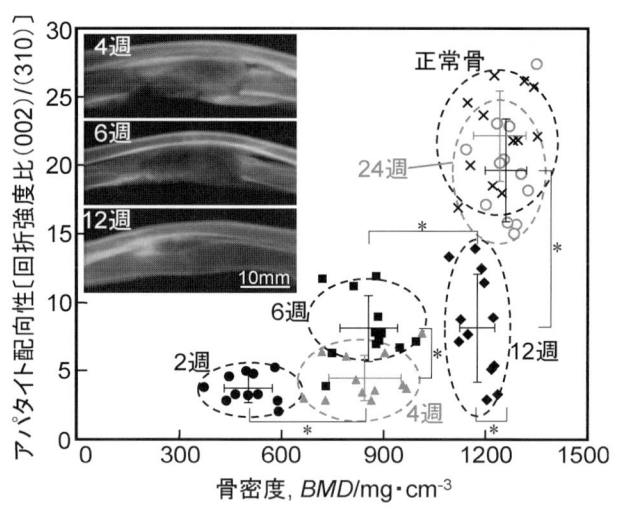

図1　欠損部の形態的修復と骨密度，骨長手に沿ったアパタイト配向性の回復過程．（文献(5)より改変し引用）

---

* 大阪大学大学院工学研究科マテリアル生産科学専攻；1)講師，2)教授（〒565-0871　大阪府吹田市山田丘2-1）
  1) Takuya Ishimoto, 2) Takayoshi Nakano (Division of Materials and Manufacturing Science, Graduated School of Engineering, Osaka University, Suita)
  e-mail: ishimoto@mat.eng.osaka-u.ac.jp
  Keywords：生体アパタイト，c軸配向性，骨再生，微小領域X線回折法，ヤング率

表1 再生にともなう再生骨ヤング率の変化. 平均値±標準偏差.

再生期間	ヤング率, E/GPa
4週間	12.1 ± 1.2
6週間	17.0 ± 0.9
12週間	19.9 ± 2.5
24週間	26.1 ± 1.5
正常骨	31.5 ± 0.4

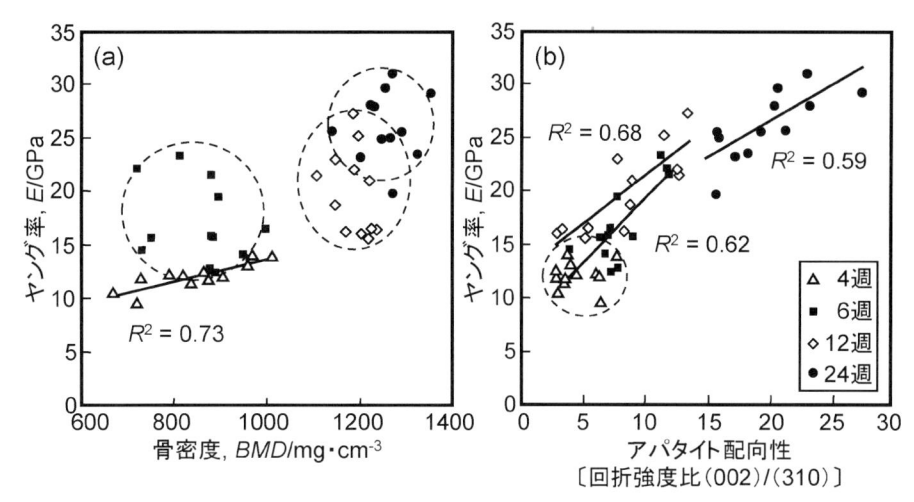

図2 ヤング率に対する, (a)骨密度, (b)アパタイト配向性の相関関係と相関の決定係数(R^2). 直線は有意な正相関($p<0.05$)を表す. (文献(5)より改変し引用)

しておらず, 従来の骨評価基準である骨密度がこの場合, 力学機能を実は高精度には表せないことが示された.

一方で, BAp配向性はヤング率の変化を有意に記述可能であることが実証された. 図2に, ヤング率と骨密度ならびに配向性の相関関係を再生期間ごとに示す. 直線部が有意な正相関を表すが, 再生期間のほとんどの時期, とりわけ再生後期で配向性がヤング率を支配していることが明らかである. 重回帰分析の結果, ヤング率は骨密度, 配向性を用いて

ヤング率 = $7.3 + 3.5 \times 10^{-6}$(骨密度) + 0.74(配向性)

と記述され, 配向性の適用によってヤング率は極めて高精度に記述可能であった($R^2 = 0.83$, 骨密度単独では $R^2 = 0.51$). さらに, 上記回帰における標準回帰係数は, 骨密度：0.26, 配向性：0.73であり, 骨密度ではなくむしろBAp配向性がヤング率を制御することを初めて見出した. 再生後期にて, 骨密度の変化が飽和しているにもかかわらず骨強度の上昇が報告されており[6][7], 再生後期での配向性の有意な上昇がその一要因と言える. したがって, 骨の評価は, 骨量・骨密度に加えBAp配向度を用いた正確な骨「機能」評価により行う必要がある.

3. アパタイト配向性回復の支配因子

BAp配向性は骨力学機能の評価, 予測に不可欠な指標であることが理解された. しかし, 配向性は最先端の骨再建術を用いた場合でも急速には回復せず, それが力学機能正常化の遅延に直結する. 配向性形成の支配因子を同定することは, 再生部の力学機能の正常化を図るために不可欠である.

本研究において, 配向性の上昇が欠損部の骨充填と高密度化の後に生じたことから, *in vivo* 主応力が有力な配向化支配因子の候補として挙げられる. 実際, 再生部に負荷する骨長手への負荷応力値を見積もり同部位での配向性との相関関係を解析すると, 有意な正相関($R^2 = 0.76, p<0.05$)が認められた[5]. すなわち, 主応力が再生骨における配向化に重要な役割を有することが示された.

正常骨におけるBAp優先配向方向は *in vivo* 主応力方向に一致する[2]のみならず, 骨への人為的な応力場印加による配向化制御が可能となっており[8], 骨配向化・力学機能化に対する主応力の役割に関して, 定量化を含めた知見の蓄積が不可欠である.

4. 将来展望

BAp配向性は, 骨力学機能の評価指標として極めて有力であるとともに, 骨インプラントの設計[9]や骨再建のための指針として, さらには, これらの有効性や為害性の判断基準[10]として, 今後ますます骨研究・骨医療の現場で重要視されることが期待される.

文献

(1) T. Nakano, K. Kaibara, T. Ishimoto, Y. Tabata and Y. Umakoshi: Bone **51** (2012) 741–747.
(2) T. Nakano, K. Kaibara, Y. Tabata, N. Nagata, S. Enomoto, E. Marukawa and Y. Umakoshi: Bone **31** (2002) 479–487.
(3) T. Ishimoto, T. Nakano, M. Yamamoto and Y. Tabata: J. Mater. Sci. Mater. Med. **22** (2011) 969–976.
(4) M. Yamamoto, Y. Takahashi and Y. Tabata: Tissue Eng. **12** (2006) 1305–1311.
(5) T. Ishimoto, T. Nakano, Y. Umakoshi, M. Ymamoto and Y. Tabata: J. Bone Miner. Res. **28** (2013) 1170–1179.
(6) I. Manjubala, Y. Liu, D.R. Epari, P. Roschger, H. Schell, P. Fratzl and G.N. Duda: Bone **45** (2009) 185–192.
(7) D.A. Chakkalakal, B.S. Strates, A.A. Mashoof, K.L. Garvin, J.R. Novak, E.D. Fritz, T.J. Mollner and M.H. McGuire: Bone **25** (1999) 321–332.
(8) J. Wang, T. Ishimoto and T. Nakano: Mater. Trans. **54** (2013) 1257–1261.
(9) Y. Noyama, T. Nakano, T. Ishimoto, T. Sakai and H. Yoshikawa: Bone **52** (2013) 659–667.
(10) Y. Noyama, T. Miura, T. Ishimoto, T. Itaya, M. Niinomi and T. Nakano: Mater. Trans. **53** (2012) 565–570.

バイオマテリアル研究の最前線

7-5 骨粗鬆症の骨質に及ぼす薬剤投与効果
―骨疾患治療薬剤の新たな評価―

宮部　さやか*

中心論文：A. Shiraishi, S. Miyabe, T. Nakano, Y. Umakoshi, M. Ito and M. Mihara: The combination therapy with alfacalcidol and risedronate improves the mechanical property in lumbar spine by affecting the material properties in an ovariectomized rat model of osteoporosis, BMC Musculoskelet. Disord. **10** (2009) paper #66.

骨粗鬆症治療薬剤として，代表的なビスフォスフォネート製剤であるリセドロネートと活性型ビタミンD_3製剤のアルファカルシドール，さらに両者の複合投与について，卵巣摘出した骨粗鬆症モデルラットを用いて骨量および骨質への影響を検討した．その結果，薬剤種によって骨質指標としての生体アパタイト（BAp）配向性の変化は異なることが明らかになった．

We investigated the effects of anti-osteoporosis drugs, risedronate, active vitamin D_3, and combination therapy of them, on the bone mineral density (BMD) and preferential orientation of biological apatite (BAp) c-axis as one of the promising bone quality parameter, using ovariectomized rat model. It was revealed that each drug affected the BMD and BAp orientation differently.

1. はじめに

急速な高齢化に伴い，骨粗鬆症罹患者数の急増は益々深刻化している．骨粗鬆症とは，骨量減少や骨微細構造の劣化により骨折リスクが増加する退行変性疾患である[1]．現在，骨粗鬆症の診断や骨折リスクの評価は，ほとんどがレントゲン像や骨密度測定などの骨量評価に依存している．しかしながら，2000年の米国国立衛生研究所（NIH）のコンセンサス会議において，骨強度を議論する際には骨質にも注目する必要があることが指摘された[2]．骨質とは，骨密度以外の骨強度に寄与する因子群を指す．

本稿では，ヤング率をはじめとする骨力学機能を強く支配する生体アパタイト（BAp）配向性を骨質評価の指標とし[3][4]，異なる作用機序による骨量増加効果を有する骨粗鬆症治療薬剤が骨質に及ぼす影響について述べる．

2. 骨粗鬆症による骨質変化

椎骨は荷重負荷が大きく骨粗鬆症における骨折多発部位である．椎骨は主に荷重支持を担う皮質骨と代謝機能の高い海綿骨とから構成されている．椎体皮質骨および頭尾軸方向に伸展した海綿骨一次骨梁のBApのc軸はそれぞれ主応力方向である頭尾軸方向に優先的に配向化している[3][5]．このため本稿でのBAp配向性は頭尾軸方向のc軸配向度の値を用いる．

図1に骨粗鬆症骨と健常骨のヒト第4腰椎中央部のμCT像を示す[6]．骨粗鬆症骨では明らかな骨量減少と骨微細構造の劣化が認められる．特に，頭尾軸方向と垂直な二次骨梁が優先的に減少し，一次骨梁が残存した．こうした腰椎から一次骨梁を摘出し，頭尾軸方向のBAp配向性を比較したところ，骨粗鬆症骨では健常骨に比べ有意に高配向化しており（図2），骨粗鬆症によってBAp配向性が変化することが明

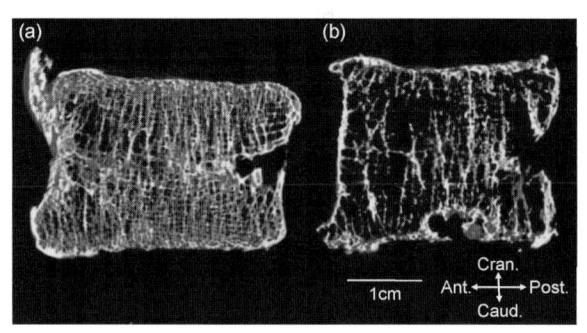

図1　ヒト第4腰椎のμCT像．(a)健常骨，(b)骨粗鬆症骨．（文献(6)より改変し引用）

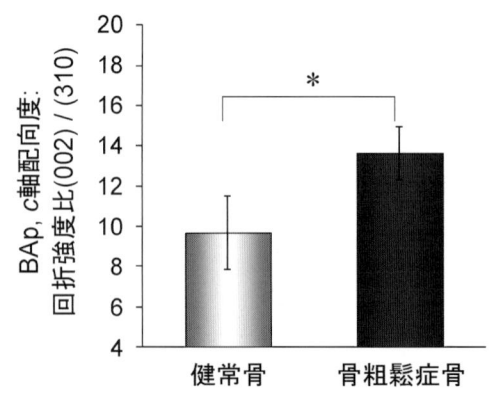

図2　ヒト第4腰椎海綿骨のBAp配向最大値．（*：$p<0.05$）（文献(6)より改変し引用）

---

* 大阪大学大学院工学研究科マテリアル生産科学専攻・助教（〒565-0871 大阪府吹田市山田丘2-1）
Sayaka Miyabe (Materials and Manufacturing Science, Graduate School of Engineering, Osaka University, Suita)
e-mail: miyabe@mat.eng.osaka-u.ac.jp
Keywords：骨粗鬆症，薬剤，骨質，アパタイト配向性，骨疾患

らかとなった[6].

3. 骨粗鬆症治療薬剤の効果

(1) 骨粗鬆症治療薬剤

骨粗鬆症治療には，現在様々な種類の薬剤が使用されている．一般に治療に用いられる代表的な薬剤種として，活性型ビタミンD_3製剤とビスフォスフォネート製剤が挙げられる．活性型ビタミンD_3製剤は腸からのカルシウム吸収を補助する働きなどが知られている．ビスフォスフォネート製剤は強力に骨吸収を抑制することにより，骨代謝回転を抑制し，骨密度の増加および骨折の予防効果を示す．本稿では活性型ビタミンD_3製剤としてアルファカルシドール(以下ALF)，ビスフォスフォネート製剤としてリセドロン酸ナトリウム水和物(リセドロネート，以下RIS)の骨質への影響について述べる．

(2) 骨量への効果

卵巣摘出を施した骨粗鬆症モデルラットを作製し，卵巣摘出3ヶ月後から6ヶ月後までALFおよびRISを高濃度(H)および低濃度(L)または複合投与した．骨粗鬆症グループ(OVX)は健常グループ(Sham)と比較し，骨粗鬆症の特徴である骨量の著しい減少が生じており，各薬剤治療グループでは程度に差はあるものの，いずれの薬剤においても骨量はOVXと比較し増加していた．

(3) 骨質への効果

図3に各薬剤の骨質への影響として第4腰椎皮質骨部の頭尾軸方向におけるBAp配向性を示す[7]．OVXはShamと比較し，高いBAp配向性を示したことから，骨粗鬆症により高配向化していることが分かる．一方，薬剤治療グループであるALFではOVXと同程度の高いBAp配向性を示したのに対し，RISは正常なShamに近い値を示した．これ

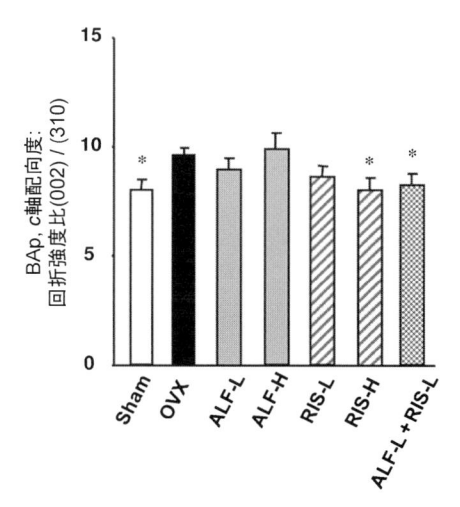

図3 骨粗鬆症治療薬剤投与によるBApのc軸配向性変化．(*: $p<0.05$ vs. OVX)(文献(7)より改変し引用)

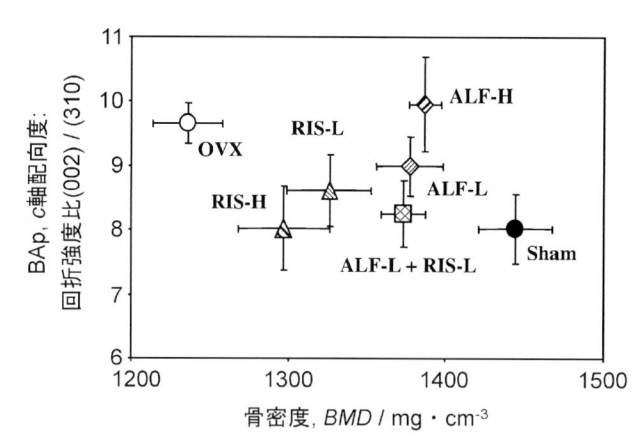

図4 骨粗鬆症治療薬剤の骨量・骨質への影響．(文献(7)より改変し引用)

より，BAp配向性への効果は薬剤種によって異なることが明らかとなった．

図4に各薬剤の骨質への効果として，BAp配向性と骨密度の関係を示す[7]．骨量がShamに近い値まで増加しているALFとALF+RISにおいて，BAp配向性はALFではOVXと同程度の値となっており，ALF+RISがShamに最も近い値となっていた．骨の理想的な骨量・骨質バランスは健常骨の値と考えることができ，骨粗鬆症治療においては適切な薬剤を選択することにより，骨量・骨質ともに健常骨と同程度に近づけることが求められる．

4. 将来展望

骨粗鬆症治療において医師が薬剤選択を行う際は，臨床試験によって得られたエビデンスとともに，副作用情報などを総合し，個々の症例に適した治療薬を選択することとなる．骨折予防に密接に関係する骨強度の観点から，骨量増加とともに骨質回復は重要である．今後，骨粗鬆症をはじめとする骨疾患治療薬剤評価において，薬効指標の一つとして骨質が取り入れられるとともに，骨質という観点からの新たな治療薬剤開発が期待される．

文献

(1) Consensus development conference, prophylaxis and treatment of osteoporosis: Am. J. Med. **90** (1991) 107–110.
(2) NIH Consensus Development Panel on Osteoporosis: JAMA **285** (2001) 785–795.
(3) T. Nakano, K. Kaibara, Y. Tabata, N. Nagata, S. Enomoto, E. Marukawa and Y. Umakoshi: Bone **81** (2002) 479–487.
(4) T. Ishimoto, T. Nakano, Y. Umakoshi, M. Ymamoto and Y. Tabata: J. Bone Miner. Res. **28** (2013) 1170–1179.
(5) S. Miyabe, T. Nakano, T. Ishimoto, N. Takano, T. Adachi, H. Iwaki, A. Kobayashi, K. Takaoka and Y. Umakoshi: Mater. Trans. **48** (2007) 343–347.
(6) S. Miyabe, T. Ishimoto and T. Nakano: J. Phys. Conf. Ser. **165** (2009) 012087.
(7) A. Shiraishi, S. Miyabe, T. Nakano, Y. Umakoshi, M. Ito and M. Mihara: BMC Musculoskelet. Disord. **10** (2009) paper #66.

バイオマテリアル研究の最前線

7-6 特発性脊柱側弯症に対する新しい後方矯正手術法
―ダブルロッド同時回旋による脊柱変形3次元矯正―

伊 東　　学*

中心論文：M. Ito, K. Abumi, Y. Kotani, M. Takahata, H. Sudo, Y. Hojo and A. Minami: Simultaneous double-rod rotation technique in posterior instrumentation surgery for correction of adolescent idiopathic scoliosis, J. Neurosurg. Spine 12 (2010) 293–300.

2本のチタン合金製ロッドを同時に回旋し特発性側弯症の変形矯正をする新しい手術法の概念と手術手技を紹介する．ポリアキシアルの椎弓根スクリューと弯曲の異なる2本のチタン合金製ロッドを使用する．胸椎シングルカーブの場合，カーブ凹側のロッドに若干強い弯曲をつけ，2本のロッドホルダーにて徐々にロッドを回旋すると，凸側ロッドは凹側のロッドに同調してロッドが自然に回旋する．本矯正手技は，2本のロッドにより変形した脊柱を背側かつ体幹中心に向かい移動させる手技であり，比較的容易に胸椎の後弯形成が獲得できる．様々なカーブパターンにも応用できる利点がある．

This paper aims to introduce the basic principles and surgical procedures of a new posterior surgery for correction of adolescent idiopathic scoliosis (AIS). By gradual rotation of the concave side rod by rod holders, the convex side rod simultaneously rotates following the rotation of the concave side rod. Since this procedure consists of upward pushing and lateral translation of the spinal column with simultaneous double rod rotation maneuvers, it is simple and can restore thoracic kyphosis as well as good scoliosis correction. This technique is applicable not only to thoracic single curves but also to double major curves in AIS.

1. はじめに

特発性側弯症の治療目的は，変形を矯正し前額面ならびに矢状面においてバランスのよい脊柱を獲得することにある．長期間に渡り良好な臨床成績を維持するためには，生理的な脊椎の矢状面配列を獲得することが重要である．1995年にSukらは，胸椎椎弓根スクリューを用いた側弯症矯正を報告し，その高い矯正能力により世界的に普及した[1]．しかしながら，この手技は胸椎の生理的後弯を減少させることが報告された[2]．近年では，胸椎後弯を形成するための新しい手術手技が報告されている[3]-[8]．

我々は，2本の弯曲したチタン合金製ロッドを同時に回旋することにより脊柱変形を矯正する手法(Simultaneous double rod rotation technique：SDRR法)を開発した．椎弓根スクリューを2本の弯曲の異なるロッドに連結し，ロッドを2本同時に回旋し変形を矯正する手法である．本稿では，本手技の基本概念とその臨床応用について述べる．

2. 基本概念

図1に本法の基本概念を示す．本法では，固定範囲内の椎骨の左右両側に椎弓根スクリューを設置し，左右で弯曲の異なる2本の金属製ロッドを設置する．すべての椎弓根スクリューはポリアキシアルヘッドを使用する．スクリューヘッドはサイドローディングを使用する．2本のロッドはスクリューヘッドの内側に設置し，ロッド回旋が終了するまでは完全に締結しない．ロッドは6 mmのチタン合金を使用し，胸椎カーブの場合，凹側のロッドを凸側のロッドより2割程度強く曲げ，ロッド間に弯曲の差を作る．横断面内では凹側の椎体は低い位置にあり，凸側は高い位置にあるため，凹側のロッドの曲げを強くし，ロッドを90度回旋することで凸側に比べ脊椎をより強く背側へ移動させる．それに対し，凸側のロッドは弯曲を少な目にし，ロッドを回旋しても凸側の脊椎が背側へ持ち上がらないようにする．このロッドの弯曲の差が変形矯正の鍵となる．90度時計回りに回旋した状態で設置された凹側のロッドを90度反時計回りに回旋するこ

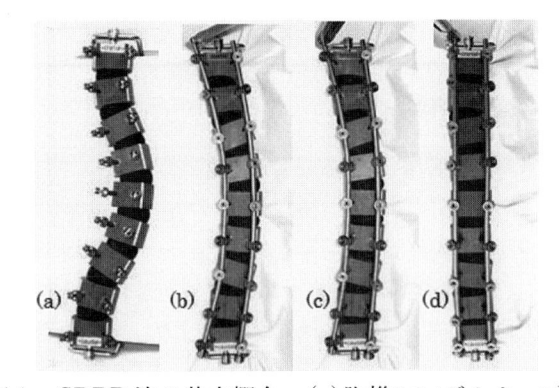

図1　SDRR法の基本概念．(a)胸椎シングルカーブを模擬した模型．(b)左側ロッドを強弯に，右側ロッドを弱弯とし装着し30度回旋．(c)左側ロッドを60度回旋すると，右側ロッドも回旋．(d)左側ロッドを90度回旋．右側ロッドも同時に回旋を終了．

---

* 国立病院機構北海道医療センター・脊椎脊髄病センター長（〒063-0005 北海道札幌市西区山の手57-1-1）
　Manabu Ito (National Hospital Organization Hokkaido Medical Center, Sapporo)
　e-mail: maito@hok-mc.hosp.go.jp
　Keywords：特発性側弯症，後方矯正再建術，ロッド回旋，胸椎後弯

とにより，凸側のロッドも自動的に回旋し，90度回旋後には側弯変形は矯正され胸椎後弯も獲得される．最後に凹側に伸延力を凸側に圧縮力をかけてさらなる矯正を行う．

3. 従来の矯正法との比較

従来の矯正法は，凹側と凸側のロッドが変形矯正に同時に働くことはなく，それぞれが独立した役割を担っていた．凹側ロッドは脊椎を内・背側へ移動させる働きをし，凸側ロッドは脊椎を腹側へ押し込む力をかけていた．したがって，従来の手法では凹側と凸側のロッドが共同して同一方向へ矯正力をかけていたわけではなかった．凸側の肋骨隆起を押し込む作業を行うと，胸椎後弯が減弱する問題があった．それに対し，SDRR法では脊椎を腹側に押し込む力は働かず，2本のロッドが共同して変形矯正に働き，同時に脊柱を背側に移動するように働く．凹側のロッドの弯曲が大きいために，凹側には凸側に比べより大きな移動量と力が加わることとなり，凸側の肋骨隆起が大きくなることはない．

4. ダブルメジャーカーブに対する手術治療の実際

図2と図3にダブルカーブの症例を提示する．全身麻酔下に，脊髄モニタリング，セルセーバーを使用する．術前CTで確認した椎弓根径が3mm以上で椎弓根スクリューが安全に設置できる部位には，スクリューを設置し，危険な椎弓には高分子ポリエチレンテープあるいはフックを設置する．カーブが固い場合には，頂椎周囲の数椎間をPonteの手技[9]で両側の椎間関節を切除する．6mm径のロッドに，最終的に獲得したい胸椎後弯を目指し，ロッドベンダーで弯曲をつける．胸椎には後弯を，腰椎には前弯を形成するようにロッドに弯曲をつける．胸椎カーブの凹側ロッドに強い弯曲を，腰椎の凸側に強めの弯曲を付け，腰椎前弯を作製する．胸椎カーブの凸側のロッドは，最終的に獲得したい胸椎後弯を目指して弯曲をつけ，腰椎凹側は弱めの弯曲とし，最終的に獲得したい腰椎前弯の程度とする．胸椎カーブの凹側からロッドとスクリューを連結する．椎弓下テープも20ポンド程度で締結しておく．左側（胸椎カーブの凹側かつ腰椎カーブの凸側）のロッドを設置した後に，右側ロッドとスクリューを連結する．2本のロッドとすべてのスクリューやテープ，フックを連結後に，術者は2本から3本のロッドホルダーを，助手も2本のロッドホルダーで同時にロッドを回旋する．2つのカーブが同時に矯正される．ロッドが正確に90度回旋を終了した後に，それぞれのカーブに伸延，圧縮をかけてさらに矯正を加える．変形矯正中は，脊髄モニタリングで脊髄の電位を随時確認する．

5. 将 来 展 望

思春期特発性側弯症の内固定金属を使用した矯正手術は40年以上の歴史がある．当初は1本のステンレス合金製のロッドと2つの椎弓フックを使用した簡易なインプラントで，矯正率は50％にも及ばなかった．近年では2本のロッ

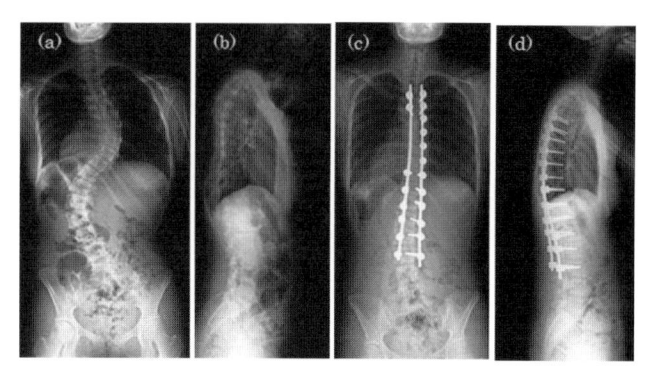

図2　17歳，女性，特発性側弯症．(a)，(b)術前画像，(c)，(d)術後画像．

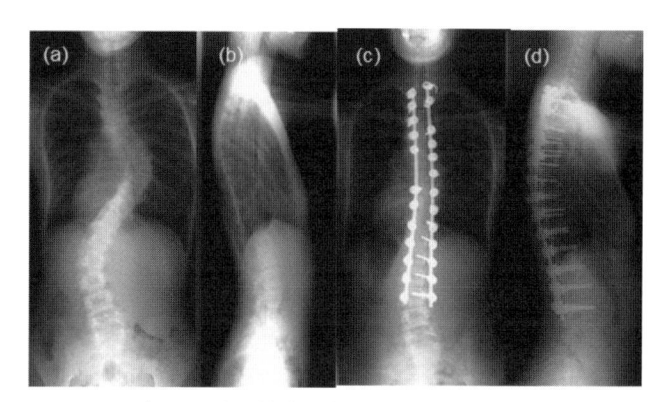

図3　12歳，女性，特発性側弯症．(a)，(b)術前画像，(c)，(d)術後画像．

ドと多数の椎弓根スクリューシステムによる矯正手術で70％以上の側弯変形の矯正率が獲得されるようになった．しかしながら，脊柱の3次元的矯正は完成域に達したわけではない．

従来の手法では生理的な胸椎後弯は形成できなかった．これまでさまざまな試みが行われたが，安全で金属の材料特性を十分に生かした矯正手法は確立されてはいない．我々の新しい手法は，従来の手法の欠点を補うだけではなく，容易に平均12度以上の胸椎後弯獲得が可能であった．脊柱変形矯正手術を可視化しスタッフ全員で手術内容を共有できる利点もある．今後は，脊柱の粘弾性を考慮した矯正手法の確立，ならびに脊柱変形矯正に必要な力を考慮した最適な金属剛性の選択などの研究が望まれる．

文　献

(1) S.I. Suk, C.K. Lee, W.J. Kim, Y.J. Chung and Y.B. Park: Spine **20** (1995) 1399–1405.
(2) R.A. Lehman, L.G. Lenke, K.A. Keeler, Y.J. Kim, J.M. Buchowski, G. Cheh, C. Kuhns and K.H. Bridwell: Spine **33** (2008) 1598–1604.
(3) J.S. Cheng, R.L. Lebow, M.H. Schmidt and J. Spooner: Neurosurgery **63** (2008) A149–156.
(4) J.L. Clement, E. Chau, C. Kimkpe and M.J. Vallade: Spine **33** (2008) 1579–1587.
(5) S.M. Lee, S.I. Suk and E.R. Chung: Spine **29** (2004) 343–349.
(6) K. Mazda, B. IIharreborde, J. Even, Y. Lefevre, F. Fitoussi and G.F. Pennecot: Eur. Spine J. **18** (2009) 158–169.
(7) D.J. Sucato, S. Agrawal, M.F. O'Brien, T.G. Lowe, S.B. Richards and L.G. Lenke: Spine **33** (2008) 2630–2636.
(8) S.I. Suk, J.H. Kim and S.M. Lee: J. Spinal Disord. **12** (1999) 489–495.
(9) M.J. Geck, A. Macagno, A. Ponte and H.L. Shafflebarger: J. Spinal Disord. Tech. **20** (2007) 586–593.

バイオマテリアル研究の最前線

7-7 生体アパタイト集合組織による bFGF徐放再生硬組織評価
—骨密度に代わる新たな高精度骨評価指標の確立—

石本卓也[*1)] 中野貴由[*2)]

中心論文：T. Nakano, K. Kaibara, T. Ishimoto, Y. Tabata and Y. Umakoshi: Biological apatite (BAp) crystallographic orientation and texture as a new index for assessing the microstructure and function of bone regenerated by tissue engineering, Bone **51** (2012) 741-747.

再生硬組織，とりわけ，組織工学的手法により急速に再建された硬組織に対する新たな骨評価指標を微小領域X線回折法に基づき確立した．骨中の生体アパタイト(BAp)ナノ結晶の集合組織，特定軸方向への配向度合の定量化に成功し，骨力学機能の理解に不可欠でありかつX線吸収現象に基づく骨密度測定では検出不可能な骨のナノスケールレベルでの微細構造異方性を解析可能とした．再生骨において，BAp集合組織が初期は等方的であり，再生にともない正常化する過程を定量的にトレースすることを初めて実現した．本指標は，再生硬組織における再生度合のみならず，硬組織疾患の有無や重篤度の評価基準，骨疾患治療薬剤の薬効の評価基準としても適用が拡大している．

A novel method and indices for analyzing microstructure of tissue-engineered hard tissues were developed to determine the degree of bone regeneration, utilizing a microbeam X-ray diffraction technique. The crystallographic texture and the preferential orientation of biological apatite (BAp) were quantitatively determined, which are not able to be assessed by X-ray absorptiometry. This methodology is effectively used for determining the degree of bone regeneration, the severity of bone pathology, medicinal effect of drugs for bone diseases, and so forth.

1. はじめに

近年の組織工学による硬組織再建術の高度化や骨疾患の多様化・重篤化にともない，従来指標の骨密度測定のみによる硬組織評価の限界が認識され，硬組織の微細構造やそれと深く関連する力学的機能を高精度かつ定量的に解析し得る方法論ならびに新たな骨評価指標の導入が求められている．著者らは，結晶材料工学のバックボーンに基づき，X線の回折現象を用いることで種々の正常成熟硬組織中の生体アパタイト(BAp)結晶集合組織の定量解析を実現してきた[1]．さらに，再生硬組織に対する結晶学的解析により，結晶集合組織が，骨微細構造の観点からの骨再生度合を骨密度とは独立に反映することを世界で初めて見出した[2]．本稿では，本研究で新たに確立された指標の再生硬組織評価における有効性について紹介する．

2. 組織工学により急速再建された硬組織のBAp集合組織による解析

ウサギ尺骨骨幹中央部に5 mm長の完全欠損を導入し組織工学的手法による急速骨再建を図った．欠損部に溶解性ゼラ

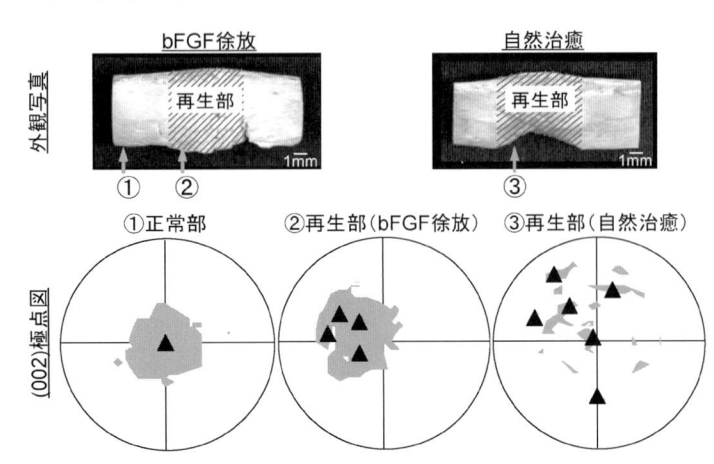

図1 再生4週間後の再生部外観ならびに①〜③の部位における断面の外側部(写真の上側)にて取得したBApの(002)面の極点図．極点図中央が骨長手方向に一致し，無配向時の回折強度の1.5倍以上の強度を有する部分を灰色で，その内部の極値部を▲で示す．（文献(2)より改変し引用）

---

* 大阪大学大学院工学研究科マテリアル生産科学専攻；1)講師，2)教授（〒565-0871 大阪府吹田市山田丘2-1）
1) Takuya Ishimoto, 2) Takayoshi Nakano (Division of Materials and Manufacturing Science, Graduated School of Engineering, Osaka University, Suita)
e-mail: ishimoto@mat.eng.osaka-u.ac.jp
Keywords：生体アパタイト，集合組織，優先配向性，組織工学，微小領域X線回折法

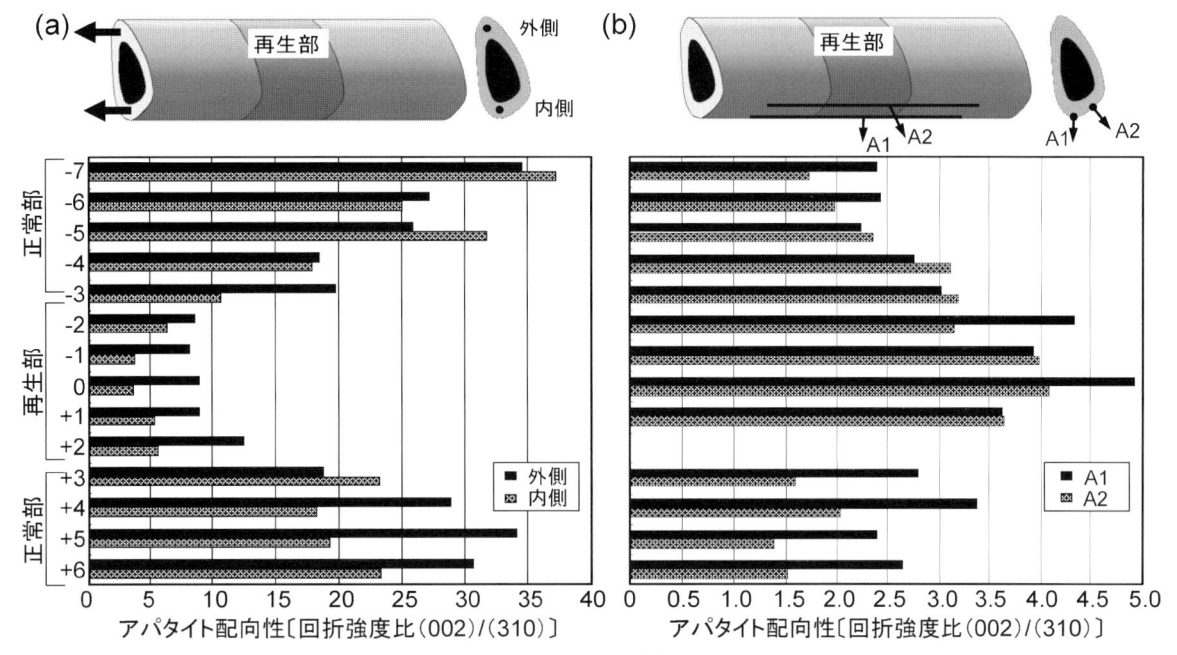

図2 bFGF徐放下にて4週間再生後の(a)骨長手,ならびに(b)骨長手に垂直方向でのBAp, c軸配向性分布.骨長手への配向性は横断面を切削により露出後,骨長手に垂直方向での配向性は骨表面にて解析した.いずれの方位においても,再生部にて正常部とは明確に異なる配向度を示すことから,BAp配向性は再生骨評価のため有用であることが示唆される.(文献(2)より改変し引用)

チンヒドロゲルを担体として100 μgのbFGF(basic fibroblast growth factor)を徐放し[3],最大6週間再生させた.

再生4週間後の尺骨の外観写真ならびに微小領域X線回折法により直径100 μmの微小入射X線を用いて正常部,再生部において取得したBApの(002)極点図を図1に示す[2].極点図とは,特定の結晶面の三次元的方位分布を表すステレオ投影図である.bFGF徐放群,自然治癒群ともに,欠損部は4週間ですでに見かけ上ほぼ修復が完了し,骨密度は正常値まで回復している.ところが,再生部でのBAp結晶の集合組織の形成はbFGF徐放の有無によって顕著に異なった.正常なウサギ尺骨では,(002)回折強度が極点図の中央部に局在していることから,骨長手に沿ったBAp, c軸の一軸優先配向性が認められる.自然治癒した場合は(002)回折強度が局在せず極点図内の広範囲に分散し,BAp, c軸が特定の優先配向性を持たず等方的に分布することを意味する.一方,bFGFの徐放により再生した骨部位においては,骨長手からわずかに偏倚しているものの,正常骨に類似した(002)回折強度の局在が認められる.すなわち,bFGFの徐放はBAp配向性の正常化を促進することが示唆された.

図2には,bFGFを徐放した場合の,骨長手ならびに骨長手に垂直な方位に沿った一軸優先配向性の分布を示す.再生部での骨長手に沿ったBAp配向性は顕著に低く,正常骨と同程度の骨密度を示すにもかかわらず,骨微細構造の再生は不完全であることが明確に判断できる.ただし,再生部の配向度は,無配向時の数値である「2」を上回り,さらに,骨形成を担う骨芽細胞の供給源となり得る,隣接する橈骨骨膜の近傍に位置する外側にてより配向化が進行していることから,術後4週という時期が正常な配向性を回復する途中段階であることが分かる.実際,術後6週にて再生部の配向性は正常値まで回復し,極点図も(002)回折強度がより中心部に分布するよう変化する.

一方,骨長手に垂直な方位での配向性分布は,骨長手での分布と逆の傾向を示し,再生部で正常部より高い数値を示した.この方位は骨表面に対して解析可能であり,骨生検による骨摘出なく,軟組織の切開のみでの低侵襲解析さえ可能である.

3. 将来展望

微小領域X線回折法の適用は,再生硬組織の微細構造異方性の修復度合を高精度に定量化可能とした.骨の断面内部位や方位に依存した配向性分布をも詳細に検出可能であることから,本手法は硬組織再生過程やその機序の理解にも極めて有用である.さらに,本集合組織指標は,再生硬組織のみならず,硬組織疾患の有無や重篤度の評価基準[4],骨疾患治療薬剤の薬効の評価基準[5]としても適用され,その有効性が報告され始めている.生体組織解析は,バイオマテリアルの*in vivo*での生体反応評価に不可欠であり,材料研究と本稿で紹介した組織解析を両輪として本邦のバイオマテリアル研究がますます深化することを期待する.

文 献

(1) T. Nakano, K. Kaibara, Y. Tabata, N. Nagata, S. Enomoto, E. Marukawa and Y. Umakoshi: Bone **31** (2002) 479–487.
(2) T. Nakano, K. Kaibara, T. Ishimoto, Y. Tabata and Y. Umakoshi: Bone **51** (2012) 741–747.
(3) Y. Tabata and Y. Ikada: Adv. Drug Deliv. Rev. **31** (1998) 287–301.
(4) J. W. Lee, T. Nakano, S. Toyosawa, Y. Tabata and Y. Umakoshi: Mater. Trans. **48** (2007) 337–342.
(5) A. Shiraishi, S. Miyabe, T. Nakano, Y. Umakoshi, M. Ito and M. Mihara: BMC Musculoskel. Disord. **10** (2009) paper #66.

バイオマテリアル研究の最前線

8-1 細胞剪断接着力・細胞剥離エネルギー測定による細胞接着の定量的評価
―材料−細胞間接着機構の解明と接着力向上のためのヒント―

山 本 玲 子*

中心論文：A. Yamamoto, S. Mishima, N. Maruyama and M. Sumita: Quantitative evaluation of cell attachment to glass, polystyrene, and fibronectin- or collagen-coated polystyrene by measurement of cell adhesive shear force and cell detachment energy, J. Biomed. Mater. Res. **50** (2000) 114-124.

材料−細胞間の相互作用を評価する手法として，材料表面に接着した細胞に剪断力を加え，剥離させながらその際に必要な力・エネルギーを測定する装置を開発した．本装置によりガラス表面にコラーゲンやフィブロネクチンなどの細胞接着分子を被覆することにより，細胞剪断接着力および剥離エネルギーを有意に増加させることができることが判明した．細胞剪断接着力は，材料−細胞間の個々の結合力ではなく，総結合数(接着している面積)に依存することが示唆された．

The shear force and the total energy necessary to detach a single cell adhering to glass, polystyrene, and fibronectin- or collagen-coated polystyrene were measured directly by applying a lateral force, using a cantilever, to the cell. Among these four materials, the cells on collagen-coated polystyrene have the highest cell adhesive shear strength and cell detachment surface energy, followed by the cells on fibronectin-coated polystyrene. These observations suggest that cell adhesive shear strength and cell detachment surface energy depend on the number of the bindings between the cell and a material surface rather than on the strength of each binding.

1. はじめに

医療用埋入材には，その用途に応じて周辺組織との強固な結合性，あるいはタンパク質・細胞を吸着させない性質が求められる．材料−細胞間の接着性を評価する手法として，材料表面に接着した細胞に剪断力を加えて剥離させ，その際に必要な力およびエネルギーを測定する装置を開発した[1]．本装置を用いることにより，種々の材料表面の細胞親和性の定量的評価が可能になると同時に，材料−細胞間接着機構の解明が期待される．本稿では，本装置を用いた材料の細胞親和性評価と材料−細胞間接着機構について，概説する．

2. 細胞剪断接着力測定

材料−細胞間剪断接着力装置よる測定例を図1に示す．材料上に接着した細胞を水平方向に移動し，一端が固定されたカンチレバーに接触させ，剪断力を加える．細胞は材料表面に接着しているため，カンチレバーに加わる力(=細胞に加わる力)は移動距離に伴い増加する(図1，A→B)．ある時点で，細胞が剪断力に耐えられなくなり剥離を始めると(図1，B)，カンチレバーに加わる力は減少し，当初の値に戻る(図1，C)．このときの最大値を細胞剪断接着力，このグラフの面積を細胞剥離エネルギーとして，材料−細胞間の接着力評価に用いる．

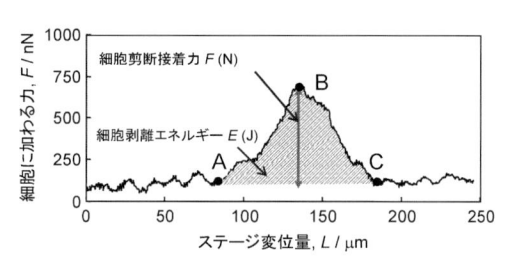

図1 細胞剥離の際のステージ移動量と細胞に加わる力との関係．

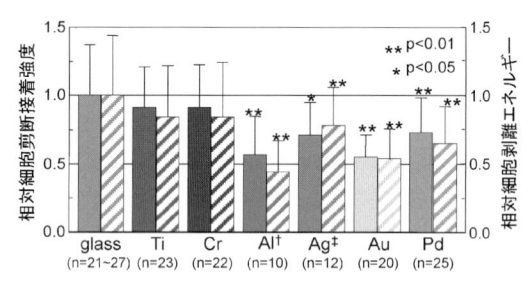

図2 金属蒸着膜上の細胞剪断接着力および細胞剥離エネルギーのガラスに対する相対値．
†22測定例中10例は測定限界値以下．‡Ag蒸着膜上の生細胞数は同一ディッシュ上のガラス部分の5～10％．
(文献(2)より改変して引用)

図2に，ガラス表面に作製した金属蒸着膜に対する細胞剪断接着力および細胞剥離エネルギーを，ガラスに対する相対値として示す[2]．金属の種類によって接着力は異なること，

---

* 独立行政法人物質・材料研究機構国際ナノアーキテクトニクス研究拠点・グループリーダー(〒305-0044 茨城県つくば市並木1-1)
Akiko Yamamoto (International Center for Materials Nanoarchitectonics, National Institute for Materials Science, Tsukuba)
e-mail: yamamoto.akiko@nims.go.jp
Keywords：細胞接着力測定, 細胞外マトリックス, フィブロネクチン, 焦点接着, 接着斑

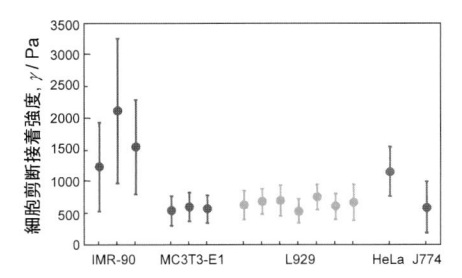

図3 ガラスに対する各種細胞の剪断接着力．
HeLa: HeLa S-3, J774: J774A.1.

また剪断接着力と剥離エネルギーは同様の傾向を示すことが分かる．一方，図3に示すように，細胞の種類によって同一材料に対する接着力が異なることも確認された．

3. 材料-細胞間の接着機構

細胞の材料表面への接着は，材料表面に吸着したタンパク質を介して生じる．材料表面の吸着タンパク質の種類と状態により細胞が材料に接着する様式が変わり，増殖や細胞移動が活性化されたり，分化が促進される．したがって，細胞接着力においても，吸着タンパク質の影響を受けると考えられる．図4に，細胞接着分子被覆表面に対するマウス線維芽細胞の剪断接着力を示す[3]．線維芽細胞の接着や増殖を促進することが知られているフィブロネクチンやタイプIコラーゲンなどの細胞外マトリックス(タンパク質)で被覆すると，接着強度が有意に増加することが分かる．これらの被覆表面における材料-細胞間接着界面の干渉反射顕微鏡観察により，非被覆の場合よりも細胞接着斑(材料との接着部位)面積が大きいこと，すなわち材料-細胞間接着数の増加が確認された．材料-細胞間接着が完結するためには，図5に示すように，(1) 材料表面への細胞外マトリックス分子の吸着，(2) 細胞膜タンパク質(インテグリン)と細胞外マトリックス間の結合，さらに細胞内部における(3) 細胞膜タンパク質と細胞骨格との結合が必要となる．あらかじめ細胞外マトリックスで材料表面を被覆することにより，非被覆の場合と比較し，形成されなければならない結合数が一つ減少するため，より材料-細胞間接着が完結しやすく，接着数が増え，剪断接着力が向上したと考えられる．コラーゲンの場合は，インテグリン結合部位の他にフィブロネクチン・ビトロネクチン等の細胞接着分子との結合部位も有しており，細胞との直接結合だけでなく，これらの細胞接着分子を介した結合も可能なため，総結合数が増加し，フィブロネクチン被覆よりも接着力が高かったと考えられる．

細胞剥離後の材料表面の干渉反射顕微鏡観察から，細胞剥離は，材料表面-細胞外マトリックス間や細胞外マトリックス-細胞膜タンパク質間の結合ではなく，細胞内部における細胞膜タンパク質-細胞骨格間結合の破断によることが確認された[4]．すなわち，材料-細胞間剪断接着力の増加には，材料-細胞間接着の総数を増やす必要があり，個々の材料-細胞間接着強度はほとんど貢献しない．材料-細胞間接着が単独の結合で構成されている訳ではなく，細胞内の結合が関与していることからも，この推測は妥当であると分かる．

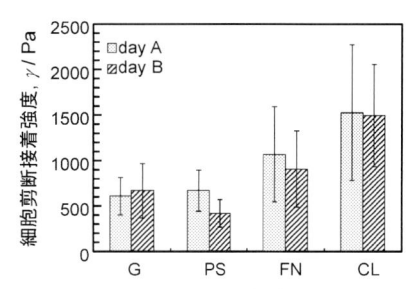

図4 細胞外マトリックス被覆ポリスチレンに対する剪断接着力．
G：ガラス，PS：ポリスチレン，FN：フィブロネクチン，CL：コラーゲン．（文献(3)より改変して引用）

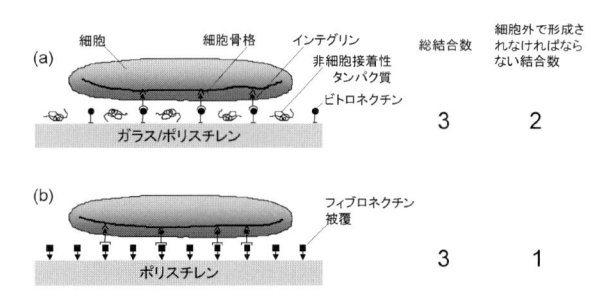

図5 ガラス/ポリスチレンに対する細胞接着機構の概念図．ビトロネクチンは一般的な細胞培養条件で，培養容器への細胞接着を仲介するタンパク質である．（文献(2)より改変して引用）

4. 将来展望

開発された装置により，材料-細胞間剪断接着力を直接測定し，材料-細胞間の接着性の定量的評価および材料-細胞間接着機構の解明が進んだ．材料-細胞間接着は材料表面の吸着タンパク質の種類と状態に依存するため，材料表面におけるタンパク質吸着挙動の解明と制御が重要である．さらに，材料表面に接着した細胞に剪断力が加わると，細胞内部で材料-細胞間接着が破断するため，材料-細胞間接着力の向上には材料-細胞間に剪断力を発生させない，すなわち材料の力学特性を細胞や生体組織と一致させる必要がある．これらの知見は，組織親和性の高い医療用材料の開発に貢献することが期待される．

文 献

(1) A. Yamamoto, S. Mishima, N. Maruyama and M. Sumita: Biomaterials **19** (1998) 871-879.
(2) 山本玲子，三島周三，角田方衛，境 隆夫：生体材料 **18** (2000) 87-94.
(3) A. Yamamoto, S. Mishima, N. Maruyama and M. Sumita: J. Biomed. Mater. Res. **50** (2000) 114-124.
(4) 山本玲子：生体材料 **23** (2005) 37-42.

8-2　シリコン徐放型足場材料上での間葉系幹細胞および骨芽細胞の活性化効果
―シリコンを溶出する材料が示す細胞の活性化効果―

小　幡　亜　希　子*

中心論文：A. Obata and T. Kasuga: Stimulation of human mesenchymal stem cells and osteoblasts activities *in vitro* on silicon-releasable scaffolds, J. Biomed. Mater. Res. A **91** (2009) 11-17.

シリコン徐放能を有するシロキサン含有ポリ乳酸・バテライト複合体を作製し，表面をハイドロキシアパタイトでコーティングしたサンプル(SPV-H)について，ヒト正常骨芽細胞および間葉系幹細胞を用いた細胞培養試験を行い，サンプル上での細胞活性について検討した．シリコンを徐放しない複合体と比較して，SPV-H上においては骨芽細胞の骨小結節がより多く形成されることが分かった．間葉系幹細胞においては，SPV-H中のシリコンが細胞の分化を誘導かつ促進することが分かった．

Cellular activities of human osteoblasts (HOBs) and mesenchymal stem cells (MSCs) on a silicon-releasable scaffold, siloxane-doped poly(lactic acid) and vaterite composite coated with hydroxycarbonate apatite (SPV-H), were evaluated using a medium with and without organic factors, such as dexamethasone and β-glycerophosphate, for inducing mineralization or differentiation. More HOBs underwent nodule formation on SPV-H than a composite releasing no silicon. The silicon species in SPV-H were found to induce and enhance the osteogenic differentiation of MSCs.

1. はじめに

シリコンがヒト骨芽細胞(HOBs)やマウス骨芽細胞の生物機能を活性化すると報告されている．例えば，ケイ酸塩ガラスである45S5または58Sタイプの生体活性ガラスから溶出したイオンを含有する培養培地中にて，ヒト骨芽細胞の増殖や石灰化が促進されたり[1][2]，シリコン含有ハイドロキシアパタイト上においてヒト骨芽細胞の石灰化や生体内での新生骨形成が促進されると報告されている[3]．

我々のグループではこれまでに，シロキサンを含有したポリ乳酸・バテライト複合体(SPV)を作製し，マウス骨芽細胞様細胞の増殖を促進することを報告した[4]．当複合体は，カルシウムとケイ酸イオンを徐放し，擬似体液中においては材料表面に骨類似アパタイトを形成する．形成された骨類似アパタイト中には，材料から溶出した微量のケイ酸イオンが含有されることも見出されている．

本研究においては，骨類似アパタイトをコーティングしたSPVサンプル(SPV-H)上における，HOBsおよびヒト間葉系幹細胞(MSC)の石灰化・分化挙動を観察することを目的とした．

2. ヒト骨芽細胞の石灰化

SPV-Hおよびシロキサンを含有しないポリ乳酸・バテライト複合体(PV-H)上において，ヒト骨芽細胞を21日間培養した．このとき，培地は石灰化誘導因子を含有しない通常の培地を用いた．培養後，走査型電子顕微鏡(SEM)にて表面形態を観察した．

観察の結果，PV-H上のHOBsは平滑に伸展した様子が見られたのに対し，SPV-H上では凹凸の激しい形状であ

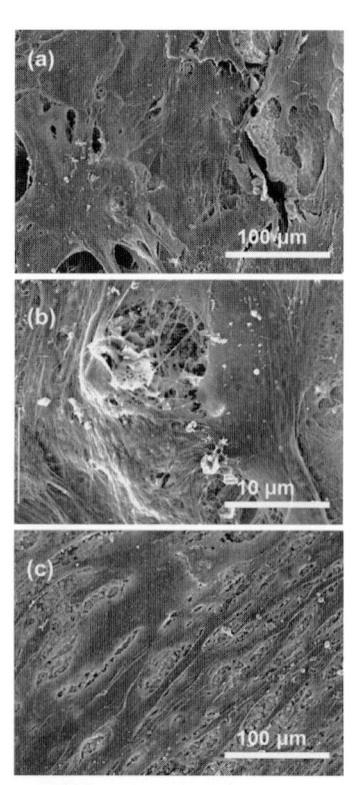

図1　HOBs培養後の(a, b) SPV-Hおよび(c) PV-Hサンプル表面のSEM写真．(文献(5)より改変し引用)

---

* 名古屋工業大学大学院工学研究科未来材料創成工学専攻・助教(〒466-8555 愛知県名古屋市昭和区御器所町)
　Akiko Obata (Department of Frontier Materials, Graduate School of Engineering, Nagoya Institute of Technology, Nagoya)
　e-mail: obata.akiko@nitech.ac.jp
　Keywords：ケイ酸イオン，有機無機複合体，ポリ乳酸，バテライト，骨類似アパタイト

り，かつ細胞の密集する内部において数十 µm サイズの粒子の凝集体が観察された（図1）．各サンプル表面のラマンスペクトルより，培養後の SPV-H ではオルトリン酸に帰属されるピークが顕著に大きかった（図2）．以上の結果より，SPV-H 上において HOBs の石灰化が促進され，その結果，リン酸カルシウムを含むミネラル成分が旺盛に形成されたことが分かった[5]．

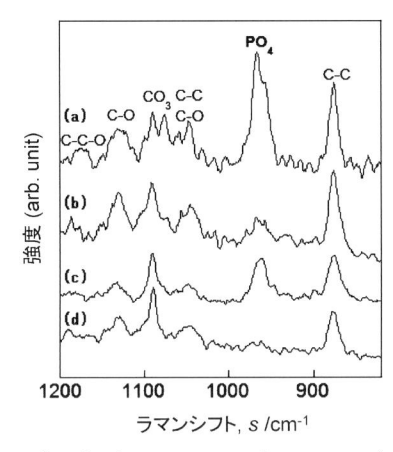

図2 サンプル表面のラマンスペクトル．(a, b) SPV-H および (c, d) PV-H．(b, d) 培養前および (a, c) 培養後．（文献(5)より改変し引用）

3. ヒト間葉系幹細胞の分化

MSC の培養においては，通常の培地もしくは分化誘導因子を添加した培地を用いて培養試験を行った．通常の培地を用いた実験の結果，PV-H 上においては MSC 中のアルカリフォスファターゼ活性値は上昇しないのに対し，SPV-H 上においては有意に上昇することが分かった．このとき，細胞数も上昇していた（図3）．

分化誘導因子を添加した培地を用いた実験結果においては，有意な差はみられないものの，SPV-H 上の MSC のアルカリフォスファターゼ活性値のほうが，どの培養期間においても PV-H より高い値を示した．

以上の結果より，SPV-H は MSC の分化を誘導および促進する効果があることが示唆された．Xynos らの報告によると，石灰化誘導因子を添加しない培地であっても，45S5 タイプの生体活性ガラスから溶出したイオンを含有する培養培地を用いた場合において，HOBs の石灰化が誘導されることが見出されている[1]．よって，本研究においても微量のケイ酸イオンが HOBs および MSC の石灰化や分化を誘導させる機能を持つことが示唆された[5]．

4. 将来展望

ケイ酸イオンをはじめとした無機イオンが示す細胞の活性化効果について，近年，数多く報告されている．さらに，この効果を積極的に活用するための材料設計も報告されつつある．残念ながら，未だ活性化のプロセスは明確には解明されていない．しかし，多くの研究者が様々な材料を用いて，この活性化効果を実証しており，今後も注目されることと考える．

本研究においては，この活性化効果を有機無機複合体へ組込んだ材料設計となっている．そして，本材料から溶出するケイ酸イオンが，組織工学分野で用いられる MSC の分化にまで促進・誘導効果を及ぼすことを示した．以上の結果は，『無機イオン溶出型バイオマテリアル』の応用範囲の拡大にも寄与すると期待される．

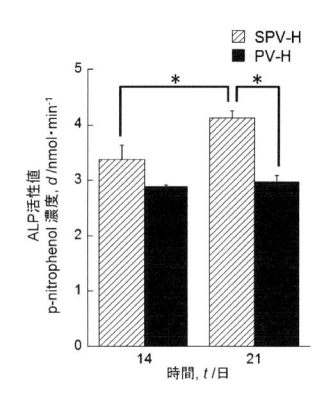

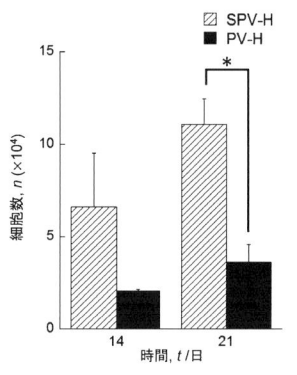

図3 各サンプル表面で培養した MSC の ALP 活性値および生細胞数．*：$p < 0.05$．（文献(5)より改変し引用）

文　　献

(1) I.D. Xynos, A.J. Edgar, L.D. K. Buttery, L.L. Hench and J.M. Polak: Biochem. Biophys. Res. Commun. **276** (2000) 461-465.
(2) J.E. Gough, J.R. Jones and L.L. Hench: Biomaterials **25** (2004) 2039-2046.
(3) E.S. Thian, J. Huang, S.M. Best, Z.H. Barber, R.A. Brooks, N. Rushton and W. Bonfield: Biomaterials **27** (2006) 2692-2698.
(4) H. Maeda, T. Kasuga and L.L. Hench: Biomaterials **27** (2006) 1216-1222.
(5) A. Obata and T. Kasuga: J. Biomed. Mater. Res. A **91** (2009) 11-17.

8-3 ハイドロゲルを基板とした生体擬似的環境の構築と組織成長制御
―腺組織分岐形態形成を制御する生体擬似的環境―

松 本 卓 也*

中心論文：H. Miyajima, T. Matsumoto, T. Sakai, S. Yamaguchi, S.H. An, M. Abe, S. Wakisaka, K.Y. Lee, H. Egusa and S. Imazato: Hydrogel-based biomimetic environment for *in vitro* modulation of branching morphogenesis, Biomaterials 32 (2011) 6754-6763.

ボトムアップアプローチで細胞から生体組織を合成する機運が高まっている．しかし，細胞の集合体を組織化するにあたり，その機能を制御するだけでなく，形態やサイズの制御も必要になってくる．そこで，組織形態制御の可能性を理解するため，顎下腺組織に注目した．本研究ではハイドロゲルを使って人工的に構築した異なる堅さ環境で顎下腺培養を行った．その結果，柔らかい環境で顎下腺の成長は促進され，堅い環境でこの組織の成長が抑制されることが明らかとなった．この理由として組織を構成する細胞の変形とそれにともなう *fgf7/10* などの遺伝子発現変化が関与していることが示された．

Bottom-up approach for biological tissue synthesis from cell aggregate is now paid attention. To achieve this aim, it is crucial to regulate not only tissue functions, but also its morphology and size. Therefore, to understand the possibility of tissue morphological regulation by a synthetic environment, submandibular gland tissues were cultured on the hydrogel with different mechanical stiffness. The results indicated that soft hydrogel enhanced the branching morphogenesis of submandibular gland, whereas the stiff gel attenuated the morphogenesis. This morphological change of submandibular gland tissue was caused by the expression change of *fgf7/10* genes which was led by shape change of tissue consisting cells on the gel with different mechanical stiffness.

1. はじめに

唾液腺は肺や腎臓，乳腺などの組織と同様，分枝形態形成とよばれる特徴的な発生段階での形態変化を示す．この組織形態変化において EGF (epidermal growth factor) や FGF (fibroblast growth factor)7, FGF10 など増殖因子[1]や，副交感神経の伸長[2]，フィブロネクチンなど細胞外マトリックスの存在[3]など種々の因子の関与が知られている．

一方，メカノトランスダクション研究など，細胞に対する力学的刺激の影響を検討する研究が近年注目を集めている[4]．特に細胞周囲の堅さ環境は細胞増殖や細胞分化など種々の細胞機能に影響することが報告されている[5][6]．しかし，このような堅さ環境が組織成長に及ぼす影響についてはこれまでほとんど報告がなかった．そこで，本研究ではアルジネートハイドロゲルを原料に堅さの異なる環境を構築し，そのゲル上での顎下腺組織培養により，周囲堅さ環境が顎下腺組織の成長に及ぼす影響について検討を行った．

2. 周囲堅さ環境が顎下腺の成長に及ぼす影響

(1) 生体擬似的堅さ環境の構築（図1）

アルギン酸ナトリウムは二価の陽イオン存在下でキレート

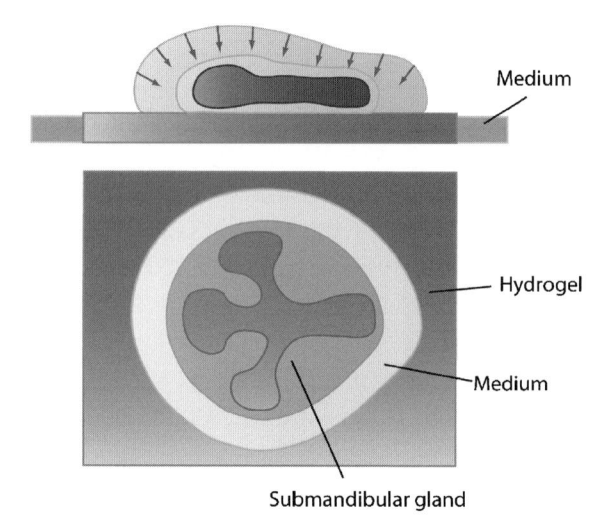

図1　本研究での顎下腺培養環境の模式図．（中心論文より改変し引用）

---

* 岡山大学大学院医歯薬学総合研究科機能再生・再建科学専攻・教授（〒700-8558 岡山県岡山市北区鹿田町 2-5-1）
Takuya Matsumoto (Division of Science of Functional Recovery and Reconstruction, Graduate school of Medicine, Dentistry and Pharmaceutical Sciences, Okayama University, Okayama)
e-mail: tmatsu@md.okayama-u.ac.jp
Keywords：細胞/組織操作，ハイドロゲル，組織工学，唾液腺，堅さ

結合し，ゲルを形成する．このゲルの堅さは反応させるアルギン酸ナトリウム水溶液の濃度により調節できる．本研究では生体内に実際に存在する生体内環境ということで，神経組織など生体軟組織の堅さである4 kPaから初期石灰化部の堅さと同等の184 kPaの範囲でゲル堅さの設定を行った．アルギン酸溶液のゲル化は，塩化カルシウム溶液との反応により行うが，この場合，反応部位からゲル化が進むため，ゲル成形体の不均一な収縮がおこる．このため，均一な形状のアルギン酸ゲル作製は困難であった．この解決として，本研究では多孔質のアルミナプレートを鋳型として使用し，均一な形状のアルギン酸ゲルシート作製に成功した．

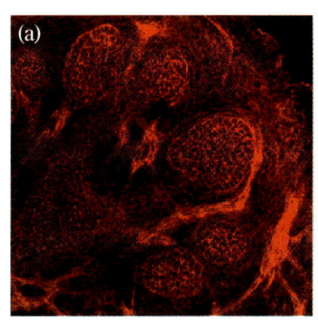

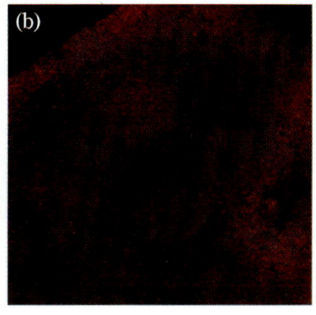

図2　(a) 4 kPa および(b) 184 kPa の堅さのゲル上で培養した顎下腺のアクチン染色像．

(2) 異なる堅さ環境下での顎下腺成長

堅さが異なるゲルの特性について調べたところ，アミノ酸浸透性や細胞接着性に大きな変化は認められなかった．そこで，この異なる堅さのゲル上にて，胎生12.5日のICRマウスから取り出した胎児顎下腺を培養したところ，4 kPaの柔らかいゲル上で顎下腺の成長は促進し，184 kPaの堅いゲル上で顎下腺の成長が抑制された（図2）．

3. 顎下腺の成長変化メカニズムの検討

異なる堅さ環境での培養の結果生じる顎下腺成長変化のメカニズムについて検討した．まず最初にコンピューターシミュレーションにて，接触面堅さの違いにともなう細胞変形の度合いについて検討した．その結果，柔らかいゲル上の細胞ほど大きな変形を示すことが予測された．この形態変化にともない生じる遺伝子発現の変化を検討したところ，ゲルが堅くなるほど，*fgf7* および *fgf10* の発現量が有意に減少することが示された．そこで，これら増殖因子を培養液中に添加し顎下腺組織の培養を行ったところ，堅い環境にもかかわらず，顎下腺組織の成長は正常に近い程度進むことが示された（図3および図4）．すなわち，堅さ環境の違いにともなう，これら増殖因子発現の変化が重要なメカニズムの1つであることが明らかとなった．

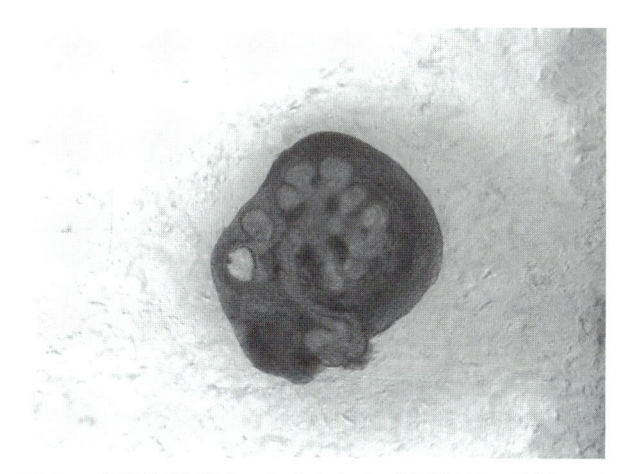

図4　成長抑制環境にもかかわらずFGF10の添加によっても顎下腺成長は回復する．

4. 将来展望

近年，ボトムアップアプローチでの *in vitro* 組織生成が注目を集めている[7][8]．この場合，細胞の塊から組織特異的な遺伝子，タンパク質の発現を誘導することは多く達成されているが，実際の組織と同様な機能，形態，その組織サイズを制御することは現状，困難である．本研究はそういった目的達成に向けた条件設定の重要な指標になる．さらに，種々の条件でこの過程を再現し，その形態変化や細胞動態の解析を行うことで，組織発生を理解するための新しいアプローチとしても有効である．

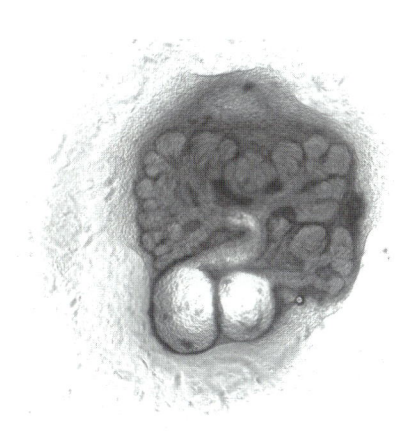

図3　成長抑制環境にもかかわらずFGF7の添加により顎下腺成長は回復する．

文　献

(1) H.P. Makarenkova, M.P. Hoffman, A. Beenken, A.V. Eliseenkova, R. Meech, C. Tsau, V.N. Patel, R.A. Lang and M. Mohammadi: Sci. Signal **2** (2009) ra55.
(2) S.M. Knox, I.M. Lombaert, X. Reed, L. Vitale-Cross, J.S. Gutkind and M.P. Hoffman: Science **329** (2010) 1645–1647.
(3) T. Sakai, M. Larsen and K.M. Yamada: Nature. **423** (2003) 876–881.
(4) D.E. Ingber: FASEB J **20** (2006) 811–827.
(5) H.J. Kong, J. Liu, K. Riddle, T. Matsumoto, K. Leach and D.J. Mooney: Nat. Mater **4** (2005) 460–464.
(6) A.J. Engler, S. Sen, H.L. Sweeney and D.E. Discher: Cell **126** (2006) 677–689.
(7) J. Sasaki, T. Asoh, T. Matsumoto, H. Egusa, T. Sohmura, E. Alsberg, M. Akashi and H. Yatani: Tissue Eng. Part A **16** (2010) 2467–2473.
(8) J. Sasaki, T. Matsumoto, A. Nishiguchi, M. Matsusaki, H. Egusa, T. Nakano, M. Akashi, S. Imazato and H. Yatani: Integr. Biol. **4** (2012) 1207–1214.

バイオマテリアル研究の最前線

8-4 金属すべり線による骨芽細胞の配列化制御
―転位運動に由来するすべり線段差により世界初の骨芽細胞配列制御に成功―

松垣あいら[*1)]　中野貴由[*2)]

中心論文：A. Matsugaki, G. Aramoto and T. Nakano: The alignment of MC3T3-E1 osteoblasts on steps of slip traces introduced by dislocation motion, Biomaterials 33 (2012) 7327-7335.

生体骨が本来有する異方性微細構造（コラーゲン/アパタイト配向化構造）構築のためには骨基質合成を担う骨芽細胞の形態異方性制御が必須である．骨芽細胞は膜受容体を介して基質表面の形状的異方性を感受し，細胞内でのシグナル伝達や形態変化を通して配向化骨基質を形成すると考えられる．本研究では，チタン単結晶の塑性変形により導入される鋭角の段差が骨芽細胞配列化制御にとって極めて有効であることを明らかとした．金属材料の結晶構造に基づく転位運動が細胞配列化を導くという，材料工学的手法による生体機能制御へのアプローチについて紹介する．

Bone tissue exhibits highly anisotropic microstructure derived from the orientation of collagen fibers and the related apatite crystals. Directional regulation of osteoblasts is crucial for the realization of anisotropic bone matrix architecture. In this study, a new approach for controlling cell arrangement was proposed by using slip traces introduced by dislocation glide. Osteoblasts showed preferential orientation along the slip traces with accumulation of focal adhesion proteins between slip traces.

1. はじめに

生体組織は各々特徴的な形態を有することで組織固有の機能発現を可能とする．特に生体支持組織として機能する骨はコラーゲン線維/アパタイト結晶に由来するきわめて強い配向化構造[(1)]を持ち，力学機能の異方性を発揮する[(2)-(4)]．組織形態形成の過程は生体内における化学的・物理的な因子とそれらに対する細胞応答により支配されると考えられる．骨組織においては基質合成を担う骨芽細胞の周囲環境に応じた挙動により組織レベルでの骨配向性が制御される[(5)]．骨芽細胞は骨表面上に接着し，基質表面の形状異方性を感受しつつ自身の形態を変化させることで，異方性骨基質の構築を行うと考えられる．したがって，異方性骨微細構造再建のためには生体材料への形状異方性の付与による骨芽細胞配列化が極めて有効である．

本稿では，チタン単結晶の塑性変形により導入されるすべり線を利用することで，既存の微細加工技術では達成不可能な段差形状による骨芽細胞の配列制御を可能とした成果について紹介する．

2. 転位運動によるすべり線の形成

αチタンは比較的対称性の低いhcpを安定構造に持つ．結晶性材料は降伏後の塑性変形領域において，歪み量の増大とともに塑性変形が進行し，転位の導入により表面形状付与が可能となる．αチタン単結晶は柱面すべり系の活性化により，圧縮変形では特徴的な鋭角の段差を形成する．図1には純チタン単結晶への圧縮歪みの導入による表面形状付与の模

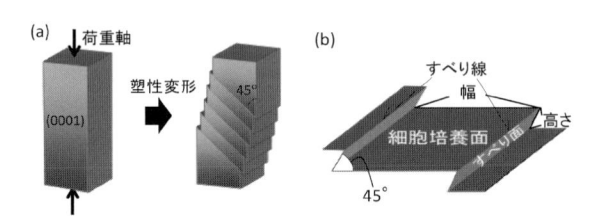

図1　(a) チタン単結晶の塑性変形によるすべり線の導入．(b) すべり線間隔・高さは圧縮歪み量により制御可能である．（文献(6)より改変し引用）

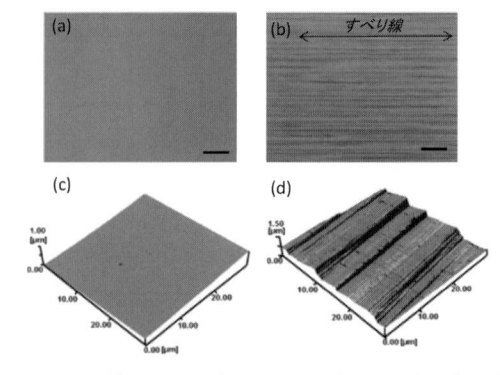

図2　すべり線により形成される表面段差．(a, c) control, (b, d) 10％歪み導入．(a, b) 光学顕微鏡および(c, d) AFMによる観察．Scale bar: 50 μm．（文献(6)より改変し引用）

---

* 大阪大学大学院工学研究科マテリアル生産科学専攻；1)特任助教，2)教授（〒565-0871 大阪府吹田市山田丘2-1）
　1)Aira Matsugaki, 2)Takayoshi Nakano (Division of Materials and Manufacturing Science, Graduate School of Engineering, Osaka University, Suita)
　e-mail: matsugaki@mat.eng.osaka-u.ac.jp
　Keywords：骨配向性，チタン，単結晶，すべり線，骨芽細胞，細胞配列

式図を示す[6]．$(01\bar{1}0)[2\bar{1}\bar{1}0]$柱面すべりの単一すべり系を活性化させるよう荷重軸を決定することで一方向へのすべり線導入が可能である．本手法では歪み量を1%～10%に変化させることですべり線間隔・高さの制御が可能であり（図2），表面形状に応じた細胞形態・配列変化を目指した．実際，歪み量の増大に伴いすべり線間隔の減少が確認され，本手法は金属材料表面形状の異方性設計に有効であることが示された．

3. すべり線に沿った細胞配列化

図3にすべり線により配列化した骨芽細胞のギムザ染色像を示す．細胞配列はすべり線間隔依存的に変化し，歪みの増大に伴う骨芽細胞の高配向化が達成された[6]．すなわち骨芽細胞は基板段差形状の幅変化を感知し，自身の形態変化を引き起こしたと考えられる．このような鋭角の段差をもつ特徴的な形状異方性に対する細胞の配列化は本研究により初めて明らかとなった現象であり，材料工学的手法による表面形状制御が細胞形態の異方性制御に極めて有効であることが明らかとなった．

細胞形態は骨格タンパクであるアクチンや，材料表面との接着の場である接着斑形成分子により決定される[7][8]．すべり線に沿って伸長・配列化した骨芽細胞では，接着斑形成タンパクのひとつであるvinculinがすべり線間に集中して局在し，ストレスファイバーがすべり線方向へと発達・伸長する（図4）．一方で，歪みを導入しないコントロール基板上では骨芽細胞はランダムに伸長し，接着斑も等方的な広がりを示した[6]．細胞が最も高配向性を示した歪み10%導入時には，すべり線間隔は約10 μmに制御可能であったことから，細胞はマイクロメートルオーダーの段差を膜受容体を介して感受することで細胞骨格の再編成を行い，細胞配列化が達成されたものと考えられる．こうした金属バイオマテリアルの結晶構造と細胞との相互作用についての生体分子レベルでの理解は，生体用金属材料に求められる力学特性や生体組織との親和性の向上，さらには生体組織へと積極的に働きかけ，組織形成誘導を行う材料の設計・開発において，材料学・生物学両面からのアプローチを可能とする貴重な知見を与えるものである．

4. 将来展望

異方性骨組織再建のためには細胞・分子レベルで骨形成を制御可能なバイオマテリアルの開発が必須である．骨芽細胞配列制御は配向化骨基質形成にとって極めて重要であり，細胞形態制御のための材料表面形状設計が重要となる．実際，我々は大腿骨ステムの近位内側部へ異方性溝を導入することで，溝内部での細胞挙動制御を可能とし，新生骨のアパタイト配向化を達成している[9]．

本研究では転位運動に由来するすべり線段差を利用することで，従来法にはなかった特徴的な段差形状による骨芽細胞配列制御を可能とした．チタン単結晶は異方的な力学特性を有し，インプラントとしての適用が期待される[10][11]ことから，材料工学的手法による表面形状制御は生体組織異方性構築のための新規の方法論となる可能性が期待される．

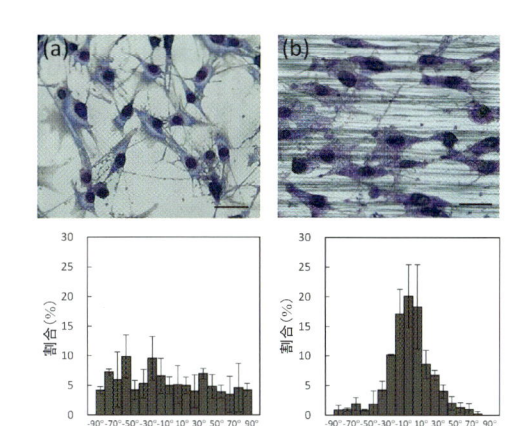

図3 すべり線による骨芽細胞配列化制御．ギムザ染色により，骨芽細胞がすべり線方向へと一方向に伸長している様子が分かる．細胞配向角度の定量解析より，細胞はすべり線方向へと優先的に伸長・配列することが明らかである．（a）control：歪み0%．（b）歪み10%．Scale bar: 50 μm．（文献(6)より改変し引用）

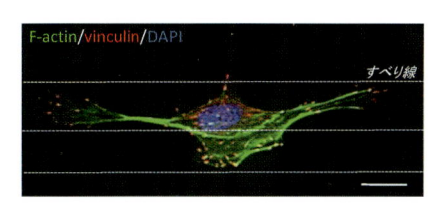

図4 すべり線に沿って伸長・配列した骨芽細胞．接着斑形成タンパクであるvinculinはすべり線間に局在し，ストレスファイバーはすべり線方向への伸長する．Scale bar: 20 μm．（文献(6)より改変し引用）

文献

(1) W.J. Landis: Bone **16** (1995) 533–544.
(2) T. Nakano, K. Kaibara, Y. Tabata N. Nagata, S. Enomoto, E. Marukawa and Y. Umakoshi: Bone **31** (2002) 479–487.
(3) T. Nakano, K. Kaibara, T. Ishimoto, Y. Tabata and Y. Umakoshi: Bone **51** (2012) 741–747.
(4) T. Ishimoto, T. Nakano, Y. Umakoshi, M. Yamamoto and Y. Tabata: J. Bone Miner. Res. **28** (2013) 1170–1179.
(5) A. Matsugaki, N. Fujiwara and T. Nakano: Acta Biomater. **9** (2013) 7227–7235.
(6) A. Matsugaki, G. Aramoto and T. Nakano: Biomaterials **33** (2012) 7327–7335.
(7) J. Stricker, T. Falzone and M.L. Gardel: J. Biomech. **43** (2010) 9–14.
(8) T.D. Pollard and J.A. Cooper: Science **326** (2009) 1208–1212.
(9) Y. Noyama, T. Nakano, T. Ishimoto, T. Sakai and H. Yoshikawa: Bone **52** (2013) 659–667.
(10) M. Tane, S. Akita, T. Nakano, K. Hagihara, Y. Umakoshi, M. Niinomi and H. Nakajima: Acta Mater. **56** (2008) 2856–2863.
(11) S.H. Lee, M. Todai, M. Tane, K. Hagihara, H. Nakajima and T. Nakano: J. Mech. Behav. Biomed. Mater. **14** (2012) 48–54.

バイオマテリアル研究の最前線

8-5　細胞を利用した有機/無機複合ゲル系材料の作製
―細胞/有機/無機複合ゲル材料を細胞に作らせる―

松 本 卓 也*

中心論文：T. Matsumoto, A. Mizuno, M. Kashiwagi, S. Yoshida, J. Sasaki and T. Nakano: Cell-based fabrication of organic/inorganic composite gel material, Materials 4 (2011) 327-338.

生体硬組織は細胞，有機基質，無機基質からなる複合材料といえる．これまでの材料研究において，このような複合材料の作製は原料を混和することがほとんどであった．本研究では，ハイドロゲル内での骨系分化細胞培養により，細胞そのものにこのような複合材料を作らせることを目的に研究を行った．その結果，骨芽細胞，骨組織特異的細胞外マトリックス，アパタイト系石灰化基質を有する新たな細胞/有機/無機複合材料が作製できた．この材料を人為的骨欠損部に埋入したところ，高い骨親和性を示し，早期の骨再生が認められた．

Biological bone tissue is a composite material consisting of cells, organic matrix and inorganic matrix. Generally, such composite material is fabricated with the mixture of each source material. Here, we used cells to fabricate such composite material. For this purpose, bone marrow stromal cells isolated from bone marrow were cultured in the fibrin gel in shaking condition. Finally, a composite material containing osteoblasts, bone-specific organic matrix and hydroxyapatite was obtained. When the material was implanted in the artificial bone defect region in rat femur, high tissue affinity with rapid bone tissue formation was observed.

1. はじめに

生体硬組織の発生は細胞の組織特異的分化のみならず[1]，有機基質の沈着と自己組織化[2]，さらには無機ミネラルの沈着と結晶成長など非常に複雑な成長過程を経る[3]-[6]．この複合体が実際の硬組織を構成するが，これまでの組織再建，再生の研究において，細胞/有機質/無機質の三者を複合化した材料の開発はほとんど行われていない．また，一般的にこれら複合材料は既存の物質を混和させることで獲得するが[7][8]，本来の硬組織組成に近い材料を獲得するためには，適切に分化誘導した細胞に作らせるのが一番であると着想した．

そこで本研究では，ハイドロゲル内で骨系に分化させた細胞に，細胞外マトリックスおよび石灰化基質の沈着を誘導させ，新しい細胞/有機/無機複合材料の作製を行った．さらに，この複合材料の移植による骨再生についての検討も行った．

2. 三次元ハイドロゲルを基板とした細胞/有機/無機複合材料の作製

細胞/有機/無機複合材料を細胞に作らせるにあたり，基板材料としてフィブリンゲルを用いた．フィブリンは創傷部における止血や血栓形成などに関与し，一方，外科用接着剤などに利用される生体高分子である．このゲル内での，骨系分化誘導培地添加条件下での骨髄間葉系幹細胞の培養により，骨系細胞への分化を誘導した．この状態での長期培養の結果，培養期間にともなうゲルの収縮が認められ，これは細胞数に依存することが明らかとなった．ゲル内におけるオステオポンチン，オステオカルシン，Ⅰ型コラーゲンといった骨関連基質の沈着量も培養期間に依存して増加した(図1)．ゲル内での石灰化沈着は培養28日後から観察され，その領域は細胞を中心に放射状に広がり，42日後にはゲル全体に石灰化基質の沈着が認められた(図2および図3)．X線回折の

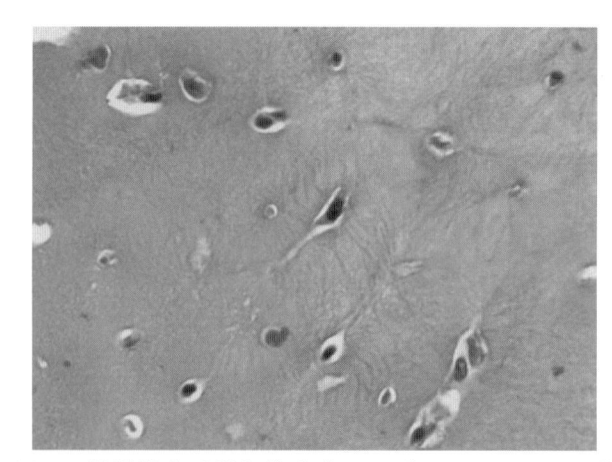

図1　骨髄間葉系幹細胞含有フィブリンゲルのHE染色像(28日後，灰色(もしくは薄い灰色)：コラーゲン基質)．

---

* 岡山大学大学院医歯薬学総合研究科機能再生・再建科学専攻・教授(〒700-8558 岡山県岡山市北区鹿田町2-5-1)
　Takuya Matsumoto (Division of Science of Functional Recovery and Reconstruction, Graduate school of Medicine, Dentistry and Pharmaceutical Sciences, Okayama University, Okayama)
　e-mail: tmatsu@md.okayama-u.ac.jp
　Keywords：細胞操作，ハイドロゲル，組織工学，骨髄間葉系幹細胞，複合材料

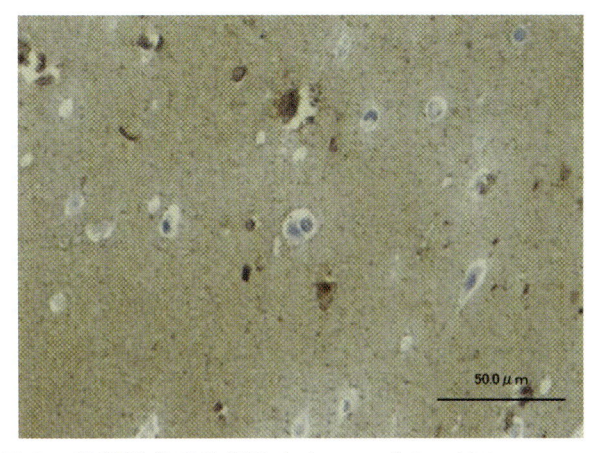

図2 骨髄間葉系幹細胞含有フィブリンゲルのフォンコッサ染色像(42日後,茶:石灰化物).

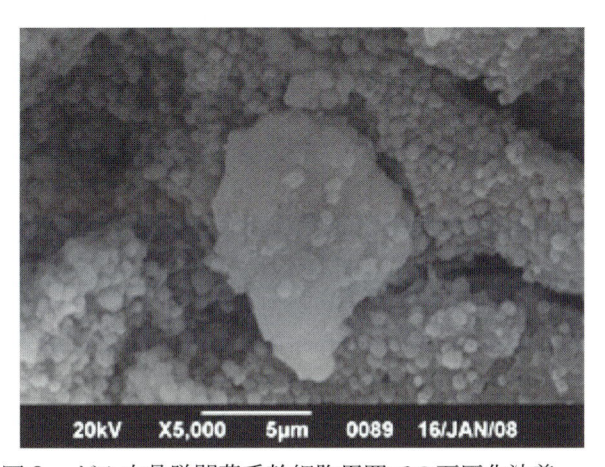

図3 ゲル内骨髄間葉系幹細胞周囲での石灰化沈着 細胞上に無数の顆粒状石灰化結晶が認められる.

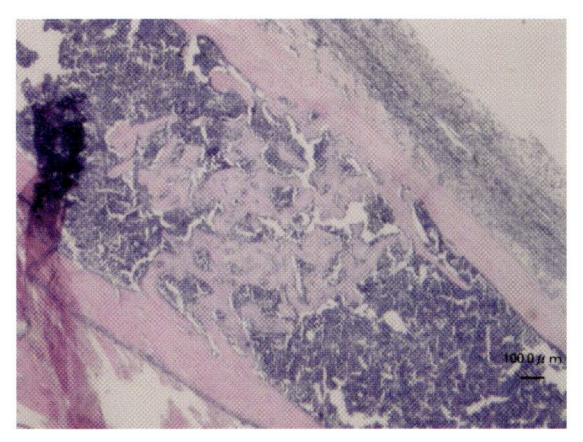

図4 有機/無機複合ゲル材料を用いた骨再生.
ラット大腿骨に形成した人為的骨欠損部に埋入した部位では早期の骨組織への置換が認められた(埋入3週後).

結果,この沈着物は低結晶性のハイドロキシアパタイトであることが明らかとなった.これらのことから,骨系細胞,基材としてのフィブリンゲルならびに骨基質タンパク質,低結晶性ハイドロキシアパタイトからなる球状の三次元複合材料が作製できた.

3. 細胞/有機/無機複合材料を用いた骨再生

上記方法により作製した細胞/有機/無機複合材料をラット大腿骨に作製した人為的骨欠損部に埋入し,本材料の骨生成能について検討した.3週間後に取り出した試料について,薄切切片を作製し染色により検討した.その結果,この埋入試料はすべて高い生体親和性を有することが示された.さらに,埋入試料周囲には早期の骨生成が認められ,同時に試料中にも多くの新生骨が認められた(図4).

4. 将 来 展 望

細胞/有機/無機複合材料を,細胞に作らせたという点が本研究の独創的な点である.この結果,基本的に実際の生体組織と同様の構成物からなる材料作製が可能となる.こういった細胞に材料を作らせるというアプローチは新しい生体材料合成方法と考えている.しかし,現況では細胞の分化,基質産生,石灰化沈着には長期間の培養が必要になる.以降の研究としては,細胞数や分布,培地への添加物と添加量などの制御により,本材料作製の最適化,短縮化を進めることが目的となる.

文　　献

(1) H. Egusa, K. Okita, H. Kayashima, Y. Guannan, H. Fukuyasu, M. Saeki, T. Matsumoto, S. Yamanaka and H. Yatani: PLoS ONE **5** (2010) e12743.
(2) R. Yoh, T. Matsumoto, J. Sasaki and T. Sohmura: J. Biomed. Mater. Res. A **87** (2008) 222–228.
(3) T. Matsumoto, M. Okazaki, M. Inoue, Y. Hamada and J. Takahashi: Biomaterials **23** (2002) 2241–2247.
(4) T. Matsumoto, M. Okazaki, M. Inoue, J. Sasaki, Y. Hamada and J. Takahashi: Dent. Mater. J. **25** (2006) 360–364.
(5) S. Ishihara, T. Matsumoto, T. Onoki, T. Sohmura and A. Nakahira: Mater. Sci. Eng. C **29** (2009) 1885–1888.
(6) J. Sasaki, T. Matsumoto, H. Egusa, T. Nakano, T. Ishimoto, T. Sohmura and H. Yatani: Soft Matter **6** (2010) 1662–1667.
(7) T. Matsumoto, M. Okazaki, M. Inoue, S. Ode, C. Chang-chien, H. Nakao, Y. Hamada and J. Takahashi: J. Biomed. Mater. Res. **60** (2002) 651–656.
(8) S.H. An, T. Matsumoto, H. Miyajima, A. Nakahira, K.H. Kim and S. Imazato: Dent. Mater. **28** (2012) 1221–1231.

8-6 応力刺激負荷による骨芽細胞および産生コラーゲン線維配向化制御
―骨芽細胞の応力刺激感受を介した異方性骨基質構築制御―

松垣 あいら*

中心論文：A. Matsugaki, N. Fujiwara and T. Nakano: Continuous cyclic stretch induces osteoblast alignment and formation of anisotropic collagen fiber matrix, Acta Biomater. 9 (2013) 7227-7235.

骨の異方性微細構造は周囲の応力・歪み環境に対して敏感に応答して変化することから，細胞レベルでの力学応答が組織の異方性構築に大きく寄与すると考えられる．骨基質を形成する骨芽細胞は骨表面に接着し，骨に生じる歪みを感受することで配向化骨組織を形成することが示唆される．本研究では in vitro において骨芽細胞に継続的な伸展刺激を長期間負荷することで一方向への細胞配列化制御，さらには産生コラーゲン線維の配向化を達成した．すなわち，周囲の応力環境に応じた骨芽細胞の配列化がコラーゲン基質の配向性を決定し，骨組織における異方性微細構造構築に寄与することが明らかとなった．

The anisotropic architecture of bone tissue is considered to be organized in response to the mechanical environment. Osteoblasts are responsible for bone formation and sensation of the mechanical stimuli due to bone surface strain. Mechanotransduction by osteoblasts is therefore considered one of the regulators of anisotropic bone tissue morphogenesis. In this study, directional control of the newly deposited collagen matrix was achieved by regulating the orientation of osteoblasts under mechanical stimuli for long-term cultivation.

1. はじめに

生体骨異方性構造は骨力学機能を支配する重要な骨質指標であり，生体内外の環境因子と骨系細胞との相互作用により制御・構築される[1][2]．骨の異方性構造は周囲の応力・歪み環境に対して敏感に変化する[3][4]ことから，応力刺激に対する細胞応答は骨異方性を決定する重要な制御因子であると考えられる．骨系細胞の内，骨芽細胞は骨表面に接着し骨基質の産生を担うことから，骨歪みを感受し産生基質異方性制御を行う可能性が示唆される．

本稿では，生体外において骨芽細胞に継続的な繰り返し伸展刺激を負荷することで細胞の一方向への配列制御，さらには細胞により産生されるコラーゲン基質の配向性制御を達成した成果について述べる．

2. 応力刺激に応答した骨芽細胞配列化

骨の外部負荷応力に応じた形態・構造変化は「力学的機能適応」の概念としてWolffにより提唱され[5]，骨微細構造の力学的最適性を考える上で重要な理論のひとつとなっている．骨は部位により異なるアパタイト配向性を示し，応力環境に応じた分布を示す[3]ことで，適切な異方的機能を発揮する．

このような骨配向性の分布は，応力環境に応じた細胞挙動により支配されるものと考えられる．骨芽細胞の最終分化形態である骨細胞(OCY)は，骨基質中で骨細管ネットワークを形成することで，骨に生じる微小歪みを感受する．我々はOCYの3次元的形態が，骨配向性と強い相関を示すことを明らかとしている[6]．一方でOCYの形態・機能は分化以前の骨芽細胞機能と密接に関与すると考えられ，骨芽細胞自身にも骨表面の歪みに対する感受性が存在し，骨配向性を制御するものと示唆される．

In vitro において骨芽細胞に一軸の繰り返し伸展刺激を負荷すると，細胞は刺激の強度・周波数に敏感に応答する[7]．過剰な刺激は細胞のアポトーシスを誘発する一方で，最適な伸展刺激を負荷することにより経時的に骨芽細胞は伸長方向を変化し，コンフルエント状態で一方向への配列化が達成された(図1)[8]．

応力刺激による細胞形態変化は周囲の応力場に対する細胞骨格タンパクの応答に起因すると考えられる．なかでもストレスファイバーはメカニカルストレスにより重合・脱重合反応が制御され，細胞への張力付与により細胞形態を決定するタンパクである．図2には応力刺激負荷により一方向に伸長したストレスファイバーの免疫染色像を示す．ストレスファイバーおよび細胞は伸展刺激方向から約60°の方向へ優先配列している様子が分かる．最適伸展刺激の負荷により，骨芽細胞は配列性を保持しつつコンフルエントに到達し，カドヘリン結合タンパクであるβ-cateninは細胞間接着部位において明瞭な発現パターンを示した．細胞配向角度解析から，骨芽細胞は基板の最小歪み方向へと配列していることが明らかとなった(図3)．以上より，骨芽細胞は自身に負荷される歪

---

* 大阪大学大学院工学研究科マテリアル生産科学専攻・特任助教(〒565-0871 大阪府吹田市山田丘2-1)
Aira Matsugaki (Division of Materials and Manufacturing Science, Graduate School of Engineering, Osaka University, Suita)
e-mail: matsugaki@mat.eng.osaka-u.ac.jp
Keywords：骨配向性，骨芽細胞，メカニカルストレス，細胞配列，コラーゲン配向性

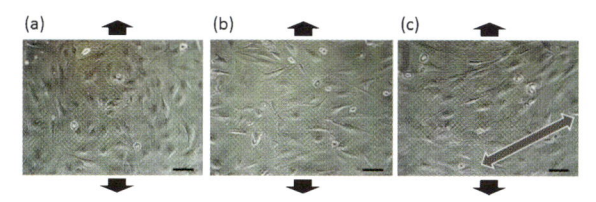

図1 伸展刺激負荷による骨芽細胞配列化．経時的に骨芽細胞は形態変化を示し，1週間後にはコンフルエントかつ一方向への細胞配列化が達成された．(a) 1日, (b) 3日, (c) 7日培養後の位相差顕微鏡像．Scale bar: 100 μm．(文献(8)より改変し引用)

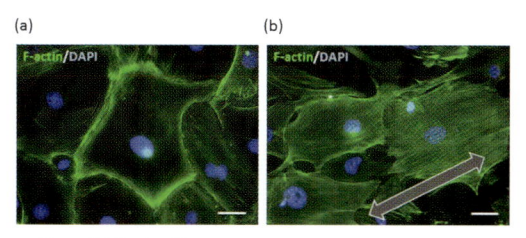

図2 伸展刺激負荷によるストレスファイバーの発達・伸長．(a)無負荷状態ではストレスファイバーはランダムな伸長を示すのに対し，(b)伸展刺激負荷により一方向へ伸長．矢印：最小歪み方向．Scale bar: 50 μm．(文献(8)より改変し引用)

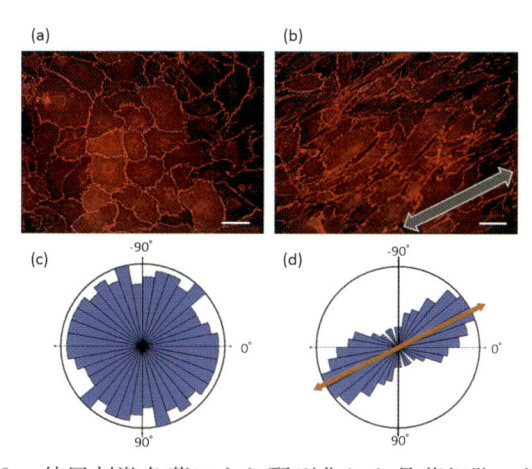

図3 伸展刺激負荷により配列化した骨芽細胞．細胞は基板の最小歪み方向である約63°の方向へ優先配列を示した．矢印：最小歪み方向．(a, c)無負荷状態, (b, d)伸展刺激負荷．Scale bar: 100 μm．(文献(8)より改変し引用)

みが最小となる方向へアクチンの重合反応を優先的に進行させることで，細胞の一方向への配列化が達成されたと考えられる．

3. 骨芽細胞配列化による産生骨基質配向化

応力刺激に対する骨芽細胞の形態変化が，その後の産生骨基質の異方性に与える影響を解明するためには長期間にわたる継続的な応力刺激負荷下での培養が必要となる．我々は伸展刺激条件の最適化により，細胞外での骨基質形成可能な長期間の培養を達成した．図4には骨芽細胞におけるI型コラーゲンの発現パターンを示す．培養1週においては，配列化骨芽細胞は細胞内において核周辺に楕円状に発現を示

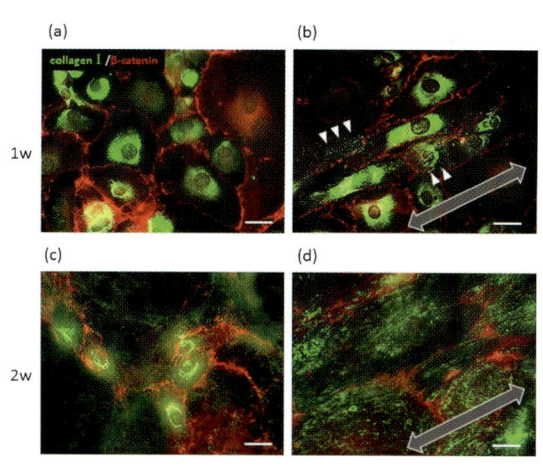

図4 免疫染色により可視化したI型コラーゲン発現パターン．無負荷状態では(a)細胞内での等方的な発現, (c)細胞外でのランダムな線維形成が進む一方で, 伸展刺激により配列化した骨芽細胞では(b)細胞内で楕円状の発現, (d)細胞伸長方向に沿った線維形成を示した．矢印：最小歪み方向．Scale bar: 50 μm．(文献(8)より改変し引用)

す．さらに継続的な培養を行うことで，細胞外でのコラーゲンの線維化が進行する．配列化骨芽細胞は細胞外に豊富にコラーゲン線維を形成し，興味深いことにその線維方向は細胞伸長方向とよい一致を示した．すなわち骨芽細胞は自身の形態異方性により産生骨基質の配向性を制御していることが示唆された．

4. 将来展望

骨配向性は周囲の応力環境と密接に関連し，骨力学機能を決定する重要な骨質因子である．本研究における応力環境に応じた異方性骨基質構造の構築は，細胞によるメカノトランスダクションの理解につながる一方で，生体内類似の機能的な組織を構築可能であることから組織工学への応用が見込まれる．今後はより生体骨に類似した環境下での応力刺激に対する細胞応答について，分子レベルからの解明が期待される．

文献

(1) T. Nakano, K. Kaibara, T. Ishimoto, Y. Tabata and Y. Umakoshi: Bone **51** (2012) 741–747.
(2) T. Ishimoto, T. Nakano, Y. Umakoshi, M. Yamamoto and Y. Tabata: J. Bone Miner. Res. **28** (2013) 1170–1179.
(3) T. Nakano, K. Kaibara, Y. Tabata N. Nagata, S. Enomoto, E. Marukawa and Y. Umakoshi: Bone **31** (2002) 479–487.
(4) J. Wang, T. Ishimoto and T. Nakano: Mater. Trans. **54** (2013) 1257–12261.
(5) J. Wolff, P. Maquet and R. Furlong: The law of bone remodeling, Springer, (1986).
(6) T. Nakano, T. Ishimoto, N. Ikeo and A. Matsugaki: Progress in Advanced Structural and Functional Materials Design, Springer, (2013) 155–167.
(7) A. Matsugaki, N. Fujiwara and T. Nakano: Mater. Trans. **54** (2013) 1195–1199.
(8) A. Matsugaki, N. Fujiwara and T. Nakano: Acta Biomater. **9** (2013) 7227–7235.

9-1 確率均質化法を用いた等価な力学的特性予測における不確かさのモデリングと多孔質な海綿骨への適用
―確率均質化法による海綿骨の等価物性値の予測―

高 野 直 樹*

中心論文：K.S. Basaruddin, N. Takano, H. Akiyama and T. Nakano: Uncertainty modeling in the prediction of effective mechanical properties using stochastic homogenization method with application to porous trabecular bone, Mater. Trans. **54** (2013) 1250–1256.

海綿骨は多孔体であり，その力学的特性は骨折リスクと深い関係がある．マクロ特性は，骨密度あるいは骨体積分率だけでなく，微視的なモルフォロジーによって決定される．微視構造および微視的特性とマクロ特性をつなぐことができるマルチスケール法として数学的均質化法がある．本研究では，個体差に起因する微視スケールでのばらつきを考慮した確率均質化法を提案し，マクロ特性の実験結果の大きなばらつきを予測できる手法を開発した．本稿では，工業用多孔質材料の微視構造設計への応用についても示す．

The trabecular bone is porous media and its mechanical properties are closely related to the risk of bone fracture. The macroscopic properties are determined not only by the bone volume fraction but also by the microscopic morphology. The mathematical homogenization is a multiscale simulation method that connects the microstructure and microscopic properties with macroscopic properties. This study proposed a stochastic homogenization method to predict the large scattering due to inter-individual differences.

1. はじめに

骨粗鬆症の骨折リスク増加に関して問題となる海綿骨の力学的特性を数値シミュレーションにより予測するには，骨密度あるいは骨体積分率だけではなく海綿骨の微視形態を考慮する必要がある．これは，海綿骨に限ったことではなく，工業用多孔質材料や粒子分散型複合材料に共通の課題である．本中心論文では，微視構造や微視的な素材物性値に含まれる不確かさを考慮した確率的マルチスケール法を開発し，図1のような個体差による海綿骨のマクロ特性の計測結果の大きなばらつきを予測することに成功した[1]．

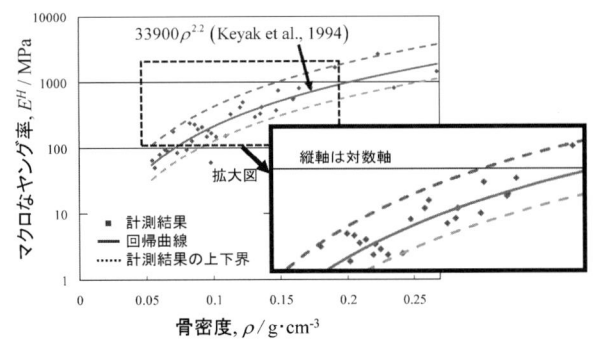

図1 ヒト海綿骨のマクロ特性の計測結果の例.

2. 確率均質化法による海綿骨の微視構造モデリング

複合材料や多孔質材料など微視構造 $\mathbf{X}$，微視スケールの特性 $\mathbf{D}$ に依存するマクロ特性 $\mathbf{D}^H$ は一般に，

$$\mathbf{D}^H = \mathbf{D}^H(\mathbf{X}(V, A, I), \mathbf{D}(\alpha)) \tag{1}$$

と表される．以下では，海綿骨のマイクロCTイメージベースモデリングを想定して述べる．V, A は骨体積分率および微視形態（モルフォロジー）を意味する．I は画像処理手順を意味し，手順の違いにより微視構造モデルは変わる可能性があるため，不確かさの要因の一つになる．骨組織の物性値も不確かさを含むため，正規分布を表すランダム変数 α を以下のように導入する．ただし σ は標準偏差である．

$$\mathrm{Exp}[\alpha] = 0,\ \mathrm{Var}[\alpha] = \sigma^2 \tag{2}$$

$$\mathbf{D}(\alpha) = \mathbf{D}^*(1+\alpha) \tag{3}$$

画像処理手順 $\mathbf{I}_j$ により微視構造モデル $Y_j(V, A, \mathbf{I}_j)$ を作成し，有限要素法により数値解析可能なマルチスケール理論である均質化法[2]-[4]を用いる．微視構造の幾何学的情報は均質化法の理論で考えられる特性変位 χ に置き換えることができるため，式(1)は

$$\mathbf{D}^H_{Y_j} = \mathbf{D}^H_{Y_j}(Y_j(V, A, \mathbf{I}_j), \mathbf{D}(\alpha)) = \mathbf{D}^H_{Y_j}(\chi_{Y_j}, \mathbf{D}(\alpha)) \tag{4}$$

と書くことができる．ここで，微小なばらつきである α の一次展開近似を行い，

$$\mathbf{D}^H_{Y_j}(\alpha) = (\mathbf{D}^H_{Y_j})^0 + (\mathbf{D}^H_{Y_j})^1 \alpha \tag{5}$$

とすれば，期待値と分散は以下のように求められる[5]．

---

* 慶應義塾大学理工学部機械工学科・教授（〒223-8522 神奈川県横浜市港北区日吉 3-14-1）
Naoki Takano (Department of Mechanical Engineering, Keio University, Yokohama)
e-mail: naoki@mech.keio.ac.jp
Keywords：多孔質体，海綿骨，マルチスケールシミュレーション，確率均質化法

$$\mathrm{Exp}[\mathbf{D}_{Y_j}^H] = (\mathbf{D}_{Y_j}^H)^0 \qquad (6)$$
$$\mathrm{Var}[\mathbf{D}_{Y_j}^H] = (\mathbf{D}_{Y_j}^H)^1 (\mathbf{D}_{Y_j}^H)^1 \mathrm{cov}(\alpha,\alpha) \qquad (7)$$

式(5)～(7)の0次項，1次項は古典的な均質化法の手順により得ることができる[5]．

本研究では，個体差を表現するために数多くの献体の解析を行うかわりに，少ない献体の解析から予測するために，その他の不確かさを表現しつつ，実験による計測結果にフィッティングさせるパラメータ β を導入する．β はスカラ変数であり，正の値をとる．式(5)の近似式を次式のように補正する．

$$\mathbf{D}_{Y_j}^{H(\beta)}(\alpha) = (\mathbf{D}_{Y_j}^H)^0 + \beta(\mathbf{D}_{Y_j}^H)^1 \alpha \qquad (8)$$

最後に，複数の解析モデルの結果に，各モデルの発生確率 $\mathrm{Pr}(Y_j)$ を乗じてマクロ特性を算出する．

$$\mathbf{D}^H(\alpha,\beta,\mathbf{X}) = \sum_j \mathrm{Pr}(Y_j)(\mathbf{D}_{Y_j}^{H(\beta)}(\alpha)) \qquad (9)$$

モデリングにおいては，まず不確かさの要因とその重要度をリストアップした．その詳細は割愛する．3体の献体腰椎骨の海綿骨から図2に示す微視構造モデル（ボクセルモデル）を取り出し，詳細は省略するが dilation（膨張），erosion（収縮），ラベリング処理を組み合わせた8通りの画像処理手順により解析モデルを作成した．

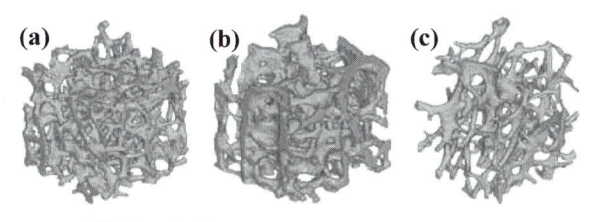

図2 腰椎骨の海綿骨のマイクロCTイメージベースモデル．寸法はいずれも 4 mm×4 mm×4 mm．
(a) 健常骨（455531ボクセル要素），(b) 健常骨（571846ボクセル要素），(c) 骨粗鬆症骨（274697ボクセル要素）．（文献(1)より改変し引用）

3. 結果と考察

図3に数値的に予測したマクロなヤング率の確率密度関数を他者の実験結果と比較して示す．骨密度が低い事例は図2(c)の結果であり，最も骨密度が高い事例は図2(b)の結果である．図の実線は図1と同じもので，現在頻繁に引用される実験結果の回帰曲線である．予測結果の確率密度関数の拡大図にはさらに多くの文献値の平均値をプロットした．予測においては，これらの文献値を再現できるようにパラメータ β を定め，$\beta=8$ とした．

わずか3体のデータに基づき予測したマクロ特性のばらつきは，大きくばらつく実験結果に良く一致している．高い骨密度の領域では，実線で示される回帰曲線より低めの予測を与えているが，他者の平均値とはよく一致すること，回帰曲線を定めるための計測点数が不足している（図1参照）ことから，提案した予測手法は問題ないと考えられる．

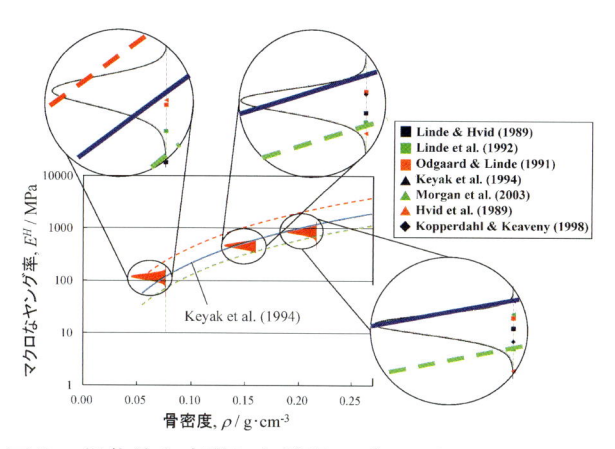

図3 個体差を表現した数理モデルによるマクロなヤング率の解析結果と文献に示された実験値との比較．（文献(1)より改変し引用）

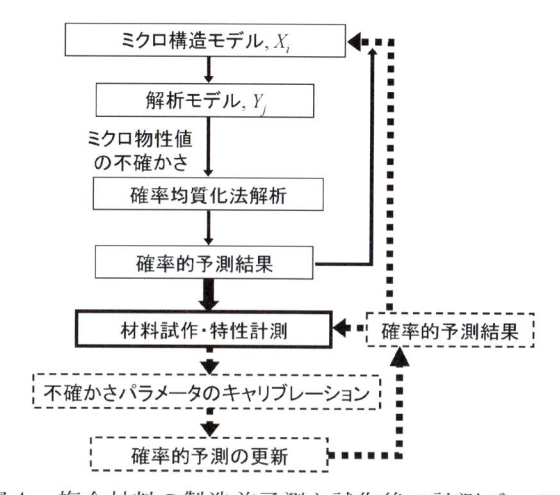

図4 複合材料の製造前予測と試作後の計測データに基づく更新．

4. 将来展望

腰椎骨や大腿骨骨頭部は骨折事例も多いことから，整形外科分野で実験データが豊富にある．しかし，歯科分野の顎骨海綿骨では系統的な実験データは乏しい．個体差が同じようにばらつくと仮定すれば，本中心論文でキャリブレーションした不確かさパラメータを用いて，献体顎骨のマイクロCTイメージモデルを基に個体差の予測が可能になると考えられる．さらに，不確かさパラメータ β はごく簡単なものであるがゆえに，たとえば図4に示すとおり，複合材料などの製造時のばらつきの同定にも柔軟に応用できると期待される．

文 献

(1) K.S. Basaruddin, N. Takano, H. Akiyama and T. Nakano: Mater. Trans. **54** (2013) 1250–1256.
(2) J.M. Guedes and N. Kikuchi: Comput. Methods Appl. Mech. Eng. **83** (1990) 143–198.
(3) 寺田賢二郎，菊池 昇：均質化法入門，丸善，(2003)．
(4) 高野直樹，上辻靖智，浅井光輝：マイクロメカニカルシミュレーション，コロナ社，(2008)．
(5) K.S. Basaruddin, N. Takano and T. Nakano: Comput. Methods Biomech. Biomed. Eng. (2013), DOI: 10.1080/10255842.2013.785537.

バイオマテリアル研究の最前線

9-2 マルチスケール理論による動的荷重下における海綿骨のモルフォロジー解析
―海綿骨の動的応答解析とモルフォロジー解析―

高 野 直 樹*

中心論文：K.S. Basaruddin, N. Takano, Y. Yoshiwara and T. Nakano: Morphology analysis of vertebral trabecular bone under dynamic loading based on multi-scale theory, Med. Biol. Eng. Comput. 50 (2012) 1091-1103.

漸近展開に基づく2スケール均質化理論に基づくマルチスケールシミュレーションを用いて，多孔体とみなせるヒト椎体海綿骨の非常に複雑な3次元モルフォロジー解析を行った．椎体海綿骨において自重を支えると考えられる一次骨梁を抽出するため，主たる荷重伝達経路の解析を行い，さらに動的応答下での応力波伝播の可視化により，3次元微視形態の視認性を向上することができた．CTなどのイメージベースモデリングによる動的陽解法に基づく動的解析ツールについても紹介する．

A multi-scale simulation based on two-scale asymptotic homogenization theory has been utilized to analyze the very complicated 3D morphology of porous trabecular bone in human vertebra. Since the primary trabecular bone has been supposed to support the self-weight, it was segmented by analyzing the main load path. In addition, the display of stress wave propagation under dynamic loading could improve the visualization of 3D micro-architecture.

1. はじめに

生体の骨は，表面の緻密な皮質骨と内部のスポンジ状で多孔質な海綿骨からなる．海綿骨はカルシウムの貯蔵庫としての役割のほかに，力学的な荷重支持機能も担っている．この力学的な機能は，直径150 μm程度の骨梁が3次元的にネットワーク構造を形成することで発揮されている．骨強度は，骨密度（あるいは骨体積率）だけで決まらず，骨梁構造のモルフォロジーなど種々の因子からなる骨質に依存する．モルフォロジーを詳細に解析することで，骨折リスク低減に寄与することができる．

近年，献体骨に対してマイクロCTを用いることにより，高分解能で骨梁構造をとらえることが可能となったが，きわめて複雑な3次元ネットワーク構造の有効な解析手段がなく，ごく局所領域での特徴の議論にとどまっている．しかしながら，力学的な機能は，全体のネットワーク構造を観察しなければ議論できない．そこで，大規模なマイクロCTイメージベースFEM解析を行うとともに，荷重支持機能に焦点を当てたモルフォロジー解析手法と可視化法を提案する．

2. ヒト椎体海綿骨のモルフォロジーの概要

ヒト第4腰椎骨（L4）の海綿骨を対象とし，図1のようにマイクロCT撮像した．ボクセル要素（立方体要素）による自動モデリングを行い，図2に示す有限要素モデルを得た．画像の解像度は(a)健常骨，(b)骨粗鬆症骨ともに約30 μmである．図の鉛直方向（図中の3の方向）が自重の方向である．

健常骨モデルに3の方向に単軸圧縮応力を負荷した際の応力分布の一部の拡大図を図3に示す．3の方向に走行し，

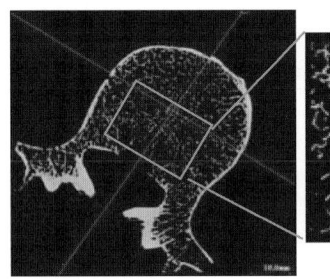

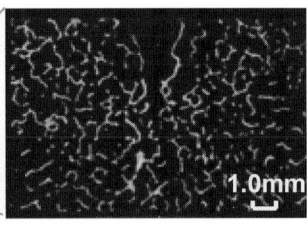

図1　ヒト腰椎骨のマイクロCT画像．（文献(2)より改変し引用）

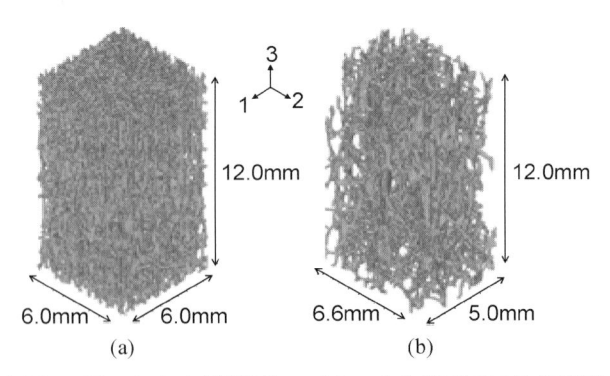

図2　ボクセル有限要素モデル．(a) 健常骨（骨体積率17.2%，ボクセル要素数2781416），(b) 骨粗鬆症骨（骨体積率6%，ボクセル要素数877277）．（文献(2)より改変し引用）

---

* 慶應義塾大学理工学部機械工学科・教授（〒223-8522 神奈川県横浜市港北区日吉3-14-1）
Naoki Takano (Department of Mechanical Engineering, Keio University, Yokohama)
e-mail: naoki@mech.keio.ac.jp
Keywords：多孔体，海綿骨，モルフォロジー解析，動的解析，マルチスケール理論

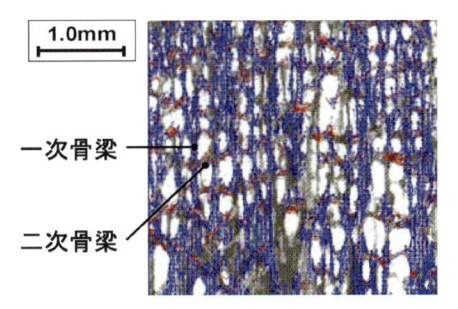

図3　一次骨梁と二次骨梁．（文献(1)より改変し引用）

自重を主として支持する一次骨梁と，それに直交する水平面内に走行する二次骨梁がある[1]．

3．一次骨梁のセグメンテーションと可視化

上記のことから，自重に対して主たる荷重伝達経路となっている一次骨梁のみを抽出して可視化することができれば，モルフォロジーの深い理解に役立つ．そこで，2スケールマルチスケール法の一つである均質化理論を活用する．理論の詳細は専門書[3][4]にゆずるが，ミクロスケールでの応力と歪みをσ, ε，素材の骨組織の弾性テンソルをDとして構成式を

$$\sigma = D\varepsilon \quad (1)$$

とすれば，マクロスケールにおいて

$$\langle \sigma \rangle = \langle D \rangle \langle \varepsilon \rangle \equiv D^H \langle \varepsilon \rangle \quad (2)$$

なる構成式が導かれる．$\langle \sigma \rangle, \langle \varepsilon \rangle$はミクロ応力，ミクロ歪みの体積平均として定義されるマクロ応力，マクロ歪みである．$D^H \equiv \langle D \rangle$は見かけのマクロな弾性テンソルであり，ミクロ構造のモルフォロジー，ミクロレベルの材料特性を反映したものである．

式(2)より，マクロな材料特性は，単位マクロ歪みを与えた時に生じるマクロ応力と等価であるといえる．高いマクロ特性となる時，ミクロ応力の平均値は高いことになる．逆に，マクロ特性を高くするのに寄与しているのは，平均値より高いミクロ応力である．

一次骨梁はマクロ特性の向上に寄与している．自重方向の単位マクロ歪みを与えた静的解析を行い，ミクロ応力の平均値より高いミクロ応力が発生している部位を抽出すれば，主たる荷重伝達経路である一次骨梁が抽出できる．同様に，前後・左右方向の単位マクロ歪み下の解析も行えば，二次骨梁が抽出できる．

一次骨梁の可視化には，自重方向に衝撃力を与えた動的解析を行い，最小主応力を用いて応力波伝播の様子を可視化した．動的解析手法としては，陽解法を採用し，クーラン条件を満たすように時間ステップを設定した．この際，骨組織の物性値は決して低くはなく，かつマイクロCTイメージベースモデリングを用いれば要素寸法も細かいため，時間ステップも相当に細かくせざるを得ないが，コンピュータの高速化の結果通常のPCで解析可能である．静的な均質化解析，陽解法による動的解析ともにVOXELCON（くいんと製）を使用した．

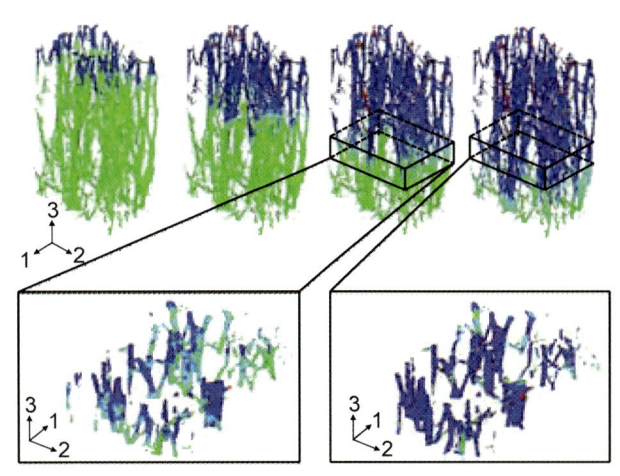

図4　骨粗鬆症骨の一次骨梁．（文献(2)より改変し引用）

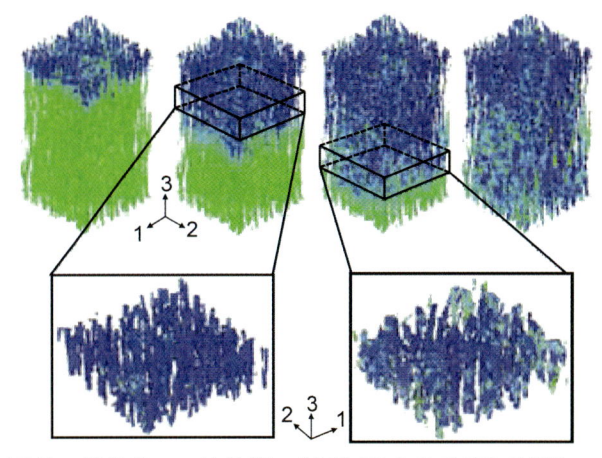

図5　健常骨の一次骨梁．（文献(2)より改変し引用）

骨粗鬆症骨の一次骨梁を可視化した結果を図4に示す．拡大図を見れば，一次骨梁の本数も明瞭に数えることができる．骨梁ごとに応力波伝播速度は異なっていることも分かる．これは骨梁がまっすぐではないためだと推察される．

健常骨の一次骨梁は図5のとおり密であるが，拡大図では個々の一次骨梁を認識することが可能であり，図2と比較すれば視認性が向上したといえる．

4．将　来　展　望

イメージベース動的FEMは時間ステップを細かくする必要があることから大規模解析となるが，本稿の事例のようにポストプロセスを工夫することにより十分に実用化可能であるといえる．今後は腰椎骨のみならずほかの部位に対しても現実的な動的荷重に対する応答解析が盛んになっていくものと期待する．

文　　献

(1) Y. Yoshiwara, M. Clanche, K.S. Basaruddin, N. Takano and T. Nakano: J. Biomech. Sci. Eng. **8** (2011) 270-285.
(2) K.S. Basaruddin, N. Takano, Y. Yoshiwara and T. Nakano: Med. Biol. Eng. Comput. **50** (2012) 1091-1103.
(3) 寺田賢二郎，菊池　昇：均質化法入門，丸善，(2003)．
(4) 高野直樹，上辻靖智，浅井光輝：マイクロメカニカルシミュレーション，コロナ社，(2008)．

9-3 患者別非線形有限要素解析による骨粗鬆症椎体の投薬治療効果に関する力学的評価
―イメージベースモデリングに基づく骨強度の経時的解析―

田 原 大 輔*

中心論文：D. Tawara, J. Sakamoto, H. Murakami, N. Kawahara, J. Oda and K. Tomita: Mechanical therapeutic effects in osteoporotic L1-vertebrae evaluated by nonlinear patient-specific finite element analysis, J. Biomech. Sci. Eng. 5 (2010) 499-514.

骨粗鬆症患者の脊椎圧迫骨折の危険性の予測に必要な骨強度の評価には，患者固有の骨形状と非均質な骨密度分布および，骨が骨折に至るまでの非線形な材料力学的挙動と密接に関連する椎体内の応力分布を患者別に解析する手法の確立が必要である．本稿では，患者の椎体のX線CT画像を基にしたイメージベースモデルに対する非線形有限要素法を用いた骨折解析手法を示し，3年の投薬治療を受ける骨粗鬆症椎体を対象とした骨強度の経時的変化の評価事例から，計算解析手法の有用性を紹介する．

Vertebral strength is closely related to its stress distribution and is used to assess the fracture risk for osteoporosis during drug treatment. Stress distribution is affected by individual bone shape, bone density distribution and nonlinear behavior of the mechanical properties of bone. To investigate the effectiveness of FEA considering these factors for the evaluation of drug treatment effects, patient-specific nonlinear FEAs of the first lumbar vertebrae in patients undergoing a 3-year drug treatment were performed. The FEAs demonstrated that failure elements decreased notably, and fracture load increased gradually by the 3-year time point, suggesting that the vertebrae were strengthened as a result of drug treatments.

1. はじめに

骨粗鬆症に起因する脊椎圧迫骨折の危険性の予測には，骨密度のような量的指標に加え，骨強度のような力学的な骨質の評価が必要である．骨強度と密接に関連する椎体内の応力分布は，患者固有の骨形状と非均質な骨密度分布，骨が骨折に至るまでの非線形な材料力学的挙動に伴い変化するため，これらの因子を反映した患者別の骨の力学的解析手法の確立が望まれる．本稿では，骨強度評価手法の1つとして，骨の患者別イメージベースモデルに対する非線形有限要素法による骨折解析手法を示し，3年の投薬治療を受ける骨粗鬆症患者らの椎体を対象とした骨強度の経時的変化の評価事例から，その有用性を解説する[1][2]．

2. 骨粗鬆症椎体のモデル化と患者別骨折解析手法

(1) 椎体のイメージベースモデリング

椎体のイメージベースモデリング手法を図1に示す．まず，骨粗鬆症患者の第1腰椎(L1)に対する臨床用X線CTの連続的な断層画像に対し，骨の輪郭線を抽出し補完することにより，実体に忠実な形状を有する有限要素モデルを作成する．次に，各有限要素の重心位置におけるCT値(輝度値)をその近傍のCT画像の複数の画素から算出し[3]，CT値と骨の質量密度の関係式に基づき，骨内の質量密度分布を算出する．さらに，骨の質量密度とヤング率の間の実験式[4]を用い，要素ごとに異なるヤング率を与え，患者固有の骨の非均質な材料特性分布をモデル化する．作成したモデルAからDの椎体モデルのうち，一例を図2に示す．モデルには，各患者で異なる特徴的な形状と骨粗鬆症度を反映した材料特性分布が反映される．

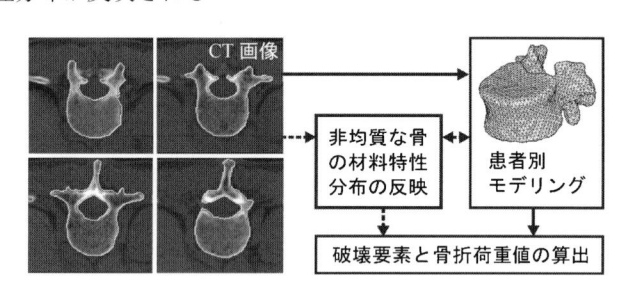

図1 椎体のモデリング手法．（文献(1)より改変し引用）

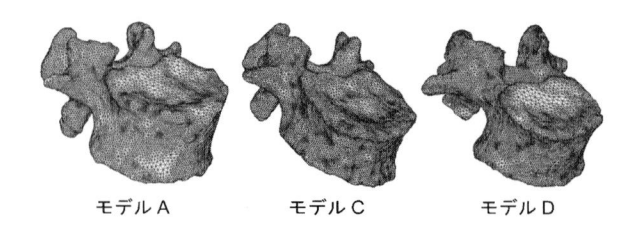

図2 患者別椎体モデルの一例．（文献(1)より改変し引用）

---

* 龍谷大学理工学部機械システム工学科・講師（〒520-2194 滋賀県大津市瀬田大江町横谷1-5）
Daisuke Tawara (Department of Mechanical and Systems Engineering, Ryukoku University, Otsu)
e-mail: datawara@rins.ryukoku.ac.jp
Keywords：計算バイオメカニクス，骨強度，患者別イメージベースモデリング，椎体，骨粗鬆症

(2) 骨折解析手法

本研究における骨折解析では，Newton-Raphson 法を用いた荷重増分解析により，椎体モデルが骨折（最終破壊）に至るまでの破壊要素分布と骨折荷重値を算出する．椎体モデルの下面を完全固定し，上面全体に圧縮方向の荷重を 200 N ずつ増加させながら，有限要素解析を繰り返し行う．解析では，各要素において，**表1**のように，引張側と圧縮側で異なる破壊条件[5]-[7]により破壊を判定する．骨が示す材料の非線形な力学的挙動を反映するため，破壊に達した要素のヤング率を破壊前の 5% に変化させて繰り返し解析を行う．破壊した要素どうしの連結により最終的にモデルが安定的に外部荷重を支持できなくなった時点を骨折発生点とし，その時点での荷重値を骨折荷重と定義する．

表1　各要素の破壊条件．（文献(1)より改変し引用）

破壊の種類		破壊条件
引張破壊	破壊開始	$\sigma_p > 0.8\sigma_r$
圧縮破壊	降伏状態への遷移	$\sigma_D > \sigma_r$
	破壊開始	（降伏下で）$\varepsilon_p < -3000\,(\mu\,\text{strain})$

σ_p：最大主応力，σ_r：降伏応力[4]，σ_D：Drucker-Prager の相当応力，ε_p：最小主歪み

3. 骨粗鬆症椎体の経時的骨強度評価

骨強度評価における患者別有限要素解析手法の有用性を検証するため，投薬治療を受ける高齢日本人女性4名の骨粗鬆症患者の L1 の X 線 CT 画像を投薬前，半年後，1 年後，3 年後においてそれぞれ撮影して解析を行い，破壊要素分布と骨折荷重値の変化を評価した．投薬過程における破壊要素分布の変化の例および，4 名の患者の椎体における骨折荷重値と質量密度の平均値の変化を**図3**，**図4**にそれぞれ示す．モデル内部まで半透明で可視化した**図3**において，圧迫骨折の好発部位である椎体前方と側方および，骨折に伴い併発し神経圧迫損傷を引き起こす後方の破壊要素の発生が減少したことは，投薬により椎体の荷重支持機能が増加し，骨折の危険性が低下したことを示している．**図4**では，いずれのモデルも投薬開始後1年まで骨折荷重値は小さな範囲で増減を繰り返した後，3年後には大幅に増加している．これに対し，骨の質量密度の平均値は，有意な増加が見られず，特にモデル A と C では変化がない．これは，骨折解析により得られる力学的指標が，骨折と密接に関連する骨強度の変化の評価に敏感で適切であるのに対し，現状の診断で用いられる骨量指標が，骨強度の変化に必ずしも対応しないことを示している．本解析手法の妥当性は，椎体と大腿骨の献体を用いた実験との比較において，両者から得られる骨折線，骨折荷重値の相関が高いことからも支持される[8]．**図4**の結果は同時に，骨粗鬆症治療に対する顕著な骨強度の増加に3年以上の継続的な投薬が必要であることも示唆しており，患者個々の力学的因子を反映した本解析手法が，骨強度の評価に有用であることが示された．

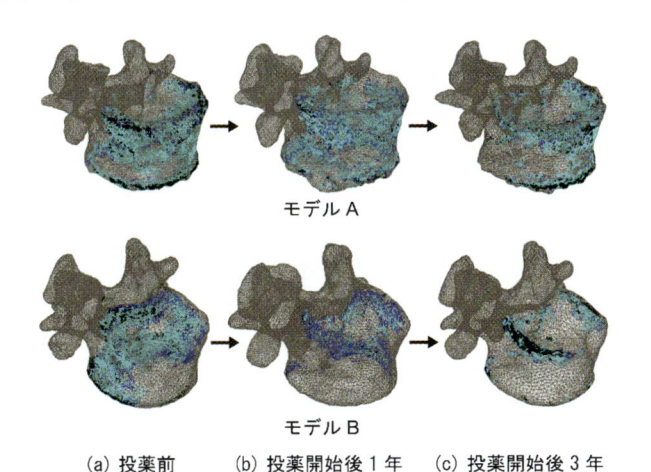

図3　投薬過程における破壊要素分布の変化の例．（文献(1)より改変し引用）

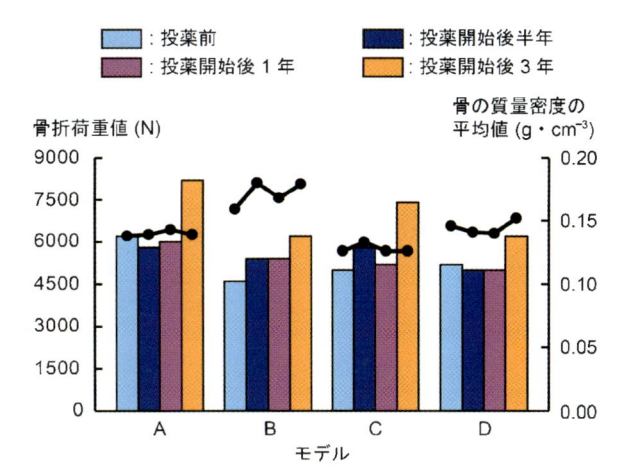

図4　患者の椎体モデルにおける骨折荷重値と質量密度の平均値の変化の比較．（文献(1)より改変し引用）

4. 将来展望

本稿では，患者別非線形有限要素解析により得られる骨折荷重値と破壊要素分布の力学的指標が，投薬中の骨粗鬆症椎体の骨折の危険性の変化を顕著に表すことを示した．今後，健常例を含め，広範囲な年齢と両性の対象モデルに対する統計的データの解析とその蓄積により，本手法が骨粗鬆症診断において，さらに有用な情報を与えることが期待される．具体的な臨床応用の観点から，患者の体重や脊椎アライメントを考慮した荷重条件や，椎間板のモデル化等の詳細な境界条件設定の検討も必要である．

文　献

(1) D. Tawara, J. Sakamoto, H. Murakami, N. Kawahara, J. Oda and K. Tomita: J. Biomech. Sci. Eng. **5** (2010) 499-514.
(2) D. Tawara, J. Sakamoto, H. Murakami, N. Kawahara, J. Oda and K. Tomita: J. Mech. Behav. Biomed. Mater. **3** (2010) 31-40.
(3) M. Bessho, I. Ohnishi, J. Matsuyama, T. Matsumoto, K. Imai and K. Nakamura: J. Biomech. **40** (2007) 1745-1753.
(4) J.H. Keyak, S.A. Rossi, K.A. Jones and H.B. Skinner: J. Biomech. **31** (1998) 125-133.
(5) H.H. Bayraktar, E.F. Morgan, G.L. Niebur, G.E. Morris, E.K. Wong and T.M. Keaveny: J. Biomech. **37** (2004) 27-35.
(6) F.K. Dickson, M.W. Galland, R.L. Barrack, H.R. Neitzschman, M.B. Harris, L. Myers and M.S. Vrahas: J. Orthop. Trauma **16** (2002) 567-571.
(7) T.S. Kaneko, M.R. Pejcic, J. Tehranzadeh and J.H. Keyak: Med. Eng. Phys. **25** (2003) 445-454.
(8) K. Imai, I. Ohnishi, M. Bessho and K. Nakamura: Spine **31** (2006) 1789-1794.

9-4 大規模ボクセル有限要素モデルを用いた ヒト大腿骨近位部の海綿骨リモデリングシミュレーション： Wolff の法則の理解に向けて
―力学環境下の細胞応答～骨組織形成のマルチスケールメカニズム―

坪田健一* 安達泰治**

中心論文：K. Tsubota, Y. Suzuki, T. Yamada, M. Hojo, A. Makinouchi and T. Adachi: Computer simulation of trabecular remodeling in human proximal femur using large-scale voxel FE models: Approach to understanding Wolff's law, J. Biomech. **42** (2009) 1088-1094.

骨の変形法則（Julius Wolff, 19世紀）に示されるように，海綿骨の骨梁構造は荷重環境に対して機能的に適応する．この適応の仕組みを理解するため，骨梁構造変化の三次元計算機シミュレーションを行った．その結果，力学刺激の一様化を目指す細胞/骨梁スケールの単純なリモデリング（～10 μm）によって，ヒト大腿骨近位部の複雑かつ機能的な骨梁構造（～10 cm）が形成されることが分かった．

As shown in the law of bone transformation (Julius Wolff, 19C), the trabecular structure of cancellous bone adapts functionally to the loading environment. To understand the mechanism of the adaptation, a three-dimensional computer simulation of trabecular structural changes is performed. It is clarified that a simple remodeling to seek local uniform mechanical stimulus at the cellular/trabecular scales (~10 μm) creates highly complex and functional trabecular structure (~10 cm) in a human proximal femur.

1. はじめに

海綿骨の見かけの骨密度や異方性は，19世紀にWolff[1]が提案した骨の変形法則に示されるように，応力（歪み）の大きさと方向に応じて変化する．その微視構造である骨梁の形態変化は，リモデリングと呼ばれる一連の骨の形成および吸収プロセスによって起こる[2]．リモデリングを担う様々な骨系細胞は，力学刺激を感知して生化学的シグナルに変換する[3]．

本稿では，細胞レベルのリモデリングによってヒト大腿骨海綿骨の骨梁構造が形成されるプロセスを，大規模な計算力学シミュレーションを用いて検討する．

2. 骨梁リモデリングのシミュレーションモデル

骨梁表面リモデリング則として，局所の力学刺激が一様となる方向にリモデリングが進むと考える[4]-[6]．本稿では，骨梁表面 S 上の点 x_c について，x_c の応力 σ_c と近傍の応力 σ_d から応力の局所的な不均一性 Γ :

$$\Gamma = \ln(\sigma_c / \sigma_d) \quad (1)$$

を定義し，細胞レベルのリモデリング刺激として用いる（図1左）．応力 σ_d は，x_c から距離 l にある骨梁表面 S 上の応力 σ_r の重み付き平均値として

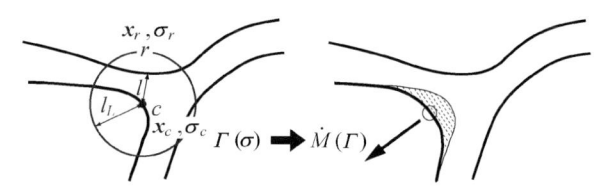

図1 骨梁表面リモデリング則．（文献(6)より改変し引用）

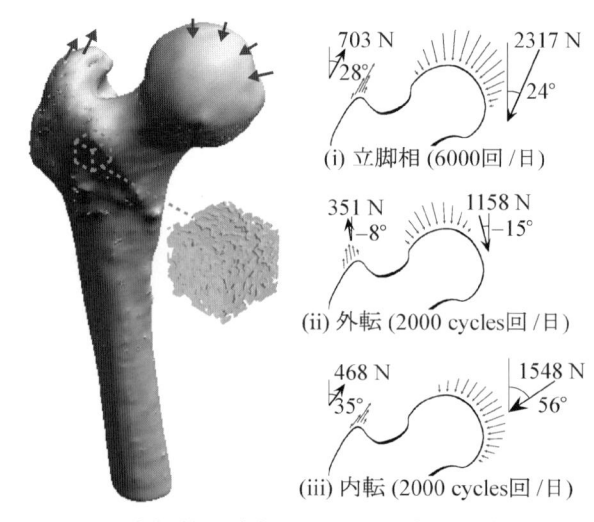

図2 ヒト大腿骨近位部のボクセル有限要素モデル．（文献(6)より改変し引用）

---

* 千葉大学大学院工学研究科人工システム科学専攻・准教授（〒263-8522 千葉県千葉市稲毛区弥生町1-33）
** 京都大学再生医科学研究所附属ナノ再生医工学研究センター・教授（〒606-8507 京都府京都市左京区聖護院川原町53）
* Ken-ichi Tsubota (Division of Artificial System Science, Graduate School of Engineering, Chiba University, Chiba)
** Taiji Adachi (Research Center for Nano Medical Engineering, Institute for Frontier Medical Sciences, Kyoto University, Kyoto)
e-mail: tsubota@faculty.chiba-u.jp
Keywords：バイオメカニクス，骨，リモデリング，適応，計算力学

$$\sigma_{\mathrm{d}} = \int_S w(l)\sigma_{\mathrm{r}}\mathrm{d}S / \int_S w(l)\mathrm{d}S \qquad (2)$$

とする．重み関数 $w(l)$ は感知半径 l_{L} 内で距離 l について単調に減少し，$0 \le l < l_{\mathrm{L}}$ で $w(l) > 0$, $l_{\mathrm{L}} \le l$ で $w(l) = 0$ とする．力学刺激 Γ の一様化を目指すリモデリングを表現するために，骨梁表面の移動速度 $\dot{M}$ を $\Gamma > 0$ で $\dot{M} > 0$, $\Gamma < 0$ で $\dot{M} < 0$ とする（図 1 右）．$\dot{M}$ は骨梁表面外向きを正とし，$\dot{M} > 0$ は骨形成，$\dot{M} < 0$ は骨吸収を意味する．

ヒト大腿骨近位部に対して，約9300万のボクセル要素（分解能 87.5 μm）を用いた有限要素モデルを作成した（図 2）．海綿骨部には，等方な骨梁構造を初期構造として配置した．応力解析では，骨部分は等方線形弾性体を仮定し，ヤング率を 20 GPa，ポアソン比を 0.3 とした．骨髄部は空洞として応力解析から除外した．境界条件として，立脚相，内転および外転の 3 種類の荷重状態を想定し，それぞれに対する外荷重を骨頭の関節面および大転子に与えた．遠位部の変位は固定とした．骨梁の構造変化は，骨ボクセル要素の付加と除去で表現した[4]-[6]．

3．結果と考察

3 種類の荷重条件についてそれぞれリモデリングシミュレーションを行った結果，等方的な骨梁構造は異方性を持つ構造に変化した（図 3）．たとえば，骨頭では，骨頭の関節面に加えた荷重の方向に骨梁が配向した．頸部では，立脚相と外転では直交網の構造が，内転では骨頭部の骨梁構造から連なる 1 方向の構造が，それぞれ形成された．さらに，日常生活を想定して 3 種類の荷重を複合的に加えたシミュレーションでは，Wolff[1]が示したヒト大腿骨近位部の断面写真の骨梁構造が良く再現された（図 4）．たとえば，冠状面では特徴的な異方性があるのに対して，小転子近くの横断面や荷重と垂直方向の骨頭の断面では等方的である．

以上の結果は，外荷重と骨梁構造によって決まる細胞レベルの力学刺激と，力学刺激に対する単純なリモデリング則との組み合わせが，外荷重に応じた複雑な骨梁構造変化をもたらすことを示している．ファブリック楕円体と見かけの応力との間で主値と主方向が良好に対応したことから（図 5），細胞レベルのリモデリング則が，Wolff の法則[1]に代表される生体組織の機能的適応現象を表現することが分かった．

4．将来展望

リモデリングによる骨梁構造の力学的な適応変化を理解するためには，階層的な力学構造の考慮が不可欠である．本稿

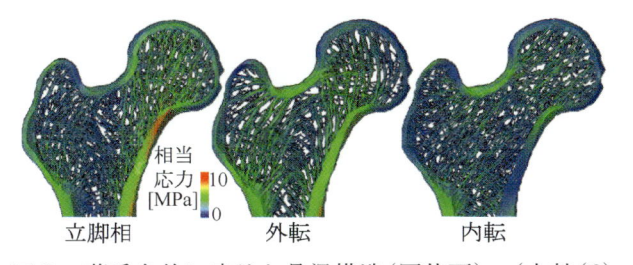

図 3　荷重条件に応じた骨梁構造（冠状面）．（文献 (6) より改変し引用）

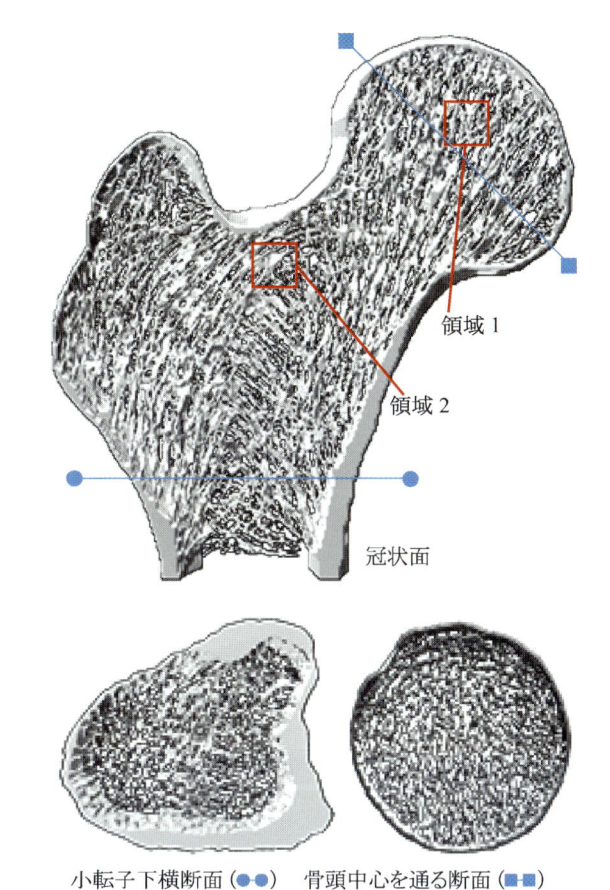

図 4　各断面における骨梁構造．（文献 (6) より改変し引用）

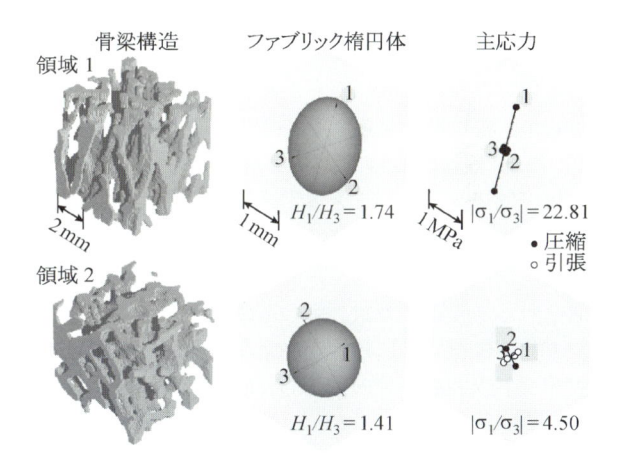

図 5　骨梁構造，ファブリック楕円体および主応力の対応関係．（文献 (6) より改変し引用）

で示したように，細胞レベルのモデリング（～10 μm）に基づく組織全体（～10 cm）の直接的な計算力学シミュレーションは，定量的な理解を進める上で，重要な役割を果たしていくと考えられる．

文　献

(1) J. Wolff: The Law of Bone Remodeling, trans. by P. Maquet and R. Furlong, Springer (1986).
(2) A.M. Parfitt: J. Cell. Biochem. **55** (1994) 273–286.
(3) L.F. Bonewald: Ann. New York Acad. Sci. **1116** (2007) 281–290.
(4) T. Adachi, K. Tsubota, Y. Tomita and S.J. Hollister: J. Biomech. Eng. **123** (2001) 403–409.
(5) K. Tsubota, T. Adachi and Y. Tomita: J. Biomech. **35** (2002) 1541–1551.
(6) K. Tsubota, Y. Suzuki, T. Yamada, M. Hojo, A. Makinouchi and T. Adachi: J. Biomech. **42** (2009) 1088–1094.

バイオマテリアル研究の最前線

9-5 口腔インプラント周囲海綿骨構造の生体力学的役割
―主応力ベクトル表示を用いた荷重伝達経路の解明―

高野直樹*

中心論文：S. Matsunaga, Y. Shirakura, T. Ohashi, K. Nakahara, Y. Tamatsu, N. Takano and Y. Ide: Biomechanical role of peri-implant cancellous bone architecture, Int. J. Prosthodont. **23** (2010) 333-338.

皮質骨と海綿骨からなる顎骨の力学的特性は力学的環境の影響を強く受けて変化する．歯科治療法の一つに，顎骨をドリリングし，チタン製のインプラントを埋入する術がある．海綿骨の力学的特性を知ることは，ドリリングの際にも，埋入後のインプラントの保持性能の評価においても重要である．そこで，種々の献体骨のマイクロCTイメージベースモデリングによる有限要素解析により，インプラント周囲海綿骨の力学的特性を明らかにした．

The jaw bone that consists of cortical bone and cancellous (trabecular) bone changes according to the mechanical conditions. The oral implant is one of the major treatment methods, where drilling of jaw bone and inserting titanium implant are carried out. Understanding the mechanical characteristics of cancellous bone is important for oral implant surgery. This manuscript shows various finite element analyses of peri-implant cancellous bone based on micro-CT image-based modelling.

1. はじめに

歯を喪失した場合の歯科治療法の一つにインプラントがある．チタン製インプラントを埋入するために顎骨をドリリングする必要がある．顎骨は，表面の緻密な皮質骨と内部のスポンジ状の海綿骨からなり，下顎骨の臼歯部には海綿骨中に神経と血管が走行する下顎管があるため，ドリリングの際に下顎管を傷つけないように注意が必要となる．海綿骨は直径約100 μm程度の骨梁からなる多孔体であり，術前の生体用CTでは微細構造は分からない．しかしながら，骨強度は骨密度だけでは決まらないことは常識であり，海綿骨の骨質の事前予測が重要課題となっている．顎骨は力学的環境の影響を特に強く受ける部位であり，個体差をも考慮に入れた研究が要求される．そこで骨質評価の基礎研究として，献体のマイクロCT画像をもとにした3次元有限要素解析を駆使したインプラント周囲海綿骨の力学的評価手法を紹介する．

2. マイクロCTイメージベース応力解析

献体骨のマイクロCT撮像を行い，ボクセル要素（立方体要素）による全自動要素分割を用いた3次元有限要素解析は，海綿骨の骨梁構造の分析に最適である．

図1は，ビーグル犬上顎骨の臼歯部を抜歯後にインプラントを埋入し，6ヶ月後，15ヶ月後のインプラント周囲海綿骨の状態を解析した結果[1]の一例である．インプラントを支持する骨梁構造が形成されているが，図2のように主応力ベクトル表示を行うことにより，インプラントに加わる圧縮荷重は青色の骨梁を通して皮質骨に伝達され，一方で赤色の骨梁は変形を阻止すべく引張状態になっており，海綿骨の力学的役割が理解できる．

図3は生前にインプラントを使用されたご献体の事例であり，同様に応力解析を行った結果は図4のように主応力ベクトル表示することにより，引張・圧縮状態にある骨梁ネットワーク構造がクッションのような役割を果たしていることが理解できる．

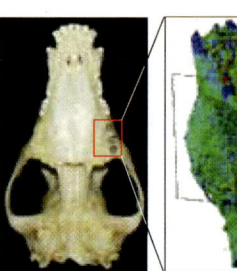

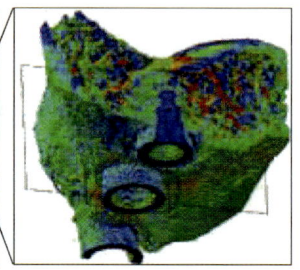

図1　ビーグル犬上顎骨のインプラント周囲海綿骨の解析例．（文献(1)より改変し引用）

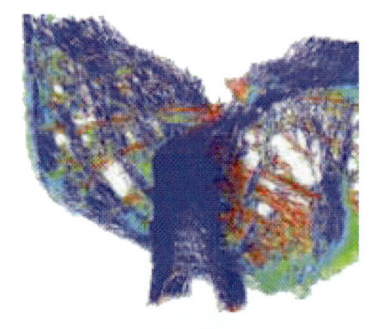

図2　主応力ベクトル表示（青：圧縮，赤：引張）．（文献(1)より改変し引用）

---

* 慶應義塾大学理工学部機械工学科・教授（〒223-8522 神奈川県横浜市港北区日吉3-14-1）
Naoki Takano (Department of Mechanical Engineering, Keio University, Yokohama)
e-mail: naoki@mech.keio.ac.jp
Keywords：海綿骨，口腔インプラント，多孔体，有限要素法，マイクロCTイメージベースモデリング

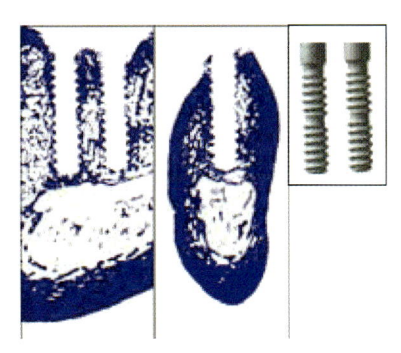

図3 ヒト下顎骨のマイクロCT画像．(文献(2)より改変し引用)

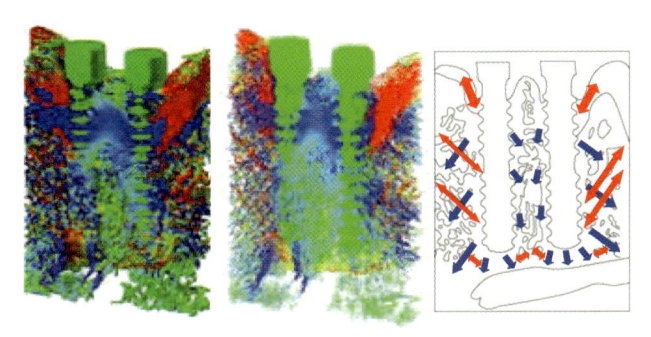

図4 ヒト下顎骨のインプラント周囲海綿骨の応力解析例．(いずれも青：圧縮，赤：引張)．(文献(2)より改変し引用)
(a) 主応力コンター　(b) 主応力ベクトル　(c) 力学的役割

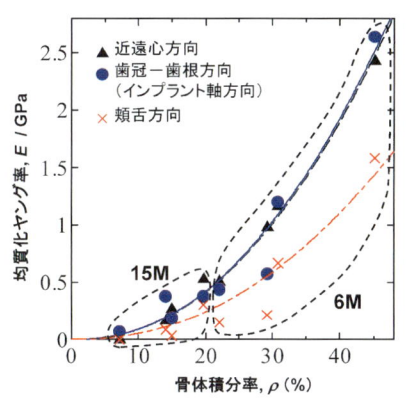

図5 ビーグル犬上顎骨のインプラント周囲海綿骨のマクロ特性．

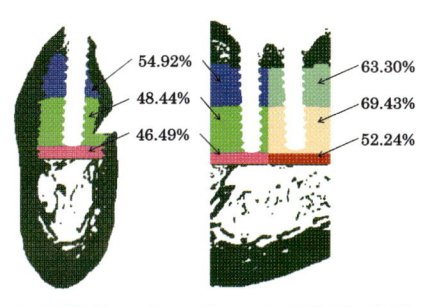

図6 ヒト下顎骨のインプラント周囲海綿骨の均質化モデル．(文献(4)より改変し引用)

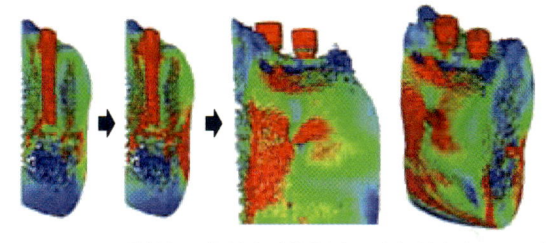

図7 ヒト下顎骨の動的解析結果．(文献(5)より改変し引用)

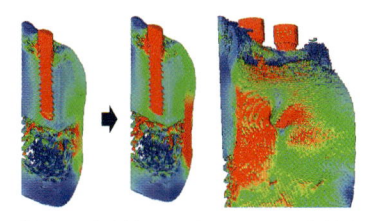

図8 海綿骨の均質化モデルによる動的解析結果．

3. 均質化法によるマルチスケール解析

均質化法[3]を用い，骨梁のモルフォロジーを反映したマクロ特性の評価は，特に異方性を呈する場合などに有効である．図1～2のビーグル犬のケースで，図5に示すインプラント周囲海綿骨のマクロ特性は，頬舌方向のヤング率が低く，15ヶ月後(15M)では6ヶ月後(6M)より骨体積分率が低かった．一方，図3～4のヒト下顎骨ではほぼ等方であった．ヤング率だけでなく，せん断係数も含めたマクロ特性は骨体積分率のベキ乗関数として近似でき，図6のように骨体積分率(骨密度)の分布を反映した均質化モデルを用いれば，骨梁構造を直接モデル化した結果と同等の変形・応力を解析することができた[4]．図4(c)からもせん断特性の正確な評価が重要であることが分かる．

4. 動的有限要素解析

海綿骨の有限要素解析はこれまで静的解析に限られてきたが，歯科分野では衝撃・動的解析が必要である．前記のヒト下顎骨の事例で，インプラント上面に衝撃力を加えた際の応力波伝播を解析した結果を図7に示し，図6の均質化モデルを用いた結果を図8に示す．図7と図8の結果はよく一致しており，インプラントから海綿骨を介して皮質骨に伝播する応力波がよくとらえられている[5]．均質化法によるマルチスケール解析は静的解析だけでなく動的解析にも有効であると推察される．

5. 将来展望

荷重伝達経路の解析は，材料のミクロ構造設計などにも有効な概念であり，幅広い応用が期待される．

文　献

(1) T. Ohashi, S. Matsunaga, K. Nakahara, S. Abe, Y. Ide, Y. Tamatsu and N. Takano: Clin. Oral Invest. **14** (2010) 507–513.
(2) S. Matsunaga, Y. Shirakura, T. Ohashi, K. Nakahara, Y. Tamatsu, N. Takano and Y. Ide: Int. J. Prosthodont. **23** (2010) 333–338.
(3) 高野直樹，上辻靖智，浅井光輝：マイクロメカニカルシミュレーション，コロナ社，(2008).
(4) S. Matsunaga, H. Naito, Y. Tamatsu, N. Takano, S. Abe and Y. Ide: Dent. Mater. J. **32** (2013) 425–432.
(5) 高野直樹，松永　智：第39回日本臨床バイオメカニクス学会抄録集，(2012) 124.

バイオマテリアル研究の最前線

9-6 口腔インプラント周囲の骨吸収に関する有限要素解析
―生体力学に基づく口腔インプラント周囲の骨吸収の予測―

東　藤　　貢*

中心論文：L. Qian, M. Todo, Y. Matsushita and K. Koyano: Finite element analysis of bone resorption around dental implant, J. Biomech. Sci. Eng. 4 (2009) 365-377.

単純化した顎骨と口腔インプラントから構成される数値モデルおよび歪みエネルギー密度を骨吸収発生の力学的臨界基準を導入した有限要素法を用いて，過大荷重下での骨吸収挙動を再現した．骨吸収は皮質骨上部から発生し，インプラント界面に沿って下方に進展するとともに，インプラント先端部近傍においても骨吸収が生じる現象を示していた．この結果は，臨床や動物実験において示された骨吸収現象とよく一致していた．

Strain energy density criteria was applied to simulate overload-induced bone resorption in a simplified jawbone/implant system by the finite element analysis. The results demonstrated that bone resorption was initiated in the upper region of the cortical bone and grew downwards along the interface. In the meantime, bone resorption also took place in the vicinity of the implant tip. This simulation reproduced realistic bone resorption patterns that were observed in clinical situations and animal experiments.

1. はじめに

口腔インプラント治療において，インプラント周囲の骨やインプラントと骨間の結合の消失が度々報告されており[1][2]，インプラント治療の信頼性を向上させるためにも，これらの問題の解決が必要である．インプラントに荷重が作用すると，荷重は直接顎骨に伝達されるため，歯根膜が存在する健常な歯根に比べると，顎骨に損傷を与える可能性も高くなる．過度な荷重が繰り返し作用することで，骨リモデリングの平衡状態が失われ骨再生が間に合わない状態が生じることが懸念される．本稿では，有限要素法を用いて，インプラント周囲骨における骨吸収挙動を再現した試みについて紹介する．

2. 骨吸収を考慮した有限要素解析法

インプラント/骨の簡易モデル形状を図1に示す．インプラントモデルは実際に臨床で使用されているインプラントのCADデータを用いて作成しており，直径は3.7 mm，長さは10 mmであり，詳細なネジ構造を再現している．顎骨は単純化した皮質骨と海綿骨から構成されている．本モデルを4節点4面体要素で分割し，有限要素モデルを作成した．インプラントはミーゼスの降伏条件に従う弾塑性体としてモデル化しており，純チタンを仮定している．皮質骨と海綿骨は，等方線形弾性体と仮定し，文献を参考にヤング率とポアソン比を設定した[3]．皮質骨と海綿骨の界面，インプラントと骨の界面は完全に固定されている．底面と側面の一部を完全拘束とし，インプラント上面中央部に最大400 Nの咬合力を0.5秒間で負荷するように設定した．荷重方向としては，鉛直下方向と15°傾斜させた方向の2種類を採用した．

本解析において，臨界値に達した要素を消滅させることで，骨吸収挙動をモデル化した．臨界値は，Frostによる歪み値2500 μεを基準とし[4]，対応する相当応力値34 MPaと歪みエネルギー密度値43 kJ/m³を採用した．なお，使用したFEMコードはLS-DYNAである．

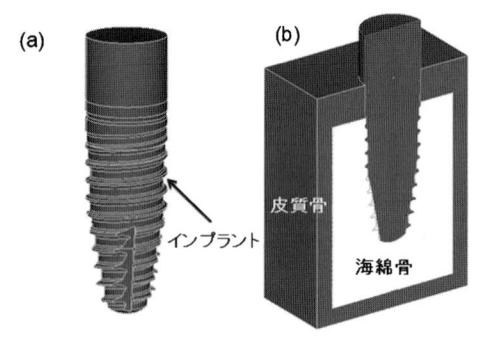

図1　骨吸収解析用の簡易インプラント/骨モデル．(a) インプラントモデル，(b) インプラント/骨モデルの断面図．（文献(7)より改変し引用）

3. インプラント周囲での骨吸収挙動

異なる2種類の骨吸収基準で解析した結果を図2に示す．荷重は軸方向から作用させている．図2(a)と(b)は，歪み基準の解析結果であり，骨吸収は，インプラント先端の角部で最初に生じていることが分かる．その後，歪み集中の

---

* 九州大学応用力学研究所・准教授（〒816-8580 福岡県春日市春日公園6-1）
　Mitsugu Todo (Research Institute for Applied Mechanics, Kyushu University, Kasuga)
　e-mail: todo@riam.kyushu-u.ac.jp
　Keywords：口腔インプラント，骨吸収，有限要素法

移動に伴い骨吸収も界面に沿って上方に進んでいく（図2(b)）．一般的にインプラント周囲での骨吸収は，皮質骨の上端縁で生じることが知られており[5][6]，この解析結果とは一致しない．一方，図2(c), (d)は歪みエネルギー密度基準の解析結果であり，骨吸収は，インプラント/骨界面近傍の皮質骨上端部から生じており，その後，界面に沿って下方に進展していく．その後，インプラント先端部においても骨吸収が生じる．このような骨吸収の形態は動物実験の結果とよく一致している[2]．なお，応力基準の場合は，骨吸収は皮質骨上端部から開始し進展するが，海綿骨に達する前に停止してしまいその吸収挙動は現実的ではなかった．

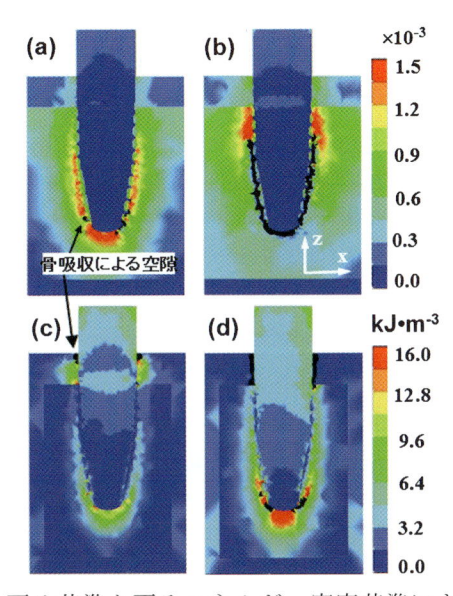

図2　歪み基準と歪みエネルギー密度基準による初期と後期の骨吸収挙動．(a), (b)：歪み基準の場合の吸収状態，(c), (d)：歪みエネルギー密度基準の場合の吸収状態．（文献(7)より改変し引用）

図3に傾斜荷重条件での骨吸収挙動と歪みエネルギー密度分布状態の変化を示す．(a)〜(d)の数値は荷重が作用する時間を示している．基本的な骨吸収の発生と進展の挙動は，垂直荷重の場合と同等であるが，傾斜荷重のためにその吸収挙動は左右対象とはならず，さらに，垂直荷重よりもより広い範囲で骨吸収が生じている．図4に骨の減少量の時間依存性を示す．傾斜荷重の方が垂直荷重よりも明らかに骨吸収量の増加率が高く，骨吸収の開始と共に急激に増加する．

以上の結果より，歪みエネルギー密度を損傷発生による骨吸収の基準とすることで，臨床や動物実験でこれまでに観察されたインプラント周囲の骨における骨吸収挙動を再現できることが分かった．なお，本解析で用いた骨モデルは単純化したものであり，実際の顎骨はより複雑な構造を形成している．さらに，となりあう歯根やインプラント等の影響も考慮されていない．本モデルの有効性を示すためには，今後，より高度なモデルを用いた検討が必要である．

4. 将来展望

コンピュータ技術の進展と共に，骨リモデリングを予測する理論も確実に進展しており，より現実に即した骨リモデリング現象を再現することが可能となってきている．口腔インプラントに限らず様々なインプラント治療の安全性を確立するためにも，骨リモデリング理論を組み込んだ有限要素法の応用が期待される．

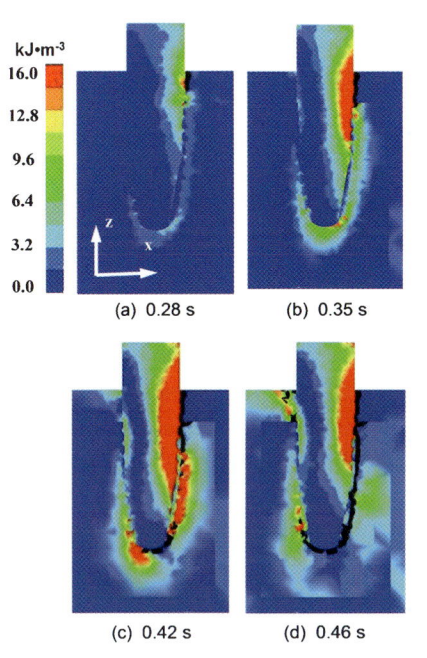

図3　傾斜荷重の場合の骨吸収挙動の変化．（文献(7)より改変し引用）

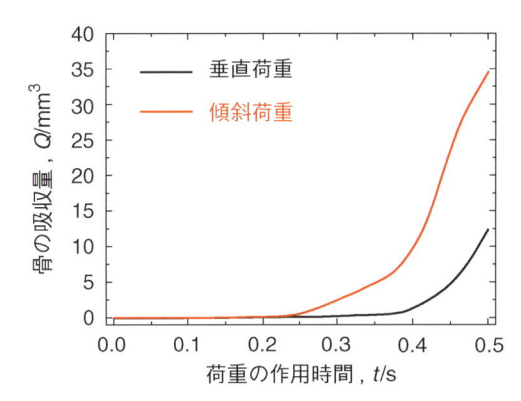

図4　骨の減少量の解析時間依存性．（文献(7)より改変し引用）

文　献

(1) N. Ferrigno, M. Laureti, S. Fanali and G. Grippaudo: Clin. Oral Impl. Res. **13** (2002) 260–273.
(2) F. Isidor: Clin. Oral Impl. Res. **8** (1997) 1–9.
(3) H.J. Heijer, F.J. Starmans, W.H. Steen and F. Bosman: Arch. Oral Biol. **38** (1993) 491–496.
(4) H.M. Frost: Bone Mineral **19** (1992) 257–271.
(5) S.J. Hoshaw, J.B. Brunski and G.V.B. Cochran: Int. J. Oral Maxillofac. Impl. **9** (1994) 345–360.
(6) J. Duyck, H.J. Ronold, H. Van Oosterwyck, I. Naert, J. Vander Sloten and J.E. Ellingsen: Oral Res. **12** (2001) 207–218.
(7) L. Qian, M. Todo, Y. Matsushita and K. Koyano: J. Biomech. Sci. Eng. **4** (2009) 365–377.

バイオマテリアル研究の最前線

9-7 骨小腔-骨細管形態を考慮した骨梁透水係数の推定
―骨梁の多孔質弾性解析に向けた材料定数の定量評価―

亀尾佳貴*　安達泰治**

中心論文：Y. Kameo, T. Adachi, N. Sato and M. Hojo: Estimation of bone permeability considering the morphology of lacuno-canalicular porosity, J. Mech. Behav. Biomed. Mater. **3** (2010) 240-248.

間質液の流路である骨小腔-骨細管形態の異方性を考慮した骨梁透水係数の推定手法を提案した．まず，単純化した骨梁，骨細管モデルを用い，微細構造の配向性を表すファブリックテンソルと透水係数テンソルとを理論的に関連付けた．さらに，本手法を骨梁断面の二次元蛍光画像に適用することにより，骨細管形態の異方性および骨梁透水係数テンソルを定量的に評価した．その結果，骨梁内部の骨細管は，主に骨梁半径方向に配向しており，透水係数の値は，このような骨細管形態の異方性に強く依存することが示された．

We presented an estimation method of trabecular permeability considering the lacuno-canalicular morphology by describing the analytical relationship between the fabric tensor and the permeability tensor. By applying this method to a fluorescent image of a trabecular cross section, we quantified the canalicular anisotropy and the trabecular permeability. The results indicated the canaliculi were predominantly oriented in the radial direction of the trabecula, and the permeability depended strongly on their orientation.

1. はじめに

骨梁は，石灰化した骨基質と，骨小腔-骨細管系と呼ばれる微細空孔内を満たす間質液より構成される多孔質体である．骨梁への力学的負荷により生じる間質液の流れは，骨細胞の力学刺激感知過程において重要な役割を担っていると考えられている[1]．このような間質液の力学的挙動を解析するために，多孔質弾性論が広く用いられている[2]．骨梁を多孔質弾性体としてモデル化する上で，内部流体の浸透しやすさを特徴付ける透水係数の決定は不可欠であるが，骨小腔-骨細管系の形態は不均質であり，かつその径が非常に微小であることから，透水係数を実験的に直接測定することは極めて困難である．

そこで本稿では，微細構造の配向性を表すファブリックテンソルと透水係数テンソルとを理論的に関連付けることにより，骨梁断面の二次元蛍光観察画像から，骨細管形態の異方性を考慮した骨梁透水係数テンソルを推定する手法を提案する．

2. 解析手法

(1) 骨小腔-骨細管形態の蛍光観察

骨梁透水係数の推定に先立ち，ブタ脛骨近位部より図1(a)に示す海綿骨片を切り出し，骨小腔-骨細管系を蛍光染色した後，円柱様骨梁の縦断面を，共焦点レーザー走査型蛍光顕微鏡により観察した．撮影された骨梁断面の蛍光画像を図1(b)に示す．画像中の高輝度領域の内，管状領域は骨細管，楕円体領域は骨小腔であり，右上隅の領域は骨梁外部を表す．これら3領域の形状の違いを利用し，Level Set法を用いた画像処理により，骨梁断面の蛍光観察画像から骨細管形態のみを図1(c)に示すように抽出した．

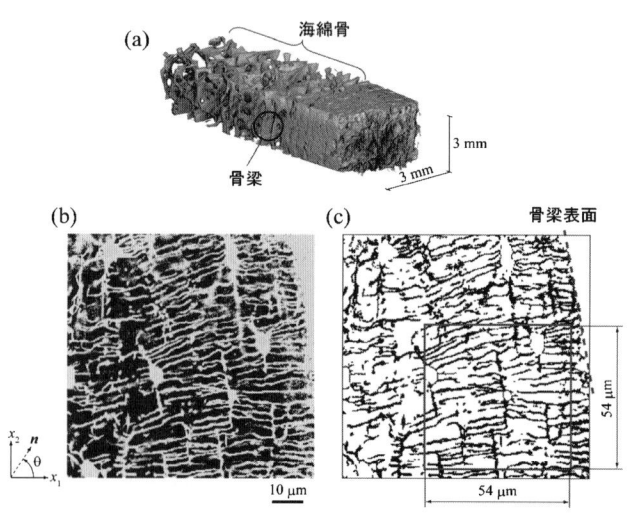

図1　骨梁中の骨小腔-骨細管系：(a)海綿骨片，(b)蛍光画像，(c)骨細管の二値化画像．（文献(3)より改変し引用）

---

* 大阪府立大学大学院工学研究科機械系専攻・助教（〒599-8531 大阪府堺市中区学園町1-1）
** 京都大学再生医科学研究所附属ナノ再生医工学研究センター・教授
* Yoshitaka Kameo (Department of Mechanical Engineering, Graduate school of Engineering, Osaka Prefecture University, Sakai)
** Taiji Adachi (Research Center for Nano Medical Engineering, Institute for Frontier Medical Sciences, Kyoto University, Kyoto)
e-mail: kameo@me.osakafu-u.ac.jp
Keywords：透水係数，骨小腔-骨細管系，骨梁，多孔質弾性論

(2) 骨細管形態異方性の定量評価法

前節で抽出された骨細管形態の異方性を定量的に評価するため，volume orientation (VO)法[4]を用いた．VO法は，対象領域内の任意の点 x における局所体積配向方向 $n(x)$ を決定し，その統計的分布を調べることにより，微細構造の形態異方性を定量化する手法である．局所体積配向方向 $n(x)$ の分布は，VOファブリックテンソル V_{ij} を用いて表現される．$n(x)$ 方向に配向した骨細管の体積分率 $\rho_c(n)$ を導入することにより，VOファブリックテンソル V_{ij} は，

$$V_{ij} = \int_0^{2\pi} d\varphi \int_0^{\pi/2} n_i n_j \rho_c(n) \sin\theta d\theta \quad (1)$$

と表される．以下では，$\rho_c(n)$ を局所体積配向頻度と呼ぶ．

(3) 骨梁透水係数の推定手法

図2に示すように，巨視的な間質液流れがDarcy則に従う骨梁モデル（これを代表体積要素と呼ぶ）と，その中で局所体積配向方向 n を持つ骨細管モデルを考える．代表体積要素中の任意の座標 x における間質液の平均流速の x_i 方向成分を $v_i(x)$ とする．間質液の平均流速 $v_i(x)$ が，骨細管の配向方向 n にのみ依存すると仮定すると，x_i 方向の流束成分 q_i は，

$$q_i = \phi_f \int_0^{2\pi} d\varphi \int_0^{\pi/2} v_i(n) \rho_c(n) \sin\theta d\theta \quad (2)$$

と表される．ここで，ϕ_f は間質液の体積分率である．さらに，n 方向に配向した骨細管内平均流速の x_i 方向成分 $v_i(n)$ は，流体圧勾配に比例し，定数 W を用いて，

$$v_i(n) = -W(p_{,j} n_j) n_i \quad (3)$$

のように表現されると仮定する．式(3)を式(2)に代入し，式(1)に示す関係を用いた後，得られた式をDarcy則と比較すると，透水係数テンソル k_{ij} とVOファブリックテンソル V_{ij} は，以下のように関係付けられる．

$$k_{ij} = \mu W \phi_f V_{ij} \quad (4)$$

ここで，定数 μ は間質液の粘性係数である．

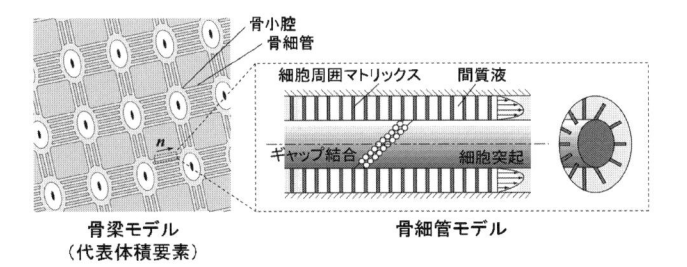

図2 骨小腔－骨細管系モデル．（文献(3)より改変し引用）

3. 解析結果

(1) 骨細管形態異方性の定量評価

図1(c)に示す 54 μm×54 μm の正方形領域を解析対象とし，VO法により骨細管形態の異方性を評価した．局所体積配向方向 n は，x_1 軸とのなす角 θ の関数であることから，骨細管の局所体積配向頻度 $\rho_c(n)$ のヒストグラムを極座標形式で表示した結果を図3に示す．骨細管の配向性は，x_1 軸から正方向に θ_1 ずれた角度において最も強いピーク（第一配向方向）を示し，それと垂直な方向にも弱いピークが確認された．骨細管の第一配向方向は，図1(c)右上隅に示す骨梁表面の法線方向とほぼ一致しており，骨梁内部の骨細管形態は，主に骨梁半径方向に配向していることが示された．

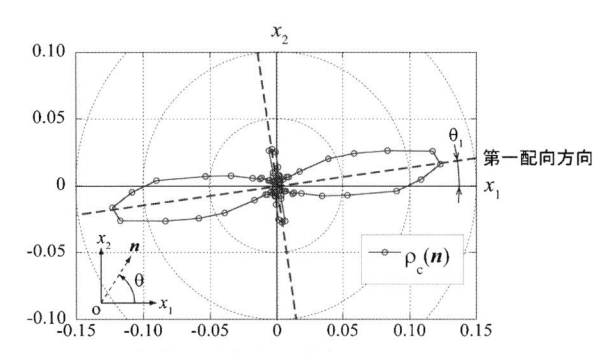

図3 局所体積配向頻度 $\rho_c(n)$ のヒストグラム．（文献(3)より改変し引用）

(2) 骨梁透水係数の推定

式(4)の関係を用いると，骨梁の透水係数テンソル k_{ij} の各成分を推定することができる．本稿では二次元画像を用いており，紙面垂直方向の骨細管形態は考慮されないため，同方向に対する透水係数の固有値をゼロと仮定した．粘性係数 μ と定数 W の積 μW の導出には，Weinbaumら[5]の骨細管モデルを採用した．間質液の体積分率 ϕ_f は，骨細管形態の二値化画像図1(c)より算出した．以上で求めた値と，図3および式(1)より得られたVOファブリックテンソル V_{ij} を式(4)に代入することにより，透水係数テンソル k_{ij} とその固有値 k_i は，表1のように導出された．

表1 骨梁透水係数の推定値．

透水係数テンソル k_{ij} ($\times 10^{-18}$ m^2)	$\begin{bmatrix} 1.26 & 0.131 \\ 0.131 & 0.351 \end{bmatrix}$
透水係数の固有値 k_1 ($\times 10^{-18}$ m^2) k_2	1.27 0.332

4. 将来展望

提案した手法により導出した骨梁透水係数テンソルを用いると，骨細管形態の異方性を考慮した骨梁の多孔質弾性体モデルを作成することができる．本モデルに対し，有限要素法等で骨梁の力学解析を行うことにより，複雑な骨小腔－骨細管形態が，細胞の力学刺激感知過程や細胞間の力学情報伝達過程に及ぼす影響を詳細に検討することが可能となる．

文　献

(1) E.H. Burger and J. Klein-Nulend: FASEB J. **13** (1999) S101-S112.
(2) S.C. Cowin: J. Biomech. **32** (1999) 217-238.
(3) Y. Kameo, T. Adachi, N. Sato and M. Hojo: J. Mech. Behav. Biomed. Mater. **3** (2010) 240-248.
(4) A. Odgaard, E.B. Jensen and H.J. Gundersen: J. Microsc. **157** (1990) 149-162.
(5) S. Weinbaum, S.C. Cowin and Y. Zeng: J. Biomech. **27** (1994) 339-360.

バイオマテリアル研究の最前線

9-8　骨再生シミュレーションによる多孔質スキャフォールドの微視構造最適設計
―構造剛性を維持する骨再生スキャフォールド設計の枠組み―

安　達　泰　治*

中心論文：T. Adachi, Y. Osako, M. Tanaka, M. Hojo and S.J. Hollister: Framework for optimal design of porous scaffold microstructure by computational simulation of bone regeneration, Biomaterials **27** (2006) 3964-3972.

骨の再生医工学において用いられる多孔質スキャフォールドの微細構造の最適設計手法として，骨－スキャフォールド構造体の力学的機能に着目した手法を提案した．スキャフォールドの劣化・吸収および新生骨の形成を数理モデル化し，計算機シミュレーションにより骨再生過程における力学的機能（構造剛性）の変化を評価し，これに基づく多孔質スキャフォールドの微細構造最適設計手法を構築した．

In bone tissue engineering using a biodegradable scaffold, geometry of the porous scaffold microstructure is a key factor for controlling mechanical function of the bone-scaffold system in the regeneration process. In this study, we propose a framework for the optimal design of the porous scaffold microstructure by three-dimensional computational simulation of bone tissue regeneration that consists of scaffold degradation and new bone formation.

1. はじめに

骨欠損に対する再生医工学手法として，多孔質スキャフォールドを用いた再生医療技術の開発が期待される[1]．骨欠損部に移植されるスキャフォールドは，(i) 骨再生が完了するまでの間，力学的機能を代替し，(ii) 骨形成のための細胞活動の足場の役割を果たし，(iii) 骨再生の進行に伴って生体内に吸収されること，が望まれる．この骨再生過程においては，骨形成とスキャフォールドの劣化・吸収が時間経過とともに同時進行するため，スキャフォールドの初期構造のみならず，骨再生過程における骨－スキャフォールド構造体の力学特性変化に着目する必要がある．そこで本稿では，骨再生シミュレーションに基づく多孔質スキャフォールドの微細構造最適設計手法[2]を提案する．

2. 骨再生シミュレーションとスキャフォールド設計

(1) 骨再生シミュレーション

スキャフォールドを用いた骨再生過程（図1）を表現するため，スキャフォールドの劣化・吸収の数理モデルと，応力一様化則を用いた骨形成・吸収モデル[3][4]を組み合わせることにより，骨再生シミュレーションを行った．

骨再生医工学において，欠損した骨の力学的機能の代替はスキャフォールドの重要な役割である．スキャフォールドが移植された初期の段階で，スキャフォールドは，欠損により著しく低下した（図2(a)）力学的機能を構造体として代替する（図2(b)）．その後，時間経過とともにスキャフォールドは自らの機能を低下させていく．その一方で，スキャフォールドの空孔部における細胞活動により新生骨が形成され，構造体としての力学的機能が維持される（図2(c)）．最終的には，スキャフォールドが吸収されることにより骨再生が完了する（図2(d)）．このように，骨－スキャフォールド系の構

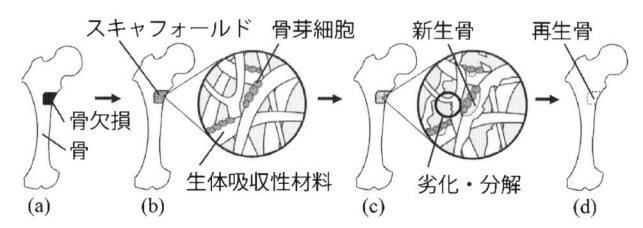

図1　生体吸収性スキャフォールドを用いた骨再生過程の概略．（文献(2)より改変し引用）

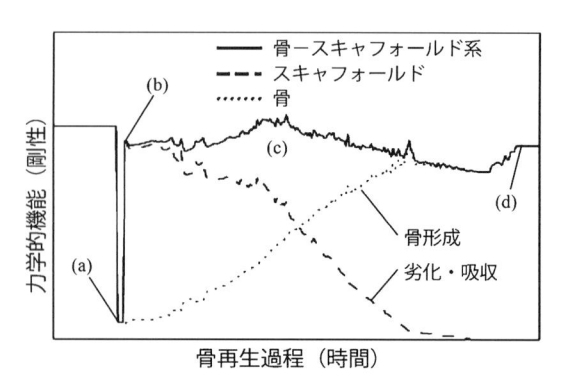

図2　骨－スキャフォールド系の力学的機能変化．（文献(2)より改変し引用）

---

*京都大学再生医科学研究所附属ナノ再生医工学研究センター・教授（〒606-8507 京都府京都市左京区聖護院川原町53）
Taiji Adachi (Department of Biomechanics, Institute for Frontier Medical Sciences, Kyoto University, Kyoto)
e-mail: adachi@frontier.kyoto-u.ac.jp
Keywords：骨再生医工学，多孔質スキャフォールド，構造最適設計，計算バイオメカニクス

造体としての力学的機能は経時的に変化する．したがって，骨再生過程において健常骨と同程度の力学的機能の維持を目指すためには，再生過程における力学的機能の変化に着目したスキャフォールド構造の最適設計が望まれる．

骨−スキャフォールド系の構造力学解析と骨再生シミュレーションには，三次元ボクセル有限要素法[4][5]を用いた．新生骨の形成過程は，応力解析に基づいて，スキャフォールド表面における骨形成として表現した．スキャフォールド材料内の水分の拡散を解析し，加水分解によるスキャフォールド材料の局所弾性係数の低下をモデル化した．これらの時間発展を数値解析により求めることで，骨再生過程における骨−スキャフォールド系の構造体としての力学的機能（剛性）の変化（図2）を評価した．

(2) スキャフォールド微細構造の最適設計

骨再生シミュレーションを用いた多孔質スキャフォールド微視構造の最適設計手法の枠組みを図3に示す．まず，スキャフォールドの初期構造を決定する設計変数を設定し，骨再生シミュレーションを行う．次に，得られる骨再生過程を評価関数により定量的に評価する．さらに，設計変数の修正を行い，評価関数の最小値を探索することで，スキャフォールド微視構造の最適構造を求める．

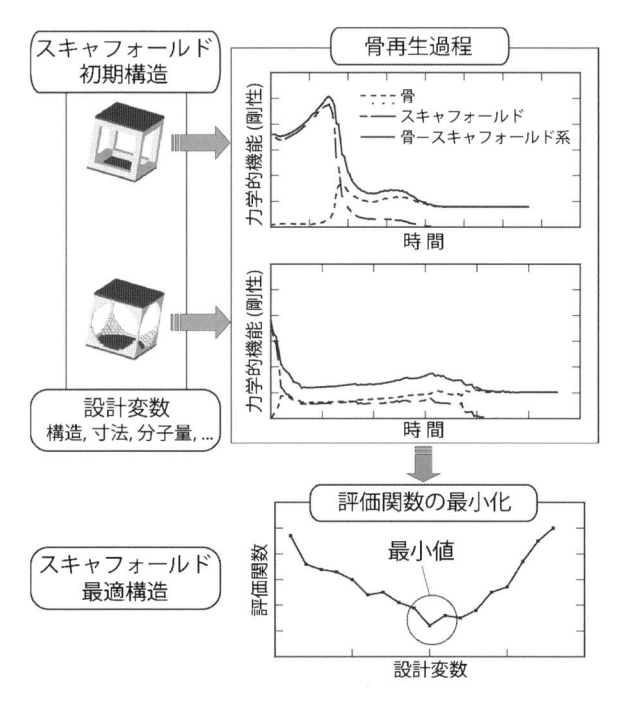

図3　骨再生シミュレーションによる多孔質スキャフォールドの微視構造最適設計手法の枠組み．（文献(2)より改変し引用）

3．スキャフォールド微細構造の設計解析例

提案した骨再生スキャフォールド微細構造の最適設計手法の有用性を検討するために，格子状スキャフォールドを例として，最適な空孔サイズの決定を試みた．

骨−スキャフォールド系の構造体としての力学特性を定量評価するため，剛性変化を歪みエネルギーの変化で評価した．ここでは，骨再生過程全体における骨−スキャフォールド系の歪みエネルギーと健常骨の歪みエネルギーとの差（剛性の差）の時間平均値を評価関数として導入した．これは，骨再生過程全体にわたって，骨−スキャフォールド系が健常骨に近い剛性を発揮することを期待するものである．

格子状スキャフォールドとして，立方体単位構造をシミュレーション対象とした．一定の単軸圧縮応力下における骨再生過程の結果を図4に示す．初期状態から次第にスキャフォールド表面に新生骨が形成され，これと同時にスキャフォールドが吸収されていくことで，最終的に新たな再生骨へと置換される様子が確認された．この再生過程における構造体の歪みエネルギーを評価することにより，評価関数の最小値を与えるスキャフォールド構造を決定することができた．

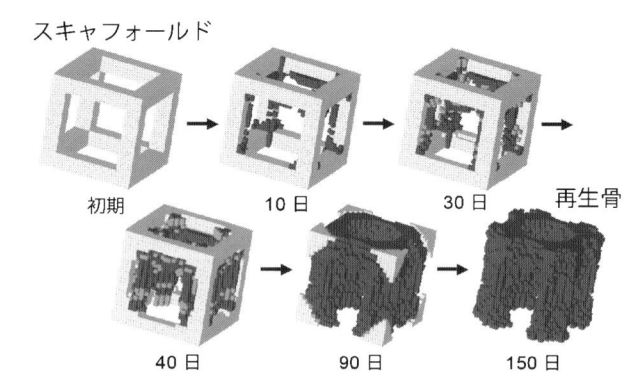

図4　格子状スキャフォールドを用いた骨再生シミュレーション．（文献(2)より改変し引用）

4．将来展望

多孔質スキャフォールドが周囲の骨と力学的に適合し，さらに，欠損部の力学的機能を代替する能力を最大限に発揮するためには，スキャフォールドの微細構造設計が重要である．本稿では，スキャフォールドの微視構造の幾何学的形状のみを設計変数として取り扱ったが，これに加えて，スキャフォールド材料の分子量や分解特性，および，水分の拡散性などの特性を設計変数として用いることにより，所望の機能により近いスキャフォールドを設計することが可能になるものと考えられる．さらに，本稿では，周期的なポーラス微視構造を有するスキャフォールドの単位構造のみを設計の対象としたが，スキャフォールド移植部位の外形状や力学環境，さらには，周囲の骨リモデリングをも考慮した骨再生スキャフォールドの構造最適設計手法への拡張が必要である．

文　献

(1) S.J. Hollister: Nat. Mater. **4** (2005) 518–524.
(2) T. Adachi, Y. Osako, M. Tanaka, M. Hojo and S.J. Hollister: Biomaterials **27** (2006) 3964–3972.
(3) T. Adachi, K. Tsubota and Y. Tomita: J. Biomech. Eng. **123** (2001) 403–409.
(4) K. Tsubota, T. Adachi and Y. Tomita: J. Biomech. **35** (2002) 1541–1551.
(5) K. Tsubota, Y. Suzuki, T. Yamada, M. Hojo, A. Makinouchi and T. Adachi: J. Biomech. **42** (2009) 1088–1094.

バイオマテリアル研究の最前線

9-9　2種類の多孔質ハイドロキシアパタイト中での骨再生の生体力学的検討
―多孔質バイオセラミックスを用いた骨再生のバイオメカニクス―

東　藤　　貢*

中心論文：L.-M. Ren, M. Todo, T. Arahira, H. Yoshikawa and A. Myoui: A comparative biomechanical study of bone ingrowth in two porous hydroxyapatite bioceramics, Appl. Surf. Sci. **262** (2012) 81-88.

吸収特性が異なる2種類のハイドロキシアパタイト(HA)人工骨による，*in vivo* での骨再生過程の μ-CT 画像を用いて有限要素モデルを構築し，圧縮荷重を想定した解析を試みた．実験と解析から得られた圧縮弾性率を比較した結果，両者はよく一致していた．非吸収性 HA では，弾性率は骨再生と共に増加するが，不完全な骨リモデリングにより埋入後24週から48週にかけて弾性率は大きく低下した．一方，吸収性 HA では，骨再生と HA の吸収がバランスよく行われるとともに骨リモデリングも順調に行われるために，5週以降の弾性率は安定していた．

Finite element models were constructed using μ-CT images of *in vivo* bone regeneration process in two hydroxyapatite (HA) bone substitutes with different absorbability. Compressive deformation analysis was then performed, and the compressive moduli obtained from the analysis and experiments were compared. The analytical moduli were well coincided with the experimental. The modulus of the non-absorbable HA tended to increase with increase of implantation period, however, showed decrease after 24 weeks due to insufficient bone remodeling. On the contrary, the absorbable HA showed stable modulus after 5 weeks because bone regeneration was well balanced with the absorption rate of HA and furthermore, bone remodeling took place smoothly.

1．はじめに

大規模な骨再生治療において，自家骨や他家骨に代わり人工骨が使用されるようになってきているが，生体骨に比べると骨再生能に劣るのが現状である．近年，骨再生能を向上させるために，連通多孔質構造を持つ人工骨が開発され臨床応用されている[1]-[4]．しかし，*in vivo* におけるその骨再生挙動については未だ不明な点が多い．本稿では，吸収特性が異なる2種類のハイドロキシアパタイト(HA)人工骨による *in vivo* 骨再生過程を撮影した μ-CT 画像を用いて有限要素モデルを構築し，圧縮弾性変形に及ぼす骨再生の影響を力学的に評価した結果について紹介する．

2．人工骨埋植実験と有限要素解析

2種類の HA 製多孔質人工骨 NEOBONE(非吸収性，コバレントマテリアル社)と Apaceram-AX(吸収性，ペンタックス社)の円柱状試験体をウサギ大腿骨に埋植し，最長48週間飼育を行った．2種類の人工骨の多孔質構造を図1に示す．一定期間毎に埋植した部位の μ-CT による構造観察と摘出した人工骨の圧縮試験を行った．μ-CT 画像を用いて，一辺が 500 µm の立方体形状の3次元数値モデルを構築した．ひとつの人工骨において任意の3か所を選びモデルを作成し

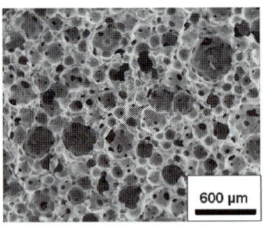

図1　HA 人工骨の連通多孔質構造．
(a) NEOBONE　(b) Apaceram-AX

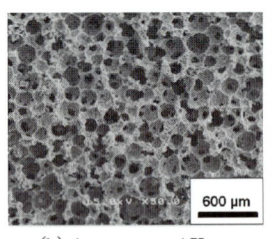

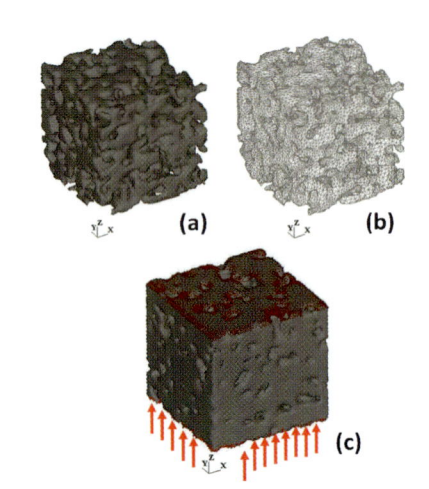

図2　人工骨の代表要素モデル．500 µm 角の立方体．(a), (b)：3D 数値モデルと有限要素モデル，(c)：圧縮変形を仮定した境界条件．

---

* 九州大学応用力学研究所・准教授(〒816-8580 福岡県春日市春日公園6-1)
　Mitsugu Todo (Research Institute for Applied Mechanics, Kyushu University, Kasuga)
　e-mail: todo@riam.kyushu-u.ac.jp
Keywords：骨再生，生体活性セラミックス，有限要素法

た．作成したモデルの一例を図2(a)に示す．4面体要素で分割後，単純な圧縮変形を仮定した境界条件を設定し，応力解析を行った．有限要素モデルと境界条件をそれぞれ図2(b)および(c)に示す．境界条件としては，上面のy, z方向を固定し，下面に鉛直上方(+Z方向)に1Nの荷重を分布させている．弾性率については，骨解析に使用する方法を準用してμ-CT画像の濃淡から密度分布を推定し，密度を弾性率に換算することで，弾性率分布を評価した．

3. 骨再生過程の力学的評価

異なる2種類の骨吸収基準で解析した圧縮弾性率の埋入期間依存性を図3に示す．NEOBONEの弾性率は，埋入期間の増加と共に24週までは増加し，その後，48週までは減少する傾向にある．NEOBONEは非吸収性であるために人工骨は初期の状態を維持する．したがって，骨組織が多孔質構造内に形成されると弾性率は徐々に増加していくことになる．一方，Apacearm-AXは5週まで弾性率が増加した後，48週までほぼ一定の状態を維持する．この人工骨は吸収性であるために，生体内で徐々に分解・吸収され構造的には脆弱化していく．しかし，その一方で多孔質構造内に骨組織が形成されるために，弾性率は低下することなく維持される．さらに，両材料ともに，実験結果と解析結果がよく一致していた．

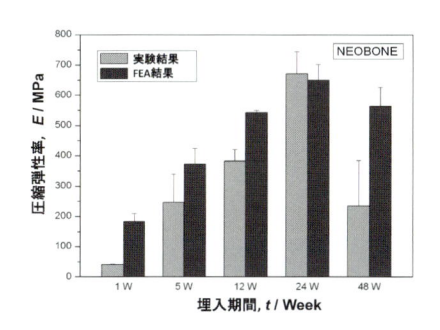

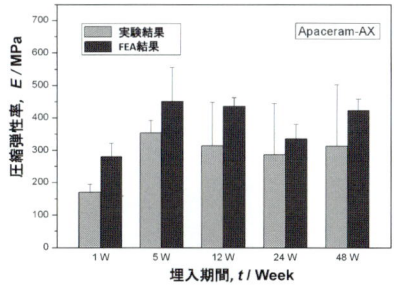

図3 生体内における人工骨の圧縮弾性率の変化．(文献(5)より改変し引用)

図4に第1週，12週，48週の各モデルでの歪みエネルギー密度の分布状態を示す．NEOBONEは人工骨の形状が維持されると共に骨組織が内部に形成されるため，骨形成が不十分な1週目では多孔質構造が維持されており，局所的に歪みエネルギーの集中が発生しているが，時間の経過とともに一様な分布状態に変化していく．一方，Apaceram-AXでは，人工骨の吸収と骨形成がバランスよく行われたために，分布状態の経時的変化は小さいことが分かる．

Apaceram-AXにおける骨量(石灰化量)と弾性率の関係を図5に示す．横軸は全体積当たりの骨量の含有率である．骨量の増加と弾性率の増加は明らかに対応していることが見て取れる．

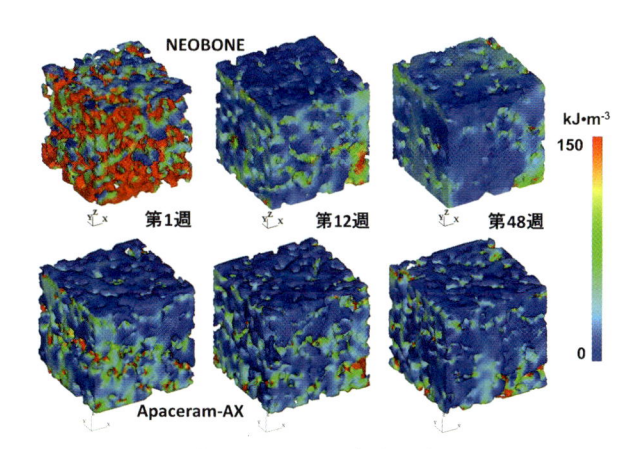

図4 歪みエネルギー密度分布の変化．

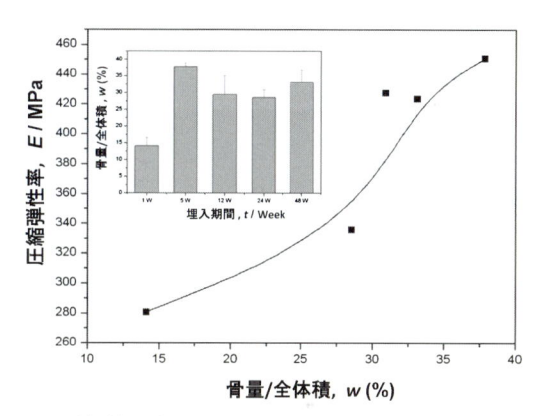

図5 圧縮弾性率と骨量の関係．(文献(5)より改変し引用)

4. 将 来 展 望

大規模な骨再生治療において，人工骨の重要性は益々増加しているが，生体骨に比べると骨形成能に劣る．近年，人工骨と幹細胞を組み合わせた骨再生治療の研究も進んでおり，今後，生体骨に匹敵する人工材料を用いた治療法の確立が期待される．本稿で紹介した in vivo 実験と連携した数値解析法は，骨再生用人工材料の力学特性の評価法としての利用が期待される．

文 献

(1) F. Watari, A. Yokoyama, M. Omori, T. Hirai, H. Kondo, M. Uo and T. Kawasaki: Compos. Sci. Technol. **64** (2004) 893-908.
(2) J. Zhao, X. Lu and J. Weng: Mater. Lett. **62** (2008) 2921-2924.
(3) N. Tamai, A. Myoui, T. Tomita, T. Nakase, J. Tanaka, T. Ochi and H. Yoshikawa: J. Biomed. Mater. Res. **59** (2002) 110-117.
(4) H. Yoshikawa and A. Myoui: J. Artif. Organs **8** (2005) 131-136.
(5) L.-M. Ren, M. Todo, T. Arahira, H. Yoshikawa and A. Myoui: Appl. Surf. Sci. **262** (2012) 81-88.

バイオマテリアル研究の最前線

9-10 多孔質チタンのマイクロ CT イメージベースシミュレーションによる強度予測
―多孔質材料のミクロ応力に基づく強度予測―

高 野 直 樹*

中心論文：N. Takano, K. Fukasawa and K. Nishiyabu: Structural strength prediction for porous titanium based on micro-stress concentration by micro-CT image-based simulation, Int. J. Mech. Sci. **52** (2010) 229-235.

複合材料や多孔質材料のマクロ特性はミクロ構造により決まる．マイクロCTによりミクロ構造の幾何的情報を取得し，マルチスケール計算手法を用いることにより，マクロ特性の数値予測が可能となる．本稿では均質化法と重合メッシュ法という2つのマルチスケール法について述べ，多孔質チタンの強度予測事例を紹介する．これらの材料を用いた構造設計においては，き裂や応力集中について考察する必要があるため任意のマクロ歪み場におけるミクロ応力解析手法について概説する．

The macroscopic properties of variety of composite and/or porous materials depend on the microstructures. By obtaining the geometrical information of the microstructure using micro-CT and the multiscale computational methods, the macroscopic properties can be numerically predicted. This manuscript presents two computational methods, i.e., the homogenization method and finite element mesh superposition method, in order to predict the strength of porous titanium.

1. はじめに

ミクロ構造を制御することにより所望のマクロ特性を発揮する材料設計が行われる．有限要素法（FEM）による数値シミュレーションは有力なツールであるが，ミクロ形態に応じて適切な計算手法を選択する必要がある．特に，構造設計まで行うには図1に示す様々な因子を考慮する必要があり，これらの条件下でのミクロ応力解析を行うために，均質化法と重合メッシュ法[1][2]を紹介する．

2. 多孔質チタン製L字部材の破壊試験

気孔径と気孔率が異なる2種類の多孔質チタンを対象とし，図2のようにマイクロCTにて撮像し，立体再構築を行った．図3に示すL字部材の破壊試験結果を図4に示す．

3. 重合メッシュ法

図2のようなランダムなミクロ構造を有する多孔質材料のマクロ特性は均質化法と有限要素法により予測可能であり，計測結果とよく一致する[3][4]．均質化法は一様なマクロ歪み場を想定しているが[1]，図3より明らかなとおり，L字部材角部で歪み勾配がマクロに観察される条件下でミクロ応力を解析するには重合メッシュ法を併用すればよい．重合メッシュ

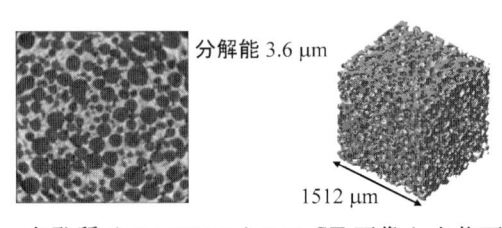

図2 多孔質チタンのマイクロCT画像と立体再構築像．（文献(3)より改変し引用）

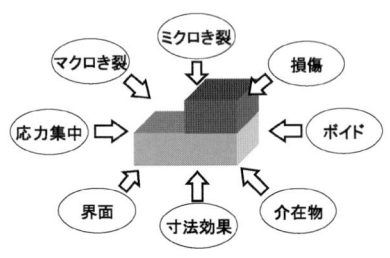

図1 ミクロ応力解析が必要となる構造要素．

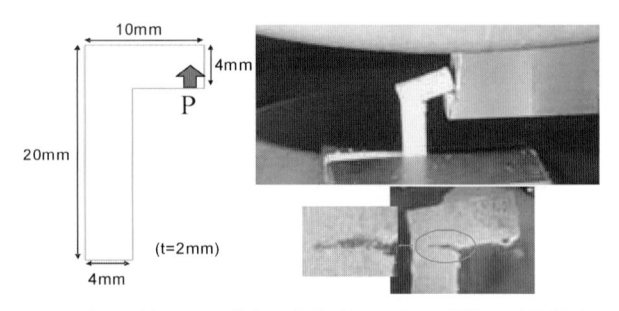

図3 多孔質チタン製L字部材の破壊試験．（文献(3)より改変し引用）

---

* 慶應義塾大学理工学部機械工学科・教授（〒223-8522 神奈川県横浜市港北区日吉3-14-1）
  Naoki Takano (Department of Mechanical Engineering, Keio University, Yokohama)
  e-mail: naoki@mech.keio.ac.jp
  Keywords：多孔質チタン，マルチスケールシミュレーション，均質化法，重合メッシュ法，ミクロ応力，強度予測

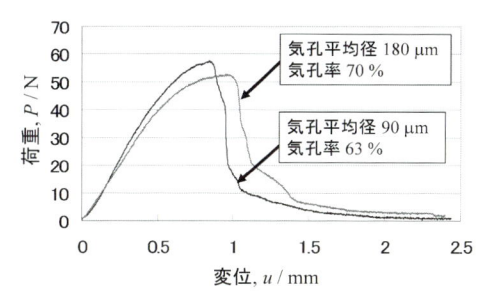

図4 2種類の多孔質チタンに対する荷重-変位曲線.
（文献(3)より改変し引用）

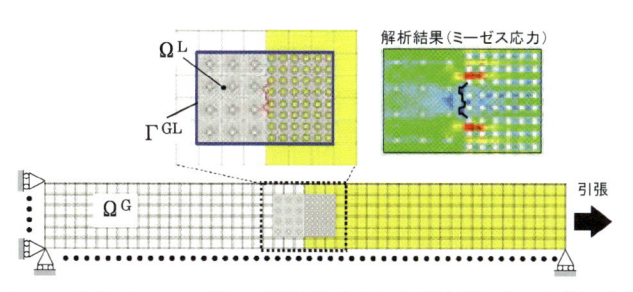

図5 重合メッシュ法の問題設定（多孔質材継手の解析例）.

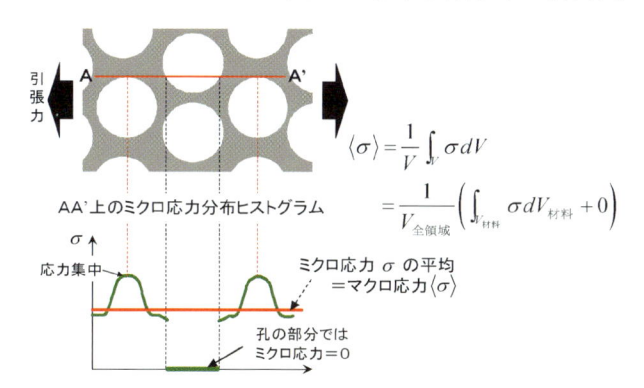

図6 ミクロ応力とマクロ応力の理論的考察.

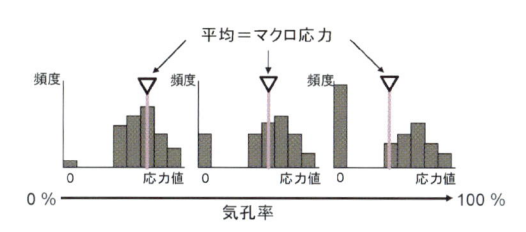

図7 ミクロ・マクロ応力の関係.

ュ法は図5の界面き裂の問題のように図1に示した種々の構造要素を考慮できる特徴がある[2][5].

図6は多孔質材料のミクロ応力分布の模式図であり，理論的にその平均（気孔でのミクロ応力はゼロ）がマクロ応力である．図7のとおり，高気孔率の材料ではマクロ応力は局所的な応力集中を十分に反映していないため，本例でもミクロ応力に基づく強度予測を行う．

4. ミクロ応力に基づく強度予測

気孔径，気孔率が異なる2種類の多孔質チタンのミクロ構造に対して均質化法による解析によりマクロ特性を求め，対象物の線形マクロ解析を行った結果の一例を図8に示す．荷重-変位曲線の初期剛性だけでなく，画像相関法で計測し

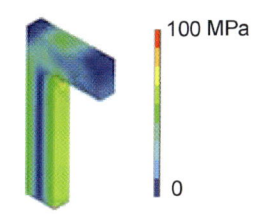

図8 均質化モデルによるマクロ応力解析結果.
（文献(3)より改変し引用）

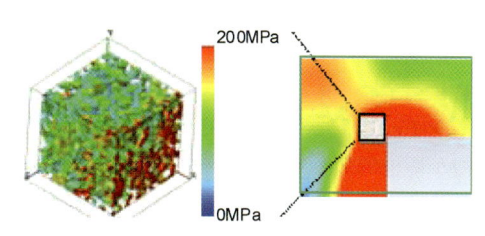

図9 重合メッシュ法によるミクロ応力解析結果.
（文献(3)より改変し引用）

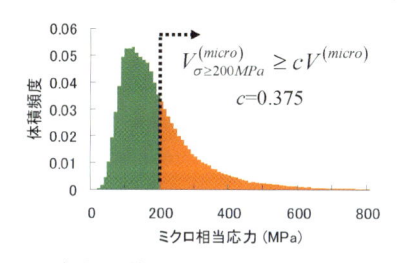

図10 ミクロ応力に基づく破壊パラメータの同定（気孔径 90 μm）.（文献(3)より改変し引用）

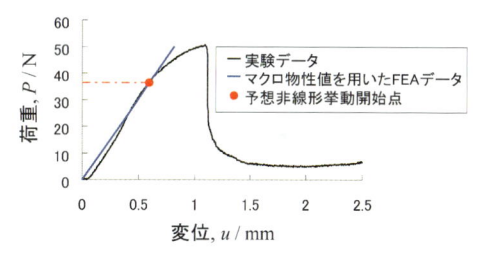

図11 非線形挙動開始点の予測結果（気孔径 180 μm）.
（文献(3)より改変し引用）

た歪み値とも定量的によく一致することを確認した．部材角部のミクロ応力を重合メッシュ法により解析した結果を図9に示す．2種類の多孔質チタンの結果の一方を用いて図10に示すミクロ応力ヒストグラムに基づく破壊パラメータを同定し，もう一方の材料に適用することにより，図11に示すとおり，非線形挙動開始点を予測することができた．

5. 将来展望

マイクロCTのみならず，TEMトモグラフィーやFIB-SEMなどナノスケールへの展開が期待される．

文 献

(1) 高野直樹，上辻靖智，浅井光輝：マイクロメカニカルシミュレーション，コロナ社，(2008).
(2) N. Takano, M. Zako and M. Ishizono: J. Computer-Aided Mater. Design **7** (2000) 111-132.
(3) N. Takano, K. Fukasawa and K. Nishiyabu: Int. J. Mech. Sci. **52** (2010) 229-235.
(4) N. Takano, M. Zako, F. Kubo and K. Kimura: Int. J. Solids Struct. **40** (2003) 1225-1242.
(5) N. Takano and Y. Okuno: Int. J. Solids Struct. **41** (2004) 4121-4135.

バイオマテリアル研究の最前線

9-11　脊柱側弯症矯正時の脊椎インプラント応力解析
―手術時の生体内ロッド形状変化に基づく有限要素法解析―

伊　東　　　学*

中心論文：R. Salmingo, S. Tadano, K. Fujisaki, Y. Abe and M. Ito: Corrective force analysis for scoliosis from implant rod deformation, Clin. Biomech. **27** (2012) 545-550.

2本のチタン合金製ロッドを同時に回旋し特発性側弯症の変形矯正をする新しい手術法(Simultaneous Double Rod Rotation法：SDRR法)による特発性側弯症の変形矯正前後のロッドの3次元形状の変化から，各椎弓根スクリューにかかる力学的負担の大きさをFinite Element Analysis(FEA)を用いて評価した．その結果，特発性側弯症の矯正時には198 Nから439 Nの引き抜き力が頂椎周辺のスクリューの長軸方向にかかることが判明した．この知見は，脊髄損傷や大血管損傷などの重篤な合併症を生じる可能性のある脊柱変形矯正術においてより安全な手術を行うために有用である．将来的には，変形矯正に対して理想的な材料物性のロッドの作製などに活用できる．

This paper aims to propose a method to analyze the three-dimensional forces acting at each pedicle screw from the changes of implant geometry after scoliosis correction using simultaneous double rod rotation technique. The forces could be the corrective forces developed at the screws transferred to rod due to the resistance of the spine during the rod rotation maneuver. The method is based on finite element analysis (FEA). The three-dimensional geometry of the implant rod was measured before and after surgery. The three-dimensional forces that deformed the rod could be obtained using the geometry of rod before and after the surgical treatment of scoliosis patients. The maximum force acting at the screw of three patients with adolescent idiopathic scoliosis ranged from 198 N to 439 N. This information will be of significant benefit to the establishment of safe and effective treatments in spinal deformity surgeries.

1. はじめに

近年の手術治療の進歩により，特発性側弯症の手術治療により70％を超える側弯変形の矯正と生理的な矢状面アライメントの獲得が可能となった[1]．近年では椎弓根スクリューと金属製ロッドを内固定金属として使用しているが，矯正時にはインプラントにかなりの力がかかるため，ロッドの形状が変化したり，スクリューが引き抜けたりするなどの問題が指摘されている[2][3]．高い矯正率を獲得した反面，脊椎インプラントにかかる力学的負担も無視できない状況になった．しかしながら，生体内で脊椎インプラントにどれだけの力学的負担がかかっているのかを生体内で計測することは困難である．脊椎ロッドに歪みゲージを貼り，インプラントにかかる力学的負担を計測することは可能ではあるが，医療倫理上の問題がある．今まで数多くの工学的研究が行われたが生体内情報をいかに取得するかが鍵であった[4]-[9]．

我々は，2本のチタン製ロッドを同時に回旋して側弯症を治療する手法(Simultaneous double rod rotation法)を開発し[10]，思春期の特発性側弯症の治療を行っている．そのロッド回旋の前後のロッドの3次元形状を計測し，形状変化をコンピューター数値解析することにより生体内での脊柱変形矯正時におけるインプラントにかかる応力を評価した．

2. 方　　法

手術中に弯曲を付けたチタン合金製ロッドの形状をトレースする．矯正後のロッド形状は，術後1週間経過した際に撮影する3次元CT画像から採取する．矯正前と後におけるロッド形状の3次元的変化を計測できれば，ロッドの材料物性は既知であるため，ロッドの一定位置にある椎弓根スクリューにかかる力学的負荷を有限要素法(Finite element analysis: FEA)を用いて算出することが可能となる(**図1**)．

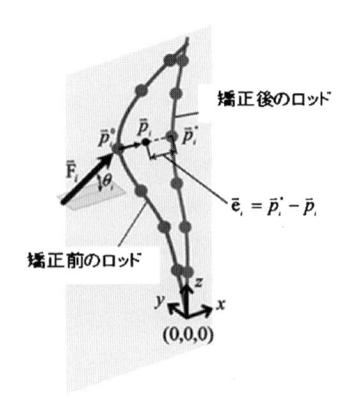

図1　矯正前・後のロッド形状の変化と各点の変位．ロッド回旋で矯正前後でのロッド形状の変化を椎弓根スクリューの設置点の変位として計測する．(文献(11)より改変し引用)

---

* 国立病院機構北海道医療センター・脊椎脊髄病センター長(〒063-0005 北海道札幌市西区山の手57-1-1)
　Manabu Ito (National Hospital Organization Hokkaido Medical Center, Sapporo)
　e-mail: maito@hok-mc.hosp.go.jp
　Keywords：脊柱側弯症，後方矯正再建術，生体力学，ロッド変形，有限要素法

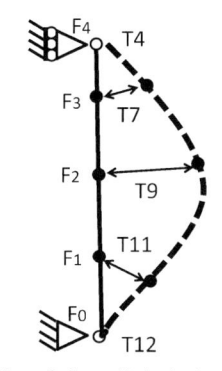

図2 ロッド形状の変化に伴う各点の変位から荷重を計算する．JIS T 7401-3のチタン合金製ロッド（直径6 mm）とし，ヤング率105 GPa，降伏応力900 MPa，降伏歪み8.57×10^{-3}，加工硬化係数2.41 GPa，ポアソン比0.3とした．

FEAにおける拘束条件について，いくつかの仮定が必要となる．今回は，ロッドの最下端はどの方向にも変位せず回旋だけは可能とし，最上端については頭尾側への変位は可能とし，それ以外の動きは完全に拘束した．有限要素モデルは10 node tetrahedral solid elementとし，ANSYS11.0（ANSYS, Inc. Pennsylvania, USA）をソフトウェアとして使用した．矯正に用いる2本のロッドのそれぞれについてFEAを行った（図2）．

3．左右のロッドの変形状態

左右のロッド間にクロスリンクを装着せずに独立して回旋を行うと，胸椎シングルカーブでは凸側のロッド形状はほとんど変化せず，凹側のロッドは平均38度あった弯曲が回旋後には18度に減弱した．平均して回旋前につけた弯曲の50％が矯正後に減弱していた．このことから2本のロッドを同時に回旋しても，変形矯正に働くロッドは主に凹側ロッドであり，凸側ロッドは変形矯正に寄与していないことが判明した．

4．各椎弓根スクリューにかかる力

図3に術前のカーブがT6～L2で83度の側弯変形が術後14度にまで改善した症例の解析結果を示す．ロッドの中央部に設置された椎弓根スクリューには最大176 Nの引き抜き力がかかり，隣接椎のスクリューの引き抜き力は漸減した．ロッドの最上端のスクリューには193 Nの押し込み力が，最下端のスクリューには392 Nの押し込み力がかかった．脊柱変形矯正のためにはロッド全体に，1000 Nを超える力がかかったことが算出された．患者の体重が40 kgから50 kgであることを考えれば，体重の2倍もの力がかかることになる．すべての椎体に椎弓根スクリューを設置した状態からスクリューの本数を減少させると，1本にかかる力は増大し，スクリュー数を半減させた場合のカーブの頂点周囲の椎弓根スクリューにかかる引き抜き力は450 Nを超えた．この1本のスクリューにかかる荷重は患者の体重を上回る

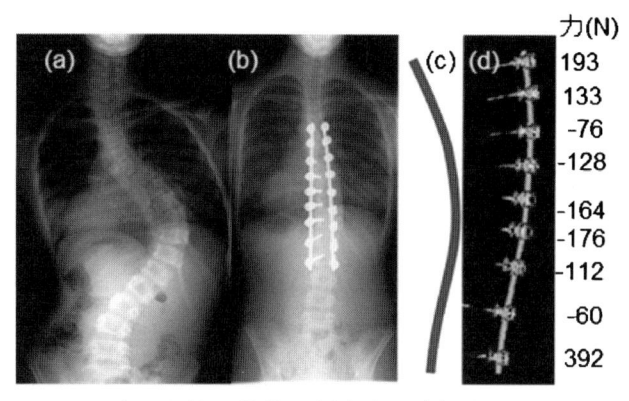

図3 12歳，女性，特発性側弯症．（a）術前画像．T6からL2までの側弯変形は86度．（b）術後画像．同部位の側弯は14度に矯正された．（c）矯正前のロッド形状．ロッドの弯曲は34.4度であった．（d）矯正後にはロッド弯曲は18.6度に減弱した．EEAの結果，頂椎付近のスクリューには170 Nの引き抜き力が，両端には押し込み力が発生した．

大きさであり，骨が未成熟で脆弱性を残す若齢者では，スクリューの引き抜きなどの重大な手術時の合併症につながることが想定された[11][12]．

5．将　来　展　望

脊柱変形矯正術におけるチタン合金製ロッドの3次元変形状態を計測し，その形状変化から，変形矯正時に椎弓根スクリューにかかる力学的負担について検討した．この解析データは脊柱変形矯正の安全性を高め，よりよい矯正が得られるために重要な知見を提供している．金属材料の材料物性などの領域での使用であるかを明らかにすることにより，より合理的で科学的な矯正手術が可能となる．本研究の解析は，矯正前のロッド形状と矯正を終了し1週間を経過したロッド形状の比較であるため，厳密には変形矯正手術最中のデータではない．生体の粘弾性特性を考えれば，変形矯正最中にはより大きな力がかかっていた可能性が高い．今後は，手術中の矯正時のロッド変形を術野の外からリアルタイムに計測し，そのデータを基にインプラントの力学環境の評価を行う予定である．これらのデータは脊柱変形矯正に最適な金属材料の剛性の決定や，科学的根拠に基づいた手術治療の確立に寄与するものと期待される．

文　献

(1) S.I. Suk, C.K. Lee, W.J. Kim, Y.J. Chung and Y.B. Park: Spine **20** (1995) 1399-1405.
(2) J. Cheng, R. Lebow, M. Schmidt and J. Spooner: Neurosurgery **63** (2008) 149-156.
(3) M. Di Silverstre, P. Parisini, F. Lolli and G. Bakalaudis: Spine **32** (2007) 1655-1661.
(4) M. Kanayama, S. Tadano, K. Kaneda and T. Ukai: J. Biomech. Eng. **118** (1996) 247-252.
(5) E. Lou, D. Hill, J. Raso, M. Moreau and J. Hahood: Med. Biol. Eng. Comput. **40** (2002) 376-379.
(6) J. Little and C. Adam: Lect. Notes Comput. Sci. **5958** (2010) 90-97.
(7) G. Desroches, C. Aubin, D. Sucato and C. Rivard: Med. Biol. Eng. Comput. **45** (2007) 759-768.
(8) U. Lilijenqvist, L. Hackenberg, T. Link and H. Halm: Acta Orthop. Belg. **67** (2001) 157-163.
(9) X. Wang, C. Aubin, D. Crandall and H. Labelle: Clin. Biomech. **26** (2011) 548-555.
(10) M. Ito, K. Abumi, M. Takahata, H. Sudo, Y. Hojo and A. Minami: J. Neurosurg. Spine **12** (2010) 293-300.
(11) R. Salmingo, S. Tadano, K. Fujimaki, Y. Abe and M. Ito: Clin. Biomech. **27** (2012) 545-550.
(12) K. Seller, D. Wahl, A. Wild, R. Krasupe, E. Shneider and B. Linke: Eur. Spine J. **16** (2007) 1047-1054.

キーワード索引

あ

アーチファクト体積 … 4-3-3
アーチファクトフリー … 4-4-2
悪性腫瘍 … 5-2-6
足場材料 … 5-2-10
アナターゼ … 6-1-1
アパタイト … 5-1-1, 5-1-5, 5-1-6, 6-2-4, 6-2-5, 6-4-3
アパタイト配向性 … 1-6, 7-1, 7-5
アレンドロネート … 7-2

い

異方性 … 2-6-2, 7-2
イメージベースモデリング … 1-9
イモゴライトナノチューブ … 5-1-9
医療 … 1-3, 1-5
医療器具 … 1-2
医療用ポリマー … 2-7-4
インターカレーション … 5-1-8
インプラント … 2-6-4

お

応力遮蔽 … 2-2-1
オーステナイト化 … 4-1-1
オキシアパタイト … 6-1-2
温熱療法 … 5-1-3

か

開気孔 … 2-7-3
海綿骨 … 9-1, 9-2, 9-5
化学処理 … 6-2-1
確率均質化法 … 9-1
加工 … 2-1-1
加工プロセス … 1-2
カスタムメイドインプラント … 2-3-2
カソード分極 … 4-3-2
堅さ … 8-3
カルシウム欠損 … 5-1-6
環境脆化 … 2-5-2
幹細胞移植 … 5-2-3
患者別イメージベースモデリング … 9-3
緩和損失 … 5-1-3

き

機械的性質 … 2-7-2, 3-2-2, 4-1-1
規格 … 1-1
擬似体液 … 2-5-1

キ

キトサン基複合材料 … 5-1-4
胸椎後弯 … 7-6
強度 … 2-3-5
強度予測 … 9-10
均質化法 … 1-9, 9-10
金属イオン溶出 … 3-3-2
金属間化合物 … 4-2-1
金属系バイオマテリアル … 1-2
金属材料 … 1-1, 1-3, 1-5
金属多孔体 … 2-6-3

く

グラフト量 … 5-2-5

け

ケイ酸イオン … 8-2
計算バイオメカニクス … 9-3, 9-8
計算力学 … 9-4
形状記憶合金 … 2-4-2, 2-4-4, 2-4-6, 2-5-4
形態制御 … 6-4-3
血液適合性 … 6-4-4
血管網付与 … 5-2-4
結晶形態 … 5-1-7
結晶成長 … 5-1-2, 5-1-7
血小板粘着 … 6-3-1, 6-3-2
結晶粒微細化 … 2-1-4, 2-3-4, 3-1-3
血栓形成反応 … 6-4-4

こ

高温変形能 … 2-3-2
高温溶体化処理 … 4-4-1
光化学反応 … 6-2-3
抗がん剤 … 5-2-6
高強度化 … 3-1-3
合金開発 … 1-1
口腔インプラント … 9-5, 9-6
孔構造 … 2-6-3
格子変調 … 2-4-3
高生体適合性Ti合金 … 2-3-2
構造最適設計 … 9-8
硬組織 … 1-8
高分子キャリアー … 5-2-3
高分子ミセル … 5-2-6
後方矯正再建術 … 7-6, 9-11
コーティング … 1-4, 5-1-9, 6-1-2
骨 … 2-6-4, 5-1-6, 9-4

骨-インプラント接触率	6-2-2	酸素添加	2-1-1
骨芽細胞	5-1-5, 8-4, 8-6		
骨芽細胞様細胞	5-1-10	**し**	
骨吸収	9-6	歯科応用	3-2-3
骨強度	9-3	歯科鋳造	3-2-2
骨形成	2-6-3, 5-1-1, 7-2	歯科補綴	2-5-5
骨形成因子	5-2-9	磁化率	4-3-1, 4-3-3
骨形成能	6-1-3	磁化率アーチファクト	4-3-3, 4-4-2
骨再生	5-1-2, 5-2-9, 7-4, 9-9	磁気ヒステリシス損	5-1-3
骨再生医工学	9-8	刺激応答性ハイドロゲル	5-2-10
骨質	1-6, 2-6-2, 7-1, 7-2, 7-5	時効挙動	2-1-3
骨疾患	7-5	時効硬化	4-4-2
骨小腔-骨細管系	9-7	自己開始光グラフト重合	5-2-2
骨髄間葉系幹細胞	7-3, 8-5	自己調整組織	2-4-4
骨折固定材	6-2-7, 6-2-8	シスプラチン	5-2-6
骨組織	5-1-10	ジスルフィド結合	5-2-10
骨粗鬆症	7-5, 9-3	磁性ナノ粒子	5-1-3
骨のリモデリング	2-6-1	湿式プロセス	5-1-8
骨配向性	8-4, 8-6	自発形成ハイドロゲル	5-2-8
骨微細構造	1-6	集合組織	2-1-1, 2-4-2, 7-7
骨部位依存性	7-1	重合度	6-2-9
骨補填材	5-1-11	重合メッシュ法	1-9, 9-10
骨溶解	5-2-1	収縮	2-3-5
骨梁	9-7	晶析出	2-7-1, 3-1-2
骨類似アパタイト	8-2	晶析出物	3-1-1
コラーゲン配向性	8-6	焦点接着	8-1
		承認申請	1-1
さ		徐放化	5-2-9
再生医療	1-5, 5-2-4	シランカップリング剤	6-2-9
再生骨	2-3-8	シラン処理	4-2-2
最大主応力	6-4-1	ジルコニウム	4-3-2, 6-2-1
細胞/組織操作	8-3	神経再生	5-1-4
細胞外マトリックス	8-1	人工関節	1-6, 2-6-4, 5-2-1, 5-2-2
細胞工学	5-2-8	人工股関節	6-4-1
細胞シート	5-2-4	人工骨	2-6-4, 5-1-7, 6-2-7, 6-2-8
細胞侵入性	2-6-3	人工歯根	2-6-4
細胞親和性	5-1-9		
細胞接着	5-1-5	**す**	
細胞接着制御	5-2-5	水素脆性	2-5-4
細胞接着力測定	6-1-3, 8-1	水熱処理	6-2-5
細胞操作	7-3, 8-5	水溶液プロセス	6-2-2
細胞適合性	4-2-2	水和	5-2-5
細胞毒性	2-3-1, 4-1-1, 4-2-1	水和ゲル	5-1-7
細胞トラッキング	5-2-3	スクラッチ損傷速度	2-5-3
細胞培養	3-4-1	ステント用材料	2-7-1
細胞培養皿	5-2-5	スパッタ蒸着	2-4-5
細胞配列	8-4, 8-6	スパッタリング	6-1-2
細胞評価	1-3	スペースホルダー法	2-7-3
材料-細胞間相互作用	1-8	すべり線	8-4
酸化チタン	6-1-3	スラリー	6-2-6
酸化物ナノチューブ層	6-4-2		
三次元組織	5-2-10		

せ

用語	参照
整形外科	1-2
製造プロセス	2-3-2
生体アパタイト	2-6-2, 7-4, 7-7
生体外評価	1-3
生体活性	6-2-1, 6-2-4
生体活性ガラス	5-1-10
生体活性セラミックス	9-9
生体環境	1-3
生体機能界面	1-5
生体機能化表面修飾	1-2
生体機能性薄膜	6-2-6
生体吸収性	4-2-2, 5-1-2, 5-1-6
生体吸収性ハイドロゲル	5-2-9
生体親和性	1-2
生体力学	9-11
生分解性	1-2, 4-2-1
成膜速度	6-1-2
析出強化	4-4-1
積層造形	1-6
脊柱側弯症	9-11
脊椎固定器具	2-3-6, 2-3-7
セグメント化ポリウレタン	6-2-9
接着斑	8-1
ゼラチン	5-1-2, 5-1-11
セラミックス	1-4, 1-5
セル状デンドライト	3-2-3
剪断接合強さ	6-2-9

そ

用語	参照
造影剤	5-2-3
双晶	3-1-5
層状構造	5-1-8
双性イオン	5-2-7
相分解	2-1-2
相変態	3-1-3
組織工学	5-2-10, 7-3, 7-7, 8-3, 8-5
組織制御	2-1-2, 3-1-3, 3-1-4, 3-1-5, 3-2-1
塑性変形	2-3-3, 3-1-5
損傷形態	2-5-3

た

用語	参照
耐食性	2-5-1
耐食被膜	6-2-7, 6-2-8
唾液腺	8-3
多孔質スキャフォールド	9-8
多孔質体	9-1
多孔質弾性論	9-7
多孔質チタン	2-7-3, 2-7-4, 9-10
多孔体	9-2, 9-5
脱酸	2-7-1
単結晶	2-2-1, 2-2-2, 8-4
単結晶インプラント	2-3-3
炭酸置換型アパタイト	6-2-2
弾性スティフネス	2-2-2
弾性率	2-7-3
弾性率自己調整機能	2-3-6
鍛造	3-3-1
タンパク質吸着	6-4-4

ち

用語	参照
チタン	2-6-4, 4-3-2, 6-1-1, 6-2-5, 6-2-6, 6-2-9, 6-3-1, 6-3-2, 8-4
チタン合金	2-1-1, 2-1-4, 2-2-1, 2-5-1, 2-5-4, 2-6-3
チタン酸カルシウム	6-2-5
窒素吸収プロセス	4-1-1
窒素添加	3-2-1, 3-2-2
超親水性	6-1-3
超弾性	2-4-1, 2-4-3, 2-4-5
超弾性合金	2-4-4, 2-4-6
超微細粒組織	3-2-1

つ

用語	参照
椎体	9-3

て

用語	参照
低剛性チタン合金	2-6-1
低コスト	2-1-3, 2-7-2
低弾性率	2-3-1
ティッシュエンジニアリング	5-2-4
低ヤング率	2-2-1, 2-4-1
適応	9-4
転位	2-3-3
電位-pH 図	2-5-2
電解抽出	3-1-2
転換	5-1-1
電気化学	4-1-2
電気化学インピーダンス	2-5-1
電気化学的電位	2-5-2
電子ビーム積層造形法	2-6-2
電着	6-3-1, 6-3-2

と

用語	参照
透水係数	9-7
動的解析	9-2
動的再結晶	3-2-1
動物実験	2-6-1
動物評価	1-3
動物モデル	5-1-4
毒性	1-1
特発性側弯症	7-6
ドライプロセス	6-1-1
トライボロジー	5-2-7
ドラッグデリバリーシステム(DDS)	5-2-6, 5-2-9

な

内軟骨骨化	7-3
内部摩擦	2-4-6
ナノインデンテーション	2-3-8
ナノ構造変化	3-1-4
ナノテクノロジー	5-2-1
ナノドメイン	2-4-3

に

ニオブイオン	5-1-10
ニッケルフリーステンレス鋼	4-1-1

ぬ

ぬれ性	5-1-5

ね

熱酸化	6-1-1
熱処理	3-1-2
粘弾性	2-3-8

は

バイオセラミックス	1-8
バイオフィルム形成	6-3-1, 6-3-2
バイオマテリアル	1-1, 1-6, 1-7, 3-3-1
バイオミネラリゼーション	5-1-1
バイオメカニクス	9-4
配向溝	6-4-1
ハイドロゲル	8-3, 8-5
破壊	2-5-4
薄膜	1-4, 2-4-5
破骨細胞	5-1-6
バテライト	8-2
バルク金属ガラス	2-5-5
ハンクス液	3-4-1
半導体	6-2-3

ひ

非金属介在物	2-7-1
微細組織	2-3-1
微小アーク陽極酸化	6-2-1
非晶質リン酸カルシウム	6-1-2
微小領域X線回折法	2-6-2, 7-1, 7-4, 7-7
歪み誘起マルテンサイト	3-1-5
引張試験	6-2-7
引張強さ	2-7-4
引張特性	2-4-1
ピニング	2-1-4
評価	1-4, 1-5
表面改質	5-1-9
表面酸化物	3-4-1
表面自由エネルギー	5-2-7
表面修飾	6-2-3, 6-2-4
表面処理	1-1, 1-3, 5-2-1, 5-2-2, 6-2-6
表面水酸基濃度	6-2-9
疲労	1-1
疲労強度	2-3-1
疲労試験	6-2-7

ふ

フィブロネクチン	8-1
複合化	2-7-4
複合材料	8-5
賦形性	2-3-5
腐食	1-1, 1-2, 2-5-3, 6-2-8
腐食・防食	2-5-4
腐食電位	4-1-2
フッ化物含有水溶液	6-4-2
不働態	2-5-1
不動態皮膜	2-5-3
プロセス	1-4
分極抵抗	4-1-2
分散強化	2-3-4
分子設計	1-7

へ

変形誘起 ω 相変態	2-3-6

ほ

ポーラスチタン	2-3-5
ボクセル要素	1-9
ポリ(N-イソプロピルアクリルアミド)	5-2-5
ポリエチレングリコール	6-3-1, 6-3-2
ポリ乳酸	8-2
ポリマー	1-5, 1-7
ポリマーブラシ	5-2-7

ま

マイクロCTイメージベースモデリング	9-5
マイクロチューブ	2-4-5
マイクロ流路	6-4-4
マグネタイト	5-1-3
曲げ特性	2-3-7
摩擦	5-2-7
摩耗	1-1, 1-2, 2-5-3, 3-3-1, 3-3-2, 5-2-1, 5-2-2
マルチスケールシミュレーション	9-1, 9-10
マルチスケール法	1-9
マルチスケール理論	9-2
マルテンサイト変態	2-4-2, 2-4-3, 2-4-4, 2-4-6, 3-1-4, 3-3-1

み

ミクロ応力	9-10
密着性	6-2-7

め
メカニカルストレス ……………………………… 8-6
滅菌 ………………………………………………… 1-2

も
モルフォロジー解析 ……………………………… 9-2

や
薬剤 ………………………………………………… 7-5
ヤング率 ………………………… 2-3-1, 2-3-8, 2-7-4, 7-4

ゆ
有機無機複合体 …………………………………… 8-2
有限要素解析 ……………………………………… 6-4-1
有限要素法 ………………… 1-9, 9-5, 9-6, 9-9, 9-11
優先的結晶成長 …………………………………… 3-2-3
優先配向性 ………………………………………… 7-7

よ
溶解度積 …………………………………………… 2-1-4
陽極酸化 …………………………………… 6-4-2, 6-4-3

り
力学特性 ………………………………… 1-2, 2-3-2, 3-2-1
リモデリング ……………………………………… 9-4
リン酸カルシウム…4-3-2, 5-1-7, 6-2-1, 6-2-3, 6-2-7, 6-2-8
リン酸カルシウムガラス ………………………… 5-1-10
リン酸カルシウムセメント ……………………… 5-1-11
リン酸八カルシウム（OCP）………… 5-1-1, 5-1-2, 5-1-8
リン脂質ポリマー ………………………………… 5-2-8
リン蛋白質 ………………………………………… 2-6-4

る
ルチル ……………………………………………… 6-1-1

れ
レーザー積層造形法 ……………………………… 3-2-3
連結孔 ……………………………………………… 2-7-3

ろ
ろう接 ……………………………………………… 2-5-5
ロッド回旋 ………………………………………… 7-6
ロッド変形 ………………………………………… 9-11

A〜Z ほか
1%乳酸 ……………………………………………… 3-3-2
2相分離 …………………………………………… 4-4-2
Ag-Pd-Au-Cu 合金 ………………………………… 4-4-1
AZ91 合金 ………………………………………… 4-2-2
BAp 優先配向性 ………………………………… 6-4-1
Ca 合金 …………………………………………… 4-2-1
Co–Cr–Mo 合金 … 3-1-1, 3-1-2, 3-1-3, 3-1-4, 3-1-5, 3-2-1, 3-2-2, 3-2-3, 3-3-2
Co–Cr–W–Ni 合金 ……………………………… 3-1-1
Co–Cr 合金 ………………………………… 3-1-1, 3-4-1
Co 合金 …………………………………………… 3-3-1
c 軸配向性 ……………………………………… 7-4
HAp/コラーゲン複合皮膜 ……………………… 6-2-2
HAp コーティング ………………………… 6-2-2, 6-2-6
$in\ vitro$ 腐食挙動測定 …………………………… 4-1-2
$in\ vivo$ 応力 ……………………………………… 7-1
Kokubo 溶液 ……………………………………… 3-3-2
L929 ……………………………………………… 4-1-2
Mg ………………………………………… 6-2-7, 6-2-8
Mg 合金 …………………………………… 4-2-1, 4-2-2
MPC ポリマー …………………………………… 5-2-1
MRI ……………………… 4-3-1, 4-3-3, 4-4-2, 5-2-3
NiTi ……………………………………………… 2-7-1
$Pd_{40}Cu_{30}Ni_{10}P_{20}$ BMG ……………………………… 2-5-5
pH ………………………………………………… 2-5-2
poly(ether-ether-ketone) ………………………… 5-2-2
Shockley 部分転位 ……………………………… 3-1-4
SPS 法 …………………………………………… 2-7-3
Ti・Ti 合金 ………………………………… 6-2-3, 6-2-4
Ti–15Mo–5Zr–3Al 合金 ………………………… 2-2-2
Ti–29Nb–13Ta–4.6Zr 合金 ……………………… 6-4-2
Ti–6Al–4V 合金 …………………………… 2-5-2, 2-5-3
Ti–6Al–7Nb 合金 ………………………………… 2-5-5
TiB 粒子 ………………………………………… 2-3-4
Ti–Cr–Fe–Al 合金 ………………………………… 2-7-2
Ti–Mn 合金 ……………………………………… 2-1-3
Ti–Nb–O 合金 …………………………………… 2-4-3
Ti–Nb–Ta 合金 …………………………………… 2-4-2
Ti–Nb 合金 ……………………………………… 2-4-2
Ti–Ni 合金 ……………………………………… 2-4-5
TiO_2 ナノチューブ …………………………… 6-4-3
Ti–Zr–Nb–Ta 合金 ……………………………… 2-1-2
Ti 酸化物 ………………………………………… 6-2-4
UV 照射 ………………………………………… 6-1-3
XPS ………………………………………… 3-4-1, 4-3-2
Y_2O_3 …………………………………………… 2-1-4
Zr–Nb 合金 ……………………………………… 4-3-1
β' 相 …………………………………………… 4-4-1
β 型チタン合金 …… 2-3-1, 2-3-3, 2-3-4, 2-3-6, 2-3-7, 2-4-1
π 相 ……………………………………… 3-1-1, 3-1-2
ω 相 ………………………………… 2-1-3, 2-7-2, 4-3-1

複写をされる方に　本書に掲載された著作物を複写したい方は，著作権者から複写権の委託をうけている次の団体から許諾を受けて下さい．
　一般社団法人学術著作権協会
　〒107-0052 東京都港区赤坂9-6-41　乃木坂ビル

バイオマテリアル研究の最前線
The Advanced Research of Biomaterials

定価　（本体5,900円＋税）

2014年10月31日　第1刷発行

編集　公益社団法人　日本金属学会
発行　公益社団法人　日本金属学会
　　　〒980-8544
　　　仙台市青葉区一番町1-14-32
　　　電話　022-223-3685

© 2014

印刷　小宮山印刷工業株式会社
発売　丸善株式会社

ISBN978-4-88903-076-1　C3057￥5900E

複写をされる方に　本書に掲載された著作物を複写したい方は，著作権者から複写権の委託をうけている次の団体から許諾を受けて下さい．
　一般社団法人学術著作権協会
　〒107-0052 東京都港区赤坂9-6-41　乃木坂ビル
　TEL 03-3475-5618　FAX 03-3475-5619